GREEN NOTE

泌尿器科グリーンノート

[改訂2版]

編集主幹
関戸哲利
東邦大学医療センター大橋病院泌尿器科教授

編集
中島耕一
東邦大学医療センター大森病院泌尿器科教授
永尾光一
東邦大学名誉教授
鈴木啓悦
東邦大学医療センター佐倉病院泌尿器科教授

中外医学社

執筆者（執筆順）

橋本紘典　東邦大学医療センター大橋病院泌尿器科助教

澤田喜友　東邦大学医療センター大橋病院泌尿器科助教

関戸哲利　東邦大学医療センター大橋病院泌尿器科教授

山辺史人　東邦大学医療センター大森病院泌尿器科講師

竹内康晴　東邦大学医療センター大橋病院泌尿器科講師

新津靖雄　東邦大学医療センター大橋病院泌尿器科助教

岡　了　東邦大学医療センター佐倉病院泌尿器科助教

宋本尚俊　東邦大学医療センター佐倉病院泌尿器科助教

大川瑞穂　東邦大学医療センター大森病院泌尿器科助教

中村陽一　東邦大学医療センター大森病院緩和ケアセンター教授

前村俊満　東邦大学医療センター大森病院医療安全管理部臨床教授

中島耕一　東邦大学医療センター大森病院泌尿器科教授

青木　洋　かまた腎泌尿器・内科クリニック院長

三井要造　東邦大学医療センター大森病院泌尿器科講師

小林秀行　東邦大学医療センター大森病院泌尿器科教授

関田信之　船橋中央病院泌尿器科医長

渡邊昌太郎　東邦大学医療センター大橋病院泌尿器科助教

宮﨑紘一　東邦大学医療センター大橋病院泌尿器科助教

西見大輔　大田病院泌尿器科医長

金野　紅　東邦大学医療センター大橋病院泌尿器科

粕谷秀輔　東邦大学医療センター佐倉病院放射線科助教

稲岡　努　東邦大学医療センター佐倉病院放射線科准教授

寺田一志　東邦大学医療センター佐倉病院放射線科教授

北村範子　東邦大学医療センター佐倉病院放射線科

石川ルミ子　東邦大学医療センター佐倉病院放射線科助教

内海孝信　東邦大学医療センター佐倉病院泌尿器科准教授
若井　健　帝京大学ちば総合医療センター泌尿器科助教
野呂卓秀　東邦大学医療センター佐倉病院泌尿器科助教
神谷直人　東邦大学医療センター佐倉病院泌尿器科臨床教授
遠藤　匠　東邦大学医療センター佐倉病院泌尿器科院内講師
米田　慧　千葉県がんセンター泌尿器科医長
青木九里　東京品川病院副院長 兼 泌尿器科部長
矢野　仁　よつかいどう泌尿器科クリニック院長
尾崎由美　ながら泌尿器科院長
永尾光一　東邦大学名誉教授
板橋淑裕　東邦大学医療センター大森病院腎センター講師
村松真樹　東邦大学医療センター大森病院腎センター准教授
青木裕次郎　東邦大学医療センター大森病院腎センター講師
佐藤裕之　東京都立小児総合医療センター泌尿器科・臓器移植科部長
橋本淳也　東邦大学医療センター大森病院腎センター講師
髙橋雄介　岡山医療センター小児外科医長
櫻林　啓　東邦大学医療センター大森病院腎センター助教
河村　毅　東邦大学医療センター大森病院腎センター臨床准教授
亀田秀人　東邦大学医療センター大橋病院膠原病リウマチ科教授
筒井杏奈　東邦大学医学部社会医学講座医療統計学分野助教
村上義孝　東邦大学医学部社会医学講座医療統計学分野教授
嘉村康邦 (V章-5-⑦監修)　昭和医科大学横浜市北部病院女性骨盤底センター教授／東邦大学医療センター大橋病院客員教授

Warnings

本書は東邦大学３病院における実際の診療に基づいて編纂されたものですが，最新の知見も盛り込んでおりますため，本書発行時点では厚生労働省が認可していない検査方法や治療薬等も含まれております．また，本書の検査法や治療法の記載には万全を期しておりますが，泌尿器科分野の検査・治療は日々進歩しております．本書に記載されている検査・治療内容に関しては実施前に最新の知見を今一度，ご確認下さい．また，薬剤名や適応・禁忌，投与量，投与方法，投与スケジュール等に関しては変更される可能性があります．薬剤投与前には必ず製品に添付されている製造者による情報等を十分にご参照下さい．本書の記載に起因する医療上の問題に関しては，編集者・執筆者並びに出版社はいかなる責任も負いかねます．

改訂2版の序

『泌尿器科グリーンノート 改訂2版』をお届けします．『泌尿器科グリーンノート』は何かと時間的な制約が多い若手の先生方の日々の診療をサポートすべく2019年4月25日に第1版が発行され，これが6年ぶりの改訂になります．改訂作業に携わり，この間の泌尿器科学とそれを取り巻く医学の進歩に改めて瞠目させられました．ご執筆の先生方の熱い想いもあり，ページ数が520から648に増加していますが，各章ともクイックリファレンスとしての機能は維持されています．

今回新設された項目は，がんゲノム医療，MRI-超音波融合画像前立腺針生検，男性原発性膀胱頚部硬化症，女性性機能障害（含 閉経関連尿路性器症候群），精索静脈瘤，血精液症，巻末資料として外陰膣症状質問票，神経因性膀胱症状質問票，放射線被曝の説明資料，Bosniak分類，VI-RADSになります．

さらに，泌尿器腫瘍（特に膀胱癌，腎盂・尿管癌，前立腺癌，陰茎癌）を中心に，下部尿路機能障害全般，男性機能障害（特に不妊症，加齢男性性腺機能低下症候群），腎囊胞，停留精巣・陰囊水腫，文献検索，医学統計の基本などの項では大幅な改訂が行われ，この他にも，いくつかの項では遺伝性腫瘍に関する記載が追加されています．

2025年2月現在，第1版の販売部数は冊子体・電子書籍合わせて2,703部で，2024年1月31日現在の泌尿器科学会の正会員数が9,526名なので（https://www.urol.or.jp/society/about/members.html, 2025年2月14日検索），単純に計算すると泌尿器科の3～4人に1人の先生方にグリーンノートをご活用頂けた計算になります．今回の改訂版も若手の先生方を中心に是非とも多くの先生方にご活用頂けたら望外の幸せです．なお，ベテランの先生方におかれましても，ご専門以外の分野のstate-of-the-artな実践的知識を短時間で入手するのに大変便利な書籍と思いますので是非ともご利用下さればと存じます．

今回の改訂作業は2023年の年末に開始されました．編集作業をご担当頂いた東邦大学医療センター大森病院の中島耕一副院長・教授，永尾光一 東邦大学名誉教授，佐倉病院の鈴木啓悦 病院長・教授をはじめご執筆頂いた先生方のご尽力により約1年という短期間で発刊に漕ぎ着けることができました．編集者とご執筆の先生方に深謝申し上げますとともに，東邦大学創立100周年という節目の年に東邦大学3病院泌尿器科の総力を挙げて作り上げた改訂2版をお届けできることを大変嬉しく思っております．

編集作業を担当しての感想として，生成系AIの技術革新が急ピッチで進む中，果たしてこのような書籍が今後ともある程度のニーズを保ち続けられるのか，続けるためにはどのような付加価値が必要なのか，さらには原稿執筆や編集作業において従来の方式が最善なのか等，検討課題は多いと思いました．ちなみに，この序文はオリジナルですが，ChatGPTにコマンド入力すると，質量とも本序文以上の文章が出力されてきました．時代の転換点だと感じます．

末筆ですが，改訂作業のサポートをして頂いた中外医学社の上村裕也氏，上岡里織氏に深甚なる感謝の意を表します．

2025年4月吉日

編集者を代表して
東邦大学医療センター大橋病院副院長・泌尿器科教授
関戸哲利

序

本グリーンノート（以下レジデントマニュアルと記す）は，病棟・外来で必須となる泌尿器科の一般的な知識，各疾患の診断，治療，経過観察などに関して，若手泌尿器科医が必要とする情報を簡潔明瞭に提供することを目的としています．分担執筆に当たられた先生方には，若手泌尿器科医が，病棟・外来で診療に携わる際の”最低限必要な情報”を念頭に，レジデントマニュアルとして活用しやすいよう，箇条書きで図表を多用し簡潔明瞭にご執筆頂くことをお願いしました．その内容は，最新の知見を盛り込みつつも，実臨床に即した生き生きとした内容となるよう，原則的に東邦大学３病院で実際に行われている診療に基づくものとしました．

項目立てとしては，患者管理に関する基礎知識，症状・徴候，検査，処置，疾患各論，臨床研究としました．患者管理に関する基礎知識の項目には，全身評価，周術期管理，化学療法管理に関する項目を中心に，患者管理上重要な緩和医療，医療安全に関する章も設けました．症状・徴候の項目では，各種の症状・徴候の概説，診察上のポイント，鑑別診断を考える上での注意点を取り上げました．検査と処置の項目では，適応・禁忌，実施時の注意点，合併症の他，検査に関しては，若手泌尿器科医が知っておくべき検査結果の解釈のポイントを分かりやすく解説してあります．疾患各論では，それぞれの疾患に関して，疫学，症状・徴候，診断に必要な検査，病型・リスク分類，治療，経過観察を簡潔に提示しました．なお，外科的治療や放射線治療に関しては，術式や治療名を取り上げるのみに留めました．臨床研究の項目では，“カンファランスや回診で，学会発表や文献検索の指示を受けた若手泌尿器科医にとって最低限必要な知識”という観点から，臨床研究と倫理，文献検索，医学統計の基本に関して解説してあります．なお，全体の分量の問題から，参考文献は割愛しておりますが，疾患各論のそれぞれの章の最後には，若手泌尿器科医が読むべき，教科書，ガイドライン，系統的レビューなどをSuggested Readingsという形で最大3つまで記載してあります．それらの文献に是非とも目を通して頂ければと思います．

このレジデントマニュアルは，あくまでも臨床現場での使用を想定しており，教科書としての使用を目的とするものではありません．実臨床で存分にお使い頂き，時間が取れた際には成書，ガイドラインあるいは文献を必ず紐解き知識を深めて下さることを期待しております．また，主として若手泌尿器科医を対象としておりますが，中堅あるいはベテランの先生方にも是非ともご一読頂きご評価を賜れれば幸いです．なお，本レジデントマニュアル作成の経緯に関してはあとがきに記載しましたので興味がある先生方はご参照下さい．

最後になりましたが，企画段階から出版に至るまで多大なるご尽力を賜った中外医学社の五月女謙一氏に深甚なる感謝を申し上げます．

2019年4月吉日

編集者を代表して
東邦大学医療センター大橋病院泌尿器科教授

関戸哲利

目 次

I

患者管理に関する基礎知識

1 全身状態の評価

Point

- 病歴，身体診察，血液・尿・画像・生理機能検査の所見から，主要臓器機能，身体機能，認知機能などを含めた全身状態を評価する．
- 全身状態の評価結果に基づき，当該患者の治療に対するリスクを把握し，治療前に必要な介入あるいは他科へのコンサルテーションを行う．
- 高齢者においては，多面的な機能評価を行い治療介入の可否を検討する必要がある．

泌尿器科は新生児から超高齢者までを対象とするが，本章では主に高齢者を念頭においた全身状態の評価を記載する．なお，日本老年泌尿器科学会雑誌に第一人者によるこの方面の優れた総説が多数掲載されている（会員であれば会員ページから閲覧とダウンロード可能）．また，日本医学会連合から発出された「フレイル・ロコモ克服のための医学会宣言」も参考になる（https://www.jmsf.or.jp/activity/page_792.html）．

1 全般的評価

- 問診（現病歴，既往歴，内服歴，アレルギー，喫煙歴，飲酒歴，家族歴や家族背景，職業歴，生活歴など）を行い身体理学所見（Ⅲ－1身体理学所見の項を参照）をチェック．
- PS（performance status）は ECOG（Eastern Cooperative Oncology Group）表1あるいは Karnofsky 表2の PS で評価．
- 治療前の評価としては，全般的評価とともに臓器機能の評価も重要である．
- 問診，身体理学所見に加え，血液検査，尿検査，胸部単純 X 線写真，心電図，肺機能検査などから臓器機能を評価する．
- 術前の麻酔科におけるリスク評価として ASA-PS（American Society of Anesthesiologists physical status 表3）が，侵襲的治療前などに頻用される指標として Charlson comorbidity index（CCI 表4）がある．

表1 ECOG の PS

スコア	患者の状態
0	無症状で社会的活動ができ，制限をうけることなく発病前と同等にふるまえる
1	軽度の症状があり，肉体労働は制限をうけるが，歩行，軽労働や座業はできる
2	歩行や身の回りのことはできるが，時に少し介助がいることもある．軽作業はできないが，日中 50%以上は起居している
3	身の回りのことはある程度できるが，しばしば介助がいり，日中の 50%以上は就床している
4	身の回りのこともできず，常に介助がいり，終日就床を必要としている

〔National Cancer Institute-Common Toxicity Criteria（NCI-CTC Version 2.0, April 30, 1999），日本語訳 JCOG 版－第 2 版〕

表2 Karnofsky の PS

	スコア	患者の状態
正常の活動が可能．特別な看護が必要ない．	100	正常．疾患に対する患者の訴えがない．臨床症状なし
	90	軽い臨床症状はあるが，正常活動可能
	80	かなり臨床症状あるが，努力して正常の活動可能
労働することは不可能．自宅で生活できて，看護はほとんど個人的な要求によるものである．様々な程度の介助を必要とする．	70	自分自身の世話はできるが，正常の活動・労働することは不可能
	60	自分に必要なことはできるが，ときどき介助が必要
	50	病状を考慮した看護および定期的な医療行為が必要
身の回りのことを自分でできない．施設あるいは病院の看護と同等の看護を必要とする．疾患が急速に進行している可能性がある．	40	動けず，適切な医療および看護が必要
	30	全く動けず，入院が必要だが死はさしせまっていない
	20	非常に重症，入院が必要で精力的な治療が必要
	10	死期が切迫している
	0	死

〔National Cancer Institute-Common Toxicity Criteria (NCI-CTC Version 2.0, April 30, 1999), 日本語訳 JCOG 版 - 第 2 版〕

表3 ASA-PS

Class	状態
1	器質的，生理的，生化学的あるいは精神的な異常がない．手術の対象となる疾患は局在的であって，全身的（系統的）な障害を惹き起こさないもの． 例：鼠径ヘルニアあるいは子宮筋腫などがあるが，ほかの点では健康な患者．
2	軽度～中等度の系統的な障害がある．その原因としては外科的治療の対象となった疾患または，それ以外の病態生理学的な原因によるもの． 例：AHA（American Heart Association）の心疾患の分類の 1 および 2a に属するもの．軽度糖尿病，本態性高血圧症，貧血，極度の肥満，気管支炎（新生児および 80 歳以上の老人では特に，系統的疾患がなくてもこの class に入る）．
3	重症の系統的疾患があるもの．この場合，系統的な障害を起こす原因は何であってもよいし，はっきりした障害の程度を決められない場合でも差し支えない． 例：AHA の 2b に属するもの．重症糖尿病で血管病変を伴うもの．肺機能の中～高度障害．狭心症またはいったん治癒した心筋梗塞があるもの．
4	それによって生命がおびやかされつつあるような高度の系統的疾患があって，手術をしたからといって，その病変を治癒できるとは限らないもの． 例：AHA の 3 に属するもの．肺，肝，腎，内分泌疾患の進行したもの．
5	瀕死の状態の患者で助かる可能性は少ないが，手術をしなければならないもの． 例：動脈瘤の破裂で高度のショック状態に陥っている患者．脳腫瘍があって急速に脳圧が上昇している患者．広範な肺塞栓のあるもの（この種の患者では麻酔よりもむしろ蘇生が必要）． 緊急手術はこれに E をつける．

（米国麻酔科学会．https://www.asahq.org/standards-and-practice-parameters/statement-on-asa-physical-status-classification-system）

2 心機能

- 心機能の分類には NYHA（New York Heart Association）心機能分類がある **表5**．

表 4 Charlson comorbidity index

1	心筋梗塞，うっ血性心不全，末梢動脈疾患，脳血管疾患，認知症，慢性肺疾患，膠原病 (connective tissue disease)，潰瘍性疾患，軽度の肝疾患，糖尿病
2	片麻痺，中等度～重度の腎疾患，末期臓器障害（end organ damage）のある糖尿病，がん，白血病，リンパ腫
3	中等度～重度の肝疾患
6	転移性固形がん，AIDS

40 歳台：0 点，50 歳台：1 点，60 歳台：2 点，70 歳台：3 点，80 歳台：4 点を加える．予測 10 年生存率は 0 点：99%，1 点：96%，2 点：90%，3 点：77%，4 点：53%，5 点：21%である．
(Charlson ME, et al. J Chronic Dis.1987; 40: 373-83 より改変)

表 5 NYHA 心機能分類

Class Ⅰ	心疾患はあるが身体活動に制限はない． 日常的な身体活動では著しい疲労，動悸，呼吸困難あるいは狭心痛を生じない．
Class Ⅱ	軽度の身体活動の制限がある．安静時には無症状．日常的な身体活動で疲労，動悸，呼吸困難あるいは狭心痛を生じる Ⅱs：身体活動に軽度制限のある場合 Ⅱm：身体活動に中等度制限のある場合
Class Ⅲ	高度な身体活動の制限がある．安静時には無症状．日常的な身体活動以下の労作で疲労，動悸，呼吸困難あるいは狭心痛を生じる．
Class Ⅳ	心疾患のためいかなる身体活動も制限される． 心不全症状や狭心痛が安静時にも存在する．わずかな労作でこれらの症状は増悪する

(2022 AHA/ACC/HFSA Guideline for the Management of Heart Failure: A Report of the American College of Cardiology/American Heart Association Joint Committee on Clinical Practice Guidelines. Circulation. 2022; 145: e895-e1032)

3 呼吸機能

- 呼吸機能の分類には Hugh-Jones 分類 **表 6** がある．
  - Hugh-Jones 分類は酸素吸入の有無は考慮されていない点に注意．酸素吸入をしていれば基本的には 4～5 度に相当．3 度以上では術後に

表 6 Hugh-Jones 分類

1 度 (正常)	同年齢の健康者と同様に仕事ができ，歩行，階段の昇降も健康者と同様である
2 度 (軽度)	平地では同年齢の健康者と同様に歩けるが，坂や階段は健康者と同様には登れない
3 度 (中等度)	平地でも健康者と同様な歩行はできないが，自分の歩調ならば約 1.6km 以上歩ける
4 度 (高度)	休みながらでなければ，約 50m 以上歩けない
5 度 (非常に高度)	話したり，衣服を脱いだりするだけで息切れがし，そのために外出もできない

(Fletcher CM. Proc Royal Soc Med. 1952; 45: 577-84; Hugh-Jones P, et al. Brit Med J. 1951; 1: 65-71 より改変)

人工呼吸器からの離脱が困難である可能性がある.

- 喘息の評価としては喘息重症度の分類 **表7** がある.
  - ・ステップ 3 以下の状態であれば予定手術や麻酔は可能と判断して薬物療法を中心とした治療を行う. 術前の 1～2 週間に発作がないことが望ましい.
  - ・ステップ 4 では状況により手術の延期を考慮する.
- 喘息のコントロール状態の評価としては **表8** に示す判定基準などがある.
- 慢性閉塞性肺疾患 (chronic obstructive pulmonary diseases: COPD) は, 40 歳以上の人口の 8.6%, 約 530 万人の患者が存在すると推定され

表7 未治療の喘息の臨床所見による重症度分類（成人）

重症度*1		軽症間欠型	軽症持続型	中等度持続型	重症持続型
喘息の症状の特徴	頻度	週 1 回未満	週 1 回以上だが毎日ではない	毎日	毎日
	強度	症状は軽度で短い	月 1 回以上日常生活や睡眠が妨げられる	週 1 回以上日常生活や睡眠が妨げられる	日常生活に制限
				しばしば増悪	しばしば増悪
	夜間症状	月に 2 回未満	月に 2 回以上	週 1 回以上	しばしば
PEF FEV_1*2	$\%FEV_1$, %PEF	80%以上	80%以上	60%以上 80%未満	60%未満
	変動	20%未満	20～30%	30%を超える	30%を超える

*1 いずれか 1 つが認められればその重症度と判断する.

*2 症状からの判断は重症例や長期罹患例で重症度を過小評価する場合がある. 呼吸機能は気道閉塞の程度を客観的に示し, その変動は気道過敏性と関連する. $\%FEV_1$＝(FEV_1 測定値/FEV_1 予測値)×100, %PEF＝(PEF 測定値/PEF 予測値または自己最良値)×100

(喘息予防・管理ガイドライン 2024 WG, 監修. 喘息予防・管理ガイドライン 2024. 協和企画; 2024)

表8 喘息コントロール状態の評価

	コントロール良好(すべての項目が該当)	コントロール不十分(いずれかの項目が該当)	コントロール不良
喘息症状(日中および夜間)	なし	週 1 回以上	「コントロール不十分」の項目が 3 つ以上あてはまる
増悪治療薬の使用	なし	週 1 回以上	
運動を含む活動制限	なし	あり	
呼吸機能(FEV_1 および PEF)	予測値あるいは自己最良値の 80%以上	予測値あるいは自己最良値の 80%未満	
PEF の日（週）内変動	20%未満*1	20%以上	
増悪（予定外受診, 救急受診, 入院）	なし	年に 1 回以上	月に 1 回以上*2

*1 1 日 2 回測定による日内変動の正常上限は 8%である.

*2 増悪が月に 1 回以上あれば他の項目が該当しなくてもコントロール不良と評価する.

(喘息予防・管理ガイドライン 2024 WG, 監修. 喘息予防・管理ガイドライン 2024. 協和企画; 2024)

表 9 COPD の病期分類

	病期	定義
Ⅰ期	軽度の気流閉塞	$\%FEV_1 \geq 80\%$
Ⅱ期	中等度の気流閉塞	$50\% \leq \%FEV_1 < 80\%$
Ⅲ期	高度の気流閉塞	$30\% \leq \%FEV_1 < 50\%$
Ⅳ期	きわめて高度の気流閉塞	$\%FEV_1 < 30\%$

気管支拡張薬投与後の FEV_1/FVC 70%が必須条件.
〔日本呼吸器学会 COPD ガイドライン第 6 版作成委員会, 編. COPD (慢性閉塞性肺疾患) 診断と治療のためのガイドライン第 6 版. メディカルレビュー社; 2022〕

ている (NICE study) が, 大多数が未診断, 未治療の状態であると考えられる. 術前評価としては日常生活の状態評価としての Hugh-Jones 分類に加え COPD 病期分類 **表 9** を用いる.

・COPD 病期分類Ⅰ・Ⅱ期の患者の手術リスクは非 COPD 患者と同等であり特別な処置は不要であるが, Ⅲ期以上の患者は術前からの積極的介入を検討する必要がある.

4 肝機能

- 肝機能に関しては肝硬変患者に対する Child-Pugh 分類 **表 10** が重要.
  ・肝硬変患者の周術期死亡率は肝硬変のない患者と比較して 2〜10 倍高くなる. Child A で 10%, B で 40%, C では 100%との報告. 侵襲的治療の適応は当該疾患および肝硬変の予後, 周術期死亡率などを考慮して決定.

表 10 Child-Pugh 分類

	1 点	2 点	3 点
脳症	ない	軽度	ときどき昏睡
腹水	ない	少量	中等度
血清ビリルビン値 (mg/dL)	2.0 未満	2.0〜3.0	3.0 超
血清アルブミン (g/dL)	3.5 超	2.8〜3.5	2.8 未満
プロトロンビン活性値 (%)	70 超	40〜70	40 未満

Child-Pugh 分類	A	5〜6 点
	B	7〜9 点
	C	10〜15 点

(Pugh RN, et al. Br J Surg. 1973; 60: 646-9 より作成)

5 腎機能

- 腎機能の評価としては, 血清クレアチニン (S-Cre) と推算糸球体濾過量 (eGFR) を用いる **表 11**. ここには示さないが尿蛋白の評価も重要である (成書参照).
  ・本邦での GFR の推算式は以下の通りである.

表 11 CKD 重症度分類

CKD の重症度分類（CKD 診療ガイド 2012）

<table>
<tr><th colspan="2">原疾患</th><th colspan="2">蛋白尿区分</th><th>A1</th><th>A2</th><th>A3</th></tr>
<tr><td colspan="2" rowspan="2">糖尿病関連腎臓病</td><td colspan="2" rowspan="2">尿アルブミン定量（mg/日）
尿アルブミン/Cr 比（mg/gCr）</td><td>正常</td><td>微量アルブミン尿</td><td>顕性アルブミン尿</td></tr>
<tr><td>30 未満</td><td>30〜299</td><td>300 以上</td></tr>
<tr><td colspan="2" rowspan="2">高血圧性腎硬化症
腎炎
多発性嚢胞腎
移植腎
不明
その他</td><td colspan="2" rowspan="2">尿蛋白定量（g/日）
尿蛋白/Cr 比（g/gCr）</td><td>正常</td><td>軽度蛋白尿</td><td>高度蛋白尿</td></tr>
<tr><td>0.15 未満</td><td>0.15〜0.49</td><td>0.50 以上</td></tr>
<tr><td rowspan="6">GFR 区分
（mL/分/
1.73m²）</td><td>G1</td><td>正常または高値</td><td>≧90</td><td></td><td></td><td></td></tr>
<tr><td>G2</td><td>正常または軽度低下</td><td>60〜89</td><td></td><td></td><td></td></tr>
<tr><td>G3a</td><td>軽度〜中等度低下</td><td>45〜59</td><td></td><td></td><td></td></tr>
<tr><td>G3b</td><td>中等度〜高度低下</td><td>30〜44</td><td></td><td></td><td></td></tr>
<tr><td>G4</td><td>高度低下</td><td>15〜29</td><td></td><td></td><td></td></tr>
<tr><td>G5</td><td>高度低下〜末期腎不全</td><td>＜15</td><td></td><td></td><td></td></tr>
</table>

重症度は原疾患・GFR 区分・蛋白尿区分を合わせたステージにより評価する．CKD の重症度は死亡，末期腎不全，CVD 死亡発症のリスクを ＿ のステージを基準に，＿，＿，＿ の順にステージが上昇するほどリスクは上昇する．（KDIGO CKD guideline 2012 を日本人用に改変）

注：わが国の保険診療では，アルブミン尿の定量測定は，糖尿病または糖尿病性早期腎症であって微量アルブミン尿を疑う患者に対し，3 カ月に 1 回に限り認められている．糖尿病において，尿定性で 1＋以上の明らかな尿蛋白を認める場合は尿アルブミン測定は保険で認められていないため，治療効果を評価するために定量検査を行う場合は尿蛋白定量を検討する．

（日本腎臓学会，編．CKD 診療ガイド 2024．東京医学社；2024．p.4）

eGFR（mL/min/1.73m²）
$= 194 \times Cr^{-1.094} Age^{-0.287}$（女性は×0.739）

・S-Cre は筋肉量などによる影響を受けるために，腎機能低下を早期に診断する指標としてシスタチン C に基づく推算 GFR（GFRcys）がある．

男性：GFRcys（mL/min/1.73m²）
$= (104 \times Cys\text{-}C^{-1.019} \times 0.996^{Age}) - 8$

女性：GFRcys（mL/min/1.73m²）
$= (104 \times Cys\text{-}C^{-1.019} \times 0.996^{Age} \times 0.929) - 8$

- eGFR ＜50mL/min/1.73m² では脱水や腎毒性を有する薬剤の使用を可及的に避け，eGFR ＜30 では侵襲的治療の侵襲度によっては術後透析の必要性を念頭におく．

6 代謝内分泌機能

- 糖尿病患者においては，血糖値 140〜180 mg/dL を目標とすることが勧められる．少なくとも術前 3 カ月以内に HbA1c 値を測定し，血糖コントロール状態を評価する必要がある．血糖コントロールが不十分である場合

表 12 肥満度分類

BMI（kg/m^2）	判定		WHO 基準
BMI＜18.5	低体重		Underweight
18.5≦BMI＜25	普通体重		Normal range
25≦BMI＜30	肥満（1 度）		Pre-obese
30≦BMI＜35	肥満（2 度）		Obese class I
35≦BMI＜40	高度肥満	肥満（3 度）	Obese class II
40≦BMI		肥満（4 度）	Obese class III

（日本肥満学会, 編. 肥満症診療ガイドライン 2022. ライフサイエンス出版; 2022）

表 13 メタボリックシンドロームの診断基準

1. 必須項目：内臓脂肪（腹腔内脂肪）蓄積
ウエスト周囲径：男性≧85cm　女性≧90cm（内臓脂肪面積　男女とも≧100cm^2 に相当）
2. 上記 1. に加え以下 3 項目のうち 2 項目以上を満たすものをメタボリックシンドロームと診断する
1）脂質異常 トリグリセライド値≧150mg/dL　かつ / または HDL-C 値＜40mg/dL（男女とも） 2）血圧高値 収縮期血圧≧130mmHg　かつ / または 拡張期血圧≧85mmHg 3）高血糖 空腹時血糖≧110mg/dL

（メタボリックシンドローム診断基準検討委員. 日内会誌. 2005; 94: 794-809）

は，術前に糖尿病治療の介入が必要になるが，不十分と判断する指標や術前の管理目標については報告がごく限られている．海外の報告では術前の血糖コントロール不十分と判断する指標は HbA1c 8%以上とされており，アメリカ糖尿病学会においても待期的手術では 8.0%未満が推奨されているようである．

- BMI〔＝体重 (kg) ÷身長 ^{2} (m)〕も評価する **表 12**.
- メタボリックシンドロームの診断基準は **表 13** の通りである.

7 高齢者における評価

- 高齢者の評価としては，日本老年医学会が提唱する CGA7（Comprehensive Geriatric Assessment 7 **表 14**）などがある．CGA7 を評価し，さらなる評価が必要な場合には,「次のステップ」で必要とされる評価に進むことが推奨されている．
- 認知機能の評価には MMSE（Mini-Mental State Examination **表 15**）などが用いられる．
  - ・最高得点 30 点，24 点以上を健常高齢者，23 点以下を認知症の疑いと判定する．

JCOPY 498-06431

表 14 CGA7

CGA7 高齢者総合機能評価：評価内容，成否，解釈，次のステップ

番号	CGA7 の質問	評価内容	正否と解釈	次へのステップ
①	<外来患者>　診察時に被験者の挨拶を待つ	意欲	正：自分から進んで挨拶する 否：意欲の低下	Vitality index
	<入院患者・施設入所者>　自ら定時に起床するか，もしくはリハビリへの積極性で判断		正：自ら定時に起床する，またはリハビリその他の活動に積極的に参加する 否：意欲の低下	
②	「これから言う言葉を繰り返して下さい（桜，猫，電車）」，「あとでまた聞きますから覚えておいて下さい」	認知機能	正：可能（できなければ④は省略） 否：復唱ができない⇒難聴，失語などがなければ中等度の認知症が疑われる	MMSE・HDS-R
③	<外来患者> 「ここまでどうやって来ましたか？」	手段的 ADL	正：自分でバス，電車，自家用車を使って移動できる 否：付き添いが必要⇒虚弱か中等度の認知症が疑われる	IADL
	<入院患者・施設入所者> 「普段バスや電車，自家用車を使ってデパートやスーパーマーケットに出かけますか？」			
④	「先程覚えていただいた言葉を言って下さい」	認知機能	正：ヒントなしで全部正解．認知症の可能性は低い 否：遅延再生（近時記憶）の障害⇒軽度の認知症が疑われる	MMSE・HDS-R
⑤	「お風呂は自分ひとりで入って，洗うのに手助けは要りませんか？」	基本的 ADL	正：⑥は，失禁なし，もしくは集尿器で自立．入浴と排泄が自立していれば他の基本的 ADL も自立していることが多い 否：入浴，排泄の両者が×⇒要介護状態の可能性が高い	Barthel index
⑥	「失礼ですが，トイレで失敗してしまうことはありませんか？」			
⑦	「自分が無力だと思いますか？」	情緒・気分	正：無力と思わない 否：無力だと思う⇒うつの傾向がある	GDS-15

出典：「健康長寿診療ハンドブック」（原典は日老医誌. 2005; 42: 177-80 より一部改変）
(https://www.jpn-geriat-soc.or.jp/tool/pdf/tool_04.pdf)

8 高齢がん患者における評価

- 高齢がん患者の治療方針決定に際しては，身体機能・臓器機能の低下，複数の併存疾患，栄養状態不良，認知機能の低下，ポリファーマシー，うつ状態，社会的背景の問題（独居，キーパーソン不在）など多面的なスクリーニングが必要であり，GA（geriatric assessment）と呼ばれている．
  - ① GA の実施による患者の能力・脆弱性の評価，②予定している治療のリスク評価，③ ①と②の結果に応じて標準治療の内容を修正する必要性の判断，の 3 つのステップがある 図 1 図 2．

表 15 MMSE

	質問	得点
1（5 点）	今年は何年ですか？ 今の季節は何ですか？ 今日は何曜日ですか？ 今日は何月何日ですか？	0　1 年 0　1 季節 0　1 曜日 0　1 月 0　1 日
2（5 点）	この病院の名前は何ですか？ ここは何県ですか？ ここは何市ですか？ ここは何階ですか？ ここは何地方ですか？	病院 0　1 県　0　1 市　0　1 階　0　1 地方 0　1
3（3 点）	物品名 3 個（桜，猫，電車） ※ 1 秒間に 1 個ずつ言う．その後，被験者に繰り返させる．正答 1 個につき 1 点を与える．3 個全て言うまで繰り返す（6 回まで）	0　1　2　3
4（5 点）	100 から順に 7 を引く（5 回まで）	93　0　1 86　0　1 79　0　1 72　0　1 65　0　1
5（3 点）	設問 3 で提示した物品名を再度復唱させる．	0　1　2　3
6（2 点）	（時計を見せながら）これは何ですか？ （鉛筆を見せながら）これは何ですか？	0　1 0　1
7（1 点）	次の文章を繰り返す 「みんなで，力を合わせて綱を引きます」	0　1
8（3 点）	（3 段階の命令） 「右手にこの紙を持って下さい」 「それを半分に折りたたんで下さい」 「それを私に渡して下さい」	0　1 0　1 0　1
9（1 点）	（次の文章を読んで，その指示に従って下さい） 「右手をあげなさい」	0　1
10（1 点）	（何か文章を読んで，その指示に従って下さい）	0　1
11（1 点）	（次の図形を書いて下さい） 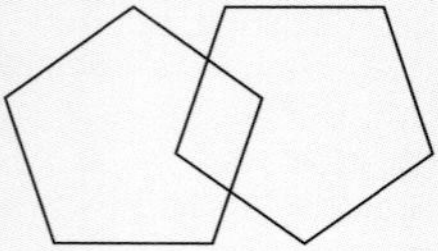	0　1
合計		/30

（森　悦郎，他．臨床心理学．1985; 1: 2-10）

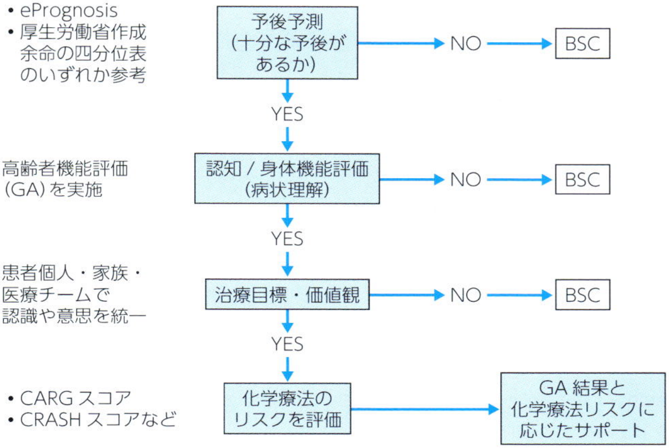

図 1 高齢がん患者の治療方針決定

CARG: Cancer and Aging Research Group

CRASH: Chemotherapy Risk Assessment Scale for High-Age Patients

(NCCN guidelines 2022, Older Adult Oncology より改変. https://www.nccn.org/guidelines/guidelines-detail?category=4&id=1452)

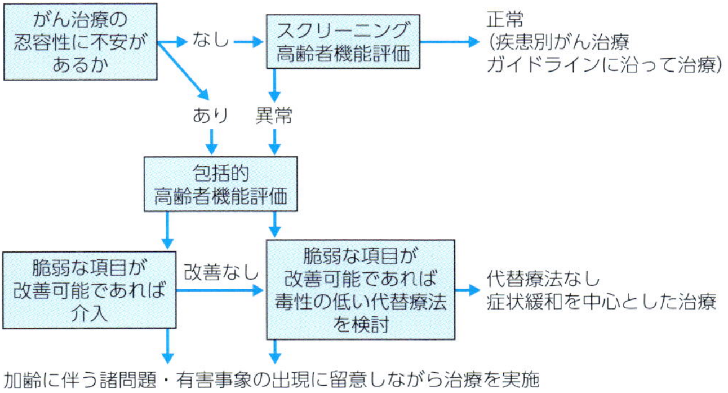

図 2 高齢がん患者の治療前評価

(NCCN guidelines 2022, Older Adult Oncology より改変. https://www.nccn.org/guidelines/guidelines-detail?category=4&id=1452)

表16 ASCO ガイドラインで推奨される GA ツールと介入方法の例

GA 項目	推奨される GA ツール	GA 結果に基づく介入（サポート）方法の例
身体機能（転倒）	Instrumental Activities of Daily Living（IADL） 「過去 6 カ月間で何回転倒しましたか？」	PT/OT へ紹介，転倒予防 家庭での安全性の評価
併存症 ポリファーマシー	詳細な病歴聴取，または Charlson Comorbidity Index (CCI) Cumulative Illness Rating Scale (CIRS)	併存症のマネージメントに家族の参加を促す プライマリーケア医や老年医との協働を検討 薬剤数をできるだけ減らすよう薬剤師が介入
認知機能	Mini-Cog Blessed Orientation Memory Concentration Test	意思決定能力を評価，必要に応じて代理人を選定 老年医，認知機能専門家との協働 せん妄の予防（薬剤整理など）
うつ状態	Geriatric Depression Scale（GDS）	心療内科，精神科への紹介 社会活動への参加　薬物療法を考慮
栄養	10%以上の体重減少，または BMI＜21kg/m^2	栄養士への紹介 食事の準備にサポートを提供
社会的サポート	推奨 GA なし	ソーシャルワーカーとの協働

(Mohile SG, et al. J Clin Oncol. 2018; 36: 2326-47 より改変)

表17 G8 スクリーニングツール

1	過去 3 カ月間で食欲不振，消化器系の問題，そしゃく・嚥下困難などで食事量が減少しましたか	0 点：著しい食事量の減少 1 点：中等度の食事量の減少 2 点：食事量の減少なし
2	過去 3 カ月間で体重の減少はありましたか	0 点：3kg 以上の減少 1 点：わからない 2 点：1～3kg の減少 3 点：体重減少なし
3	自力で歩けますか	0 点：寝たきりまたは車椅子を常時使用 1 点：ベッドや車椅子を離れられるが，歩いて外出できない 2 点：自由に歩いて外出できる
4	神経・精神的問題の有無	0 点：高度の認知症またはうつ状態 1 点：中程度の認知障害 2 点：精神的問題なし
5	BMI 値	0 点：19 未満 1 点：19 以上 21 未満 2 点：21 以上 23 未満 3 点：23 以上
6	1 日に 4 種類以上の処方薬を飲んでいますか	0 点：はい 1 点：いいえ
7	同年齢の人と比べて，自分の健康状態をどう思いますか	0 点：よくない 0.5 点：わからない 1 点：同じ 2 点：良い
8	年齢	0 点：86 歳以上 1 点：80～85 歳 2 点：80 歳未満
	合計点数（0～17）	

(Droz JP, et al. Lancet Oncol. 2014; 15: e404-14 より改変)

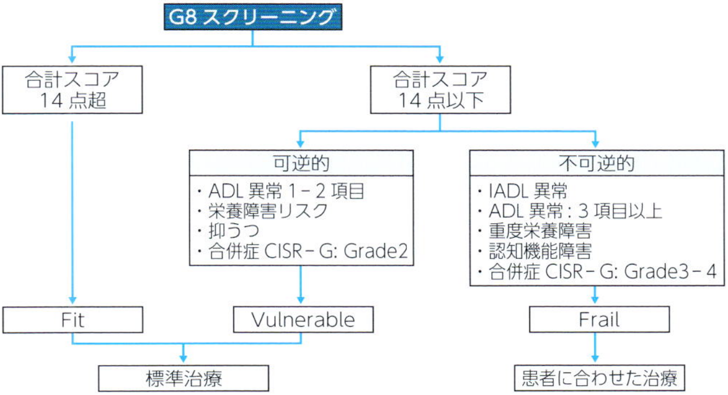

図 3 SIOG による前立腺癌治療における G8 スクリーニングツールを用いた診療アルゴリズム案

IADL（instrumental activity of daily living）：手段的日常生活動作で，尺度の指標としては以下の 7 項目がある．
・電話をする能力（自分で番号を調べて電話をかけるか，など）
・買い物（すべての買い物を自分で行うか，など）
・食事の準備（自分で献立を考え準備・給仕までするか，など）
・洗濯（すべて自分で行うか，など）
・移送の形式（自分で運転したり公的機関を利用して旅行したりするか，など）
・自分の服薬管理（適正な量の薬を規定の時間に飲めるか，など）
・財産取り扱い能力（銀行手続きやお金の出し入れ等，お金の管理をすべて自分で行うか，など）
（Droz JP, et al. Lancet Oncol. 2014; 15: e404-14 より改変）

表 18 CISR-G（cumulative illness score rating-geriatrics）のスケール

Grade	内容
0	no problem
1	current mild problem or past significant problem
2	moderate disability or morbidity, requires first-line therapy
3	severe/constant significant disability/uncontrollable chronic problem
4	extremely severe/immediate treatment required/end-organ failure/severe impairment in function

（Linn BS, et al. J Am Geriatr Soc. 1968; 16: 622-6）

・GA を実施することで暦年齢や PS のみでは評価できない社会・経済的側面や精神・心理的側面など問題点の抽出が可能である **表 16**．
・GA のすべてのドメインを網羅して評価するためには時間と労力が必要となる．そのため悪性腫瘍の治療前評価として，G8 スクリーニングツール **表 17** が普及している．
・前立腺癌の治療において SIOG (The International Society of Geriatric Oncology）から，**図 3** のようなアルゴリズムが提唱されている．
・高齢者の健康状態を示す指標としては CISR-G（cumulative illness score rating-geriatrics）も提唱される **表 18**．致死的な疾患のみを考慮した CCI（Charlson comorbidity index）と異なり非致死的疾

患も評価可能.

9 フレイル・サルコペニア・ロコモティブシンドローム

- 近年,高齢者の運動器などの機能低下に関してフレイル・サルコペニア・ロコモティブシンドロームが注目されている.
- フレイルとは,加齢に伴う予備能力低下のため,ストレスに対する回復力が低下した状態と定義され,身体的脆弱性のみならず意欲や認知機能などの精神・心理的脆弱性,独居や経済的困難などの社会的脆弱性などの多面的問題を包含した概念である.フレイルは自立した状態と要介護状態の中間に位置され,しかるべき介入によって再び健常な状態に戻るという可逆性を有する.
  - ・わが国では,2020年に改訂された日本版CHS(cardiovascular health study)基準(J-CHS基準 **表19** **表20**)が,身体的フレイルの代表的な診断法として位置づけられている.
- サルコペニアは,筋肉量の低下に筋力の低下または身体機能の低下を伴う病態である.がんにおける悪液質(cachexia)の存在もサルコペニアの一因となる. 高齢がん患者は,加齢および侵襲度の高いがん治療によって,サルコペニアの病態をきたしやすい.
  - ・サルコペニアの診断は,アジアにおけるサルコペニアワーキンググループ(AWGS: Asian Working Group for Sarcopenia)により改訂された診断基準(AWGS2019)に基づいて診断される.AWGS2019ではコミュニティーとクリニカルの2つのセッティングからサルコペニアの判定が進められる **図4** **表21**.
  - ・加齢,活動不足,疾患(代謝疾患,消耗性疾患など),栄養不良などが危険因子.
  - ・サルコペニアでは,転倒,骨折,フレイルとなるリスクが高い.
- ロコモティブシンドロームは,筋肉,骨,関節,軟骨,椎間板など運動器の障害によって身体を動かす機能が低下している状態である.筋肉の障害としてはサルコペニアが該当.骨の障害としては骨粗鬆症や骨折, 関節や椎間板の障害としては変形性関節症や変形性脊椎症などがある.

表19 2020年改訂 日本版CHS基準(J-CHS基準)

項目	評価基準
体重減少	6カ月で2kg以上の(意図しない)体重減少 (基本チェックリスト#11)
筋力低下	握力: 男性<28kg,女性<18kg未満)
疲労	(ここ2週間)わけもなく疲れたような感じがする (基本チェックリスト#25)
歩行速度の低下	通常歩行速度<1.0m/秒
身体活動の低下	①軽い運動・体操をしていますか? ②定期的な運動・スポーツをしていますか? 上記2つのいずれも「週に1回もしていない」と回答

[判定基準]
3項目以上に該当: フレイル,1~2項目に該当: プレフレイル,該当なし: ロバスト(健常)
(Satake S, et al. Geriatr Gerontol Int. 2020; 20: 992-3)

JCOPY 498-06431

表 20 基本チェックリスト

No.	質問事項	回答（いずれかに○をお付け下さい）	
1	バスや電車で 1 人で外出していますか	0. はい	1. いいえ
2	日用品の買い物をしていますか	0. はい	1. いいえ
3	預貯金の出し入れをしていますか	0. はい	1. いいえ
4	友人の家を訪ねていますか	0. はい	1. いいえ
5	家族や友人の相談にのっていますか	0. はい	1. いいえ
6	階段を手すりや壁をつたわらずに昇っていますか	0. はい	1. いいえ
7	椅子に座った状態から何もつかまらずに立ち上がっていますか	0. はい	1. いいえ
8	15 分くらい続けて歩いていますか	0. はい	1. いいえ
9	この 1 年間に転んだことがありますか	1. はい	0. いいえ
10	転倒に対する不安は大きいですか	1. はい	0. いいえ
11	6 カ月間で 2～3kg 以上の体重減少がありましたか	1. はい	0. いいえ
12	身長　　　cm， 体重　　kg（BMI＝　　　　）（注）		
13	半年前に比べて固いものが食べにくくなりましたか	1. はい	0. いいえ
14	お茶や汁物等でむせることがありますか	1. はい	0. いいえ
15	口の渇きが気になりますか	1. はい	0. いいえ
16	週に 1 回以上は外出していますか	0. はい	1. いいえ
17	昨年と比べて外出の回数が減っていますか	1. はい	0. いいえ
18	周りの人から「いつも同じことを聞く」などのもの忘れがあると言われますか	1. はい	0. いいえ
19	自分で電話番号を調べて，電話をかけることをしていますか	0. はい	1. いいえ
20	今日が何月何日かわからない時がありますか	1. はい	0. いいえ
21	(ここ 2 週間）毎日の生活に充実感がない	1. はい	0. いいえ
22	(ここ 2 週間）これまで楽しんでやれていたことが楽しめなくなった	1. はい	0. いいえ
23	(ここ 2 週間）以前は楽にできていたことが今ではおっくうに感じられる	1. はい	0. いいえ
24	(ここ 2 週間）自分が役に立つ人間だと思えない	1. はい	0. いいえ
25	(ここ 2 週間）わけもなく疲れたような感じがする	1. はい	0. いいえ

基本チェックリストでは以下の 1 から 4 までのいずれかに該当する場合に介護支援事業の対象の候補となります．

1. 1 から 20 までの 20 項目のうち 10 項目以上に該当する者
2. 6 から 10 までの 5 項目のうち 3 項目以上に該当する者
3. 11 及び 12 の 2 項目すべてに該当する者
4. 13 から 15 までの 3 項目のうち 2 項目以上に該当する者

(注）BMI＝体重(kg)÷身長$(m)^2$ が 18.5 未満の場合に該当とする．

(佐竹昭介．日老医誌．2018; 55: 319-28）

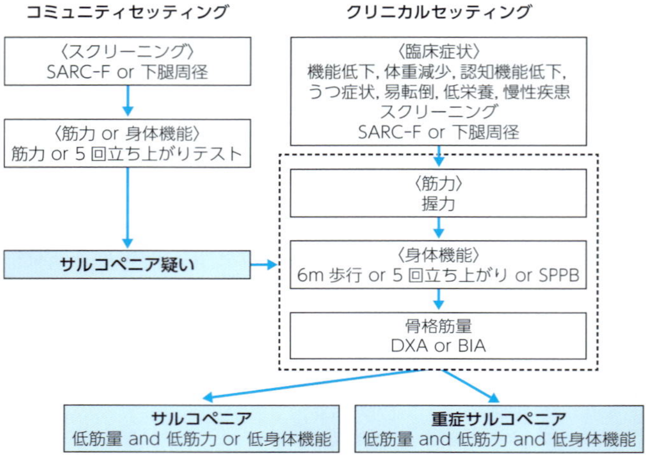

図 4 AWGS2019 アジアワーキンググループによるサルコペニアの診断基準
SARC-F: Strength, Assistance with walking, Rise from a chair, Climb stairs, Falls
SPPB: Short Physical Performance Battery
DXA: dual-energy X-ray absorptiometry
BIA: bioelectrical impedance analysis
(Chen LK, et al. J Am Med Dir Assoc. 2020; 21: 300-7 より改変)

表 21 AWGS2019 の基準値一覧

	男性	女性
下腿周囲径	＜34cm	＜33cm
SARC-F	≧4	
握力	＜28kg	＜18kg
5 回立ち上がりテスト	≧12sec	
歩行速度	＜1.0m/sec	
SPPB	≦9	
SMI	DXA: ＜7.0kg/m² BIA: ＜7.0kg/m²	DXA: ＜5.4kg/m² BIA: ＜5.7kg/m²

SMI: skeletal muscle mass index
(Chen LK, et al. J Am Med Dir Assoc. 2020; 21: 300-7 より改変)

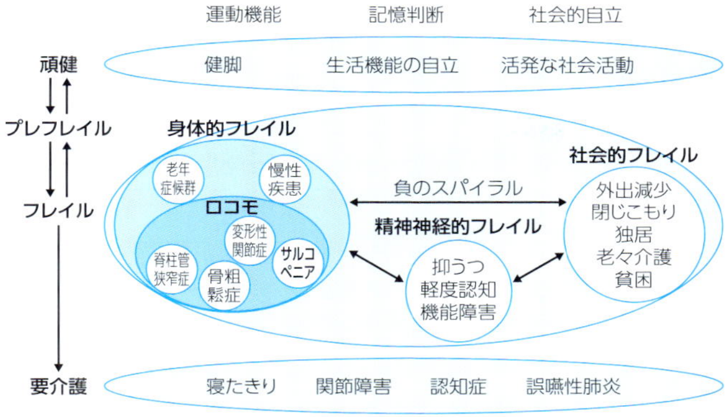

図 5 フレイル・サルコペニア・ロコモティブシンドロームの概念図
(日本老年医学会ホームページを参考に作成)

・ロコモティブシンドロームが進行すると，介護・介助が必要になるリスクが高まる.

- サルコペニアはロコモティブシンドロームを構成する 1 つの要素であり，さらにロコモティブシンドロームの上位概念がフレイルと言える **図 5**.

10 尿路ストーマのマーキング

- ストーマサイトマーキングに関しては，クリーブランドクリニックの原則 **表 22** が用いられてきたが，近年の腹腔鏡・ロボット支援手術の普及なども相まって本国である米国では使用されなくなってきている．特に臍より低い位置と腹部脂肪層の頂点に関しては実情に合致しない場合があるので注意が必要である．なお，この原則は消化管ストーマと回腸導管造設予定で標準体重の患者の場合に適用される.

・近年参考にされているのは，WOCN Society, AUA, and ASCRS Position Statement on Preoperative Stoma Site Marking for

表 22 クリーブランドクリニックのストーマサイトマーキングの原則

位置	理由
臍より低い位置	可動性が少なく，比較的一定の平面が得られやすいことから，ストーマ装具を貼付しやすい
腹直筋を貫く位置	ストーマ傍ヘルニア予防のため
腹部脂肪層の頂点	座位時においても，ストーマが脂肪で隠れないため
皮膚のくぼみ，皺，瘢痕，上前腸骨棘の近くを避けた位置	ストーマ装具が貼りにくく，排泄物漏れの原因となりうるため
本人が見ることができ，セルフケアしやすい位置	患者にとってストーマが見えることは，セルフケアに重要であるため

(荒井陽一，他編．新版 泌尿器科周術期管理のすべて．メジカルビュー社; 2013 より作成)

Patients Undergoing Ostomy Surgery（J Wound Ostomy Continence Nurs. 2021; 48: 533-6）である.

- 考慮すべき条件
  - ▹ 姿勢・体位に影響されにくく，腹部に面板を貼付するための一定の平面が得られ，装具を密着させることが可能な位置．仰臥位・座位・座位前屈位・立位のあらゆる体位をとり，皺，瘢痕，骨突起，臍を避けることが肝要である.
  - ▹ 腹直筋を貫通する位置.
  - ▹ 腹腔鏡やロボット支援手術では，臍やその他のポートからの皺の影響を受ける場合があることを考慮する.
  - ▹ 体重の増減に伴う体格の変化を含めた予後や職業.
  - ▹ セルフケアをする体位で本人が見える位置かつ日常生活に問題ない位置.
  - ▹ 放射線治療が術後予定されている場合はその照射野以外.

- この方面の優れたテキストして，日本創傷・オストミー・失禁管理学会から発行されているストーマケアガイドブック（照林社; 2024）があり，非常に参考となる.

〈橋本紘典，澤田喜友，関戸哲利〉

2 抗血栓療法中の患者への対応

Point

- 抗血栓療法の中断は手術による出血リスクを減らすが，血栓性疾患の発生，増悪，再発のリスクを増加させる（これらは相反するリスクである）．
- 抗血栓療法の中断にあたっては，そのリスクに関するインフォームドコンセントの取得が必要である．
- 処置，手術の緊急性や出血リスクの程度，抗血栓療法を行っている疾患の状態により抗血栓療法中断の要否と可否を当該科へのコンサルテーションの結果などもふまえて検討する．
- 状況によっては抗血栓療法を継続したまま手術を行う場合もある（下記本文参照）．
- 血管形成を伴う手術においては，血栓性の合併症予防のために術中，周術期に抗血栓療法を行うことも多い．

- 抗血栓療法の中断なく出血リスクのある手術を施行した報告は多くある．筆者自身も心血管疾患などで抗血栓療法の中断が難しい症例において，抗血栓療法を継続したままロボット支援前立腺全摘術やロボット支援腎部分切除術を施行することもある．このような場合，当然出血のリスクが上がることを十分説明する必要がある．
- 東邦大学医療センター大森病院での術前休薬期間（抗凝固薬，抗血小板薬，その他）を **表1** ～ **表3** に示す．

表1 抗凝固薬

一般名	採用医薬品	休薬期間の目安
ワルファリンカリウム	ワーファリン	3～5日
ダルテパリンナトリウム	ダルテパリンNa静注	12時間前
ヘパリンナトリウム	ヘパリンNa注	4時間前
ヘパリンカルシウム	ヘパリンカルシウム皮下注	4時間前
ダビガトランエテキシラートメタンスルホン酸塩	プラザキサ®	1日（完全な止血機能を要する大手術2～4日）
リバーロキサバン	イグザレルト®	1日
フォンダパリヌクスナトリウム	アリクストラ®皮下注	3日
アピキサバン	エリキュース®	1～2日
エドキサバン	リクシアナ®	1日

表 2 抗血小板薬

一般名	採用医薬品	休薬期間の目安
アスピリン	アスピリン，バイアスピリン®，バファリン 81	7日
アスピリン・ランソプラゾール	タケルダ®配合錠	7日
チクロピジン塩酸塩	パナルジン®	7日
クロピドグレル硫酸塩	プラビックス®	14日
クロピドグレル硫酸塩・アスピリン	コンプラビン®配合錠	14日
プラスグレル塩酸塩	エフィエント®	14日
イコサペント酸エチル	エパデール，エパデール S	7日
オメガ-3 脂肪酸エチル	ロトリガ®	7日
シロスタゾール	プレタール®OD	4日
サルポグレラート塩酸塩	アンプラーグ®	1日

表 3 その他抗凝固・抗血小板作用を有する薬剤

一般名	採用医薬品	休薬期間の目安
ジラゼプ塩酸塩	コメリアン®	3日
トラピジル	ロコルナール	2日
ジピリダモール	ペルサンチン®	1日
ベラプロストナトリウム	プロサイリン®	1日
リマプロストアルファデクス	オパルモン®，プロレナール®	1日
トリメタジジン塩酸塩	バスタレル®F	2日
イフェンプロジル酒石酸	セロクラール®	1日

〈山辺史人〉

3 周術期管理の基礎知識

Point

- ► せん妄の危険因子に対処し，ERAS（enhanced recovery after surgery）などのコンセプトを参考に早期の回復を目指す．
- ► 体位に伴う，神経障害，コンパートメント症候群，横紋筋融解症などに注意する．
- ► 左腎や左副腎の摘除術では膵液瘻や乳び瘻を生じない操作を心がける．術後の膵液瘻や乳び瘻に対する診断と治療は適切に実施する．
- ► 経尿道的切除術（TUR）後に尿道狭窄を生じないよう，内視鏡の操作は慎重かつ愛護的に行う．

1 ERAS（術後回復力強化プログラム）

- 2001 年に欧州の academic surgeons が開発したプロトコールである 図1．
- 目的は，エビデンスに基づく診療による，より速やかかつ効率的な術後回復．
- 詳細は，JAMA Surgery. 2017; 152: 292-8; Eur Urol. 2016; 70: 176-87 を参照．
- 泌尿器科分野では膀胱全摘に対するガイドラインがあり（Clinical nutrition. 2013; 32: 879-87），ほかの主要な泌尿器科手術に対しても適用が可能とされる（BJUI Compass. 2020; 1: 5-14）．

Figure. Enhanced Recovery After Surgery (ERAS) Flowchart

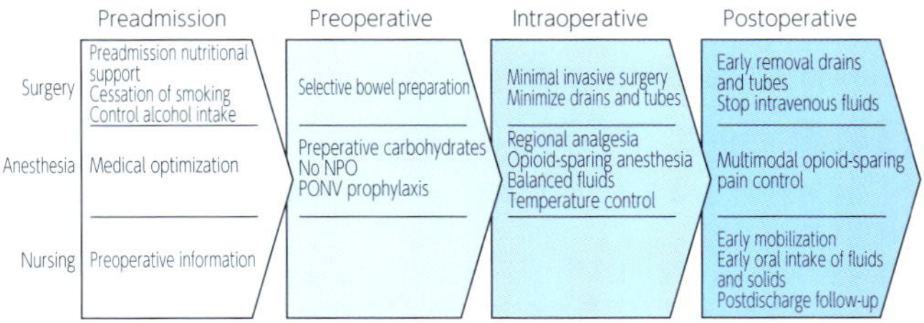

A typical ERAS flowchart overview indicating different ERAS protocol items to be performed by different professions and disciplines in different parts of the hospital during the patient journey. The wedge-shaped arrows depicting each time period move into the period to follow to indicate that all treatments given Affect later treatments. No NPO indicates fasting guidelines recommending intake of clear fluids and specific carbohydrate drinks until 2 hours before anesthesia: PONV. postoperative nausea and vomiting. Reprinted with permission from Olle Ljungqvist. MD. PhD.

図1 ERAS（Ljungqvist O, et al. JAMA Surg. 2017; 152: 292-8）

■ ERAS に基づく術前，術中，術後に分けた管理のポイント（詳細は成書参照）

1）術前管理

①術前教育: 術前カウンセリングによる恐怖，不安，痛み，疲労の軽減

②内科的な術前管理: 併存疾患，栄養状態，過度のアルコール摂取の中止（少なくとも 4 週前の禁酒で合併症軽減の可能性），喫煙の中止（肺機能は手術 4 週間前に禁煙することで改善）

③術前飲食と炭水化物負荷：手術 2 時間前までの水分，8 時間前までの固形食品の摂取の許容など

④腸管の機械的前処置の省略

⑤血栓塞栓症：適切なリスク評価

⑥感染症予防：各分野のガイドラインに従った抗菌薬の適正使用

2）術中管理

①輸液管理：過負荷を回避しつつ，血管内容量，心拍出量，組織灌流を維持することで合併症発生を低減

②ドレーン：前立腺摘除術と腎部分切除術については，標準治療からの逸脱がない場合，予防的ドレーンの留置は省略可能との報告もある

③尿道留置カテーテル：必要最低限の留置期間とすることで尿路感染症の発生率が低下

④経鼻胃管：術後イレウスが長引くことが予想される症例に限定して留置

3）術後管理

①早期離床・歩行: 疼痛やイレウスを回避するために重要

②早期栄養療法: 術後合併症のリスクを減少させる可能性

③鎮痛薬・制吐薬: 術後の悪心嘔吐は外科手術患者 25～35％が経験し誤嚥のリスクを増加. リスク因子は，女性患者，非喫煙者，乗り物酔いの既往歴など．予防策としては，術前の不安の最小化，経口炭水化物含有液による術前水分補給，術前絶食時間の短縮など．痛みは悪心嘔吐の増悪因子のため，アセトアミノフェンを用いた疼痛緩和も大切

2 術後合併症の重症度分類

- Clavien-Dindo 分類がある **表 1**.

3 感染性合併症

- I－5 周術期抗菌薬投与の項を参照．予防的抗菌薬を規定の日数を超えて使用しない.
- 感染症が疑われる場合には，身体理学所見，血液検査，血液培養とその他の必要な培養，必要な画像検査を実施して感染巣を特定し，予想される起因菌に応じた抗菌薬の投与，必要であれば適切なドレナージを実施.
- 抗菌薬関連腸炎（antibiotic associated enterocolitis）
  - 偽膜性腸炎（CD トキシン）と急性出血性腸炎（薬剤アレルギー）に大別.
    - ▹ CD トキシンのチェックを必ず実施.
    - ▹ CDI（*Clostridium difficile* infection：クロストリジウム・ディフ

表1 Clavien-Dindo 分類における Grading の原則

Grade I	正常な術後経過からの逸脱で，薬物療法，または外科的治療，内視鏡的治療，IVR 治療を要さないもの．ただし，制吐薬，解熱薬，鎮痛薬，利尿薬による治療，電解質補充，理学療法，ベッドサイドでの創感染の開放は Grade I とする．
Grade II	制吐薬，解熱薬，鎮痛薬，利尿薬以外の薬物療法を要する． 輸血および中心静脈栄養を要する場合を含む．
Grade III Grade IIIa Grade IIIb	外科的治療，内視鏡的治療，IVR 治療を要する． 全身麻酔を要さない治療 全身麻酔下での治療
Grade IV Grade IVa Grade IVb	IC/ICU 管理を要する．生命を脅かす合併症（中枢神経系の合併症*を含む） 単一の臓器不全（透析を含む） 多臓器不全
Garde V	患者の死亡
Suffix "d"	患者の退院時にも合併症が持続していた場合，接尾辞 "-d"（"disability"）を，該当する合併症のグレードに付加する．

*脳出血，脳梗塞，くも膜下出血，ただし一過性脳虚血発作は除く．
IVR: interventional radiology, IC: intermediate care（準集中治療室），ICU: intensive care unit（集中治療室）
(Dindo D, et al. Ann Surg. 2004; 240: 205-13)

ィシル感染症）発症のリスク因子：抗菌薬の使用以外では高齢者，重篤な基礎疾患，プロトンポンプ阻害薬（PPI）の使用，ヒスタミン H_2 受容体拮抗薬，消化管手術前の長期入院など．

- 経尿道的尿管砕石術（TUL），経皮的尿管砕石術（PNL）では 1～2%で敗血症性ショックをきたすことがあるので注意が必要である．

4 神経系合併症

- せん妄
  - 脳の機能不全（大脳不全）によって生じる種々の急性（数時間～数日）の意識障害，注意障害，認知障害．日内変動を示すことが特徴．
    - ▷ 過活動型（20～30%）：異常行動を呈するせん妄
    - ▷ 低活動型（30～40%）：日中の傾眠や活動性低下，食事摂取量低下
    - ▷ 混合型：24 時間以内に過活動ならびに低活動型両方の症状が認められた場合
  - 高齢者においては，ICU 管理を要する重症患者の 80%で生じるとされる．
  - 合併症発症率↑，身体機能↓，入院期間↑，自宅退院率↓，死亡率↑に繋がる．
  - せん妄の危険因子は **表2** 参照．
  - 鑑別：臨床上問題となるのが認知症 **表3**．
  - 予防：栄養状態や電解質バランス改善，早期離床，疼痛対策，不要なライン・ドレーンの早期抜去，昼夜リズム維持，せん妄を誘発する薬剤の回避など．

表 2 せん妄の危険因子

準備因子	年齢	高齢（特に 70 歳以上）
	脳の器質的な障害	脳血管障害の既往，認知症
直接因子	脳機能への直接的な障害	脳腫瘍，脳血管障害，外傷，がん性髄膜炎など
	電解質異常	脱水，高カルシウム血症，低ナトリウム血症
	薬剤	オピオイド，GABA 受容体作動性睡眠薬・安定剤，抗うつ薬，ステロイド，抗ヒスタミン薬，抗コリン作用を有する薬剤，H_2 受容体拮抗薬，L-Dopa など
	手術	せん妄の既往があれば特に発症リスクが高い
	臓器障害による代謝性脳症	肝臓，腎臓，肺，甲状腺，下垂体などの障害
	感染症	肺炎，敗血症など
	血液学的異常	貧血
	栄養障害	ビタミン B 群欠乏症，低血糖，低栄養状態
誘発因子	環境の変化	入院（特に ICU）
	不眠，睡眠覚醒リズムの障害	自宅と異なる寝室環境や就寝・起床時刻，夜間の点滴や処置など
	感覚障害	視力低下，聴力障害
	可動時間	身体拘束，強制的な臥床
	不快な身体症状	疼痛，呼吸困難，下部尿路症状，便秘など

GABA: gamma-aminobutyric acid
（谷口充孝. 泌尿器外科. 2017; 30: 1413-7）

表 3 せん妄と認知症の鑑別

	せん妄	認知症
発症	急性	概ね緩やかな発症
病態	意識障害	記憶障害
経過	症状・重症度が変動	緩徐進行
可逆性	可逆性あり	不可逆的

・対処
　▹ 増悪する前（＝精神運動興奮や幻覚が出現する前）の危険因子への適切な対処が基本.
　▹ 薬物療法:
　　内服剤: 糖尿病なし⇒クエチアピン（セロクエル®）
　　　　　　糖尿病あり⇒リスペリドン（リスパダール®）経口投与
　　注射剤: ハロペリドール（セレネース®）
　　　→鎮静効果が得られない場合，フルニトラゼパムやミダゾラムの併用を検討.

- 砕石位では腓骨神経障害に注意.
  ・原因: 腓骨の外側顆や腓骨頭での圧迫，足関節回内や足屈による神経過伸展.
  ・浅腓骨神経障害 → 下腿外側のしびれや知覚低下.

JCOPY 498-06431

・深腓骨神経障害 → 背屈や回外困難，重度だと下垂足．
・術後早期に症状は発現（<4 時間）．患者からの訴えがなくとも，下肢のしびれや疼痛の有無を聴取することは早期発見に重要．
・予防：膝窩部，膝関節外側部を圧迫しない，足関節が回内しないように注意．強い背屈も避ける．固定時に下肢が内転しないように注意．可能な限り，boot support タイプの固定器を使用する．
・大腿神経障害：鼠径部の圧迫により大腿神経が絞扼され大腿神経麻痺が生じることもあり，開創器などの接触部位に注意．

- 腕神経叢障害にも注意．
  ・側臥位：腋窩枕は腋窩ではなく腋窩より拳 1 個分ほど尾側に挿入．
  ・Steep Trendelenburg position（45° 以上）：上肢の過剰な外転を避ける，上腕骨頭の過剰な外側への回転を避ける → 上肢は体側固定が安全．Shoulder brace による圧迫も避ける．
- Steep Trendelenburg position では頭蓋内圧↑と大脳酸素化↓による認知機能障害が特に高齢者で危惧されるが実際には稀とされる．内頚静脈の弁の機能不全が発症に関与する可能性あり．また，眼圧が上昇するので緑内障患者に関しては眼科医の判断を仰ぐ．

5 心血管系合併症

- 術中血管損傷
  ・開放手術，腹腔鏡手術いずれも大血管損傷は致命的事態に至る可能性がある．対処困難と判断したらすぐに心臓血管外科に応援を依頼．手術チームは浮き足立っていることも多いので，手術チーム以外に頭の冷えた医師がいれば手洗いしてもらうべきである．
    ▹ 圧迫止血する際には損傷を悪化させないように，何で圧迫するかと，圧迫の方向・力の加減を考える．
  ・腹腔鏡手術
    ▹ 静脈性出血は open conversion すると気腹の効果がなくなるのでむしろ悪化する．Open conversion する際にはその点を念頭に置く．
    ▹ 止血目的の open conversion では安全な止血操作が可能となる十分な切開を置く．切開時によく言われるのは，「内視鏡あるいはポートで腹壁を挙上し腸管などの損傷を防止した上で，内視鏡のシャフトあるいはポートに沿って内視鏡あるいはポート目がけて迅速に切開」である．
  ・上腸間膜動脈を左腎動脈と誤認しない．
  ・下腸間膜静脈を左性腺静脈と誤認しない．
- 気腹による影響
  ・気腹開始時は一過性の静脈還流量↑ → 心拍出量↑．その後，静脈還流量↓ → 心拍出量↓．また，腎静脈血流量や皮質血流量も↓ → GFR↓ → 尿量↓
  ・ガス塞栓
    ▹ 一気に血管内に注入しなければ一般的には生じ難い．ただし，腎静

表 4 高度頭低位を伴うロボット手術の問題点と対処

	問題点	対処
横隔膜挙上	肺コンプライアンス低下 気道内圧上昇 無気肺 心拍出量低下	適切な呼吸条件設定 適切な呼吸条件設定 リクルートメント手技 強心薬使用
上半身うっ血	喉頭浮腫 脳圧上昇 眼圧上昇	軽減まで気道確保 灌流圧維持，モニタリング 高二酸化炭素血症回避
下肢血流うっ滞	深部静脈血栓 肺塞栓	予防策：モニタリング モニタリング，心肺補助
左室後負荷増大	心筋酸素消費量増大	十分な酸素供給
右室前負荷増大	頭頸部浮腫	制限輸液，脱血
肩，上肢への荷重	腕神経叢圧迫	注意深い体位固定
二酸化炭素気腹	ガス塞栓 皮下気腫 高二酸化炭素血症	早期発見：気腹中止 早期発見：ポート位置調整 適切な呼吸条件設定

（廣田和美，編．麻酔科医のための悪性腫瘍手術と周術期管理．克誠堂出版；2016．p.67 より改変）

脈や下大静脈などからの出血時に気腹圧を上げて操作を行う場合には注意が必要である．

▹ 診断：呼気終末時炭酸ガス分圧 ↑↑↑ ＋ 酸素飽和度 ↓↓↓．

▹ 対処：気腹中止と脱気，可能なら右上側臥位，頭低位，100％酸素で過換気，中心静脈ラインからのガス吸引．

- Steep Trendelenburg position の影響
  - 左室充満圧が 2～3 倍 ↑ → 心拍出量 ↓，体血管抵抗 ↑，平均動脈圧 ↑，腎・腸管・門脈血流 ↓（問題点と対処法は **表 4** 参照）
- 脳血管障害（1/1,000，危険因子は加齢，腎障害 / 腎不全，脳卒中や一過性脳虚血発作の既往），心筋虚血，心不全などは成書参照．深部静脈血栓 / 肺塞栓は I－4周術期深部静脈血栓症 / 肺血栓塞栓症予防の項を参照．非心臓手術においては，術後脳血管イベントの予測評価目的の術前頸動脈エコー実施に関する明確な基準はない．

6 呼吸器系合併症

- 術中胸膜損傷
  - 11 肋骨切除を伴う腰部斜切開時には切開の背側で胸膜を同定し丁寧に剥離する．損傷した場合もある程度剥離してから縫合しないと裂けることがある．結紮時には麻酔医に加圧してもらう必要がある．
- 術中横隔膜損傷
  - 横隔膜近傍でモノポーラーを使用しない．
  - 開放手術では，腎臓を尾側に牽引して perinephric fat 上縁～外側の処理を行う時に，不用意な処理を行うと腎臓と一緒に牽引された横隔膜を損傷する．Perinephric fat 上縁～外側の処理は横隔膜の層を確認しながら丁寧に行う．

- 気腹による影響
  - ・終末呼気炭酸ガス分圧↑，動脈血炭酸ガス分圧↑，動脈血 pH↓，最大吸気圧↑，肺コンプライアンス↓，肺活量↓，機能的残気量↓，胸腔内圧↑.
  - ・高 CO_2 血症 → 交感神経刺激 → 血圧↑，心拍数・心拍出量↑.
- Steep Trendelenburg position の影響
  - ・横隔膜の挙上，気腹 → 肺コンプライアンス↓，機能的残気量↓ → 肺水腫，換気血流不均衡↑
  - ・上気道浮腫
- 無気肺，肺炎（誤嚥性含む）などは成書参照.

7 消化器系合併症

- 腸管損傷
  - ・予防が大切である．損傷部は 2 層に縫合．不安なら消化器外科医に応援を依頼．後腹膜アプローチの手術では腹膜越しに腸管が存在することを常に念頭におく．十二指腸損傷にも十分に注意する．直腸損傷に関しては，術後に尿道直腸瘻が形成されるとその治療に非常に難渋する.
- 脾臓・肝臓の損傷
  - ・多くの場合，牽引などによる被膜損傷～軽度の裂傷．時に腹腔鏡鉗子による刺創が起こる．臓器の牽引は愛護的に，鉗子の出し入れは注意して行うという基本が大切である．損傷部は通常，ソフト凝固±タコシールによる止血で対処可能である.
  - ・開放手術で脾横隔膜靱帯の処理が不十分な状態で脾臓を強く牽引すると横隔膜側（つまり見えない所）で損傷され術中気づかれずにずっと出血している事態になり得る.
    - ▹ 脾臓にある程度の牽引を加えないと術野が得られない場合：一手間にはなるが，網嚢側と Told 白線側からアプローチして結腸脾弯曲部を完全に脾臓から外しトラップドア状に翻転 → 膵臓下縁に沿って後腹膜を切開して膵臓と腎上極・副腎前面を剥離 → 膵尾部と脾臓を in my hand にして脾臓外側～上極の腹膜を胃大弯が見えるまで切開 → 膵尾部と脾臓もトラップドア状に翻転.
- 膵液漏
  - ・左腎や左副腎の摘出術の術後に起こり得る．予防としては，膵臓を愛護的に扱い，膵損傷をきたさないような剥離操作を心がける.
  - ・肝胆膵外科に迅速に相談する．特に **図 2** のグレード B 以上では，ドレーンの位置の調節なども含め専門家の援助が必要である.
  - ・2016 年の International Study Group（ISGPS）から update された術後膵液漏（POPF）のグレード分類が発表されている **図 2**.
    - ▹ アミラーゼ値は術後 3 日目あるいはそれ以降の排液内濃度で判断.
    - ▹ 泌尿器科では通常 BL（biochemical leak）程度．今回の update 上，BL は，本当の膵液漏とは言えないので，クリニカルパスなどの変更の必要はなしと記載されているが，重症感染や仮性動脈瘤から

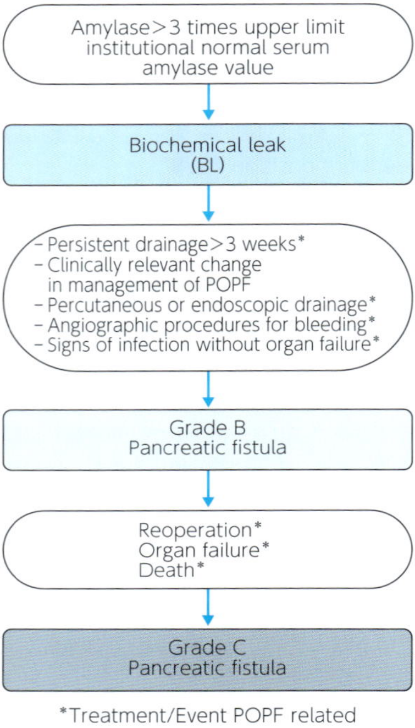

図 2 POPF のグレード分類
(Bassi C, et al. Surgery. 2017; 161: 584-91)

の出血に進展する可能性はあるので慎重に対処する.

- BL の治療は厳重経過観察. グレード B 以上への進展を抑える. 経口摂取は継続可能. オクトレオチド（ソマトスタチンアナログ）の効果は確立されていない. 炎症反応が悪化した場合には造影 CT などが必要である.
- ワインレッド色の排液（アミラーゼ 5 桁に達する状況）を見たら要注意（時間が経過し血液成分が少なくなると粘稠白色になる).

▪ 乳び漏（乳び腹水）

- 左腎癌あるいは腎盂癌の手術〔特に傍大動脈リンパ節郭清術（RPLND）を伴う場合, 発生率: 3.8〜5.1%〕, 精巣腫瘍に対する RPLND（発生率: 7%).
- 蛋白漏出による低栄養や電解質異常をまねき全身状態を悪化させることあり.
- 危険因子: 高齢, 女性, 低栄養, 大動脈周囲の操作（オッズ比が 11.74 と最も高い), 切除されたリンパ節が多いなど.

表5 乳び漏の治療

	有効率	治癒に要した日数
TPN	77〜100%	5〜29日
MCT	75%	6日
+オクトレオチド	100%	12日

・診断
▹ 食事開始後の白色非膿性の排液が>200 mL/日
▹ 排液中トリグリセリド（TG）>110〜200 mg/dL
▹ 排液/血清TG >1.0 + 排液/血清コレステロール <1.0

・治療 表5
▹ 200mL/day以上ならTPN(total parenteral nutrition), 200mL/day未満ならMCT（medium chain triglyceride）diet
▹ 2〜3週以上の保存的治療を行っても全く改善が認められない場合(e.g. 500mL/day)には外科的治療もしくは塞栓を考慮したリンパ管造影（interventional radiology）を放射線科へ相談.
▹ オクトレオチドは適応外使用なので注意.

・予防: 左腎茎部のリンパ管の丹念なシーリング. 開放手術でも拡大鏡を用いることでリンパ管が同定可能となり丹念に処理する.

▪ 腸閉塞, 肝機能障害などは成書を参照されたい.

8 代謝性合併症（電解質異常含む）

▪ Cushing病の手術では術後のステロイド補充を確実に行う（V-1-③ Cushing/subclinical Cushing症候群の項を参照）.

▪ 褐色細胞腫の術後では循環動態の管理に加えて低血糖にも気をつける必要がある.
・低血糖の明確な機序はわかっていないが, カテコラミンの作用（α2）によるインスリン分泌抑制に対するrebound secretion, 同じくカテコラミンの作用（β）による肝臓でのグリコゲン分解・糖新生作用が術後に低下することなどが想定されている.
・術後低血糖例では術前に尿中カテコラミン高値+耐糖能異常（67〜77%）が多い.
・発症は術後3〜4時間以内がほとんどで, 麻酔や手術の影響で臨床症状や徴候からの診断は難しく, 全例で少なくとも術後6時間は血糖を厳重にモニター. 腫瘍摘出後からの糖質補充も有効な可能性がある.

▪ TUR症候群（TUR反応）
・非電解質性の灌流液を用いる経尿道的手術で生じる場合がある(1〜2%).
・主に, 経尿道的前立腺切除術（TURP）時の外科的被膜の穿孔 ➡ 前立腺周囲静脈叢（圧は10mmHg程度）からの灌流液の流入が原因. 切除重量 >45g & 切除時間 >90分が危険因子.
・希釈性低Na血症 ➡ 嘔吐, 意識障害, 視力障害, 血圧低下, 徐脈, 過呼吸.
・手術中に生じることが多いが，帰室後に顕在化することもある.
・神経症状を認める場合には高張食塩液の投与で是正をはかる.
▹ 急激な是正は central pontine myelinolysis を生じる場合があるとされ要注意である.

9 筋骨格系合併症

▪ コンパートメント症候群
・泌尿器科領域では，砕石位をとる手術で（ロボット補助下手術を含めて）問題となる．砕石位手術 3,500 件に 1 件，膀胱全摘の 500 人に 1 人の割合で発生するとの報告あり.
・砕石位以外の危険因子：4 時間以上の手術，頭低位，下肢の筋肉量など.
・病態：コンパートメント内圧上昇による下肢灌流障害が病態の本質．前方区画に生じることが多い．2 つまでなら歩行可能になることが多いが，3 つ以上のコンパートメントに発生すると下肢切断を余儀なくされることがある.
▹ 第一段階：砕石位にした直後からコンパートメント内圧は上昇する → 虚血 → 血管内皮障害.
▹ 第二段階：微小循環の破綻 → 虚血と浮腫の悪循環.
▹ 第三段階：再灌流障害でさらに悪化：限局性の高体温，血小板活性化 → 血栓形成.
・手術側危険因子：心臓からの高さ，4 時間以上の砕石位，頭低位，「ふくらはぎ」への直接圧迫（動静脈閉塞），「ふくらはぎ」を圧迫する間欠的空気圧迫装置（因果関係は確立していない），「ブーツタイプ」の間欠式空気圧迫装置とストッキングなどの併用，医師による下肢圧迫，大量出血，骨盤内血管の不用意な圧迫，脱水，低血圧，血管収縮薬の使用など.
・患者側危険因子：血管疾患，BMI＞25，肥満，動脈硬化，脱水，筋肉量が多いなど.
・症状：疼痛と腫脹が主体．硬膜外麻酔投与下でもこの症候群による疼痛はマスクされないとされる．疼痛の他に，末梢神経支配領域に一致した知覚低下，筋力低下，他動的な筋肉伸展に伴う疼痛，桃色の皮膚なども重要.
▹ 再灌流障害も一因のため，術直後には症状がない場合もある.
▹ 神経障害や深部静脈血栓症との鑑別が困難な場合もある.
・診断：コンパートメント内圧測定.
・治療：コンパートメント内圧＞30～40mmHg（正常＜10mmHg），拡張期圧とコンパートメント内圧の差＜30mmHg では可及的早期の筋膜切開が必要.
▹ 診断と治療の遅れは “crush syndrome” に発展.
・予防
▹ 手術時間が 4～5 時間以上であることが予想される場合には砕石位

以外の体位を考慮する必要がある.
- ▹ 手術が長時間になる場合には，操作上，砕石位の必要がある箇所のみ仰臥位から砕石位に変更するなどの対策を考慮する必要がある.
- ▹ 再灌流障害の発生を防止するために，長時間手術では可能であれば2時間毎に下肢を水平に戻す.

- 横紋筋融解症
  - 側臥位，砕石位などの手術（開放，腹腔鏡，ロボット支援手術含む）で，特に長時間になった場合に注意．腹腔鏡下腎摘の0.7%程度との報告あり.
  - 病態：骨格筋細胞の融解・壊死 → ミオグロビンなどの細胞内蛋白，細胞内電解質放出 → 急性腎不全.
  - 患者側危険因子：男性，BMI高値，長時間の側臥位，長時間のTrendelenburg position，末梢血管疾患など.
  - 症状：術直後から当該部に痛みを訴えることが多い.
  - 診断：クレアチンキナーゼ（CK）>ULN（施設基準値上限）×5や>1,000 IU/L（2～12時間後から上昇し1～3日がピーク）
    - ▹ 上記危険因子を有する患者，あるいは，術後に原因不明の背部，大腿，臀部痛を訴える患者ではCKをチェックする.
    - ▹ 尿中ミオグロビン上昇も認める.
  - 治療：腎保護あるいは急性腎不全に対する支持療法（主に輸液療法）

10 尿路系合併症

- 腎部分切除後
  - 尿瘻
    - ▹ 開放手術で2～4%前後，ロボット支援手術で1～3%程度．危険因子は **表6** の通り.
    - ▹ 大部分は排液管留置継続（あるいは挿入）±ステント留置のみで改善するが，排液管やステント抜去まで1～2カ月要する場合も少なくない.
      - ✓ステント留置時の膀胱尿の逆流対策に関しては明確でない.
    - ▹ 遷延した場合の治療は悩ましい. Fibrin glueの瘻孔への経皮的注入やisolated calyxに発生した尿瘻に対する選択的腎動脈塞栓術，内視鏡レーザー治療，内視鏡補助下経皮的治療などの報告もある.
  - 仮性動脈瘤：開放手術で1%，腹腔鏡手術で2%，術後平均15日程度で肉眼的血尿で診断する．治療は選択的塞栓術を検討する.
- 尿路変向や尿路再建術では，ストーマの壊死やストーマ部の狭窄，尿管腸管吻合部からのリークや狭窄などに注意する．詳細は成書参照.
- TUR後の尿道狭窄
  - 特に繰り返しTURを行うことが多い筋層非浸潤膀胱癌の患者では最悪の場合，内視鏡の挿入に支障をきたしTURができなくなり大きな問題となる．前立腺肥大症の手術でも閉塞を解除したはずが閉塞を作ってしまっては話にならない．2～10%に生じるとされる.
  - 予防: 尿道粘膜損傷と内視鏡操作時間が長いことが危険因子とされる

表6 尿瘻の危険因子

Study	Tumour size	Nephrometry score	WIT	Blood loss	Collecting system repair	Other
Current study	Y	N	Y	N	Y	Hilar tumour location; operative time
Zarger, et al. 2014	N	N	N	Y	NA	Learning curve, Preoperative eGFR <60mL/min/1.73m^2, nearness to collecting system
Tomaszewski, et al. 2014	N	N	Y	Y	Y	Intrarenal pelvis; completely endophytic tumour location
Wheat, et al. 2013	Y	NA	NA	NA	NA	Mean tumour depth; proximity to collecting system
Stroup, et al. 2012	NA	Y	NA	NA	NA	Decreasing body mass index
Wang, et al. 2011	NA	NA	NA	Y	NA	CT angiogram examination
Kundu, et al. 2010	Y	NA	Y	Y	N	
Patard, et al. 2007	Y	NA	NA	NA	NA	Non-elective indication

WIT: warm ischemia time, eGFR: estimated GFR, Y: significant, N: not significant, NA: not reported.
(Potretzke AM, et al. BJU Int. 2016; 117: 131-7)

ので，内視鏡挿入時は慎重かつ愛護的に挿入し，手術時間を短くする努力が重要である．

▹ 手術室で後期研修医が内視鏡を挿入することも多いと思われるが，「後のことを考えて」尿道損傷を絶対に起こさないように挿入することを心がけるべきである．

・治療：内尿道切開，尿道ブジーといった治療は成功率が低く，根治的には尿道形成術が必要となることが多い．

〈竹内康晴，新津靖雄，関戸哲利〉

4 周術期深部静脈血栓症 / 肺血栓塞栓症予防

Point

- 予防の基本は術後早期離床である.
- リスクに応じて弾性ストッキング, 間欠的空気圧迫法, 薬物療法（抗凝固療法）を検討.
- 周術期深部静脈血栓症 / 肺血栓塞栓症（DVT/PE）の発症を早期に診断・治療し重篤化を防ぐ.
- 手術時間, 手術体位に留意する.

表 1 各領域の VTE のリスクの階層化

リスクレベル	一般外科・泌尿器科・婦人科手術
低リスク	60 歳未満の非大手術 40 歳未満の大手術
中リスク	60 歳以上, あるいは危険因子のある非大手術 40 歳以上, あるいは危険因子がある大手術
高リスク	40 歳以上の癌の大手術
最高リスク	VTE の既往あるいは血栓性素因のある大手術

総合的なリスクレベルは, 予防の対象となる処置や疾患のリスクに, 付加的な危険因子を加味して決定される. 付加的な危険因子（表 3）を持つ場合にはリスクレベルを 1 段階上げることを考慮する. 大手術の厳密な定義はないが, すべての腹部手術あるいはその他の 45 分以上要する手術を大手術の基本とし, 麻酔法, 出血量, 輸血量, 手術時間などを参考として総合的に評価する.
〔日本循環器学会. 肺血栓塞栓症および深部静脈血栓症の診断, 治療, 予防に関するガイドライン（2017 年改訂版）. https://www.j-circ.or.jp/cms/wp-content/uploads/2017/09/JCS2017_ito_h.pdf（2025 年 3 月閲覧）〕

表 2 一般外科・泌尿器科・婦人科手術（非整形外科）患者における VTE のリスクと推奨される予防法

リスクレベル	推奨される予防法
低リスク	早期離床および積極的な運動
中リスク	早期離床および積極的な運動 弾性ストッキングあるいは IPC
高リスク	早期離床および積極的な運動 IPC あるいは抗凝固療法*, †
最高リスク	早期離床および積極的な運動（抗凝固療法*と IPC の併用）あるいは（抗凝固療法*, †と弾性ストッキングの併用）

*: 腹部手術施行患者では, エノキサパリン, フォンダパリヌクス, あるいは低用量未分画ヘパリンを使用. 予防の必要なすべての高リスク以上の患者で使用できる抗凝固薬は低用量未分画ヘパリン. 最高リスクにおいては, 低用量未分画ヘパリンと IPC あるいは弾性ストッキングとの併用, 必要ならば, 用量調節未分画ヘパリン（単独）, 用量調節ワルファリン（単独）を選択する.
エノキサパリン使用法: 2,000 単位を 1 日 2 回皮下注（腎機能低下例では 2,000 単位 1 日 1

回投与を考慮)，術後 24～36 時間経過後出血がないことを確認してから投与開始（参考：わが国では 15 日間以上投与した場合の有効性・安全性は検討されていない)．低体重の患者では相対的に血中濃度が上昇し出血のリスクがあるので，慎重投与が必要である．
フォンダパリヌクス使用法：2.5mg（腎機能低下例は 1.5mg）を 1 日 1 回皮下注，術後 24 時間経過後出血がないことを確認してから投与開始（参考：わが国では腹部手術では 9 日間以上投与した場合の有効性・安全性は検討されていない)．体重 40kg 未満，低体重の患者では出血のリスクが増大する恐れがあるため，慎重投与が必要である．
†：出血リスクが高い場合は，抗凝固薬の使用は慎重に検討し IPC や弾性ストッキングなどの理学的予防を行う
〔日本循環器学会．肺血栓塞栓症および深部静脈血栓症の診断，治療，予防に関するガイドライン（2017 年改訂版)．https://www.j-circ.or.jp/cms/wp-content/uploads/2017/09/JCS2017_ito_h.pdf（2025 年 3 月閲覧)〕

表 3 VTE の付加的な危険因子の強度

危険因子の強度	危険因子
弱い	肥満 エストロゲン治療 下肢静脈瘤
中等度	高齢 長期臥床 うっ血性心不全 呼吸不全 悪性疾患 中心静脈カテーテル留置 癌化学療法 重症感染症
強い	VTE の既往 血栓性素因 下肢麻痺 ギプスによる下肢固定

血栓性素因：アンチトロンビン欠乏症，プロテイン C 欠乏症，プロテイン S 欠乏症，抗リン脂質抗体症候群など
〔日本循環器学会．肺血栓塞栓症および深部静脈血栓症の診断，治療，予防に関するガイドライン（2017 年改訂版)．https://www.j-circ.or.jp/cms/wp-content/uploads/2017/09/JCS2017_ito_h.pdf（2025 年 3 月閲覧)〕

- 大手術とはすべての腹部手術，その他の 45 分以上を要する手術と定義される．
- 泌尿器科領域では腎摘除術，膀胱全摘術，前立腺全摘術などが大手術となるが，45 分以上を要する経尿道的手術もその範疇にはいる．
- 手術体位による血流うっ滞，圧迫もリスクとなるため，手術体位にも十分注意する（長時間の砕石位，側臥位，頭低位など)．
- 未分画ヘパリン投与を行う際は活性化部分トロンボプラスチン時間（APTT）が対照値の 1.5 から 2.5 倍になるよう調節する．
- 適切な予防を行っても周術期 DVT/PE は発症する可能性がある．
- 発症は術後最初の離床時が高頻度であり，必ず医療者が付き添い観察する必要がある．
- 呼吸困難，胸痛，発熱，失神，咳嗽などが PE の主な症状であり，PE の発症が疑われる際は迅速な検査，診断が必要である．

- PE の発病が疑われた場合には造影 CT，腎機能障害や造影剤アレルギーを有する場合は肺血流シンチグラフィを行い，治療は循環器科にコンサルトする．
- 東邦大学大森病院では高リスク症例においては術前検査の際に D-dimer を測定し，上昇を認める場合には術前に下肢血管エコーを行い下肢静脈血栓の有無を評価している．
- 下肢静脈血栓を認める場合には循環器科コンサルトを行っている．

〈山辺史人〉

5 周術期抗菌薬投与

Point

- 周術期抗菌薬投与の目的は手術部位感染(surgical site infection: SSI)の抑制.
- 不要な長期投与を避け,耐性菌発現を防止.
- 手術部位の常在菌以外の細菌の存在を疑う場合には培養検査の結果を考慮した抗菌薬を使用する(尿路感染,細菌尿を認める症例,感染尿路結石に対する手術など).
- 泌尿器科領域における周術期感染予防ガイドラインが 2023 年に改訂された.

1 投与のタイミングと投与量

- 手術開始時に十分な血中濃度となるように投与する(手術開始 30 分前から開始直前が一般的).
- 予防投与であるが治療量を用いる.
- 長時間手術では投与抗菌薬の半減期の 2 倍の間隔で再投与を行う.
- 使用される頻度の多いセファゾリン(CEZ)の場合は手術開始 1 時間前以内に投与開始し,3〜4 時間の間隔で再投与を行う.
- 術中,短時間に大量出血を認めた場合には再投与の間隔を待たずに追加投与を検討する.
- 腎機能障害,肝機能障害を有する症例では,薬剤により投与量の減量,投与間隔の延長を検討する.

2 SSI 高リスク症例への抗菌薬投与

- SSI 高リスク症例においては推奨される予防抗菌薬以上の抗菌薬,投与量,投与期間を検討する.

表 1 創クラス分類

クラス 1 清潔創	炎症のない非汚染手術創 (整形外科,心臓血管外科手術など) 呼吸器,消化器,生殖器,尿路系手術は含まれない
クラス 2 準清潔創	呼吸器,消化器,生殖器,尿路系手術 (著しい術中汚染を認めない場合) 術中に汚染があればクラス 3 となる
クラス 3 不潔創	新鮮開放創,開放骨折 清潔操作が著しく守られていない場合など
クラス 4 汚染,感染創	壊死組織の残存する陳旧性外傷,すでに臨床的感染あるいは消化管穿孔を伴う創

(日本化学療法学会 / 日本外科感染症学会,編.術後感染予防抗菌薬適正使用のための実践ガイドラインを参考に作成)

表 2 周術期感染症予防抗菌薬の選択と投与期間

手術名（検査名）		抗菌薬	投与期間
尿路内視鏡手術	TURBT	第 1・2 世代セファロスポリン系 BLI 配合ペニシリン系** アミノグリコシド系	単回*または非投与
	TURP, HoLEP, TUEB, TUL		単回*
	PNL，ECIRS		単回*または術前から投与
開放手術	清潔手術	第 1 世代セファロスポリン系 BLI 配合ペニシリン系**	単回*
	準清潔手術	第 1・2 世代セファロスポリン系 BLI 配合ペニシリン系**	24 時間以内
	汚染手術（消化管利用手術）	セファマイシン系	24～72 時間以内
腹腔鏡・ロボット支援手術		開放手術に準ずる	開放手術に準ずる

*手術時間が 3 時間を超える場合には追加投与
** PIPC/TAZ は除く
TURBT: 経尿道的膀胱腫瘍切除術，TURP: 経尿道的前立腺切除術，HoLEP: 経尿道的レーザー前立腺核出術，TUEB: 経尿道的バイポーラ前立腺核出術，TUL: 経尿道的尿路結石砕石術，PNL: 経皮的尿路結石砕石術，ECIRS: 内視鏡併用腎内手術，BLI: β-ラクタマーゼ阻害薬
（日本泌尿器科学会，編．泌尿器科領域における周術期感染予防ガイドライン 2023．医学図書出版; 2023 ©日本泌尿器科学会）

- SSI 高リスク因子：米国麻酔科学会（ASA）分類Ⅲ以上，汚染創，開放創，長時間手術，BMI 25 以上，血糖コントロール不良症例，術中低体温，緊急手術，ステロイド，免疫抑制薬の使用，術前放射線照射，高齢者．

3 SSI への対応

- SSI を減少させるためには予防的抗菌薬投与のほか，清潔操作の順守，手術時間の短縮，尿路内圧のコントロールなども非常に重要な要因である．

〈山辺史人〉

6 抗がん剤
①抗がん剤治療を始める前に

Point

- ► 化学療法を行う前には，現在の病状，化学療法を行う目的，選択する薬剤，投与方法，予想される効果と有害事象，化学療法を行わなかった場合どのような経過を辿るかなどについて患者や家族にしっかりと伝える必要がある．
- ► 化学療法を開始する前にがんの状態評価に加え，全身状態，合併症，患者の希望，社会的要因など様々な要因を慎重に検討し，レジメン，投与量などを決定しなければならない．

1 抗がん剤治療を行う前に

- 現在のがんの状況，化学療法を行うべきと考え施行レジメンを選択した過程，行わないと起こりうる状況について患者本人・家族に説明する．
- 患者に化学療法のゴールがどこにあるのかを明確に説明し開始する必要がある．具体的に，①がんの根治，②がんの縮小，③生存期間の延長，④症状・生活の質（QOL）の改善，のいずれに該当するかを説明する．
- 年齢，全身状態，臓器機能評価，合併症，患者の希望，社会的要因など患者側の要因を客観的に検討する必要がある．
- がん患者は高齢者が多く，複数の合併疾患をもつことが多い．心機能，腎機能，肝機能などの主要臓器の機能，既往歴，肺間質性陰影の有無，アレルギーの有無について必ず評価，聴取する．
- 全身状態の評価に PS（performance status）の検討が必須である．基本的に PS 0～2 の患者が化学療法の対象となる．症状・QOL の改善目的の場合は異なる場合もある（ECOG，KPS など PS の記載は I－1 全身状態の評価の 表1 表2 を参照）．

2 治療前主要臓器評価

1）循環器系

- 化学療法前のリスク評価：胸部 X 線（心拡大の有無），心電図（不整脈，虚血性変化の有無），心エコー〔ejection fraction（EF）値〕．
- 高血圧：血圧 140/90mmHg 程度を目安に降圧薬使用．
- 不整脈：房室ブロック（Mobitz II 型，III 度），失神などの有症状は治療前に循環器内科に相談，電解質異常（低 K 血症，低 Ca 血症など）による QT 延長に注意．
- 血栓症：静脈血栓塞栓症（venous thromboembolism：VTE）
  ⟶深部静脈血栓症，肺塞栓症の危険性．
  VTE の既往がある場合，①腫瘍による凝固系異常，②抗がん剤自体の副作用による再発・増悪リスクが高い．

JCOPY 498-06431

表1 Khorana score（担がん患者の VTE リスク予測スコア）

Khorana VTE risk assessment score			Points
Site of cancer	Very high risk	stomach, pancreas	2
	High risk	Lung, lymphoma, gynecologic, bladder, testicular	1
Platelet count		≧350×10⁹/L	1
Hemoglobin and/or use of erythropoiesis-stimulating agents		<10g/dL	1
Leukocyte count		>11×10⁹/L	1
Body mass index		≧35kg×m²	1

Khorana score の合計点	VTE の発生率
0	1.5%
1～2	4.8%
3 点以上	12.9%

(Khorana AA, et al. Blood. 2008; 111: 4902-7)

- Khorana score（担がん患者の VTE リスク予測スコア）の 3 点以上は特に注意を要する **表1**.

2）消化器系

- 胃・十二指腸潰瘍：抗がん剤の副作用や，非ステロイド性抗炎症薬（NSAIDs）やステロイドの使用，食欲不振で増悪する場合がある．適宜 H_2 ブロッカーやプロトンポンプ阻害薬（PPI）の投与と内視鏡検査が必要になる．
- 一部の分子標的薬では制酸薬投与で効果が減弱する場合がある（パゾパニブなど）．テプレノンなどの胃粘膜保護薬で代替する．
- 肝障害：スクリーニングとして血清 AST・ALT，ALP，γGTP，直接・間接 Bil，Alb，プロトロンビン時間など．
- mTOR 阻害薬などには肝炎ウイルスを活性化する可能性が指摘されており，必要なら抗ウイルス治療が必要となる．

3）腎機能障害

- 腎機能障害は腎前性，腎性，腎後性に大別される．原因によって対応する **図1**.
- 腎機能評価には推算糸球体濾過量（eGFR）を用いる．
- より厳密に腎機能評価を行うには化学療法前に 24 時間蓄尿を施行し，内因性 Ccr から糸球体濾過量（GFR）を求める．
- 腎機能を低下させる薬剤（NSAIDs，アミノグリコシド系抗菌薬，造影剤など）を控え，心機能に問題なければ十分な補液，飲水指導を行う．

4）肺疾患

- 間質性肺炎：時に死亡に至るケースもあり，①咳嗽や息切れなどの症状の有無，②捻髪音の聴診，③胸部 X 線検査，④ KL-6，SP-A，SP-D，LDH など生化学検査，⑤呼吸機能検査を施行しておく．

腎機能障害あり

↓

画像所見で水腎症チェック → 水腎症あれば 腎後性の要因の解除 →

尿管への腫瘍浸潤・圧迫
⇒腎瘻増設検討
膀胱まで尿があるが凝血塊や排尿障害によるもの
⇒尿道留置カテーテル挿入

↓ 水腎症なければ腎前性と腎性の鑑別

		腎前性	腎性
①老廃物の排泄	尿浸透圧	＞500mOsm/L	＜350mOsm/L
	尿／血漿浸透圧比	＞1.5	＜1.1
	尿／血清 Cr 比	＞40	＜20
	尿／血清 BUN 比	＞20	＜20
	BUN/Cr	＞20	＜20
②Na 再吸収	尿中 Na 濃度	＜20mEq/L	＞20mEq/L
	FE_{Na}（尿中 Na 排泄率）	＜1.0%	＞1.0%

腎前性 ↓ 補液による循環血液量確保

腎性 ↓ 原疾患の治療薬剤性なら原因薬剤中止

図 1 腎機能障害の鑑別

- 喘息や慢性閉塞性肺疾患（COPD）：悪化もあり得るので，問診と禁煙が必要になる．

〈岡　　了〉

6 抗がん剤

②抗がん剤治療の有害事象

Point

- レジメンによって多様な有害事象が発現し，個人差も大きく表れる.
- 抗がん剤治療を安全に継続するために，レジメン毎の発現しやすい有害事象と発現時期について熟知し，予測予防していく必要がある.
- 個々の患者に適切なセルフケアを指導することが肝要である.

1 アレルギー反応，infusion reaction

1）定義・発現時期・症状

- この 2 つは発生機序が異なるが，症状から鑑別することは困難である.
- アレルギー反応: 以前に曝露したことがある，もしくは感作された特異アレルゲンに接触することで生じる過剰な反応．アナフィラキシー反応はI型アレルギー反応で肥満細胞からのヒスタミン放出による急性炎症反応が特徴．呼吸困難，血圧低下，意識消失などを引き起こし，死亡するケースもある．薬剤点滴中 30 分以内に発症することが多い．I 型の場合再投与で重症化する.
- Infusion reaction: 細胞からのサイトカイン放出により引き起こされる．悪心，頭痛，頻脈，血圧低下，皮疹，呼吸切迫などを起こす．薬剤開始直後〜点滴中に発症し，点滴修了 24 時間以内に回復する．投与回数が増えると発現頻度と Grade が低くなる．抗ヒスタミン薬や解熱鎮痛薬の前投与で再投与可能になる場合がある.

2）原因薬剤

- すべての薬剤で起こりえるが，比較的頻度の高い泌尿器科領域で使用される薬剤を **表 1** に示す.

表 1 アレルギー反応・infusion reaction を起こしやすい薬剤

薬剤	カルボプラチン	パクリタキセル	ドセタキセル	エンホルツマブ ベドチン
頻度	2%	2〜4%	2〜4%	5.7%
注意すべき出現時期	6〜8 コース目に多い	投与 1 時間以内	初回，2 コース目投与数分	投与 24 時間以内
特徴	皮膚症状がほとんど，呼吸困難や血圧低下は稀	呼吸困難，発赤，胸痛，頻脈，低血圧，全身性浮腫	発疹，紅斑，低血圧	発疹，低血圧，呼吸困難，アナフィラキシー様
観察のポイント	シスプラチンなど白金製剤での過敏症の既往	本剤，ポリオキシエチレンヒマシ油の過敏症の既往	本剤，ポリソルベート 80 の過敏症の既往 軽度であれば継続可	比較的出現頻度高く，2 コース目以降に出現や重症化のリスクもある

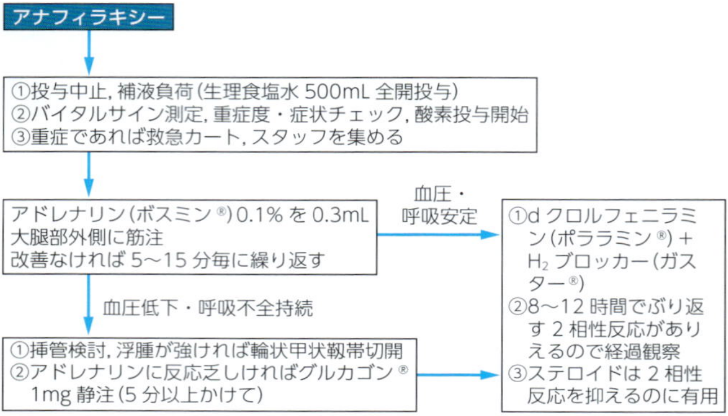

図 1 アナフィラキシーの対応

3）対応・治療

- 命に関わる場合もありえるので，投与時は注意深く観察し，異常が認められれば早急な対応が必要 **図 1**.
- セルフケアとして，アレルギー歴がわかるような用紙を携帯してもらう.
- 瘙痒感，発赤，鼻汁などあればすぐに声かけするように説明しておく.

2 骨髄抑制

白血球，好中球減少

1）定義・発現時期・症状

- Grade 4 の白血球減少は，白血球＜1,000/mm^3，好中球＜500/mm^3，リンパ球＜200/mm^3 と定義されている．化学療法の用量制限や投与中止基準になる重要な有害事象である．Grade 分類について **表 2** で示す.
- day 10～14 頃に最低数（Nadir）になることが多いが，レジメンや前治療のダメージによって異なることがある．血球減少自体に症状はないが，感染を引き起こし，症状が出現する.
- 発熱性好中球減少症（febrile neutropenia：FN）は，①好中球 500/mm^3 未満あるいは好中球 1,000/mm^3 未満で 48 時間以内に 500/mm^3 未満に減少することが予想される場合で，②腋窩温 37.5℃以上あるいは口腔内温 38.0℃以上の発熱と定義されている．急速に重症化し，死に至る可能性があることを認識し，予防や対応を熟知する必要がある.

2）原因薬剤

- 泌尿器科領域で 20％以上の確率で FN を引き起こすレジメンは MVAC（メトトレキサート・ビンブラスチン・アドリアマイシン・シスプラチン）とカバジタキセルが代表である.

3）対応・治療

- 1 次予防として，20％以上 FN を引き起こすレジメン，すなわち泌尿器科領域では MVAC とカバジタキセルでは G-CSF（granulocyte colony

表 2 骨髄抑制の Grade 分類

	Grade 1	Grade 2	Grade 3	Grade 4	Grade 5
白血球減少	<LLN～3,000/mm^3	<3,000～2,000/mm^3	<2,000～1,000/mm^3	<1,000/mm^3	－
好中球数減少	<LLN～1,500/mm^3	<1,500～1,000/mm^3	<1,000～500/mm^3	<500/mm^3	－
発熱性好中球減少症	－	－	ANC<1,000/mm^{3}で，かつ，1回でも38.3℃を超える，または1時間を超えて持続する38℃以上の発熱	生命を脅かす：緊急処置を要する	死亡
貧血	ヘモグロビン<LLN～10.0g/dL	ヘモグロビン<10.0～8.0g/dL	ヘモグロビン<8.0g/dL：輸血を要する	生命を脅かす：緊急処置を要する	死亡
血小板数減少	<LLN～75,000/mm^3	<75,000～50,000/mm^3	<50,000～25,000/mm^3	<25,000/mm^3	－

LLN：施設基準値下限，ANC：末梢血好中球絶対数

表 3 MASCC スコア

項目	スコア
臨床症状（重症度）	
無症状・軽症	+5
中等度	+3
重症	0
血圧低下なし	+5
慢性閉塞性肺疾患なし	+4
固形腫瘍または造血器腫瘍で真菌感染の既往なし	+4
脱水なし	+3
外来管理中の発熱	+3
60 歳未満	+2
21 点以上：低リスク，20 点以下：高リスク	

(Klastersky J, et al. J Clin Oncol. 2000; 18: 3038-51)

表 4 CISNE スコア

パフォーマンス・ステータス（ECOG）≧2	2
ストレス誘導性高血糖あり	2
慢性閉塞性肺疾患あり	1
慢性心血管疾患あり	1
口内炎　CTC AE grade≧2	1
単球<200/μL	1
合計　0：低リスク，1～2：中等度リスク，3≦：高リスク	

(Taplitz AR, et al. J Clin Oncol. 2018; 36: 1443-53)

stimulating factor）製剤の予防的投与が推奨されている．FN 発症率が 10～20％のレジメン（ドセタキセルなど）では MASCC（Multinational Association of Supportive Care in Cancer）スコア **表 3** や CISNE スコア **表 4** で高リスクであれば G-CSF 製剤の予防投与を考慮する．

- 前コースで FN を認めた場合には，2 次予防として G-CSF 製剤投与を考慮する．

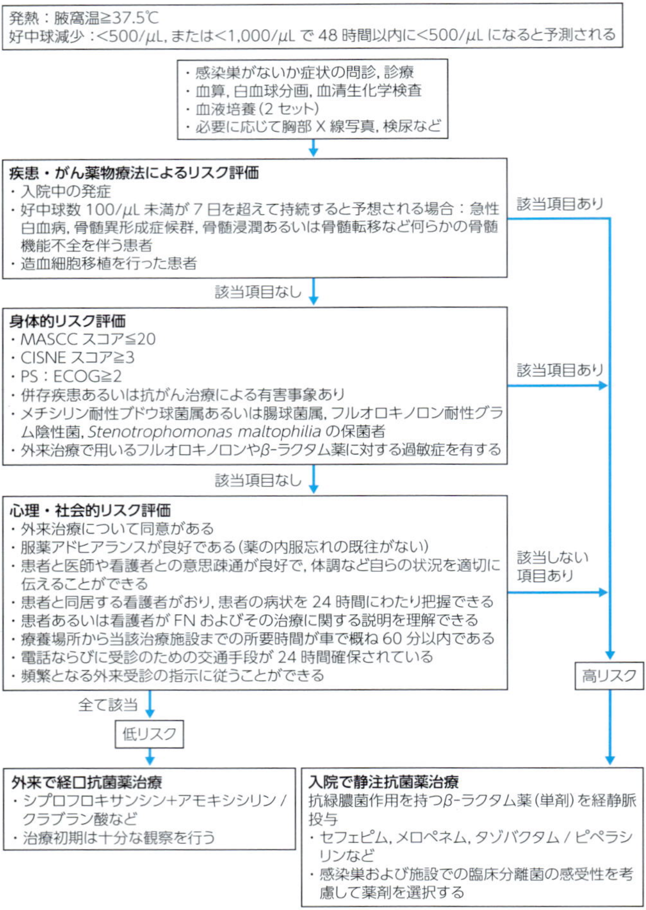

発熱：腋窩温≧37.5℃
好中球減少：<500/μL，または<1,000/μL で 48 時間以内に<500/μL になると予測される
・感染巣がないか症状の問診，診療
・血算，白血球分画，血清生化学検査
・血液培養（2 セット）
・必要に応じて胸部 X 線写真，検尿など
疾患・がん薬物療法によるリスク評価
・入院中の発症
・好中球数 100/μL 未満が 7 日を超えて持続すると予想される場合：急性白血病，骨髄異形成症候群，骨髄浸潤あるいは骨髄転移など何らかの骨髄機能不全を伴う患者
・造血細胞移植を行った患者
該当項目あり
該当項目なし
身体的リスク評価
・MASCC スコア≦20
・CISNE スコア≧3
・PS：ECOG≧2
・併存疾患あるいは抗がん治療による有害事象あり
・メチシリン耐性ブドウ球菌属あるいは腸球菌属，フルオロキノロン耐性グラム陰性菌，*Stenotrophomonas maltophilia* の保菌者
・外来治療で用いるフルオロキノロンやβ-ラクタム薬に対する過敏症を有する
該当項目あり
該当項目なし
心理・社会的リスク評価
・外来治療について同意がある
・服薬アドヒアランスが良好である（薬の内服忘れの既往がない）
・患者と医師や看護者との意思疎通が良好で，体調など自らの状況を適切に伝えることができる
・患者と同居する看護者がおり，患者の病状を 24 時間にわたり把握できる
・患者あるいは看護者が FN およびその治療に関する説明を理解できる
・療養場所から当該治療施設までの所要時間が車で概ね 60 分以内である
・電話ならびに受診のための交通手段が 24 時間確保されている
・頻繁となる外来受診の指示に従うことができる
該当しない項目あり
全て該当
低リスク
高リスク
外来で経口抗菌薬治療
・シプロフロキサンシン+アモキシシリン／クラブラン酸など
・治療初期は十分な観察を行う
入院で静注抗菌薬治療
抗緑膿菌作用を持つβ-ラクタム薬（単剤）を経静脈投与
・セフェピム，メロペネム，タゾバクタム／ピペラシリンなど
・感染巣および施設での臨床分離菌の感受性を考慮して薬剤を選択する

図 2 FN 患者に対する初期治療（経験的治療）
「日本臨床腫瘍学会編: 発熱性好中球減少症（FN）診療ガイドライン，改訂第 3 版，p.xix，2024，南江堂」より許諾を得て転載．

- 好中球＜100/mm^3 が 7 日間以上続くことが予想される場合はニューキノロン系抗菌薬の予防的投与が推奨される.
- FN と判断したのちは培養検査などを行い，速やかに抗菌薬投与を検討する 図 2.
- 抗菌薬投与後解熱したとしても，好中球 500/mm^3 を上回るまでは抗菌薬投与を継続する.
- 発熱が持続する際には，画像再検索や感染部位のドレナージを検討する.
- 発熱を伴わない好中球減少（afebrile neutropenia：AFN）では G-CSF 投与は基本的に推奨されていない.
- 同様に FN の改善を目指した G-CSF 投与も否定的である.
- セルフケアとして感染源となりやすい口腔のケアや手指の清潔を保ち，野生動物やペットとの接触に気をつけてもらう.

■ 貧血

1）定義・発現時期・症状

- 貧血は Hb 8.0g/dL 未満で Grade 3，生命を脅かし緊急処置を要する状態を Grade 4 と定義される.
- 息切れ，動悸，皮膚粘膜の蒼白，易疲労感など.
- 骨髄抑制による産生低下あるいは微小血栓による溶血，播種性血管内凝固症候群（DIC）や腎機能低下，栄養失調などによる腫瘍特有の原因もある.
- 赤血球の寿命は 120 日程度とされ，骨髄抑制による貧血はコースを重ねるごとに徐々に進行する.
- 免疫学的機序による溶血性貧血は抗がん剤投与 7〜10 日後に多くみられる.

2）原因薬剤

- 殺細胞性の抗がん剤は長期投与で貧血を起こしやすい.
- 泌尿器領域では白金製剤（シスプラチンなど）が腎機能低下から，腎性貧血を起こしやすい.

3）対応・治療

- 赤血球輸血を行う．ヘモグロビン（Hb）7〜8g/dL 程度が輸血の目安となる．Hb 10g/dL 以上にする必要はない.
- 症状が安定して改善が見込める場合は経過観察する場合もある.
- 鉄やビタミン B_{12}，葉酸などの補充で改善が見込めないか検討する.
- セルフケアとして，偏食せず息切れなどの症状を自覚した場合には早期に医療者に伝えてもらう.

■ 血小板低下

1）定義・発現時期・症状

- 血小板数が 25,000〜50,000/μL で Grade 3，25,000/μL 未満で Grade 4 と定義される.
- 骨髄抑制による産生低下あるいは微小血栓，深部静脈血栓症（DVT），DIC による喪失など．EDTA（エチレンジアミン四酢酸）依存性抗血小板抗体や検査手技による偽性血小板低下もあることは頭に入れておく.
- 骨髄抑制による低下は抗がん剤投与後 7〜14 日後に多くみられる.
- 皮下の点状出血や紫斑，易出血性などが認められる．特に消化管出血は急変のリスクもあり便の性状など気をつける.

2）原因薬剤

- 殺細胞性の抗がん剤は長期投与で血小板低下を起こしやすい.
- 泌尿器科領域では白金製剤のコースが多くなると起こりやすい.

3）治療・対応

- 血小板輸血を行う．ただし，血小板は長期に定着せず，適応は慎重に検討する.
- 具体的には，①急性期を乗り越えれば改善する見込みがあり，②血小板 10,000/μL 未満あるいは血小板 20,000/μL 未満かつ出血の危険性が高いと判断した場合が適応となると考えている.
- 血栓性微小血管症では原則的に血小板輸血は禁忌となる.
- セルフケアとして，髭剃りは電気製を使用する，鼻を強くかまない，転倒に注意する，などの出血防御策を指導する.

3 悪心・嘔吐

1）定義・発現時期・症状

- 化学療法に伴う悪心・嘔吐（chemotherapy-induced nausea and vomiting：CINV）は患者への負担が大きく，その苦痛から化学療法中止に至る場合もある.
- 延髄に存在する嘔吐中枢の刺激による．主に 3 つの経路が存在する.
  ①消化管に存在する 5-HT_3 受容体とセロトニンとの結合を介する末梢性経路.
  ②第 4 脳室に存在する化学受容器引き金帯（chemoreceptor trigger zone：CTZ）を介する中枢性経路．抗がん剤投与によりサブスタンス P の分泌が亢進し，これが延髄の NK-1 受容体に結合し，嘔吐を誘発する.
  ③精神的な要因による大脳皮質からの刺激を介する経路.
- 発現時期は大まかに以下の 3 期に分けられ，その後の対応にも関わり重要である.
  ①急性：化学療法 24 時間以内に生じる．セロトニンの関与が大きいとされる.
  ②遅発性：化学療法後 24 時間以降 1 週間以内に生じる．セロトニンだけでなく，サブスタンス P の関与が高いとされる.
  ③予測性：化学療法投与前に，以前の治療経験などをもとに精神的な要因で起きる.

2）原因薬剤

- それぞれの抗がん剤投与後の悪心・嘔吐の割合に従い 4 クラスに分類されているが，泌尿器領域ではシスプラチンが最高リスク（催吐頻度＞90%）で問題になる.

3）治療・対応

- 最も重要なことは化学療法前の予防である.
- 各タイミングでの予防について一例を **図 3** で示す.
- セルフケアとして，嘔吐が始まると食事摂取が難しくなることがあり，食べやすいもの，水分だけでも取れるように事前に食事内容を相談しておく

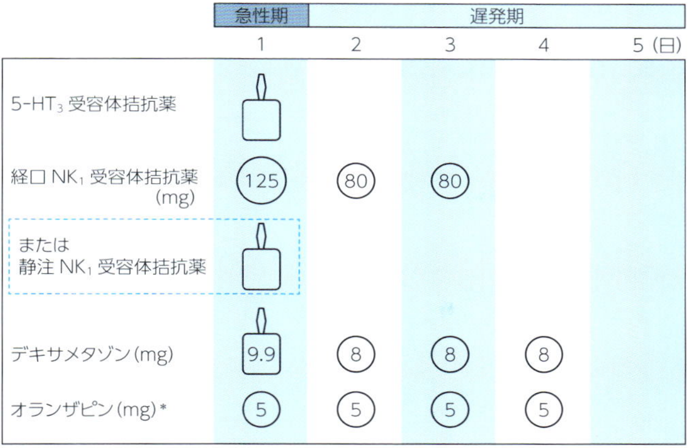

*本ガイドラインでは 5mg の投与を推奨する.

注）オランザピンの用量は国内で行われたランダム化比較試験の結果から 5mg で開始し，日中の眠気を軽減する目的で眠前ではなく夕食後に投与する．糖尿病患者には禁忌である．また，臨床試験では 75 歳以上の後期高齢者への使用経験はない．主な有害事象は眠気であるため，睡眠薬との併用や夜間の転倒には十分注意する．
オランザピンを用いない 3 剤併用療法を行う場合には，遅発期の悪心・嘔吐を軽減する目的から 5-HT_3 受容体拮抗薬は第 2 世代のパロノセトロンを選択することが望ましい．また，AC 療法では，パロノセトロン使用下において 2 日目以降のデキサメタゾンの省略が可能である．

図 3 高度催吐性リスク抗がん薬に対する制吐療法
（日本癌治療学会，編．制吐薬適正使用ガイドライン 2023 年 10 月改訂 第 3 版．金原出版; 2023）

ことが有用である．

- NK-1 受容体拮抗薬や，5-HT_3 受容体拮抗薬は便秘の原因ともなるので，適度な運動，水分摂取，緩下薬などの使用も検討する．

4 口腔内有害事象

1）定義・発現時期・症状

- 薬剤が口腔粘膜へ直接作用し障害する 1 次性口内炎と，骨髄抑制による口腔内感染が原因となる 2 次性口内炎に大別される．
- 抗がん剤投与後 7～10 日で発症し，10～12 日でピークを迎える．
- 敗血症のリスクとなり適切な対応が必要である．
- Grade 3（経口摂取に支障がある）以上の場合には投薬中止が必要になる．
- 口腔粘膜炎と鑑別すべき口腔内疾患について **表 5** に示す．
- がん骨転移患者の骨関連事象予防に使用されるビスホスホネート製剤や抗ランクル抗体，血管新生を阻害する分子標的薬によって起こる薬剤関連顎骨壊死（medication related osteonecrosis of the jaw：MRONJ）は疼痛などで患者の生活の質（QOL）を著しく低下させる上に，進行すると

表5 口腔粘膜炎と鑑別が必要な口腔疾患

	口腔粘膜炎	アフタ性口内炎	ヘルペス性口内炎	カンジタ性口内炎	義歯性潰瘍	歯性感染症	MRONJ	口腔がん
症状	疼痛,紅斑,出血,潰瘍形成	粘膜に5mm程度の灰白色斑点,疼痛	粘膜・口唇の水疱形成,水疱破裂で潰瘍形成,持続性の強い疼痛	こすると剥がれる小さな白斑,紅斑,ピリピリとした弱い疼痛	義歯と接した部位に褥瘡様の潰瘍	歯周組織の炎症,疼痛,発熱	骨露出,歯肉の腫脹,悪臭,排膿,骨吸収阻害薬投与で発生	歯肉の潰瘍,抗菌薬やステロイドで改善しない
対処法	鎮痛薬,局所麻酔薬での疼痛コントロール,口腔内を清潔に2次感染予防	ステロイド軟膏,ステロイド貼付剤	抗ウイルス薬の投与,塗布	抗真菌薬投与,口腔内清潔で予防	義歯の調整,圧や傷ができないように歯牙の調整	抗菌薬投与,歯科治療	骨修飾薬投与前には必ず歯科受診,局所洗浄	口腔外科に相談

MRONJ: medication related osteonecrosis of the jaw

治療に難渋するために特に注意が必要である.

2) 原因薬剤

- 泌尿器科領域では特に頻度が高いものとして,ブレオマイシン,シスプラチン,mTOR阻害薬があげられる.カルボプラチンやタキサン系(パクリタキセル,ドセタキセル),他の分子標的薬も注意が必要である.

3) 治療・対応

- 口腔粘膜炎やその鑑別疾患についての治療・対応は **表5** を参照.
- MRONJは,口腔内衛生不良,歯性感染,不適合義歯,骨修飾薬使用中の抜歯が強いリスクであり治療開始前に必ず歯科受診が必要となる.
- MRONJの初期症状である,口腔内の疼痛,瘻孔形成,排膿,オトガイ部の知覚異常(Vincent症状)といった所見の確認と,なにより歯科との連携が重要である.
- セルフケアとして,含嗽と保湿が非常に重要である.治療開始前からハチアズレ1包+水100mLで含嗽を可能であれば2時間毎に行い,治療終了まで継続することが望ましい.
- 口腔内の清潔保持のためのブラッシングは柔らかいものを使用する.アルコールを含有する製剤(ポビドンヨードなど)での含嗽は乾燥を助長し,粘膜刺激を与えるので推奨されない.

5 肺毒性

1) 定義・発現時期・症状

- 薬剤性肺障害の診断基準を **表6** に示す.
- 発現機序は正確には不明な点も多いが,細胞障害性薬剤による気道上皮細胞,II型上皮細胞の障害,免疫細胞の過剰な賦活化が考えられている.
- 細胞障害性の薬剤は投与量や投与期間と関連する.発現時期は投与後数週間-数年とかなり幅がある.

表6 薬剤性肺障害の診断基準

1. 原因となる薬剤の摂取歴がある
2. 薬剤に起因する臨床病型の報告がある
3. 他の原因疾患が否定される
4. 薬剤の中止により病態が改善する
5. 原因薬剤の再投与で増悪する

(日本呼吸器学会, 編. 薬剤性肺障害の診断・治療の手引き 第2版. メディカルレビュー社; 2018)

- アレルギー反応による場合は，初回投与や少量投与でも肺障害を引き起こす．
- 55歳以上，PS 2以上，喫煙，正常肺占有率25%以下，既存の間質性肺炎・心疾患の合併は発現のリスクとなる．

2) 原因薬剤

- アレルギー反応であればどの薬剤でも起きる可能性がある．特に注意を要するものは，ブレオマイシンと各種分子標的薬（特にmTOR阻害薬），そして免疫チェックポイント阻害薬である．

3) 治療・対応

- 薬剤性肺障害の確定診断は非常に難しい．前述の診断基準や，聴診，血液検査（血算，血液像，KL-6，SP-A，SP-D，LDH，CRP，凝固系検査，β-Dグルカンなど），胸部画像検査，各種培養検査に加えて，気管支鏡検査による組織検査を行うこともある．
- KL-6は腫瘍により上昇することもあるので，肺毒性の強い薬剤使用時は事前に採血しておき比較することが重要となる．
- 治療の基本は，①被疑薬の中止，②ステロイド薬の投与，③呼吸不全への対策と全身管理である．
- 呼吸不全をきたすような重症例ではメチルプレドニゾロン1g/day×3日間投与のステロイドパルス療法が必要になる．
- 分子標的薬や免疫チェックポイント阻害薬などの使用時には常に肺毒性について検討し，呼吸器科との連携を密にとり，すぐに紹介できる体制を整えておく．
- セルフケアとして，咳嗽や息切れなどの自覚症状はすぐに医師に相談することを徹底する．

6 皮膚障害

1) 定義・発現時期・症状

- 化学療法による皮膚障害は，色素沈着やざ瘡，脱毛，爪の症状など様々あるが，泌尿器科領域の薬剤で最も頻繁に遭遇する手足症候群（hand-foot skin reaction: HFSR）の判定基準について **表7** に示す．
- HFSRの好発部位はその名の通り手部，足部そして爪部である．
- 分子標的薬では標的とするEGFR（上皮成長因子受容体）が腫瘍だけではなく，皮膚にも発現しているので障害されると考えられている．
- 比較的早期，2～8週以内の発現頻度が高い．

表 7 HFSR の Grade（CTCAE ver4.0 より）

Grade	症状	機能の制限
1	しびれ，皮膚知覚過敏，無痛性腫脹・紅斑，ヒリヒリ・チクチクした感覚	日常生活に制限を受けない
2	腫脹を伴う有痛性紅斑	日常生活に制限を受ける
3	湿性落屑，潰瘍，水疱，強い痛み	日常生活を遂行できない

表 8 皮膚病変の予防

皮膚障害	部位	薬剤	商品名	用法
HFSR	手足	ヘパリン類似物質製剤	ヒルドイドソフト	1日2～3回
	全身	ピリドキサールリン酸エステル（ビタミン B_6）	ピドキサール錠	1日30～60mg 経口
挫瘡	身体	ジフルプレドナート	マイザー軟膏	1日2～3回
	顔	ヒドロコルチゾン酪酸エステル	ロコイドクリーム	1日2～3回
	その他	ヘパリン類似物質製剤	ヒルドイドソフト	1日2～3回
色素沈着，爪の変形など		ヘパリン類似物質製剤	ヒルドイドソフト	1日2～3回

2）原因薬剤

- HFSR はスニチニブ，ソラフェニブなどの分子標的薬に多い．皮膚障害自体はタキサン系の薬剤でも頻度が高い．

3）治療・対応

- 基本的に Grade 3 以上で投薬中止が必要になる．再開基準は各種薬剤ごとのガイドラインを参照．
- セルフケアとして，患者個人の予防が重要．主な皮膚障害の予防法を **表 8** に示す．

7 緊急処置が必要な有害事象（腫瘍崩壊症候群）

1）定義・発現時期・症状

- 腫瘍崩壊症候群（tumor lysis syndrome：TLS）とは，抗がん剤投与の治療効果として，腫瘍が急激に崩壊，細胞破壊により大量に放出された高尿酸血症，高カリウム血症，高リン血症を引き起こした状態．高リン血症から 2 次性の低カルシウム血症も引き起こす．
- 検査値異常のみの Laboratory TLS と症状が加わった Clinical TLS に分類される **図 4**．
- 腫瘍の volume が大きい，腎機能障害の既往，化学療法に感受性の高い腫瘍で危険性が高い．
- 高カリウム血症の致死性不整脈．高リン血症の悪心嘔吐，下痢，意識障害，痙攣．2 次性低カルシウム血症のテタニー，QT 延長症候群からも致死性不整脈を引き起こす緊急処置が必要な病態である．

2）原因薬剤

- 泌尿器領域では volume の大きい精巣腫瘍化学療法などで注意が必要で

JCOPY 498-06431

Laboratory TLS
下記のうち２つ以上が認められたもの
・高尿酸血症
・高カリウム血症
・高リン血症

→

Clinical TLS
Laboratory TLS かつ
下記のうち１つ以上が認められたもの
・腎機能障害
・不整脈
・痙攣

Laboratory TLS の段階で対応して
Clinical TLS に進行しないようにする

図 4 TLS の概念

高カリウム血症
カリウム>5.5mEq/L で迅速な対応が必要

1：非急性期または心電図変化がないとき

①カリウム吸収抑制薬
ポリスチレン酸ナトリウム
（ケイキサレート）
ポリスチレン酸カルシウム
（カリメート）

経口 15～30g/day　分 2～3
最低でも効果発現に２時間以上かかる

②フロセミド（ラシックス®）
用量は反応性を見ながら
腎不全では無効なことも

2：心電図変化，カリウム>6.5mEq/L など緊急時

①8.5％グルコン酸カルシウム
（カルチコール）

10mL を３分以上かけて静注
数分で効果を示すが持続は１時間

②50％ブドウ糖液 50mL＋インスリン 10 単位〔グルコース・インスリン（GI）療法〕

20 分程度で効果が出るが低血糖に注意

突然の心静止があるので，常に緊急透析の可能性を考慮しておく

図 5 高カリウム血症の対応

ある．ただし，分子標的薬治療が広まり，その他のがんでも注意が必要になっている．

3）治療・対応

- 高カリウム血症はカリウム>5.5mEq/L で迅速な対応が必要である．初期治療について **図 5** に示す．
- 正確な尿量チェックが必要．尿道留置カテーテルを挿入する．

〈岡　了〉

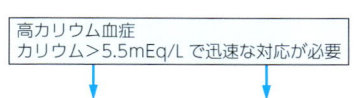

6 抗がん剤

③抗がん剤の効果判定: RECIST について

Point

- ► RECIST（response evaluation criteria in solid tumors）は，固形がんの治療効果判定ガイドラインである.
- ► 2009 年に改訂版である Revised RECIST guideline version 1.1 が発表されている.
- ► 治療効果の客観的な判断を行うため，詳細を理解する必要がある.
- ► 免疫チェックポイント阻害薬における治療効果基準 irRECIST についてはI - 8 免疫チェックポイント阻害薬の項を参照.

1 標的病変と非標的病変

1）標的病変

- 測定可能な病変から 1 臓器につき 2 カ所，最大 5 カ所を標的病変として選択し，最長径（リンパ節である場合短径）の和を測定.
- 測定可能病変とは，① 5mm 以下のスライスの CT で最長径 10mm 以上の病変，②胸部 X 線検査にて最長径 20mm 以上の病変，③測定器で測定される 10mm 以上の表在性病変，④ CT にて短径 15mm 以上の病変，のいずれかを満たすものである.

2）非標的病変

- 標的病変以外のすべての病変を非標的病変と定義する.

2 標的病変の効果判定基準

- 完全奏効（complete response: CR）: すべての標的病変が消失（リンパ節はすべて 10mm 未満に縮小）.
- 部分奏効（partial response: PR）: 標的病変の径の和が治療開始前と比べ 30%以上縮小.
- 病状安定（stable disease: SD）: PR に該当する縮小がなく，PD に該当する進行がないこと.
- 病状進行（progressive disease: PD）: 経過中の標的病変の最小径和と比較して，20%以上の増加かつ絶対値で 5mm 以上の増加.

3 非標的病変の効果判定基準

- 完全奏効: すべての非標的病変の消失かつ腫瘍マーカーが基準値上限以下（リンパ節はすべて短径 10mm 未満に縮小）.
- 非 CR/ 非 PD（non CR/non PD）: 1 つ以上の非標的病変の残存かつ / または腫瘍マーカーが基準値上限を超える. 原則として測定可能病変がない場合に SD を適用することは望ましくないため，非標的病変に関しては SD よりも non CR/non PD と表記したほうがよい.

JCOPY 498-06431

- 病状進行：既存の非標的病変の明らかな増悪．体腔液の著しい増加やリンパ管症の増悪など．

4 新病変・評価不能

- 標的，非標的病変の効果に関わらず，新病変が出現すれば PD.
- ベースライン評価で FDG-PET 陰性かつ経過中 FDG-PET 陽性となった場合，新病変として PD.
- ベースライン評価で FDG-PET 未施行で経過中 FDG-PET 陽性となった場合，CT で再評価を施行し，新病変と対応する場合は PD，対応しない場合は CT で再検．CT で否定されれば PD としない．
- 評価不能（not evaluable：NE）：ある時点において，画像検査や測定が行われなかった場合，その時点での効果は NE となる．

〈岡　了〉

7 分子標的療法

Point

- 分子標的薬とは，腫瘍細胞の増殖に関わる分子を標的とし，その機能を抑えることを目的とした薬剤である 図1.
- 泌尿器科領域では進行性腎細胞癌の薬物療法の一つに分子標的療法が存在する.
- 腫瘍細胞の増殖にかかわるシグナル伝達経路〔VEGF（血管内増殖因子），PDGF（血管由来増殖因子），mTOR（mammalian target of repamycin）など〕を阻害する働きをもつ，チロシンキナーゼ阻害薬（TKI）とmTOR阻害薬（mTORI）が用いられている 表1.

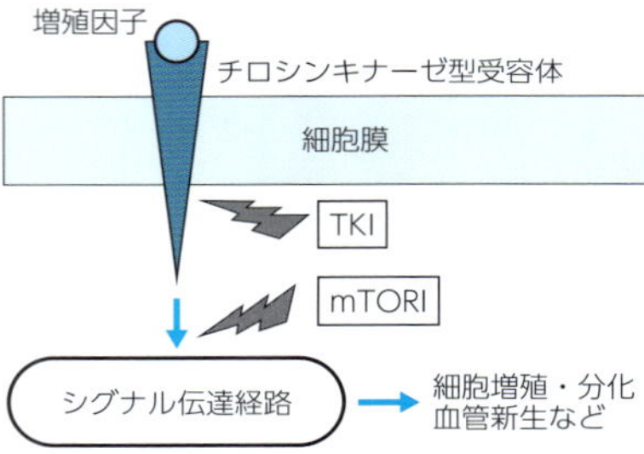

図1 腫瘍細胞増殖に対する分子標的薬

表1 進行性腎細胞癌に対する分子標的薬一覧

チロシンキナーゼ阻害薬	mTOR 阻害薬
ソラフェニブ（ネクサバール®） スニチニブ（スーテント®） アキシチニブ（インライタ®） パゾパニブ（ヴォトリエント®） カボザンチニブ（カボメティクス®） レンバチニブ（レンビマ®）	エベロリムス（アフィニトール®） テムスロリムス（トーリセル®）

※レンバチニブはペムブロリズマブとの併用療法でのみ使用可能

1 治療前評価

<TKI 投与前に行う評価>

- バイタルサイン，内科的診察
- 血算：Hb，Ht，赤血球数，白血球数，血小板数，白血球分画
- 生化学：TP，Alb，BUN，Cre，eGFR，AST，ALT，T-bil，ALP，電解質，脂質
- 糖：空腹時血糖，HbA1c
- 尿検査：pH，尿蛋白，糖，ケトン体，潜血，白血球

表 2 IMDC 分類：分子標的療法時代における転移性腎癌患者の予後予測分類

予後予測因子	0 項目	1 または 2 項目	3 項目以上
初診時から治療開始まで 1 年未満	低リスク (Favorable risk)	中リスク (Intermediate risk)	高リスク (Poor risk)
KPS が 80%未満*			
貧血（<正常 下限）			
補正 Ca の上昇（>10mg/dL）			
好中球数の増加（>正常 上限）			
血小板数の増加（>正常 上限）			

*KPS（Karnofsky Performance Status）80%未満：正常の活動や労働は不可能．看護が必要な状態．

- 心機能：心電図，BNP，心エコー
- 甲状腺機能：TSH，FT3，FT4

など

＜mTORI 投与前に行う評価＞

- バイタルサイン，内科的診察
- 血算：Hb，Ht，赤血球数，白血球数，血小板数，白血球分画
- 生化学：TP，Alb，BUN，Cre，eGFR，AST，ALT，T-bil，ALP，電解質，脂質
- 糖：空腹時血糖，HbA1c
- 尿検査：pH，尿蛋白，糖，ケトン体，潜血，白血球
- 肺：胸部 X 線，CT，呼吸機能検査，KL6，βD グルカン，SPD，アスペルギルス抗原
- 感染症：真菌，肝炎ウイルス検査

など，間質性肺疾患や感染症の有無の確認が必要．

＜リスク分類＞

- IMDC（International Metastatic RCC Database Consortium）分類 **表 2** が用いられることが多い．

2 TKI の副作用

＜よくみられるもの＞

- 消化器症状：下痢，嘔吐，食欲不振
- 皮膚症状：手足症候群，脱毛
- その他：高血圧，肝機能障害，骨髄抑制（血小板減少，白血球減少，貧血），甲状腺機能低下症など

＜重篤なもの＞

- 消化器系：消化管穿孔，急性膵炎，急性胆嚢炎
- 循環器系：心室性不整脈
- 呼吸器系：肺塞栓症，間質性肺炎
- 脳神経系：脳梗塞，てんかん様発作
- 泌尿器系：急性腎不全，ネフローゼ症候群，副腎機能不全
- その他：横紋筋融解症，腫瘍崩壊症候群，Stevens-Johnson 症候群，創傷治癒遅延など

3 mTORI の副作用

<よくみられるもの>
- 口内炎，発疹，食欲不振，疲労，間質性肺疾患，高血糖，貧血，血小板減少，脂質異常など．

<重篤なもの>
- 間質性肺疾患，重度の infusion reaction，肺塞栓症，腎不全，消化管穿孔，心嚢液貯留，胸水，痙攣，脳出血，肺炎，横紋筋融解症，Stevens-Johnson 症候群，創傷治癒遅延など．

4 効果判定

- RECIST（response evaluation criteria in solid tumors）1.1 を用いるのが一般的 **表 3**．

表 3 RECIST 1.1 の総合効果判定

標的病変	非標的病変	新病変	総合効果
CR	CR	なし	CR
CR	Non-CR/Non-PD	なし	PR
PR	Non-PD	なし	PR
SD	Non-PD	なし	SD
PD	問わない	問わない	PD
問わない	PD	問わない	PD
問わない	問わない	あり	PD

- 測定可能病変として，CT にて腫瘍病変は長径 10mm 以上．リンパ節は短径 15mm 以上．
- 測定病変の中から標的病変を 5 個選択．各臓器 2 個まで．他は非標的病変．
- 標的病変の効果として
  - ・完全奏効（CR）：すべての標的病変の消失もしくはリンパ節の場合は短径 10mm 未満に縮小．
  - ・部分奏効（PR）：治療開始前より径和が 30%以上縮小．
  - ・進行（PD）：治療経過中に最も腫瘍が小さい時より径和が 20%以上増大．
  - ・安定（SD）は「部分奏効」と「進行」の間の状態．
- 非標的病変の効果として
  - ・CR：すべての腫瘍病変が消失（リンパ節は 10mm 未満）．
  - ・Non-CR/Non-PD：1 つ以上の非標的病変の残存，もしくは腫瘍マーカーが基準値上限をこえる．
  - ・PD：非標的病変の明らかな増大．
- 新病変の有無
  - ・あり　もしくは　なし
- 以上から総合効果判定を行う **表 3**．

〈宋本尚俊〉

JCOPY 498-06431

8 免疫チェックポイント阻害薬

Point

- 免疫チェックポイント阻害薬とは，腫瘍細胞がもつ，宿主からの免疫逃避機構に作用する薬剤である．
- 標的分子として，T 細胞抑制シグナルに関わる腫瘍細胞表面の PD-L1（programmed death-ligand 1）や，これに結合する T 細胞に発現している PD-1（programmed death receptor-1），また活性化 T 細胞に多く発現し樹状細胞などの抗原提示細胞に結合して攻撃を抑制する CTLA-4（cytotoxic T-lymphocyte antigen 4）が存在する 図 1.
- 免疫チェックポイント阻害薬 表 1 は臨床試験の結果から従来の薬剤（分子標的治療薬や化学療法）よりも全生存期間・奏効率・無増悪生存期間などで効果が上回ることが報告され，複数のがん種で承認を得ている．
- さらなる治療成績向上のため，数々の複合がん免疫療法（併用療法）の開発が行われており 表 2，選択できる治療法は増加した．
- 一方で重篤な免疫関連有害事象（irAE）が報告されており，従来の抗がん剤や分子標的治療薬と比べ，自己免疫性疾患様の病態や内分泌代謝異常などに注意を要する．また複合がん免疫療法においては併用薬剤の副作用にも警戒が必要となる他，同一の副作用が存在することがあるためより注意が必要である．

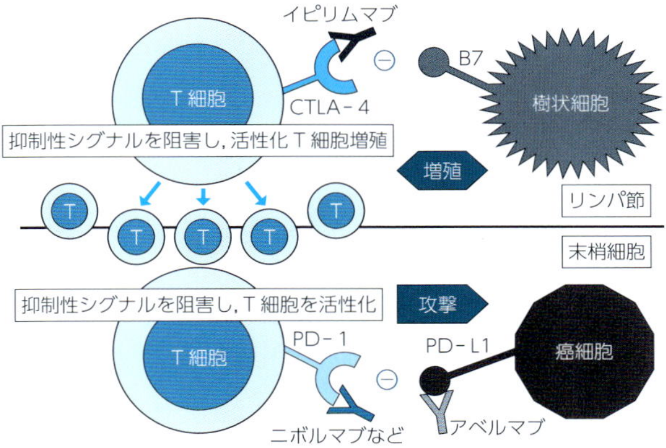

図 1 免疫チェックポイント阻害薬の作用

表1 免疫チェックポイント阻害薬における標的分子と抗体製剤名

標的分子	抗体製剤名
抗 CTLA-4 抗体	イピリムマブ（ヤーボイ®）
抗 PD-1 抗体	ニボルマブ（オプジーボ®）
抗 PD-1 抗体	ペムブロリズマブ（キイトルーダ®）
抗 PD-L1 抗体	アベルマブ（バベンチオ®）

表2 泌尿器科で使用可能な免疫チェックポイント阻害薬と複合がん免疫療法

対象	抗体製剤と併用薬剤
腎細胞癌 一次治療	イピリムマブ ＋ ニボルマブ アベルマブ ＋ アキシチニブ ペムブロリズマブ ＋ アキシチニブ ニボルマブ ＋ カボザンチニブ ペムブロリズマブ ＋ レンバチニブ
腎細胞癌 二次治療以降	ニボルマブ
腎細胞癌 術後補助療法	ペムブロリズマブ
尿路上皮癌 一次治療	ペムブロリズマブ ＋ エンホルツマブ ベドチン（パドセブ®） ニボルマブ＋ゲムシタビン＋シスプラチン ペムブロリズマブ
尿路上皮癌 二次治療以降	ペムブロリズマブ
尿路上皮癌 維持療法	アベルマブ
尿路上皮癌 術後補助療法	ニボルマブ
MSI-High 固形癌	ペムブロリズマブ

※術後補助療法を除き，根治切除不能または転移性癌が対象
※尿路上皮癌維持療法は一次化学療法 4～6 コース後，疾患進行を認めない場合
※高頻度マイクロサテライト不安定性（MSI-high）固形癌は標準治療終了後から

1 治療前評価

- バイタルサイン，酸素飽和度，performance status（PS），身体測定
- 血算：Hb，Ht，赤血球数，白血球数，血小板数，白血球分画
- 生化学：TP，Alb，BUN，Cre，eGFR，AST，ALT，T-bil，ALP，電解質，脂質
- 糖：空腹時血糖，HbA1c
- 心機能：心電図，BNP，心エコー
- 肺：胸部 X 線，CT，KL-6，SPD
- 筋：CK
- 自己免疫疾患：リウマチ因子（RA），抗核抗体（ANA），抗 Ach 受容体抗体
- 内分泌：ACTH，コルチゾール，TSH，FT4，FT3
- ウイルス検査：HIV 抗体，HTLV-1 抗体，HBs 抗原，HBs 抗体，HBc 抗体，HCV 抗体

2 投与対象とならない患者

- 間質性肺疾患の合併や既往がある．

- 肺に炎症性変化がある.
- 自己免疫疾患がある.
- 臓器移植歴がある.
- 全身状態が悪い〔ECOG（Eastern Cooperative Oncology Group）PS 3以上：限られた身の回りのことしかできず，日中の50%以上ベッドか椅子で過ごす〕.

3 副作用について

- 皮膚毒性：発疹，瘙痒症など
- 胃腸障害：下痢，大腸炎など
- 内分泌障害：甲状腺障害，副腎障害，下垂体障害，1型糖尿病など
- 肝毒性：肝機能障害，肝炎など
- 腎毒性：腎機能障害，血尿，蛋白尿など
- 肺毒性：間質性肺炎，胸水など
- その他：心臓障害，筋炎，重症筋無力症，神経障害，infusion reaction など
- 重篤な副作用が発生した場合，治療中止の他に，ステロイドや免疫抑制薬の投与が必要となる場合があるため，専門科へのコンサルトが推奨される.

4 効果判定について

- 免疫チェックポイント阻害薬の効果について以下の特徴を認めることがある.
  - ・Pseudo progression：一過性の腫瘍増大.
  - ・Delayed effect：治療効果の出現が遅い.
  - ・Flare effect：早期PD後に効果が出現する.
  - ・Durable response：薬剤投与が終了した後も治療効果の継続を認める.
- これらのことから免疫療法の効果判定には従来の効果判定に用いられたRECIST1.1が適さないとの考えもあり，irRCやirRECISTに基づいて判定することが検討されている.

5 irRC の特徴 表3

- 2方向測定の積を標的病変のサイズとする（RECISTは1方向測定）.
- Base line（BL）の標的病変は5mm×5mm以上．合計10個，各臓器5

表3 irRC の総合効果判定

総腫瘍量のBLからの変化	測定不能病変（BLで存在）	測定不能の新病変	総合効果
−100%	消失	なし	irCR
−100%	あり / 増大	問わない	irPR
−99〜−50%	問わない	問わない	irPR
−50〜+24%	問わない	問わない	irSD
+25%以上	問わない	問わない	irPD

8 免疫チェックポイント阻害薬

個まで.
- 「新病変あり」となってもイコール PD ではない.
- 新病変は総腫瘍量に含まれ, BL との変化により効果判定を行う.
- PD 確定には 4 週が必要.
- 総腫瘍量＝標的病変の 2 方向積和＋新病変の 2 方向積和

6 irRECIST の特徴 表 4

- 測定可能病変や標的病変の選択など RECIST1.1 に準拠.
- 標的病変は 1 方向測定で 10mm 以上, 合計 5 個で各臓器 2 個まで.
- irRC 同様に新病変ありでもイコール PD ではない. 新病変は総腫瘍量に含まれる.
- PD の確定には 12 週必要.
- 総腫瘍量＝標的病変の 1 方向径和＋新病変の 1 方向径和

表 4 irRECIST の総合効果判定

総腫瘍量の BL からの変化	測定可能の新病変	総合効果
−100%	なし	irCR
−30%以上	問わない	irPR
irPR でもなく, irPD でもない	問わない	irSD
Nadir から＋20%　かつ 5mm 以上増大	あり	irPD

〈宋本尚俊〉

9 がんゲノム医療

Point

- がんゲノム医療は，がんの遺伝子情報を用いた個別化医療である.
- 遺伝子プロファイルに基づく推奨治療により，良好な予後を得ている症例が認められる.
- 推奨治療が保険適応外であっても，条件が合えば，受け皿試験等により薬剤到達が可能.
- がん遺伝子パネル検査を受けた症例のデータは，薬剤開発などに利活用されている.

1 がんゲノム医療とは

- がん患者一人ひとりの「がんの遺伝子」の情報を活かして行われる個別化医療．具体的には，ゲノム情報を用いた診断（原発不明がん等 / 造血器腫瘍★），治療（治療薬の選択 / 臨床試験★），予後予測〔治療抵抗性変異の有無 /MRD（微小残存病変）★〕，発症予防や健康管理（遺伝性腫瘍），ゲノム創薬★などがある（★は 2024 年 9 月 30 日現在保険未収載の内容）.
- 我が国では，2019 年 6 月にがんゲノムプロファイリング（comprehensive genomic profiling：CGP）検査（＝がん遺伝子パネル検査）が保険収載され，実臨床でがんゲノム医療が可能となった.
- 泌尿器領域においては，2020 年 12 月に PARP 阻害薬が *BRCA1/2* 遺伝子に病的バリアントを認めた転移性去勢抵抗性前立腺癌に対し追加承認され，がんゲノム医療が急速に広まった.
- 従来のがん治療は，がん種毎にガイドラインに沿った画一的なものであったが，がんゲノム医療は，がん種に関係なく，がん細胞の遺伝子の変化に合わせて治療薬を決めていく臓器横断型医療である.
- 遺伝子は体を作るために必要な設計図であるが，2 万以上ある遺伝子に生まれつき変異が全くない人は存在しない．また，体を構成する細胞の核に存在する DNA は，1 日 1 細胞あたり 5 万〜50 万回もの損傷が起こると報告されており，その原因は，紫外線や化学物質，加齢，化学療法，ウイルス感染など多岐にわたり，遺伝子変異は日々頻繁に発生している．このため，同じがん種でも遺伝子の変化は人それぞれ異なり，これらの変異の違いで治療反応性も異なるため，がんゲノム医療が期待されている.

2 基本的用語

1）ドライバー遺伝子

- ドライバー遺伝子とは，その遺伝子の変化によって発がんやがんの増殖が引き起こされる遺伝子．「がん遺伝子」と「がん抑制遺伝子」からなる.
- 遺伝子の変化により機能が亢進するとがん化に寄与する遺伝子が「がん遺伝子」，変化により機能が低下するとがん化に寄与する遺伝子が「がん抑制遺伝子」である.

2）Actionable 遺伝子変異と Druggable 遺伝子変異

- ドライバー遺伝子の変異は治療標的になりえるため，がんゲノム医療では重要となる．このような薬剤治療に影響を及ぼす可能性のある遺伝子変異を actionable 遺伝子変異とよぶ．この中で実際に薬剤が開発されているものを druggable 遺伝子変異とよび，これらの変異はバイオマーカーとなり，一部はコンパニオン診断薬が保険承認されている.

3）コンパニオン診断

- 特定の治療薬と対応するバイオマーカーを測定することをコンパニオン診断とよぶ.
- コンパニオン診断を行うための検査（体外診断薬）をコンパニオン診断薬（CDx）とよぶ．保険収載されているコンパニオン診断薬は PMDA のホームページで確認が可能．泌尿器科領域に関連するコンパニオン診断薬の一例を **表 1** に示す.

4）がん遺伝子パネル（CGP）検査

- ドライバー遺伝子変異を含めたがん関連遺伝子の変異について，次世代シークエンサーを用いて複数の領域を一度に解析することが可能な検査（詳細は「3．がんゲノム医療で用いられる検査」を参照）.

表 1 泌尿器科領域に関連するコンパニオン診断薬

遺伝子変異	癌種	コンパニオン診断薬	治療薬
NTRK1/2/3 融合遺伝子	固形癌	・FoundationOne CDx	ラロトレクチニブ硫酸塩
NTRK1/2/3 融合遺伝子	固形癌	・FoundationOne CDx ・FoundationOne Liquid CDx	エヌトレクチニブ
マイクロサテライト不安定性	固形癌	・MSI 検査キット（FALCO） ・FoundationOne CDx ・Guardant360 CDx	ペムブロリズマブ
TMB-high	固形癌	・FoundationOne CDx	ペムブロリズマブ
BRCA1/2 遺伝子変異	前立腺癌	・FoundationOne CDx	タラゾパリブトシル酸塩
BRCA1/2 遺伝子変異	前立腺癌	・FoundationOne CDx ・BRACAnalysis ・FoundationOne Liquid CDx	オラパリブ
RET 融合遺伝子	固形癌	・FoundationOne CDx	セルペルカチニブ
BRAF 遺伝子変異	固形癌（結腸・直腸癌および悪性黒色腫除く）	・MEBGEN BRAF 3 キット	・ダブラフェニブメシル酸塩 ・トラメチニブジメチルスルホキシド付加物 併用療法
FGFR3 遺伝子変異または融合遺伝子	尿路上皮癌	therascreen FGFR 遺伝子変異・融合遺伝子検出キット RGQ「キアゲン」	エルダフィチニブ（2024 年 12 月 27 日製造販売承認を取得．コンパニオン診断薬の製造上の問題により 2025 年 2 月現在発売日は未定）

- CGP 検査で，コンパニオン診断が必要な薬剤が推奨される変異が検出された場合，エキスパートパネルで推奨されれば，改めてコンパニオン診断を行うことなく当該医薬品を用いても差し支えないとの見解が厚労省より出されている.

5）生殖細胞系列変異

- 先天的に存在し，胚細胞を介して後世代に遺伝する変異.
- 遺伝性腫瘍の原因となる変異は，一生結果が変わらないため，一度知ってしまうと知らない状態に戻ることはできないため，これらについて検査を行う際には，事前に患者への十分な説明が必要．病的バリアントを認めた際，患者の気持ちは人それぞれ異なり，がんに罹患した原因が明確になったとポジティブに受け止める人もいれば，生涯遺伝的リスクを背負っていかなければならないと悲観的な気持ちになる人もいる．十分なサポートを要するため，これらの変異が検出された際は，遺伝診療部へ相談すること.

6）体細胞変異

- がんの細胞に後天的に生じた変異.

3 がんゲノム医療で用いられる検査

- がん遺伝子検査には，単一遺伝子検査，がん遺伝子パネル検査，全エクソン検査，全ゲノム検査がある．泌尿器領域で主に使用している検査を **表 2** に示す.
- 前立腺癌に関しては，日本泌尿器科学会より「前立腺癌における PARP 阻害薬のコンパニオン診断を実施する際の考え方（見解書）」改訂第 6 版（2024 年 3 月現在）が出されており，検査提出前に確認することが望ましい（定期的に改訂されており，最新版を確認すること）.
- CGP 検査の流れを **図 1** に示す.
  - 検査提出前に患者へ十分な説明を行い，同意取得後に検査を提出する．検体準備として，リキッド検査（血液検体を用いた検査）は採血のみ，組織を用いた CGP 検査は FFPE 検体のスライド作成が必要となるた

表 2 泌尿器科領域において実施可能ながん遺伝子検査の種類

検査	特徴	保険収載されている検査
単一遺伝子検査	1 つの遺伝子の変化を調べる検査	・BRACAnalysis（*BRCA1/2*）（生殖細胞系列変異のみ）
がん遺伝子パネル検査	一度に複数の遺伝子の変化を調べることができる検査	・OncoGuide™ NCC オンコパネル システム ・GenMineTOP がんゲノムプロファイリングシステム ・FoundationOne® CDx がんゲノムプロファイル ・FoundationOne® Liquid CDx がんゲノムプロファイル ・Guardant360® CDx がん遺伝子パネル
全エクソン検査	全ての遺伝子領域の変化を調べることができる検査	現時点では保険収載なし
全ゲノム検査	全てのゲノム領域の変化を調べることができる検査	現時点では保険収載なし

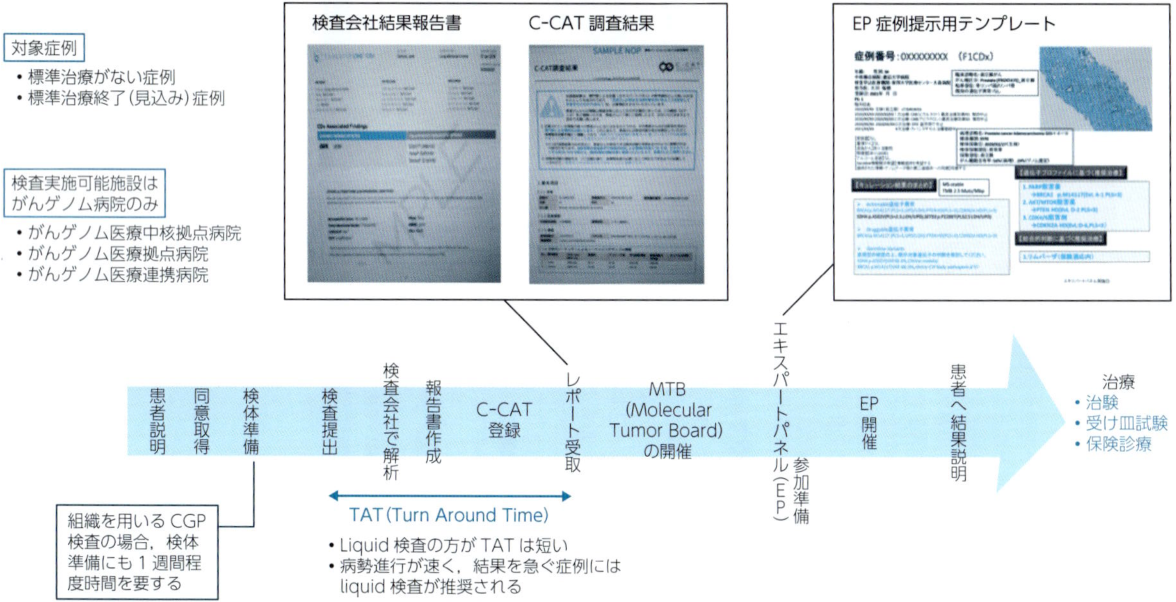

図 1 がん遺伝子パネル（CGP）検査の流れ

め，準備に約 1 週間程度を要する．
- ・検査提出後，検査会社から結果レポートが返却されるまでの期間を TAT といい，TAT はリキッド検査では組織を用いた検査よりも約 1 週間程度短い．
- ・そのため，病状の進行により結果を急ぐ際にはリキッド検査を選択するとよい．
- ・検査提出後，C-CAT（がんゲノム情報管理センター）に患者の臨床情報を登録すると，検査会社よりレポートが返却された後，C-CAT 調査結果も届く．これらのレポートを参考に 2 回の専門家会議（Molecular Tumor Board：MTB とエキスパートパネル：EP）を経て患者に結果が開示される．遺伝子プロファイルに基づく推奨治療が保険適応外の薬剤であった場合，条件があれば治験や受け皿試験への参加を検討する．
- ・遺伝性腫瘍に関連する遺伝子変異を認めた際には，遺伝診療部に相談する．

- CGP 検査の対象者は，保険診療においては，標準治療がないか終了（見込み）の固形癌患者（2024 年 9 月 30 日現在）に限られ，一生に 1 回のみ算定可能．高齢者でも PS が良く次治療が期待できる症例であれば対象となる．Chronological age よりも Biological age を優先する．
- 先進医療 B として国内 6 施設で実施された First-Dx 試験（初回治療時に CGP 検査を行う試験）では，現在の標準治療終了（見込み）のタイミングで CGP 検査を行う場合の約 3 倍もの推奨治療到達率であったと報告されており，この結果から検査タイミングが今より前倒しになる可能性が期待されている．
- CGP 検査実施可能施設はがんゲノム病院 **図 2** のみであるため，非がんゲ

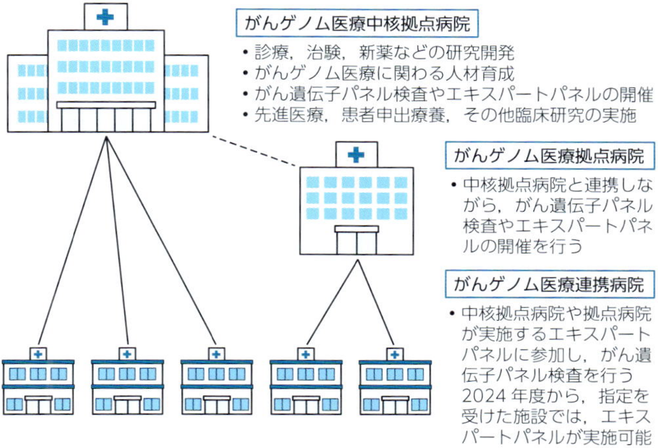
がんゲノム医療中核拠点病院
• 診療，治験，新薬などの研究開発
• がんゲノム医療に関わる人材育成
• がん遺伝子パネル検査やエキスパートパネルの開催
• 先進医療，患者申出療養，その他臨床研究の実施
がんゲノム医療拠点病院
• 中核拠点病院と連携しながら，がん遺伝子パネル検査やエキスパートパネルの開催を行う
がんゲノム医療連携病院
• 中核拠点病院や拠点病院が実施するエキスパートパネルに参加し，がん遺伝子パネル検査を行う
2024 年度から，指定を受けた施設では，エキスパートパネルが実施可能

図 2 CGP 検査実施可能施設

表 3 組織検体を用いた CGP 検査と血液検体を用いた CGP 検査の違い

	組織検体（tissue）を用いた CGP 検査	血液検体（liquid）を用いた CGP 検査
長所	・出検時に腫瘍細胞の割合を確認可能 ・形態学的評価と分子的評価の両方が可能	・転移巣を含む全身の組織からの情報を得ることが可能であり，heterogeneity を捉えることが可能 ・検体採取は採血なので，侵襲性が低い ・検査提出から結果返却までの期間（TAT）が短い
短所	・検体採取には手術や生検など侵襲を伴う ・提出した組織検体の部分の情報しか得ることができず，他の転移巣の情報などは確認できない ・TAT が liquid 検査に比べ長い ・組織検体の質が検査結果に影響を及ぼす ・アーカイブ検体を用いた場合，検体採取時点での遺伝子変異を反映しており，現状と異なることがある	・ctDNA の量が不十分な場合，偽陰性となり正確な結果が得られないことがある．採血のタイミングに注意が必要 ・加齢により CHIP による偽陽性の頻度が高くなる ・コピー数変化や遺伝子融合の評価が困難な場合がある

CHIP：clonal hematopoiesis of indeterminate potential

ノム病院の担当医は，対象患者がいる際，積極的にがんゲノム病院に検査を依頼していただきたい．遺伝子プロファイルに基づく推奨治療により予後を改善できる可能性がある．

- 検体の違いによる CGP 検査の違い **表 3** として，形態学的評価と分子的評価の両方が可能であるなどの点から liquid 検査より組織を用いた検査が推奨されている．しかし，現在のゲノム情報を得るには，アーカイブ検体ではなく転移巣等からの再生検が必要となり，検体採取等の侵襲が避けられない．転移巣の位置などで生検が難しい場合や，病勢進行により早く結果を得たい場合は liquid 検査を選択する．現在泌尿器領域で利用可能な CGP 検査を **表 4** に示す．
- 融合遺伝子等をしっかり確認したい症例では RNA＋DNA 解析が可能な GenMineTOP が推奨されるが，必要な核酸量が他のパネル検査に比べて多く，質の高い組織検体が要求される．上部尿路上皮がんにおいては約 3 割程度 *FGFR3* 遺伝子変異または融合遺伝子が検出されると報告されており，当科では尿路上皮がん症例は積極的に RNA 解析が可能なパネルを選択し，ペミガチニブの受け皿試験を利用している．今後，エルダフィチニブの登場が期待される（エルダフィチニブは承認済だが，2025 年 2 月現在，発売日未定）．
- マイクロサテライト不安定性検査（MSI 検査）
  - マイクロサテライト不安定性とは，マイクロサテライトと呼ばれる数塩基の反復配列の繰り返しの回数に変化が起こった状態で，具体的には，挿入や欠失が生じている状態．MSI 検査の目的は，①リンチ症候群のスクリーニングや補助診断目的，② pembrolizumab のコンパニオン診断目的の 2 つがある．Pembrolizumab の効能・効果に「がん化学療法後に増悪した進行・再発の高頻度マイクロサテライト不安定性（MSI-high）を有する固形癌（標準的な治療が困難な場合に限る）」が適応追加となり，免疫チェックポイント阻害薬が標準治療には

表 4 泌尿器領域で利用可能ながん遺伝子パネル検査

遺伝子パネル検査	OncoGuide™ NCC オンコパネルシステム	GenMineTOP がんゲノムプロファイリングシステム	FoundationOne® CDx がんゲノムプロファイル	FoundationOne® Liquid CDx がんゲノムプロファイル	Guardant360® CDx がん遺伝子パネル
国内薬事承認	2018 年 12 月	2022 年 7 月	2018 年 12 月	2021 年 3 月	2022 年 3 月
使用検体	腫瘍（FFPE 組織） 正常（末梢血 / 血球）	腫瘍（FFPE 組織） 正常（末梢血 / 血球）	腫瘍（FFPE 組織）	腫瘍（末梢血 / 血漿）	腫瘍（末梢血 / 血漿）
核酸種類	DNA	DNA＋RNA	DNA	ctDNA	ctDNA
遺伝子数	124	DNA 737　RNA 455	324	324	74
CDx 機能	○（胆道癌 /FGFR2 融合遺伝子）	×	○	○	○
TMB	○	○	○	○（2024 年 5 月承認）	―
MSI	○	―	○	(○)（承認外）	○
推奨固定液	10%NBF	10%NBF	10%NBF	―	―
推奨固定時間	6～48 時間	6～48 時間	6～72 時間	―	―
推奨 FFPE 作製年限	3 年	3 年	―	―	―
必要な核酸量	DNA：50ng (2024 年 11 月) DNA Qc 基準の緩和にて 200ng → 50ng へ	DNA: 200ng RNA: 400ng 血液 DNA: 100ng	DNA: 50ng		
特徴	・T/N ペア検査のため，生殖細胞系列変異と体細胞変異を区別できる.	・DNA 解析では，737 遺伝子の解析が可能 ・RNA 解析により，融合遺伝子の検出感度が高い ・T/N ペア解析のため，生殖細胞系列変異と体細胞変異を区別可能である	・現在日本国内で一番用いられている CGP 検査 ・提出した組織検体の質が悪い際には，別の検体での再提出が可能．再提出しても再び検体の質が不良だった場合，再度，再提出が可能．再提出回数の制限や提出期限が設定されておらず良心的	・2024 年 5 月に bTMB スコアとコピー数異常の情報提供に関する承認を取得	・5ng の DNA 量から検査が可能 ・TAT が短い ・2024 年 9 月より，ctDNA 量不足による変異未検出の場合は，1 カ月以内に 1 回のみ，検体の再提出が可能

T/N：tumor/normal, bTMB：blood tumor mutation burden

含まれていない前立腺がん等においてもMSI-highの症例が報告され，pembrolizumabの奏効が報告されている．

4 がんゲノム医療の実際

■ がんゲノム医療の全体像 図3

- がんゲノム医療病院は，CGP検査を提出した際，がんゲノム情報管理センター（C-CAT）へ臨床情報を送る必要がある．
- C-CATは主に4つの働きがあり，①診療の支援（CGP検査の結果に対してアノテーション（解釈）を付けたC-CAT調査結果を作成），②データの蓄積と管理，③蓄積データの二次利活用促進，④がんゲノム医療に関する情報の共有と人材育成を行っている．
- 日本国内で保険診療によるCGP検査を受けた99.6%の症例の情報がC-CATで管理されており，新規治療薬の研究や開発などにもデータの二次利活用が行われている．

■ がん遺伝子パネル（CGP）検査の流れ 図1

1）患者への説明・同意取得

- CGP検査は製品により解析できる遺伝子の数や用いる検体が異なる 表4．がん種や患者の状態をふまえてパネルの種類を選択する．病勢進行により結果を急ぐ症例では，TATの短いliquid検査を選択することが多い．
- 患者への説明には，各検査会社が作成している患者説明用冊子が役立つ．
- CGP検査は，治療薬剤を見つける目的で行われるが，遺伝子解析により，遺伝性腫瘍などの遺伝する病気の可能性が判明する可能性があることを説

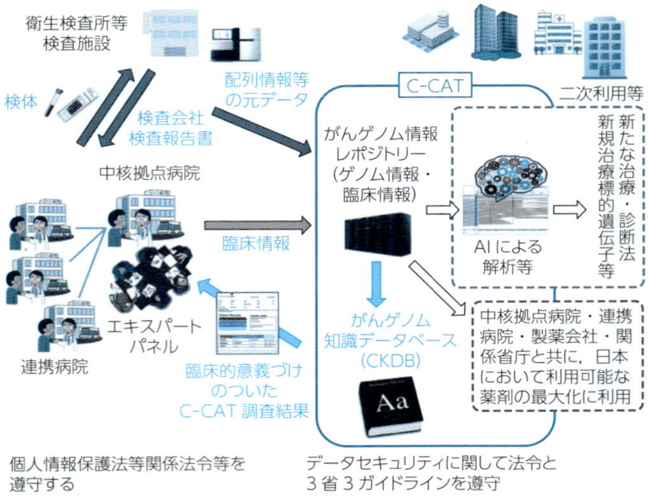

図3 がんゲノム医療の全体像
〔厚生労働省HP（がんゲノム医療推進コンソーシアム運営委員会会議資料）より〕

明しておく．

- 検査の主な目的は，推奨治療をみつけるための情報を得ることであることから，このような情報を「一次的所見」とよび，さらに，本来の検査目的ではないが解析対象となっている遺伝性腫瘍の可能性などの情報を「二次的所見」とよぶ．
- 患者には，このような二次的所見については，知らないでいる権利も用意されており，患者の権利が尊重される．検査提出前に，二次的所見について知ることを希望するかについて確認しておくことが重要となる．
- 遺伝性腫瘍を診断するメリットは複数あるため，この点についても情報提供し，患者が自身の人生の選択について最良な判断ができるようサポートする．
  - ・遺伝性腫瘍が診断されることは，患者の経過や予後の予測に繋がるだけでなく，遺伝的背景に基づいた治療選択が可能となったり，適切なサーベイランスによる健康管理により将来発症の可能性のある疾患の予防や早期発見に繋がったりとメリットも多い．また，血縁者においても同様の恩恵がある．
  - ・しかしながら，ゲノム医療推進法により差別防止が掲げられているが，個人の信条までは変えることができないため，遺伝性腫瘍の情報により親族関係などでつらい経験をされた患者も少なくないことも説明にそえておく．
- 検査同意時には，「C-CAT への登録の同意」，「データベースの 2 次利用への同意」などの確認も行う．
- 結果を待たずに亡くなる症例も存在するため，本人以外への結果開示の希望についても事前に確認しておく．

2）検体準備

- 適切な検体がない場合は，再生検をするのか，liquid 検体で提出するのか悩むケースも少なくない．PS が良好で受け皿試験や治験などにできる限り参加したいと希望されている症例であれば，再生検で組織を用いた CGP 検査が推奨される．
- Liquid 検査では一部の検査で，治験の対象変異が検出されていても liquid 検査による結果という理由で治験に参加できないケースもある．

3）検査提出

- Liquid 検査では採血日に検査会社に検体を提出するが，組織を用いた検査では，検査をオーダーしてからスライド作製を行うため，liquid 検査よりもこの段階で 1 週間程度提出が遅れる．

4）C-CAT 登録

- C-CAT に患者の臨床情報等を登録する．
- 登録する内容は，がん種，診断日や転移部位，喫煙歴や飲酒歴，家族歴や治療歴，PD 判定日，遺伝性疾患の診断歴や遺伝学的検査の有無など多岐にわたるため，入力に時間を要する．

5）レポート受取・エキスパートパネルの準備

- CGP 検査の結果を受け取ったら，検出された変異について検討する．一部の検査会社の結果レポートや C-CAT 調査結果には医学的解釈（アノテーション）が付与されている．これらを参考にしながら，自施設においても，検出された変異についてデータベースを用いて検討を行う．

- 結果解釈は，本来どこの施設で検査を行っても同一な結果が得られるべきであるが，厚生労働科学研究費吉野小班の調査では，中核拠点病院の 12 施設で同じ症例を検討した際，12 施設での推奨治療一致率は，エビデンスレベル A と R については 91% であったが，エビデンスレベル C では 30%，D では 25%，E では 18% と低値であった．特に治験などの研究段階での治療については，複数のデータベースや文献を調べるほど，患者に提示できる治療も増える可能性がある．
- これらの施設間の差を減らすため，アカデミア・アセンブリが設立された．これは，がんゲノム中核拠点病院や拠点病院のメンバーで構成される組織で，治験や臨床試験の情報共有やがんゲノム医療に関わる医療従事者の教育などを行い，がんゲノム医療の質の向上や均てん化を目指している．
- 二次的所見については，T/N パネル（腫瘍組織と正常血液のマッチドペア検査）以外の場合は PGPV（生殖細胞系列変異疑い）の可能性について検討する必要がある．

 ①病歴や家族歴から遺伝性腫瘍を疑うかどうか？

 ②二次的所見開示推奨遺伝子の検出があれば，VAF（variant allele frequency）の % を確認し，条件にあてはまるかどうかを確認し，二次的所見として開示対象とするかを判断する．

 〔「腫瘍細胞のみを対象としたがん遺伝子パネル検査における二次的所見の生殖細胞系列確認検査運用指針」，「血中循環腫瘍 DNA を対象としたがん遺伝子パネル検査（liquid biopsy）における二次的所見の生殖細胞系列確認検査運用指針」，「がん遺伝子パネル検査二次的所見患者開示推奨度別リスト」等を参考にするとよい．〕

6）エキスパートパネルの開催

- エキスパートパネルは，1 回の会議でたくさんの症例を検討しなければならないため，1 症例にかけられる時間は短い．事前に自施設で十分検討の上，参加することが重要である．

7）結果説明

- エキスパートパネル終了後，患者への結果開示を行う．
- 検出された遺伝子変異，その働き，推奨治療，治療への到達性，遺伝性腫瘍の可能性（PGPV については希望者のみ）について結果開示を行う．
- PGPV を検出した際には，遺伝部門の受診をすすめる．遺伝カウンセリングは自費となるため，金銭面でためらう患者もいるが，いつでも気がむいた時に依頼することができることを患者に伝えておく．
- 治療については，他施設の治験や中核拠点病院での受け皿試験についても情報提供を行い，患者が希望した際は，受診の準備を行う．

5 病理組織検体の取扱い

- 2019 年に次世代シークエンサー（NGS）を用いたがんゲノム医療が保険収載され，診療を目的として作製される全ての FFPE（ホルマリン固定パラフィン包埋）検体に対し，ゲノム診断での利用に耐えうる品質が求めら

表 5 病理組織検体取り扱いのポイント

泌尿器科医が検体採取時に気を付けるべきポイント	
□血流停止から摘出までの時間【温虚血時間】は極力短時間とする.	
□手術摘出検体は固定までは 4℃下で保管. 1 時間以内（遅くとも 3 時間以内）にホルマリン固定を行う【冷虚血時間】.	・30 分以上室温で保存しない. ・生体分子の不可逆変化を最小化する上で重要.
□手術摘出検体は, 必要に応じて割を入れ, 適切な検体処理を行う. ホルマリンの浸透速度は 1mm/ 時間.	・大きな検体を入割せずに固定液に浸漬すると, 内部が固定不良となることがあるので注意.
□生検により採取された組織など, 比較的小さな組織については, 速やかに固定液に浸漬する.	
□ホルマリン固定液は, 10% 中性緩衝ホルマリン溶液が推奨される.	・ホルマリンの種類は, 検体品質に影響を与える.
□ホルマリンの量は, 組織量の 10 倍量が推奨される.	・固定液に浸かっていない部分がないことを確認.
□ホルマリン固定後の処理温度は室温でよい.	
□病理部門との適切なコミュニケーションが重要.	
病理部門が固定時・固定後プロセス時に気を付けるべきポイント	
□ホルマリン固定時間は 6〜48 時間が推奨される.	・過固定による品質の劣化を避ける. ・微小な組織検体の場合は, 短い固定時間で処理が完了するため, 業務に支障がない範囲で固定時間の短縮化 (6〜24 時間) に努める.
□硬組織を含む検体をゲノム診断に供する可能性がある場合は, 酸脱灰を回避し EDTA 脱灰を行うべきである.	・脱灰前に腫瘍組織の一部をサンプリングし, 脱灰を行わない FFPE ブロックを作製する等対応を行う.
□ FFPE ブロックの保管は, 室温でよいが, 多湿を避け冷暗所が望ましい. ゲノム診断を目的として作製された FFPE ブロックは, 冷蔵下保存が望ましい.	
□未染色 FFPE 標本の形態で保管する場合は, 低温保管やパラフィンコーティングなどの核酸品質劣化を防止する対応を行う. 原則は薄切後時間が経過した未染色 FFPE 標本のゲノム診断への使用は避ける. 可能な限り FFPE ブロックから再薄切をすることが望ましい.	
アナリシス段階で気を付けるべきポイント	
□解析に必要な腫瘍量を有する FFPE ブロックを選択. 変性や壊死, 炎症細胞浸潤の少ない検体を選択. ・炎症細胞等の非腫瘍細胞が多いブロックは, 腫瘍細胞含有率を低下させ, 解析結果の質の低下を招くため避ける.	
□同一患者において複数の採取時期が異なる検体が存在する場合には, 作製時期が最も新しい検体を第一選択とすべきである. ・作製後 3 年以内の検体が望ましい.	
□薄切時には, 検体ごとにミクロトーム刃を交換するなど, 他検体のコンタミネーションに注意する.	
□ゲノム診断用に作製した未染色 FFPE 標本から再度 HE 染色標本を作製し,（必要に応じて）腫瘍範囲をマーキングするとともに腫瘍細胞含有割合を判定する. ・腫瘍細胞含有割合は, 対象領域の「有核腫瘍細胞数 / 全有核細胞数」であり, 核の数で確認. ・FFPE 検体全体では必要な腫瘍細胞含有割合が確保できない場合は, 可能であれば, 腫瘍部位にマーキングを行い, マニュアルマクロダイセクションの指示を行う. ・作製する未染色標本の枚数を増やすことにより, 検査に必要な核酸量を確保することも可能な場合がある（出検する検査による）.	

（日本病理学会. ゲノム診療用病理組織検体取扱い規程. 2018; 日本病理学会より作成）

れている.

- しかし，検体品質は施設間格差が報告されており，当科に検査依頼があった他施設検体においても，CGP 検査成功率 0% の施設から 90% の施設まで大きな格差を認めた．CGP 検査成功率の報告は様々あるが，一般的に 6〜8 割程度と報告されている.
- 検体の質に関しては，多数の影響因子が知られている．不適切検体の使用が原因の検査の質の低下は，患者の治療機会の損失につながり，大きな不利益を被ることとなる．検体を採取・提出する全ての臨床医・標本作製担当者およびその管理者は，これらの情報を把握することが重要である **表 5**.
- CGP 検査成功率に関しては，生検検体＞手術検体と報告がある．これは，生検検体は手術検体よりも単位体積当たりの DNA 収量が高い傾向がある点，手術検体は大きなものでは内部固定が不均一となることがある点などが挙げられる.

6 出口戦略

- 多くの先進国が巨額な研究開発費をつぎこみ薬剤開発が進められ，がん分子標的治療薬の開発は年々加速している．2023 年 8 月までに日米のいずれかで承認されている薬剤は 64 標的（161 種類）と報告されている.
- 最近では，特定の癌種別に遺伝子変異別の薬剤開発を行うアンブレラ型から，癌種横断的なバスケット型の研究開発の成功が目立ってきており，臓器横断的に使用できる薬剤も徐々に増えてきている.
- しかしながら，保険承認されるまでのハードルは高く，推奨治療への到達には，治験・患者申出療養制度を用いての治療に頼らざるを得ない現状がある．だが，治験実施施設は限られており，遠方で通院が困難であったり，治験の適格基準や除外基準のために体調面で治験に参加できなかったりと，治験や患者申出療養の恩恵を受けられる症例は多くはない.
- 現在，C-CAT が公開しているデータによると，CGP 検査後の推奨治療到達率は 9.4% と報告されており，低い水準である.
- 治験に参加できない患者側の要因として多いものが，貧血，低アルブミン血症，CRP 上昇，PS が悪いなどと報告されている．現在の検査タイミングが標準治療終了（見込み）のため，致し方ない理由ではあるが，可能な限り早いタイミングで CGP 検査を行うことが求められる.
- 2023 年 9 月現在，東邦大学医療センター大森病院泌尿器科の治療到達率は 26.2%（CGP 検査 81 件出検），前立腺癌症例に限ると治療到達率は 33.3% であり，治験実施施設への交通の便等の条件が揃った場合，治療到達率は向上する.

臨床試験の種類

- 臨床試験には，医薬品医療機器等法に従い，厚生労働省から医薬品等の承認を得る目的で行われる試験である「治験」と，医師・研究者が主体となって行う「医師・研究者主導臨床試験」がある.
- 治験の多くは，薬を開発している製薬会社が実施する「企業治験」である.
- 医師・研究者主導臨床試験は，すでに厚生労働省で承認されている薬や治療法を用い，最良の治療法を検討するための試験．患者申出療養制度のもとに実施されている受け皿試験（NCCH1901）や先進医療Bなどがこれに含まれる．

1）治験

- 第Ⅰ相試験
  - 少数の患者で実施され，薬物投与量の違いによる安全性の確認目的の試験であり，プラセボ群は存在しない．薬の血中濃度，毒性等を測定する．
  - 薬剤によって引き起こされる臓器機能障害を正確に判断するために，試験参加時には臓器機能が保たれている必要があり，試験毎に適格基準や除外基準が定められている．
  - 一定期間，しっかりと毒性の有無を観察する必要があるため，この期間に無治療でも病状が安定していることが参加の条件．
  - 第Ⅰ相試験では，予期せず重篤な毒性が出現することがあり，非常に重篤な毒性が出現した際には，被験者の権利や利益が優先され，試験の組入が停止となることがある．
- 第Ⅱ相試験
  - がん種や病態を特定し第Ⅰ相試験よりもより多くの患者を募集する．第Ⅰ相試験の結果から有効で安全と判断された投与方法を用いて有効性を確認する．
  - 第Ⅱ相試験で得られた有効性のデータが，標準治療と比較して劣っていないことが確認された場合，第Ⅲ相試験を行うことができる．
  - 第Ⅱ相試験においても，重篤な毒性が確認されれば，試験の中断や中止の可能性があり，症例登録には第Ⅰ相同様，適格基準・除外基準が存在する．
- 第Ⅲ相試験
  - 第Ⅲ相試験は，さらにより多くの患者が参加し，新薬が既存の治療薬や治療法に比べ，安全性や有効性の面で優れているかどうか検証を行う．多くの場合は，治療効果を客観的に評価するため，参加者を無作為に新薬群と既存治療（標準治療）群にわけ試験を行う．このため，新薬による治療を希望して治験に参加しても，実際には受けられず標準治療群に割り付けられることもある．

2）患者申出療養制度

- 患者申出療養とは，困難な病気と闘う患者の想いに応えるため，先進的な医療について，患者の申出を起点とし，安全性・有効性等を確認しつつ，医療機関で迅速に受けられるような仕組みで2016年4月に創設された制度．
- わが国の公的医療保険制度では，原則として保険適用の治療と，保険非適用の治療とを同時に併用することはできない．ただし，例外として，厚生労働大臣から治験や先進医療といった評価療養や，患者申出療養という制度のもとで行うことが許可された保険非適用の治療については，保険診療と併用が可能．
- 2019年6月に保険診療でCGP検査が実施可能となったが，薬剤到達率が低く，2019年10月より患者申出療養制度下において受け皿試験が開始された．受け皿試験は，国立がん研究センター中央病院が全体の調整事務局となり，全国のがんゲノム医療中核拠点病院で行う多施設共同研究であり，対象者は，国内でCGP検査を受けた患者で，遺伝子プロファイルにより推奨された治療薬が適応外薬であり，治験などの対象にもならない者．

- 受け皿試験に参加するには，がんゲノム医療中核拠点病院へ患者を紹介し，組入基準を満たすかどうかの判定ののち，無事に試験に登録されると，治験薬が準備され，約1カ月程度で治験薬の投与が開始される．試験実施機関に初診後から実際に治療が開始となるまで1カ月半程度かかるため，病態が案定している必要がある．
- 治験薬は，全て製薬企業から無償提供されているが，研究運用にかかる費用として50万円程度の自己負担が必要．
- 受け皿試験で用いられる薬剤は定期的に入れ替わるため，適宜確認する必要がある．

7 遺伝カウンセリング

1）対象

- 自身のがんが遺伝性ではないかという不安をもつ全てのがん患者．
- 家系にがん発症者が多いため，自身や家族も遺伝が原因でがんを発症するのではないかという不安を抱く未発症血縁者．

2）カウンセリングの進め方

- 遺伝カウンセリングには4つの段階がある．
  - ・第1段階：病歴，家族歴の聴取 / 家系図作成 / 遺伝学的リスク評価 / 実施可能な検査選択肢等の提示
  - ・第2段階：遺伝子診断に対する意思を再確認し，遺伝学的検査の実施
  - ・第3段階：遺伝学的検査の結果開示
  - ・第4段階：フォローアップ，継続した支援の提供，サーベイランス
- 遺伝診療部に初めて受診する際には，家族歴を確認するため，受診前に家族歴を確認しておくように，治療担当医が患者へ説明しておくとよい．

3）泌尿器科に関連する主な遺伝性腫瘍疾患

①遺伝性乳癌卵巣癌（HBOC）：前立腺癌

- 原因遺伝子：*BRCA1*（17q21.31），*BRCA2*（13q13.1）
- 遺伝形式：常染色体顕性遺伝
- 疫学：日本人の一般集団における頻度は約0.2%．卵巣癌患者を対象とした調査では11.8%との報告がある．
- 臨床的特徴
  - ・*BRCA1/2* 病的バリントを有する女性の70歳までの乳癌の累積罹患率はそれぞれ64.6%，61.0%．
  - ・男性の80歳までの乳癌累積罹患率は *BRCA1* 1.2%，*BRCA2* 7～8%とされ，一般男性の0.1%に比べ著しく高い．
  - ・女性のHBOC症例の70歳までの卵巣癌の累積罹患率は *BRCA1* 48.3%，*BRCA2* 20.0%．

表 6 HBOC に対して推奨されるサーベイランス

	実施年齢	間隔	検査方法
乳癌	18 歳から	毎月	乳房自己検診
	25 歳から	半年から 1 年に 1 回	医師による乳房診察
	25〜29 歳	1 年に 1 回	乳房造影 MRI
	30〜75 歳	1 年に 1 回	乳房造影 MRI とマンモグラフィー
	75 歳以上	個別に検討	個別に検討
卵巣癌	30〜35 歳から	半年毎	経腟超音波 腫瘍マーカー（CA-125）
膵臓癌	40〜50 歳から (膵臓癌の家族歴に応じて)	1 年に 1 回	MRCP 超音波内視鏡
前立腺癌	40 歳から	1 年に 1 回	腫瘍マーカー（PSA）
男性乳癌	35 歳から	定期的に実施	乳房自己検診
	35 歳から	1 年に 1 回	医師による乳房診察
	50 歳または家系内の男性乳癌の発症年齢より 10 歳若い年齢から	1 年に 1 回	マンモグラフィー
悪性黒色腫	適宜	適宜	全身皮膚診察と紫外線を避ける

・男性の HBOC 症例の 75 歳までの前立腺癌の累積罹患率は *BCRA2* 27%，*BRCA1* 21%.

・HBOC 症例の 70 歳までの膵臓癌の累積罹患リスクは女性 1.4〜1.5%，男性 2.1〜4.1%.

・悪性黒色腫は白人人種では罹患リスクの上昇が示唆されるが，日本人では疾病頻度が低く不明である.

- サーベイランス：定期的な検診などで早期発見を行う **表 6**.

② Lynch 症候群：尿路上皮癌

- 原因遺伝子：MMR 遺伝子〔*MLH1*（3p22.2），*MSH2*（2p21-p16），*MSH6*（2p16.3），*PMS2*（7p22.1）と *EPCAM*（2p21)〕
- 遺伝形式：常染色体顕性遺伝
- 疫学：大腸癌患者の 0.7〜3.7%.
- 診断方法

①アムステルダム基準 I / II あるいは改訂ベセスダガイドラインを満たす症例.

②ユニバーサルスクリーニング：すべての（あるいは 70 歳以下）の大腸癌や子宮内膜癌.

・①か②を満たす症例は，MSI 検査か IHC 検査が推奨される.

・MSI 検査で MSI-high，あるいは IHC 検査で MMR 蛋白質の発現消失を認める症例は MMR 遺伝子検査を行い，病的バリアントが検出されれば，Lynch 症候群の確定診断となる．Lynch 症候群は遺伝性大腸癌の中で最も頻度が高い疾患であることから，積極的に拾い上げるため，欧米で②が推奨され，日本においても，2022 年以降，IHC 検査や

BRAF V600E 検査，MSI 検査が次々と保険収載され積極的に拾い上げられるようになった．しかしながら確定診断のための遺伝学的検査は保険収載されておらず自費検査となる．

- 臨床的特徴
  - ・大腸癌の累積罹患率は 70 歳までに *MLH1* 46〜49%，*MSH2* 43〜52%，*MSH6* 15〜44%，*PMS2* 12〜20%．
  - ・*MLH1* や *MSH2* バリアント保持者では *MSH6* や *PMS2* バリアント保持者と比較して大腸癌発症リスクが高い．
  - ・*MSH6* バリアント保持者では *MLH1* や *MSH2* バリアント保持者と比較して大腸癌発症年齢が 8〜9 年高い．
  - ・男性の方が女性より大腸癌発症リスクが高い．
  - ・子宮内膜癌の累積罹患率は 70 歳までに *MLH1* 43〜57%, *MSH2* 21〜57%，*MSH6* 17〜46%，*PMS2* 0〜15%．
  - ・腎盂癌・尿管癌は *MSH2* バリアント，または腎盂・尿管癌の家族歴がある場合は 30〜35 歳からの尿細胞診，尿検査を考慮する．
  - ・関連癌はその他に，卵巣癌，胃癌，小腸癌，胆道癌，膵癌，脳腫瘍などがある．

③ Von Hippel-Lindau（VHL）病：腎癌

- 原因遺伝子：*VHL*（3p25.3）
- 遺伝形式：常染色体顕性遺伝
- 診断方法
  - ・第 1 度近親者が VHL 病かつ，中枢神経血管芽腫，網膜血管芽腫，腎腫瘍，褐色細胞腫，膵病変（囊胞，神経内分泌腫瘍），精巣上体囊胞腺腫のうち 1 つでも認められる場合は VHL 病と診断する．
  - ・VHL 病の家族歴がない場合は
    1）中枢神経血管芽腫や網膜血管芽腫を 2 病変以上，
    2）中枢神経血管芽腫または網膜血管芽腫の 1 病変と，淡明細胞型腎癌，褐色細胞腫，膵病変（囊胞，神経内分泌腫瘍），精巣上体囊胞腺腫，内耳リンパ囊腫のうち 1 病変を合併する場合
    3）上記の 1 病変を認めると同時に遺伝学的検査で *VHL* に病的バリアントを認める場合

    これらのいずれかで VHL 病と診断する．
- 臨床的特徴
  - ・腎腫瘍は 20〜60 歳で 25〜50% の頻度で淡明細胞型腎癌が発生する．11 歳から毎年のエコー検査に加えて 2〜3 年毎の腹部 MRI 検査が推奨されている．15 歳からは 3 年毎の腹部造影 CT が推奨されているが，被曝量などについても十分考慮する必要がある．
  - ・褐色細胞腫は 3〜60 歳で 10〜20% の頻度で発生する．
  - ・網膜血管芽腫は 1〜67 歳で 40〜70% の頻度で発生する．網膜剝離や出血などによる視野欠損が生じることがあり，年齢とともに失明の可能性が増大する．このため，早めの診断が推奨され，0 歳から 2〜3 年ごとの眼底検査が推奨されている．

〈大川瑞穂〉

10 緩和医療

Point

- 緩和ケアは「生命を脅かす疾患」の患者と家族を対象とし，積極的抗がん治療と併行して行われる．
- 精神的苦痛，社会的苦痛，スピリチュアルペインに対応するためにも，まずは身体的苦痛の緩和を行うことが最優先になる．
- 基本的なオピオイド，非オピオイドによる疼痛治療は基本的緩和ケアに含まれ，全ての医療者が対応する必要がある．
- 呼吸困難への対応としては，モルヒネが第一選択である．

1 緩和医療とは 表1

- 「がん」だけではなく，「生命を脅かす病」を対象としている．わが国の緩和ケアは，がん対策基本法の策定以来，悪性疾患が主体ではあったが，心不全や呼吸不全などを含め，今後は非悪性疾患への対応が求められている．
- 「患者」だけでなく患者に寄り添う「家族」もケアの対象であり，家族のつらさにも焦点を当てる必要がある．
- 進行非小細胞肺癌患者に早期から緩和ケアを導入することにより，通常治療群に比較して生命予後が長かったという米国の報告もあり，治癒を目的とした治療と緩和ケアは併行して実施することが求められている．

表1 緩和ケアの定義
〔2002年WHO，2018年定訳（日本の緩和ケア関連18学術団体）〕

「緩和ケアとは，生命を脅かす病に関連する問題に直面している患者とその家族のQOLを，痛みやその他の身体的・心理社会的・スピリチュアルな問題を早期に見出し的確に評価を行い対応することで，苦痛を予防し和らげることを通して向上させるアプローチである．」

2 基本的緩和ケアと専門的緩和ケア 図1

- 基本的緩和ケアとは，かかりつけ医や積極的治療を担当するがん治療医を含めたすべての医療者に求められている緩和ケアである．
- 基本的緩和ケアでは対処しきれない問題に対しては，専門的緩和ケアの立場から緩和ケア医を含めた多職種でのチームアプローチが有用である．

3 全人的苦痛のアセスメント 図2

- 身体的苦痛への対応が不十分な状態（患者が痛みで苦しんでいる状態）では，精神的苦痛や社会的な問題への対応（たとえば療養場所の問題など）は不十分になってしまう．まず，身体的な苦痛を和らげ，精神的にしっかりと考えられる状況で，今後の社会的なこと，スピリチュアルな問題を考えていくべきである．

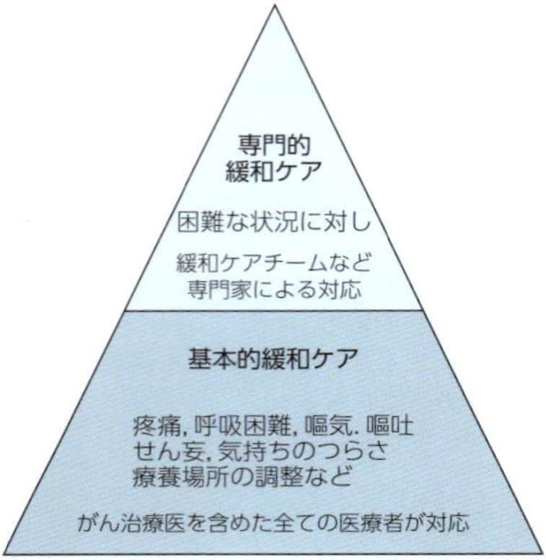

図1 基本的緩和ケアと専門的緩和ケア

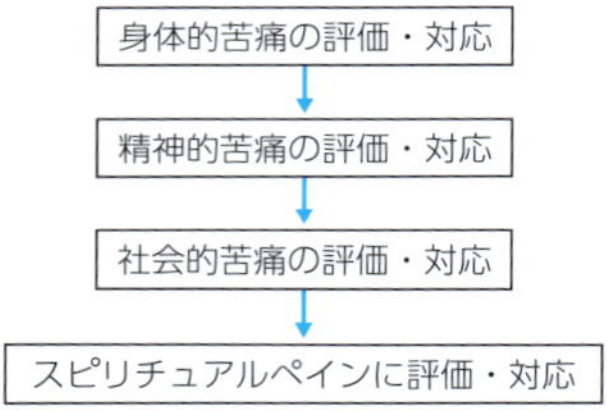

図2 全人的苦痛への対応

4 基本的緩和ケア～身体的苦痛への対応

1）がん疼痛

- がん疼痛は適切なマネジメントにより治療可能であり，痛みの原因・機序をアセスメントし非オピオイド鎮痛薬とオピオイド鎮痛薬，鎮痛補助薬を必要に応じて組み合わせ，適切なマネジメントによりおおむね良好な鎮痛を得ることができる．

①分類・評価 **表2** **表3**

- 痛みの程度は，numeric rating scale（NRS）で数値化して表す．
- 全く痛みがない状態を 0，最悪の痛みを 10 として，患者の主観で数値化して強さを評価する．

②がん疼痛に対する薬物療法

- WHO の 4 原則に従った薬物療法を行う．以前は「3 段階除痛ラダー」を含め 5 原則であったが，必ずしも第 1 段階の薬剤からはじめるのではなく，疼痛の程度によっては第 3 段階の薬剤から開始することも可能であるとの考えから，ラダーはあくまでも目安にすぎない．

a．非オピオイド鎮痛薬

- 原則として，オピオイド鎮痛薬を開始したあとでも非オピオイド鎮痛薬を

表 2 がん患者にみられる痛み

がんによる疼痛 (狭義のがん疼痛)	がんの浸潤，圧迫，壊死などによる疼痛 (内臓痛，体性痛，神経障害性疼痛)
がんによる二次的な疼痛	廃用症候群による疼痛（筋肉や関節の萎縮，拘縮） 褥瘡
がん治療による疼痛	術後痛，化学療法による口内炎，末梢神経障害，放射線治療による粘膜炎，皮膚炎など
がん以外による疼痛	合併した疾患による疼痛（脊柱管狭窄，胆石症，胃潰瘍，帯状疱疹など）

表 3 痛みの性状と分類

侵害受容性疼痛	内臓痛	臓器局所・周囲の炎症 管腔臓器の内圧上昇 臓器被膜の急速伸展 局在があいまい 鈍い痛み，重い痛み 絞られるような痛み 嘔気・嘔吐，発汗などの自律神経症状を伴う	オピオイドが効きやすい
	体性痛	皮膚，骨，筋肉などの体性組織 局在が明確 体動に伴い増悪	突出痛に対するレスキューの使用
神経障害性疼痛		体性感覚神経，神経叢への浸潤 障害神経支配領域のしびれを伴う痛み， 電気が走るような痛み 知覚低下，知覚異常，運動障害を伴う	難治性で鎮痛補助薬を必要とすることが多い

可能であれば継続する．

(a) アセトアミノフェン
- 鎮痛・解熱作用を有するが，抗炎症作用は弱い．
- 消化管障害や腎機能障害を生じにくいが肝機能障害を起こす可能性がある．
- 投与後 1 時間で鎮痛効果を発揮するのでレスキューとしての使用も可能であるが，半減期も短い．

(b) 非ステロイド性消炎鎮痛薬（NSAIDs）
- アセトアミノフェンよりも抗炎症効果が強い．
- 有害事象として消化管障害や腎機能障害の可能性がある．NSAIDs のうち COX-2 選択性の薬剤は胃粘膜障害が少ない（あくまでも「少ない」であり，抗潰瘍薬による予防は必要）が，腎機能障害のリスクは軽減されず，血栓症などの心血管系有害事象への対応も必要である．

b. オピオイド
- オピオイド受容体と親和性があり，モルヒネ様の薬理作用を発揮する物質をいう．
- 多くのオピオイドによる鎮痛作用は μ 受容体を介する．

(a) コデイン
- アヘンから抽出される天然由来のオピオイドであり，体内でモルヒネに代謝されることにより鎮痛効果を発揮する．投与後 1 時間ほどで鎮痛効果を発揮するが，半減期は 3～4 時間と短い．

・モルヒネとの用量換算　コデイン 120mg≒経口モルヒネ 20mg

(b) トラマドール

・日本人の 5%は CYP2D6 の酵素欠損があるため，トラマドールが効果を発揮しない．

・セロトニン・ノルアドレナリン再取込み阻害作用もある．安全性と有効性から 1 日投与量の上限がある（400mg/日）．

・トラマドールとアセトアミノフェンの合剤（トラムセット）は，非がんの慢性疼痛と抜歯後に保険適応がある．

・モルヒネとの用量換算　トラマドール 100mg≒経口モルヒネ 20mg

(c) モルヒネ

・内服薬，注射剤（皮下，静脈，くも膜下，硬膜外），坐剤と剤形が豊富であり，基本的なオピオイドとして様々な投与経路に対応できる．

・腎機能障害の場合には有害事象が生じやすくなる．

(d) オキシコドン

・オキシコドンは併用薬剤との薬物相互作用に注意が必要である〔CYP3A4：イトラコナゾール，アミオダロン，クラリスロマイシン，ジルチアゼム，フルボキサミン，CYP2D6：選択的セロトニン再取込み阻害薬（SSRI）　いずれも，オピオイドの作用を増強させる可能性がある〕．

・オキシコドンは腎機能障害がある場合でも比較的安全に使用できる．

(e) フェンタニル

・フェンタニルは消化器症状の副作用が，ほかの強オピオイドよりも少ない．CYP3A4 により代謝されるため，薬物相互作用に注意する．腎機能障害がある場合でも比較的安全に使用可能である．

・貼布剤は初回貼付後に 48～96 時間で血中濃度が定常となり，剥離後の半減期も 17 時間以上あり，オピオイドの導入時には調節が難しく，オピオイドの初回導入には用いることができない．

・口腔粘膜吸収製剤は rapid onset opioid（即効型オピオイド）といい，効果発現時間が約 10 分である．体動時などの突出痛に対する，レスキュー製剤として用いるが用量調節が別途必要であり，1 日の投与回数の制限を有する製剤である．

(f) ヒドロモルフォン

・わが国では使用可能になったのが 2017 年からであるが，海外での歴史は長く，がん疼痛に対する標準治療薬の一つである．

・モルヒネに比較して，腎機能低下例でも安全に使用できるが，中等度以上の腎障害や肝腎機能がともに低下している場合には，作用が遷延する可能性がある．

c. 定時投与の設定

・痛みが出てから鎮痛薬を用いるのではなく，痛みが出ないように時刻を決めて投与する．

・疼痛が緩和され，有害事象が許容できる量が至適投与量である．

d. レスキューの設定

・痛みが増強した場合や突出痛に対して，頓用で用いる鎮痛薬を準備する.

・内服では 1 日量の 1/6 量を 1 回分の目安とし，1 時間後に追加投与を可能とする.

・持続注射（静脈，皮下）では，1 時間量を早送りし，15～30 分おきに追加投与を可能とする.

e. オピオイドの副作用

(a) 悪心・嘔吐

・オピオイド開始初期や増量時におよそ 30％の患者にみられるが，1～2 週間で耐性が生じ改善することが多い．制吐薬を予防的に用いるか，いつでも使えるように処方しておく必要がある.

(b) 便秘

・オピオイド誘発性便秘はほとんどの患者に生じ，耐性が生じることはない．下剤を継続的に使用する必要がある．便を軟らかくするための緩下薬，腸蠕動を亢進させる大腸刺激性下剤を調節する．オピオイド誘発性便秘に対する薬剤として，消化管のμオピオイド受容体に選択的に結合することで便秘を予防するナルデメジン（スインプロイク®）がある.

(c) 眠気

・オピオイド導入時や増量時に眠気を訴えることがある．4～5 日程度で耐性ができることが多い．眠気を患者が不快とし，他の原因が考えにくく対処が必要な場合にはオピオイドの減量や変更を検討する.

表 4 オピオイド換算目安

定時薬（mg/日）									
オキシコドン内服	10		15	20	30	40	60	80	120
モルヒネ内服	10	15	20	30	45	60	90	120	180
ヒドロモルフォン内服	2	2～4	4	6	8	12	18	24	36
フェンタニル貼付剤（1 日用）	1					2		4	6
オキシコドン持続注（皮下・静脈）	7.5		10～12	15	22.5	30	45	60	90
モルヒネ持続注（皮下・静脈）	3～5	5～7.5	7.5～10	10～15	15～20	20	20～30	30～40	40～60
フェンタニル持続注（皮下・静脈）	0.1	0.15	0.2	0.3	0.45	0.6	0.9	1.2	1.8
経口レスキュー（mg）									
オキシコドン	2.5			2.5～5	5～7.5	5～10	10～15	15～20	20～30
モルヒネ	5					10	15	20	30
ヒドロモルフォン	1			1-2	2	2-3	3	4-6	6-9

換算表はあくまでも目安であり，患者ごとの状況で調整が必要である.

f. オピオイドの種類の変更

・鎮痛効果が十分でない場合や副作用の対応が困難で，オピオイドの増量や継続が難しいときにオピオイドの種類の変更を検討する．換算表 **表4** に従って，現在のオピオイドと変更するオピオイドの投与量を算出する．経口モルヒネ換算で 60mg/日以上の場合には，疼痛や副作用の増強の恐れがあるため 30%程度ずつ段階的に変更していく．

g. オピオイドの投与経路の変更

・内服が困難になった場合や，副作用のためにオピオイドの増量が困難な場合，鎮痛効果が不十分な場合などに，オピオイドの投与経路を変更することがある．投与経路を変更する場合には，投与量は換算表 **表4** に従い，最終的な定時投与したオピオイドの血中濃度の半減期を考え投与開始時期を決定する．

h. 鎮痛補助薬 **表5**

・オピオイド，非オピオイド鎮痛薬の効果が乏しい場合などに，鎮痛補助薬が検討される．神経障害性疼痛に対して鎮痛補助薬が用いられることが多いが，がんに起因する神経障害性疼痛への鎮痛補助薬のエビデンスは十分とはいえない．多くの鎮痛補助薬には保険適応がないことも注意が必要である．

表5 鎮痛補助薬

電位依存性カルシウムチャネル $\alpha 2\delta$ リガンド		プレガバリン，ミロガバリン
抗うつ薬	三環系抗うつ薬	ノルトリプチリン，アミトリプチリン
	セロトニン・ノルアドレナリン再取込み阻害薬（SNRI）	デュロキセチン
	選択的セロトニン再取込み阻害薬（SSRI）	パロキセチン
抗不整脈薬		メキシレチン，リドカイン
NMDA 受容体拮抗薬		ケタミン
コルチコステロイド		ベタメタゾン，デキサメサゾン

表6 嘔気・嘔吐

	原因	薬剤選択
大脳皮質	頭蓋内圧亢進，髄膜刺激，不安	ステロイド，抗不安薬
前庭器	頭蓋底転移，頭位変換，薬物（オピオイド）	抗ヒスタミン薬（ジフェンヒドラミン・ジプロフィリン配合錠）
化学受容体トリガーゾーン	肝不全，腎不全，電解質異常，薬物（抗がん剤，オピオイド）	ドパミン受容体拮抗薬（ハロペリドール）
消化管	消化管蠕動低下，粘膜障害	消化管運動亢進薬（メトクロプラミド）
原因が複数や同定できない場合		複数の受容体拮抗薬，作用機序の異なる制吐薬の併用（プロクロルペラジン，オランザピン）

2）呼吸困難

- 呼吸困難は自覚症状であり，客観的指標である低酸素血症（呼吸不全：酸素分圧 PaO_2 が 60Torr 以下）を伴わない状態も多い．低酸素血症を伴う場合には，酸素療法が有効であるが，低酸素血症を伴わない場合の酸素投与の有効性は明確ではなく慎重に適応を検討する．
- 呼吸困難に対する薬物療法としては，モルヒネが第一選択となる．オキシコドンがモルヒネの代替えとなる可能性はある．

3）嘔気・嘔吐 表6

- （1）大脳皮質，（2）前庭器，（3）化学受容体トリガーゾーン（CTZ），（4）末梢（消化管）から嘔吐中枢が刺激される．原因により適した薬剤選択を行う．

〈中村陽一〉

11 医療安全

Point

- 患者への説明と同意には，1）病名と病態，2）医療行為の意味と必要性，3）伴う危険性，障害，合併，4）期待される効果と限界などを説明し，基本的に文書同意が必要である．
- 医療事故とは，医療の全過程において発生するすべての人身事故で，医療従事者の過誤や過失の有無を問わない．
- 医療事故調査制度での対象となる医療事故は，当該病院等に勤務する医療従事者が提供した医療に起因し，または起因すると疑われる死亡または死産であって，管理者（病院長など）が予期しなかったもの．
- インシデントレポートは，いわゆる出来事報告であり，気になる案件であれば，報告する習慣を身につけたい．

1 わが国における医療安全の歴史（厚生労働省のホームページより抜粋）

- 1999 年 1 月横浜市立大学病院における患者取り違え，同年 2 月都立広尾病院における術後の患者の血管内への消毒薬の点滴による死亡事故などを契機に，わが国での医療安全の機運が高まり，2001 年を『患者安全推進年』として，患者の安全を守るための医療関係者の共同行動（Patient Safety Action）を推進することとされた．
- その後，2003 年 9 月に東京慈恵医大青戸病院事件（泌尿器科）と 2006 年 2 月に福島県立大野病院事件（産婦人科）が発生した．これらの事件は，腹腔鏡技術認定制度や産科医療補償制度の開始へとつながった．

2 患者への説明と同意（インフォームドコンセント）

- 説明と同意に関して法的義務
  1. 医師は，説明義務を有する．
  2. 医師は，予見可能な範囲で，治療行為の具体的な危険性を詳細に説明する．
  3. それに代わる治療法があるか，それに比較してどうなのかを説明する．
  4. 治療の利害得失を事細かに説明して書面による了解を得る必要がある．
- 説明の内容

  以下のことがあらかじめわかりやすく，十分に説明されなければならない．その時点の医療水準からみて普遍性と妥当性があるものでなければならない．

  1）病名と病態
  2）実施しようとしている医療の意味（目的と内容，有効性）と必要性
  3）医療にともない生ずると予測される危険性，障害，合併（副作用等

を含む)

4) 期待される効果と限界

5) 実施しない場合に予測される症状の推移(自然経過など)

6) 他の検査法や治療法

- 説明と同意の実施

1) 説明の実施について

生命と健康に重大な影響を及ぼす医療行為と考えられる場合には，看護師等は原則として同席する．やむを得ず看護師等が同席できない場合は，医師の説明後，看護師等はその内容(患者・家族，もしくは代諾者に渡された文書)を基に，理解の程度を確認し，記録する．看護師等が理解不十分と判断した場合は，医師と連携をする．

2) セカンドオピニオンについて

希望に応じて，セカンドオピニオンの機会を保証する．あるいは，患者が希望する医療機関に転院することも必要である．そのような申し出がある場合も記録しておく．

- 説明と同意の時期

1) 手術・検査・処置など医学的に侵襲の大きい行為の事前に行うが，侵襲の程度にかかわらず行うことが望ましい．ただし，緊急事態などで時間的余裕のない場合は医療者の判断に委ねる．

2) 通常の医療においてインフォームドコンセントが免除される場合

①緊急事態の場合：ただし緊急事態の程度によっては「説明」と「同意」の両方が免除されるとは限らないので，緊急事態の内容についてカルテに記載しておく．

②強制措置の場合：医療の公益性を理由とする場合

③精神保健および精神障害者福祉に関する法律に基づく措置などの場合

3 医療事故*

- 定義(厚生労働省リスクマネージメントスタンダードマニュアル作成委員会)

医療に関わる場所で，医療の全過程において発生するすべての人身事故で，以下の場合を含む．なお，医療従事者の過誤，過失の有無を問わない．

ア 死亡，生命の危険，病状の悪化等の身体的被害及び苦痛，不安等の精神的被害が生じた場合．

イ 患者が廊下で転倒し，負傷した事例のように，医療行為とは直接関係しない場合．

ウ 患者についてだけでなく，注射針の誤刺のように，医療従事者に被害が生じた場合．

*医療過誤：医療事故の中に含まれ，医療従事者側の過失のあるもの．

4 ヒヤリ・ハット

重大な災害や事故には至らないが作業中にヒヤリとしたり，ハッとした出来事をいう．積極的にヒヤリ・ハットを報告することにより，業務の中に潜むリスクを洗い出し，大きな事故が起こる前に事故予防策を講じることができる．

5 医療事故調査制度 図 1

2015 年 10 月から，医療事故調査制度が開始された．本制度の対象となる医療事故は，当該病院等に勤務する医療従事者が提供する医療に起因し，または起因すると疑われる死亡または死産であって管理者（病院長など）が予期しなかったものである．過誤の有無は問わない．

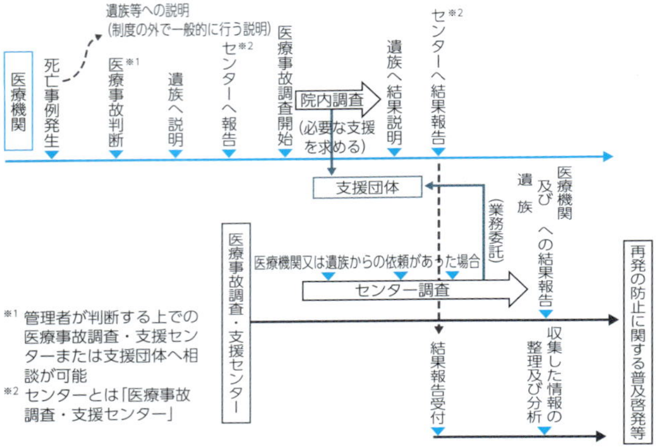

図 1 医療事故に係る調査の流れ

6 インシデントレポート

- インシデントレポートは，医療事故やヒヤリ・ハット等を報告するためのものである．報告する習慣を身につけたい．**表 1** は，東邦大学医療センター大森病院における報告義務のある 22 項目である．

表1 東邦大学医療センター大森病院のインシデント報告義務のある22項目

1	脳梗塞・脳出血（症候性で画像検査上，明らかな病変を認めるもの）
2	意識障害（JCS 3ケタの状態が1日以上持続したもの）
3	神経障害（歩行障害や麻痺，その他想定外に持続する神経障害を生じたもの）
4	けいれん（重積状態になったもの）
5	心停止・心室細動（心肺蘇生を必要としたもの）
6	心筋梗塞〔新たなQ波の出現およびCPKの上昇（≧1,000U/L）になったもの〕
7	心不全（PCPSなどの補助循環を必要としたもの）
8	急性腎不全（血液透析を必要としたもの）
9	呼吸不全（気管挿管や人工呼吸器装着を必要としたもの）
10	肝不全（血液浄化療法を必要としたもの）
11	術後感染症（縫合不全，膿瘍，縦隔炎，膿胸，難治性の創感染などでドレナージ術を追加したもの）
12	敗血症ショック（集中治療部に入室が必要となったもの）
13	感覚器障害（重篤な視力，聴力障害などをきたしたもの）
14	多量出血（1,500mL以上の出血をきたしたもの）（産科の分娩時出血1,800mL以上きたしたもの）
15	内視鏡検査等に関連した事象（処置中に消化管穿孔をきたしたもの，重症膵炎をきたしたもの）
16	造影剤・薬剤に関連した事象〔有害事象・臓器障害（アレルギー，アナフィラキシーショック等）をきたしたもの〕
17	心臓カテ・IVRに関連した事象（心タンポナーデをきたしたもの，血腫形成等で輸血や手術が必要となったもの）
18	中心静脈穿刺に関連した事象（動脈穿刺，気胸などをきたしたもの）
19	転倒・転落に関連した事象（骨折をきたしたもの）
20	院内急変（手術室や検査室等で手術や処置が必要となったもの・死亡）
21	肺塞栓症（軽症を含む）
22	カテーテル抜去・ドレーン抜去・点滴漏れ（手術室や検査室等で手術や処置が必要となったもの）

〈前村俊満〉

II

症状・徴候

1 血尿

Point

- 顕微鏡的血尿，肉眼的血尿に分けて対応を考える.
- 無症候性顕微鏡的血尿単独例では泌尿器科的疾患を除外した上で，年に一度以上の検尿を含む経過観察を継続し，蛋白尿を伴う場合は腎臓内科的精査を行う.
- 血尿の原因としてのほとんどは，①悪性腫瘍，②尿路結石，③尿路感染，④糸球体性血尿に区別される．特に肉眼的血尿は悪性腫瘍の可能性が高く，40 歳以上の男性，喫煙者などのリスク因子を有する場合は，膀胱鏡検査の適応となる．また上記以外の血尿として，腎動静脈奇形，腎梗塞などがあり，原因不明の（肉眼的）血尿は造影 CT を考慮する必要がある.

1 定義

- 尿沈渣強拡大（HPF：high-power field）400 倍視野で 5 個以上の赤血球が認められる場合を血尿と定義する．フローサイトメトリ法では 20 個 / μL 以上とする定義も存在する.

2 疫学

- 尿潜血の陽性率は女性に高く，加齢とともに上昇する.
- 検診などで偶然発見される無症候性顕微鏡的血尿（チャンス血尿）は，10 年程度は腎機能に影響しないが長期的には末期腎不全への進展リスクではある.
- 顕微鏡的血尿陽性者における尿路上皮癌の有病率は 0.2〜5.2％と報告されている.
- 当初血尿だけであっても 10％以上ではその後蛋白尿の出現を認める.

3 推奨される採尿条件と検査結果に影響する留意すべき点

- 望ましい採尿条件は，早朝第一尿である．中間尿を採取する．また検査までは冷所保存の上，なるべく早く分析する．前日の運動やアスコルビン酸を含む食品の摂取を避ける.
- 尿潜血反応は，ヘモグロビンと反応するペルオキシダーゼ活性を利用している．したがってヘム蛋白関連としてミオグロビン尿やヘモグロビン尿は偽陽性になる．また薬物摂取（サリチル酸，サルファ剤，ソルビトール鉄，ニトロフラントイン，メチルドパ，レボドパ，メトロニダゾールなど）で偽陽性になる可能性がある．さらに細菌尿や膿尿では検体に含まれるペルオキシダーゼや精液を認める検体ではジアミンオキシダーゼの影響で陽性を示す．また還元作用のあるアスコルビン酸（ビタミン C）の摂取は偽陰性になる可能性がある.

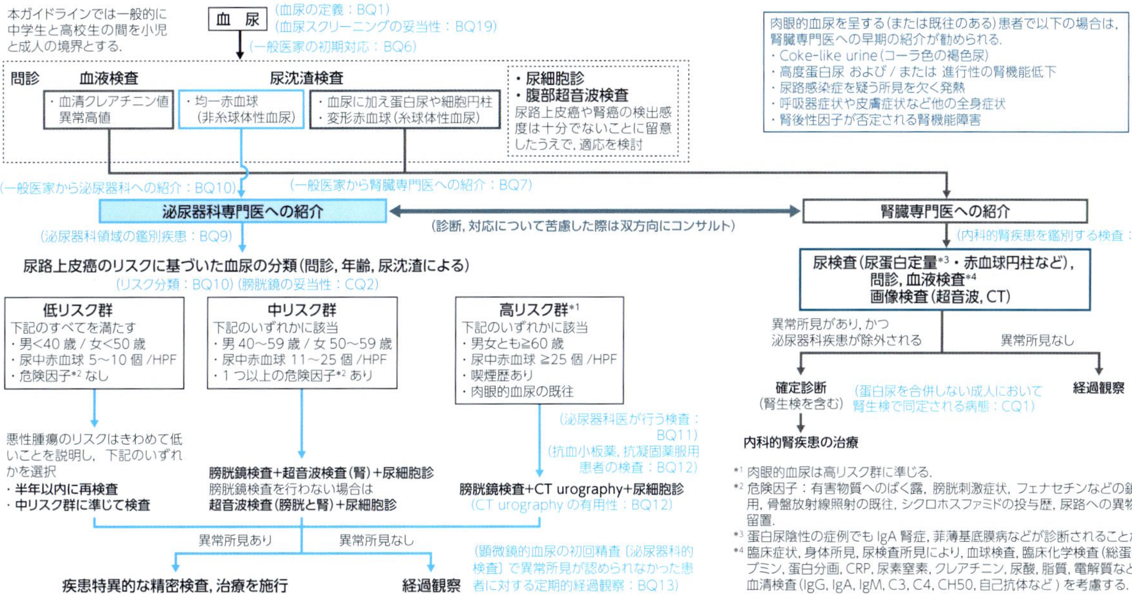

*1 肉眼的血尿は高リスク群に準じる.
*2 危険因子：有害物質へのばく露, 膀胱刺激症状, フェナセチンなどの鎮痛薬多用, 骨盤放射線照射の既往, シクロホスファミドの投与歴, 尿路への異物の長期留置.
*3 蛋白尿陰性の症例でも IgA 腎症, 菲薄基底膜病などが診断されることがある.
*4 臨床症状, 身体所見, 尿検査所見により, 血球検査, 臨床化学検査(総蛋白, アルブミン, 蛋白分画, CRP, 尿素窒素, クレアチニン, 尿酸, 脂質, 電解質など), 免疫血清検査(IgG, IgA, IgM, C3, C4, CH50, 自己抗体など)を考慮する. (BQ8)

図 1 成人の血尿診断アルゴリズム
(血尿診断ガイドライン編集委員会, 編. 血尿診断ガイドライン 2023. ライフサイエンス出版; 2023)

4 診断のための検査 図1

- 問診：喫煙，有機溶媒，一部の薬剤（フェナセチンやシクロホスファミド）は尿路上皮癌の危険因子となるので尋ねる必要がある．また高血圧，糖尿病，浮腫，発疹，関節痛，咽頭痛，家族歴，難聴の有無を尋ねることで腎炎の可能性を否定できる．家族歴は前立腺癌の危険因子でもあり，非常に重要である．
- 尿細胞診検査：繰り返すことにより，癌の検出度が高まる．
- 血液検査：血清クレアチニン，糸球体腎炎が疑われる場合は，ASO，ASK，CH50，C3，C4，IgG，IgA，抗核抗体を測定する．50歳以上ではPSAも測定する．
- 膀胱鏡検査；尿路上皮癌高リスク症例には適応になる．尿管口を確認し，上部尿路の出血の有無を確認する．
- 腹部超音波検査：最も低侵襲な検査であり，腎，尿管，膀胱のスクリーニングができる．
- CT検査：尿路上皮癌の診断において，CT尿路造影（CT urography）は診断価値が高い．
- MRI検査：膀胱，前立腺疾患に対してはMRI検査がCT検査より有用．MR尿路造影はヨード造影剤を使用せず，閉塞性尿路病変に使用できる．
- 静脈性尿路造影検査：造影CTで代用されることが多く，近年はあまり施行されない．分腎機能検査の意味もある．
- 逆行性尿路造影検査：ヨードアレルギーや，腎機能低下例でも施行可能．
- 腎盂尿管鏡：腎盂尿管腫瘍の診断や，特発性腎出血の出血源検索に有用だが，高侵襲な検査である．

5 判別が必要な疾患

- 悪性腫瘍（尿路上皮癌，腎癌，前立腺癌）：顕微鏡的血尿における尿路悪性腫瘍のリスク分類 表1 に基づいて検査計画あるいは経過観察計画を立てる．
- 前立腺肥大症：高度な場合は前立腺からの血尿の可能性がある．
- 腎動静脈奇形：稀であるが，激しい血尿をきたす．造影CTで確認する．
- 腎梗塞：多くは心原性であり，早急に原因検索をする．心原性の場合は循環器科にコンサルトが必要である．
- 出血性膀胱炎：トラニラストや抗がん剤（シクロホスファミド），アデノウイルス，BKウイルスなどが原因になる．放射線性の可能性も考え，過去の放射線治療を問う．
- 特発性腎出血：通常の検査を行っても原因がつかめないものを特発性腎出血と総称している．

6 経過観察

- 肉眼的血尿：反復する肉眼的血尿は厳重な経過観察が必要である．3～6カ月間隔で，検尿，尿細胞診，腹部エコーは必須の検査．
- 顕微鏡的血尿：ほとんど原因不明の良性血尿だが，1～3%に悪性腫瘍が見

表 1 顕微鏡的血尿における尿路悪性腫瘍のリスク分類とリスク因子

低リスク	中リスク	高リスク
下記のすべてに該当	下記のいずれに該当	下記のいずれかに該当
男性 40 歳未満，女性 50 歳未満 喫煙歴なし，あるいは 10 箱年未満 尿沈渣尿中赤血球 3～10 個 /HPF 尿路上皮癌リスク因子*がない 顕微鏡的血尿の既往がない	男性 40～59 歳，女性 50～59 歳 喫煙歴 10～30 箱年 尿沈渣尿中赤血球 11～25 個 / HPF 尿路上皮癌リスク因子*が 1 つ以上ある 低リスクと判断されたことがあるが未精査で，再検査の尿沈渣で尿中赤血球 3～25 個 /HPF	男女とも 60 歳以上 喫煙歴 30 箱年以上 尿沈渣尿中赤血球>25 個 / HPF 肉眼的血尿の既往 低リスクと判断されたことがあるが未精査で，再検査の尿沈渣で尿中赤血球>25 個 /HPF

*尿路上皮癌リスク因子
- 下部尿路刺激症状
- 骨盤臓器への放射線照射の既往
- シクロホスファミドまたはイフォスファミドを用いた化学療法歴
- 尿路上皮癌の家族歴あるいはリンチ症候群
- ベンゼン化合物や芳香族アミンへの職業的曝露（ゴム，石油化学製品，染料）
- 尿路の慢性的な異物留置

(Barocas DA, et al. J Urol. 2020; 204: 778-86)

つかるため，3 年間の経過観察が推奨されていたが，2023 年のガイドラインでは，腎臓内科による評価が必要な糸球体性血尿を除いた，尿路上皮癌スクリーニング陰性の無症候性顕微鏡的血尿では，無症状で経過する間に尿路上皮癌が発見される可能性は低く，12 カ月以内の再検査は推奨するが，定期的な尿路上皮癌スクリーニングは推奨されていない．

- ただし肉眼的血尿や排尿症状または腰背部痛が出現した際はその都度検査が必要である．
- 蛋白尿を伴う場合は，腎臓内科に紹介する．
- 小児検診での顕微鏡的血尿：顕微鏡的血尿のみで，蛋白尿や高血圧症などの合併がなく，泌尿器科疾患が否定された場合は，発見後 1 年間は少なくとも 3 カ月ごとに検尿を行い，以後は血尿が続くかぎり 1 年に 1～2 回の検尿と，必要に応じ年 1 回程度の血液検査を行うことが推奨されている．

〈中島耕一〉

2 排尿痛

Point

- いつから発症なのかが非常に大切であり，分泌物排出の有無についても問う必要がある．
- 男性の排尿痛は性感染症（STI）の可能性があり，診断された場合は，パートナーの治療が必要である．
- 急性前立腺炎は急速に増悪することもあるため，発熱を伴う場合は精査が必要である．
- 女性の排尿痛は急性膀胱炎が多いが，発熱や腰背部痛などを伴う場合は腎盂腎炎へ移行している可能性もあるため，注意が必要である．
- 感染症治療に抵抗性の場合は，尿路悪性腫瘍の存在を疑う．

1 疫学

- 排尿初期痛：排尿初期に生じる痛み．尿道の炎症部位への尿の接触で生じる．
  →急性尿道炎，急性前立腺炎，尿道結石など．
- 排尿終末時痛：排尿終末期に痛みが生じる．
  →急性膀胱炎，急性前立腺炎など．
- 全排尿時痛：排尿中に痛みが生じる．強い炎症で起こる．
  →急性尿道炎，急性膀胱炎，結核性膀胱炎，間質性膀胱炎，膀胱異物，尿路悪性腫瘍など．

2 診断のための検査

- 尿沈渣：尿中白血球の有無，赤血球の有無を確認する．赤血球ありの場合は，尿路悪性腫瘍の除外が必要である．
- 尿培養：起因菌の同定・感受性把握のため抗菌薬開始前に採取する．

〈青木　洋〉

JCOPY 498-06431

3 膿尿

Point

- ► 膿尿と細菌尿の違いを理解する.
- ► 尿路感染症は膿尿が存在することを前提に，一定以上（10^5 以上）の細菌が尿中に検出された場合に尿路感染症と定義する.
- ► 細菌尿を認めない膿尿（無菌性膿尿）では，尿路結核も疑う必要がある.

1 疫学

- 膿尿とは尿沈渣強拡大（HPF）400 倍視野で 5～10 個以上の白血球が見られるものと定義する.
- 細菌尿とは尿培養で，尿中に 10^5CFU/mL 以上の細菌があるものを定義する.
- 尿中 pH が 8 以上の場合は，*Proteus*，*Klebsiella*，*Morganella* を起因菌として疑う必要がある.

2 診断のための検査

- 問診：外傷の有無，性交渉の有無，経尿道的操作の有無，分泌物の有無と性質，血尿の有無，排尿痛の有無，排尿困難の有無，発熱の有無，腰背部痛の有無.
- 外陰部の視診：特に女性では大切である.
- 前立腺の触診：慢性前立腺炎を確認する．急性前立腺炎が疑わしい場合は可能な限り避ける．症状や血中白血球数，CRP 値と併せて診断する.
- 精巣の触診：精巣上体炎を確認する.
- CVA（肋骨脊柱角）叩打痛の有無：急性腎盂腎炎を確認する.
- 尿沈渣：尿中白血球の有無，赤血球の有無を確認する.
- 尿培養：起因菌の同定・感受性把握のため抗菌薬開始前に採取する．無菌性膿尿の場合は結核菌培養を提出する.
- 分泌物検査：性感染症（STI）が疑われる場合は，分泌物を培養，PCR（ポリメラーゼ連鎖反応）で精査する．なお，淋菌の培養と PCR 検査は保険診療上同時に提出できない.
- 血液検査：発熱があり，腎盂腎炎が疑わしい場合は確認する.

〈青木　洋〉

4 発熱

Point

- 高齢者では発熱が軽微になる傾向があり，注意が必要である．
- 単純性腎盂腎炎でも 30%が菌血症を合併する．悪寒戦慄が臨床的な指標になる．
- 膿腎症では，ほぼ 100%ドレナージが必要となる．特に気腫性腎盂腎炎では即座にドレナージが必要となる（尿管ステント留置，腎瘻造設など）．
- 緊急性のきわめて高い病態や，生命に危険を及ぼす病態があることを説明する．

1 疫学

- 発熱の定義：日本の感染症法では，37.5℃以上が発熱，38.0℃が高熱と定義されている．なお，直腸温は腋窩温に比べて 0.6℃ほど基礎体温が高い．
- 稽留熱：日差が 1℃以内の高熱が持続するもの．→重症肺炎，粟粒結核，腸チフスなど．
- 間欠熱：日差が 1℃以上で熱は毎日出るが，一定の期間で下がり，1 日のうちに平熱の時間帯があるもの．→尿路感染症，敗血症，悪性リンパ腫など．
- 弛張熱：日差が 1℃以上で激しく変動するが，平熱の期間がないもの．→種々のウイルス感染症，悪性腫瘍など．

2 診断のための検査

- 問診：いつから発症か，糖尿病の有無，背部痛の有無，熱型などを問う．時期によってはインフルエンザウイルス感染症も疑う．
- 前立腺，精巣の触診：前立腺炎，精巣上体炎を確認する．
- CVA（肋骨脊柱角）叩打痛の有無：急性腎盂腎炎，膿腎症を確認する．
- 尿沈渣：尿中白血球の有無，赤血球の有無を確認する．
- 尿培養：起因菌の同定・感受性把握のため抗菌薬開始前に採取する．無菌性膿尿の場合は結核菌培養を提出する．
- 血液検査：腎盂腎炎が疑わしい場合は必ず確認する．
- 超音波検査：腎内の気腫や膿瘍の形成，水腎症を見極める．
- 造影 CT：急性巣状細菌性腎炎では造影 CT で腎実質内に不均一な病変を認める．膿瘍の確認にも必須な検査．

〈青木　洋〉

5 側腹部痛・背部痛・腹部腫瘤

Point

- 側腹部，背部の痛みは水腎症や炎症性変化により腎被膜が伸展されることによって起こる．
- 原因として尿管結石，腎盂腎炎，後腹膜線維症，腎梗塞，後腹膜リンパ節転移などの後腹膜悪性腫瘍による尿管圧迫などがある．
- 腹部への放散痛，消化器症状を伴うことも多く，消化器疾患との鑑別が重要である．

1 痛みの原因

- 尿路が原因の側腹部痛，背部痛は通常強い痛み（仙痛発作）として自覚され，尿路の通過障害，あるいは炎症により惹起される．
- 尿管の通過障害が起こると水腎症が起こり，CVA（肋骨脊柱角）領域（第12 肋骨下，仙棘筋外側の領域）の痛みを起こす．
- 尿路の炎症が実質臓器に波及すると強い痛みを伴う．これは炎症により浮腫状変化が起こり，臓器の被膜が伸展されることにより起こる．
- 一方，膀胱や尿道といった管腔臓器は不快感として自覚されることが多く，疼痛は軽度であることが多い．

2 検査と鑑別

- 検査としてエコーにより水腎症，尿閉の有無を確認，腹部単純 CT で原因検索を行う．採血採尿で炎症，尿路感染の有無や腎機能をチェックする．
- 痛みは上腹部から臍部，下腹部まで放散することがあり，また腎臓が原因の痛みは消化器症状を伴うことがあることから，消化器疾患との鑑別を要することがある 表1．
- 尿路結石が尿路通過障害を起こすと直ちに強い痛みが起こる．この痛みは結石の大きさとは関係がない．小さな結石であっても強い痛みを起こすことがある一方，その逆もある．
- また結石が尿路内に存在しても，通過障害を起こしていなければ無症状である．

表1 痛みの分類

	腎由来	消化器由来
痛みの性状	間欠痛	持続痛
痛みの最強点	背部	腹部
肩への放散痛	なし	あり
その他	•歩行により軽快する •CVA を強く抑えると軽快する	•安静により軽快する

- 通過障害による痛みは間欠痛であることが多い．これは尿管の蠕動運動に伴い尿が閉塞部位を通過する際に腎盂内圧が一時的に高まり痛みを起こすからである．一方で炎症性疾患に伴う痛みは持続痛である．
- 後腹膜領域の悪性腫瘍は，尿路の通過障害を起こすか，あるいは近傍の神経を巻き込むほど増大しない限りは疼痛を起こすことはない．逆にいえば，腫瘍により疼痛が起こった場合，病勢の進行を示唆する．

〈三井要造〉

6 陰嚢の異常（腫大・疼痛）

Point

- 陰嚢の異常（腫大・疼痛）は急性発症（秒～時間単位）か慢性的な経過（週単位～月単位）かの病歴が重要である.
- 急性発症した陰嚢の疼痛（＝急性陰嚢症）の場合，特に幼児から青年期の患者である場合には第一に精索捻転症の鑑別が重要である.
- 週～月単位で進行するような慢性的な経過の場合には，精巣腫瘍，精巣水瘤，精索静脈瘤，精巣上体炎後の変化などが鑑別にあがる.

1 診察のポイント

- まずは病歴を聴取する．急性の経過なのか，慢性の経過なのか，外傷歴の有無は非常に重要である.
- 視診によって陰嚢の色調，腫脹の有無，精巣の位置を確認．一般に左の精巣は右と比べやや低位に位置する.
- 続いて触診の前に精巣挙筋反射の有無を確認する．これは大腿内側上部の皮膚を刺激することで同側の精巣挙筋の収縮が起こり，同側の精巣が挙上される反射である.
- 精索捻転患者においては，約 90%において精巣挙筋反射が失われることが知られており，感度，特異度ともに高い．患側から行うと健常側に影響を及ぼすことがあるので，まずは健常側から行う.
- 触診において液体貯留の有無，疼痛の有無，皮下気腫の有無を確認する．陰嚢内容物として精巣，精巣上体，精管の触診をする．触診も同様に健常側から行う.

2 検査と鑑別

- 尿検査を行い尿路感染の有無を確認し，精巣エコーにより液体貯留の有無，精巣内の腫瘍やモザイク状変化の有無を観察．ドプラエコーにて精巣内の血流の有無を確認する.
- 急性発症の陰嚢の疼痛，増大はまず第一に緊急処置を要する精索捻転症の鑑別が必要である．精索捻転症と鑑別を要する疾患は，付属小体捻転症（＝精巣垂捻転症），急性精巣上体炎，陰嚢外傷，陰嚢水腫，鼠径ヘルニア，特発性陰嚢浮腫，Henoch-Schönlein 紫斑病，ムンプス精巣炎，陰嚢蜂窩織炎，精巣腫瘍，精巣梗塞，精索静脈瘤など多岐にわたる.

〈三井要造〉

7 下部尿路症状・排尿日誌

Point

- 蓄尿，排尿，排尿後症状に分けられ，これらを系統的に問診することが重要である．
- 特に排尿症状は患者としては訴えにくい症状であり，医師側からわかりやすく質問することが肝要である．
- 少なくとも国際前立腺症状スコア，過活動膀胱症状スコアに関しては，その内容を理解しておく必要がある．
- 排尿日誌は，蓄尿症状を有する患者の初期評価として必須であり，特に夜間頻尿においては病型分類に必須である．

1 下部尿路症状

- 国際禁制学会（International Continence Society：ICS）の下部尿路症状（lower urinary tract symptom：LUTS）に関する用語基準が各国で用いられており，ICS glossary（https://www.ics.org/glossary）から検索可能な他，ICS 会員であれば用語基準を含む ICS が作成したドキュメント集である ICS standards がダウンロード可能である．また，ICS の主要な用語基準を和訳した一般社団法人 日本排尿機能学会 標準用語集第 1 集が出版（2020 年 5 月，中外医学社）されており，排尿機能学会の会員であれば会員ページから閲覧可能である．なお，標準用語集は近々改訂が予定されている．
- 主な下部尿路症状を **表 1** に示した．
- 症状症候群として過活動膀胱や低活動膀胱，慢性骨盤痛症候群などがある．前 2 者は各項目の章を，慢性骨盤症候群に関してはV-**5**-⑨間質性膀胱炎・膀胱痛症候群の項を参照．
    - ・症状症候群とは症状の集合体，つまり様々な症状の組み合わせであるが，それだけでは正確な診断にならない．つまり，明確な原因が同定できない機能的異常を指している．通常の診察（病歴聴取，身体所見，その他の適切な検査）で，感染，新生物，代謝および内分泌疾患などの病態が完全に除外されていることが必須である．つまり通常の診察では原因が明確でない，かつ，重篤な疾患によらない機能的異常が想定されている．
- 症状症候群は確定診断名でないことを念頭に置き，適切な初期治療を行ったにも関わらず症状の改善が不良な場合には，症状の原因の精査が必要となる．
- 尿失禁には **表 1** に示した症状の他，以下のような尿失禁も含まれる．
    - ・性的活動に関連する尿失禁〔性的興奮時尿失禁（sexual arousal urinary incontinence，性的興奮，前戯，マスターベーション中の尿失禁），性的活動性尿失禁（sexual activity urinary incontinence，性

行為に関連した，または性行為中の尿失禁），クライマックス尿失禁（climacturia, オーガズム時の尿失禁）〕
・無感覚性尿失禁（insensible urinary incontinence, どのように，いつ発生したかわからない尿失禁）
・体位変換性尿失禁（postural urinary incontinence, 姿勢または体位変換時の尿失禁）

- 溢流性尿失禁は尿失禁という用語が含まれているが，その原因は蓄尿機能障害ではなく尿排出機能障害であることを認識しておくべきである.
- 排尿後症状には **表1** に示した症状の他，以下の症状も含まれる.
  ・排尿直後尿意〔二重排尿, need to immediately re-void（"encore" or "double" voiding）, 排尿直後にまた排尿しなければならないという愁訴〕
  ・排尿後尿意切迫感（post-micturition urgency, 排尿後にも持続する尿意切迫感）
- LUTS の評価のためには，詳細な問診が重要.
  ・症状出現時期，急性，亜急性，慢性の経過か，増悪寛解の有無，症状の頻度や困窮度，どの症状が最も問題かなどを詳細に聴取.
  ・LUTS で困ってクリニックや病院を受診している患者は，蓄尿，排尿，排尿後全ての LUTS を有している割合が高い．このため，**表1** に示した項目を一通り問診する．特に，蓄尿症状を訴える患者に対して，医療者側から排尿症状を問診することは，診断や治療法決定の上で重要.
    ▷ **回数やイベントが明確な蓄尿症状と異なり，排尿症状は患者としてもどう訴えてよいのかわからないという点は念頭におく必要がある.**
- 症状や QOL の定量化のために症状・QOL 質問票が用いられる（以下巻末の資料 1〜17 を参照）.
  ・使用頻度の高いものとして，過活動膀胱症状スコア（資料 1），国際前立腺症状スコア（資料 2），前立腺肥大症影響スコア（資料 3），国際失禁会議質問票短縮版（資料 4），主要下部尿路症状スコア（資料 5）がある.
  ・他に，キング健康調査票（KHQ, 資料 6），尿失禁の影響に関する質問票（IIQ, 資料 7），尿失禁 QOL 質問票（I-QOL, 資料 8），OAB-q 日本語版（資料 9），N-QOL 日本語版（資料 10），骨盤臓器脱疾患特異的 QOL 質問票（P-QOL, 資料 11），骨盤臓器脱，尿失禁，便失禁を伴う女性の性機能質問票（PISQ-IR, 資料 12），外陰腟症状質問票（資料 13），間質性膀胱炎の症状と問題に関する質問（資料 14），神経因性膀胱症状スコア（資料 15），Qualiveen30 の日本語訳（資料 16），日本語版 Intermittent Self-Catheterization Questionnaire（J-ISC-Q, 資料 17）などがある.
- 過活動膀胱症状スコア（OABSS, 資料 1）
  ・2005 年に本邦で発表された過活動膀胱（OAB）特異的症状質問票で，診断ツールも兼ねている.
  ・尿意切迫感スコアが 2 点以上，かつ合計スコアが 3 点以上の場合に OAB と診断.

表1 下部尿路症状

下部尿路症状				20歳以上の有症状率(%)		定義
				男性	女性	
蓄尿症状	昼間頻尿 Increased daytime urinary frequency			40.3	42.3	個人(または介護者)が,昼間の排尿回数が多すぎるという愁訴.
	夜間頻尿 Nocturia			27.1	17.8	夜間に排尿のために1回以上起きなければならないという愁訴.
	尿意切迫感 Urgency			14.1	10.1	急に起こる,押さえられないような強い尿意で我慢することが困難である.
	膀胱充満感亢進 Increased bladder filling sensation			NA	NA	膀胱充満感を,以前に経験したよりも,より早期から,もしくはより強く,または持続的に感じるという愁訴. これは,尿意があるにもかかわらず,排尿を我慢できるという事実により,尿意切迫感とは区別できる.
	尿失禁					蓄尿相中に経験する不随意な尿漏れ.
		腹圧性尿失禁 Stress urinary incontinence		3.1	8.1	労作時または運動時,もしくはくしゃみまたは咳の際に,不随意に尿が漏れるという愁訴. 言語によっては,心理的ストレスとの混乱を避けるために,「活動に関連した尿失禁〔activity (effort) -related incontinence〕」の言葉が好まれることがある.
		切迫性尿失禁 Urgency urinary incontinence		5.8	7.1	尿意切迫感と同時または尿意切迫感の直後に不随意に尿が漏れるという愁訴.
		混合性尿失禁 Mixed urinary incontinence		NA	NA	切迫性尿失禁と腹圧性尿失禁の双方があるという愁訴. 尿意切迫感だけでなく,運動・労作・くしゃみ・咳にも関連して不随意に尿が漏れるという愁訴.
		溢流性尿失禁 Overflow urinary incontinence		NA	NA	過剰な膀胱充満による尿失禁があるという愁訴.
		機能障害性尿失禁(機能性尿失禁) Disability associated urinary incontinence		NA	NA	身体的(例えば整形外科的,神経学的)および/または精神的障害のために,通常の時間内にトイレ/便器に到達することができない機能的障害による尿失禁の愁訴.
			認知機能障害性尿失禁 Impaired cognition urinary incontinence			認知機能障害のある患者がトイレを認知できずに尿失禁が生じるという愁訴.
			運動機能障害性尿失禁 Impaired mobility urinary incontinence			運動機能障害のために通常の時間内にトイレに到達できずに尿失禁が生じるという愁訴.

コメント

通常は蓄尿機能障害を反映するが，有意な残尿による尿排出機能障害が原因のこともあるので，残尿測定は必ず実施.

頻尿とは，一般的には 24 時間の排尿回数が 8 回以上を指すことが多い．ただし，昼間排尿回数 8 回以上を昼間頻尿とする場合もあり，この辺の定義は明確とは言えない.
頻尿には，尿産生量と機能的膀胱容量が関与．機能的膀胱容量が正常でも尿産生量が多ければ頻尿になる．このため，排尿日誌による尿量，機能的膀胱容量の確認が必要.
夜間頻尿に関しては，臨床的には 2〜3 回以上を問題にすることが多い．夜間頻尿の原因としては，機能的膀胱容量の減少の他に夜間多尿や多尿，睡眠障害などがある．夜間多尿の診断には排尿日誌が必要.
機能的膀胱容量低下の原因として，有意な残尿もあるため，頻尿の鑑別診断には，残尿測定も必要.

「突然起こる」点と「排尿を後回しにできない」点が特徴．正常の尿意（「徐々に起こる」，「我慢＝排尿を後回しにできる」）とは異なる異常な膀胱充満知覚.
過活動膀胱の必須症状.

定義上は左記の通りであり，排尿を後回しにできる点が尿意切迫感との大きな違いと考えられる.

尿道過可動や尿道括約筋不全（内因性括約筋不全）などの尿道側の障害が原因となる.
ストレステストで他覚的に証明する.
一般的には女性で認められる症状であり，男性で認められた場合には原因精査が必要となる.

排尿筋過活動などの膀胱側の障害が原因となる．ただし，前頭葉障害などでは無抑制尿道括約筋弛緩が原因となることもある.

問診上，腹圧性の成分と切迫性の成分のどちらが優位なのかを聴取することが，その後の治療に重要.
一般的には女性で認められる症状であり，男性で認められた場合には原因精査が必要となる.

蓄尿症状に含まれるが，病態としては尿排出機能障害によるものである点に十分注意する必要がある.

従来，機能性尿失禁と呼ばれていた尿失禁である．下部尿路機能障害以外の原因で尿失禁が生じている状態を指す場合が多く，代表的なものが，運動機能や認知機能の低下による尿失禁である.
ただし，実臨床上は，下部尿路機能障害を有する患者において，運動機能や認知機能の低下が尿失禁を顕在化あるいは重症化させる場合があるので，尿失禁の主たる原因が，下部尿路機能障害というより，運動機能や認知機能の低下による尿失禁であると考えておいた方がよいであろう.

（次頁につづく）

表1 下部尿路症状（つづき）

下部尿路症状		20 歳以上の有症状率（%） 男性	女性	定義
排尿症状	尿勢低下 Slow（weak）stream	27.5	15.5	尿の勢いが弱いという愁訴.
	尿線途絶 Intermittency	18.4	8.4	尿線が排尿中に 1 回以上途切れるという愁訴.
	遷延性排尿（排尿遅延） Hesitancy	16.2	6.7	排尿開始が困難で排尿準備ができてから排尿開始までに時間がかかるという愁訴.
	腹圧排尿 Straining to void	開始時：15.3 排尿中：13.5 終末時：18.7	開始時：7.2 排尿中：6.2 終末時：8.5	排尿の開始，尿線の維持または改善のために力を要するという愁訴.
	排尿終末時尿滴下 Terminal dribbling	23.8	7.4	排尿終末時に尿勢が低下して尿が滴下するという愁訴.
	尿線分割 Spraying（splitting）of urinary stream	NA	NA	尿線がわかれて出るという愁訴.
	尿閉 Urinary retention	NA	NA	膀胱内に貯留している尿を全く排出できないという愁訴.
	急性尿閉 Acute urinary retention			排尿をしようと持続的に試みるが排尿できない状態が急性に発症したという愁訴. 通常，恥骨上部に（充満した膀胱による）疼痛を伴う.
	慢性尿閉 Chronic urinary retention			ある程度尿は出せるにもかかわらず，慢性的にまたは反復して尿が排出できないという愁訴. 結果的に，少量の尿の頻回の排出や尿失禁という症状で表出されたり，膨満した膀胱として自覚されることがある.
排尿後症状	残尿感 Feeling of incomplete emptying	19.7	8.7	排尿後に膀胱が完全に空になっていない感じがするという愁訴.
	排尿後尿滴下 Post-voiding incontinence	15.0	3.6	排尿直後に尿が不随意に滴下するという愁訴.

JCOPY 498-06431

コメント
問診のみから膀胱出口部閉塞と排尿筋低活動を鑑別することは困難.
問診上,「若い頃と比べて尿の勢いはどうですか？」など, 比較対象を呈示しないと患者は回答しにくいので注意が必要.
「尿は一息で出ますか？」などと問診.
膀胱出口部閉塞や排尿筋低活動などで比較的多く見られる症状であるため, 問診上, 重要. 「トイレに行ったらすぐに尿は出始めますか？」などと問診.
「尿をする時にいきみますか？」などと問診. 案外, 患者本人は自覚していないことも多い. 習慣的に腹圧をかけて排尿している場合もある. 尿流測定で腹圧排尿パターンでも「腹圧はそんなにかけていない」と返答されることが結構ある.
「尿の切れはどうですか？」などと問診. 排尿の終了の延長を通常伴う.
国際禁制学会の用語基準の「徴候」には, 全く排出できない場合は「完全尿閉」, 排尿量が残尿量よりも少なく膀胱内の尿を十分に出せない場合は「不完全尿閉」との記載がある. 実際には排尿量と残尿量の所見によって診断されるので徴候に含まれているが, 実臨床では, 問診上「ほとんど出ない」場合を尿閉に含める場合もあろう.
患者本人には尿閉の自覚がなく, 超音波検査や CT, 残尿測定などで伸展した膀胱あるいは多量の残尿を契機にたまたま診断されるパターンが多い尿閉である. 慢性尿閉に伴う尿失禁は切迫性, 腹圧性, 混合性尿失禁の症状も取りうるが, 溢流性尿失禁とするべきであろう.
「残尿量」と同義語ではなく, あくまでも「尿が残っている感じがする」という訴え.
一般的には男性に多く聞かれる愁訴. 通常,「排尿後に尿が漏れる」とは訴えず「尿が漏れる」とのみ訴えるので,「尿失禁」と安易に診断されがちである. 腹圧性, 切迫性, 混合性のどれにも当てはまらなければ, 十分に問診を行うことが必要. 骨盤底筋訓練, 尿道のミルキングなどが対処法になる.

有症状率は Mitsui T, Sekido N, Masumori N, et al. Prevalence and impact on daily life of lower urinary tract symptoms in Japan: Results of the 2023 Japan Community Health Survey (JaCS 2023). Int J Urol. 2024 doi: 10.1111/iju.15454. より執筆者が算出. 昼間頻尿は 8 回以上, 夜間頻尿は 2 回以上, それ以外の症状は週 1 回以上の割合. NA はデータがない項目.

- 合計点により軽症（3～5 点），中等症（6～11 点），重症（12～15 点）に分類.
- 3 点以上の低下が minimal clinically important change（MCIC）.
- OAB 症状以外の質問項目はないので，LUTS の問診を省略可能な訳ではない.

▪ 国際前立腺症状スコア（IPSS）と QOL スコア（IPSS-QOL）（資料 2）
- 合計点により軽症（0～7 点），中等症（8～19 点），重症（20～35 点）に分類.
  - ▹ **膀胱出口部閉塞の診断ツールではない．閉塞が認められる割合は IPSS 0～7 点で 55%，8～19 点で 65%，20～35 点で 75%という報告もあり，軽症でも閉塞を認める一方，重症でも閉塞を認めない場合がありうる.**
  - ▹ **3 点以上の低下が MCIC（J Urol. 1995; 154: 1770-4）. Comb-AT 研究などでは 4 点以上の上昇が症状進行（悪化）とされている.**
  - ▹ **本邦での基準としては，治療前−治療後で，≧4，著効：3，有効：2 or 1，やや有効：≦0，不変 / 悪化.**
- QOL に関しては，軽症（0～1 点），中等症（2～4 点），重症（5～6 点）に分類.
  - ▹ **本邦での基準としては，治療後÷治療前で，≦0.25，著効：≦0.5，有効：≦0.75，やや有効：>0.75，不変 / 悪化.**
- 前立腺特異的でないために女性の LUTS の評価にも頻繁に用いられている.
- 尿失禁の項目がない点には注意を要する.
- 「腹圧排尿」スコアとされることが多い 6 番目の項目は，「尿をしはじめるためにお腹に力を入れる」である点，つまり，排尿開始時の腹圧であり，排尿中あるいは排尿終末時の腹圧は含まれていない点に注意を要する.

▪ 前立腺肥大症影響スコア（BII，資料 3）
- 身体不快，心配，煩わしさ，活動の制限に関する 4 項目の質問票.
- 軽度改善と言えるのは 0.4 点以上の低下.

▪ 国際失禁会議質問票短縮版（ICIQ-SF，資料 4）
- 世界中どこでも使えることを目標に国際失禁会議が開発した尿失禁特異的質問票.
- 失禁の頻度，量，生活への支障度の 3 項目を点数化.
- 4 つ目の質問で，どのような時に失禁するのかを尋ねており，この回答をみると切迫性，腹圧性，混合性，あるいはそれ以外の失禁なのか把握が可能である.

▪ 主要下部尿路症状スコア（CLSS，資料 5）
- 本邦で開発された LUTS のスクリーニングに便利な質問票．主に診断未確定な患者を対象としており，一般医にも使いやすいように配慮されている.
- 困窮度の高い症状 3 つ，その内で最も困窮度の高い症状 1 つを選択させるようにしており，困窮度の高い症状の把握が可能.

記載日:　　月　　日

起床時刻:　　時　　分

昼間の排尿に関して以下に記載して下さい
尿失禁を認めた場合には◯を記入して下さい

時刻	排尿量, mL	尿失禁	飲水量, mL	備考

就寝時刻:　　時　　分

夜間の排尿に関して以下に記載して下さい
尿失禁を認めた場合には◯を記入して下さい

時刻	排尿量, mL	尿失禁	飲水量, mL	備考

翌日の起床時刻:　　時　　分

翌日の起床後すぐに排尿をして以下に記載して下さい
尿失禁を認めた場合には◯を記入して下さい

時刻	排尿量, mL	尿失禁	飲水量, mL	備考

排尿回数: 昼間/夜間/24時間:
尿量: 夜間尿量/24時間尿量:
夜間多尿指数:
最大排尿量:
平均排尿量:
飲水量:
夜間:

図1 排尿日誌の記録用紙の1例

・排尿遅延，終末滴下，排尿後尿滴下に関する項目はないので，LUTS のスクリーニングに有用とは言ってもLUTSの問診を省略してよいというものではない．

2 排尿日誌 図1

▪ 頻尿，尿失禁を訴える患者では原則的に全例で適応がある．

・排尿の都度，尿を計量カップで計測し，その時刻と排尿量（mL），失禁や尿意切迫感の有無などとともに記録をつける．可能であれば，水分摂取量（mL）や尿失禁量（V－5－⑦－1. 腹圧性尿失禁の項を参照）

記載日: 1月3日

起床時刻: 6時30分

昼間の排尿に関して以下に記載して下さい
尿失禁を認めた場合には○を記入して下さい
就寝前には必ず排尿して下さい

昼間排尿回数
24時間尿量

時刻	排尿量, mL	尿失禁	飲水量, mL	備考
6:30	50			
7:00			200コーヒー	
			100 ヨーグルト	
8:00	100			
9:30	100			
10:00	50		200 コーヒー	
12:00	150	○	200 スープ	尿意切迫感あり、パッド 10g
13:00	80			
15:00	180	○	200 お茶	尿意切迫感あり、パッド 10g
16:30	100			
18:00	120			尿意切迫感あり
19:00			150 味噌汁	
			200 お茶	
19:30	80			
21:00	150			尿意切迫感あり
22:30	100			
23:30	50			

就寝時刻: 23時30分

夜間の排尿に関して以下に記載して下さい
尿失禁を認めた場合には○を記入して下さい

夜間排尿回数 **夜間尿量**

時刻	排尿量, mL	尿失禁	飲水量, mL	備考
1:00	200	○		尿意切迫感あり、パッド10g
3:00	100			

翌日の起床時刻: 6時30分

翌日の起床後すぐに排尿をして以下に記載して下さい
尿失禁を認めた場合には○を記入して下さい

時刻	排尿量, mL	尿失禁	飲水量, mL	備考
6:30	180	○		尿意切迫感あり、パッド20g

排尿回数	昼間/夜間/24時間: 13/2/15 回
尿量	夜間尿量/24時間尿量: 510 mL/1,790 mL (パッド内失禁量含む)
夜間多尿指数	28% [← (510 ÷ 1,790) × 100]
最大排尿量	200 mL
平均排尿量	119 mL (← 1790 ÷ 15)
飲水量	1,250 mL
夜間	7時間

図2 排尿日誌における排尿回数と尿量の計算方法
(関戸哲利. 日本医師会雑誌. 2023: 152: 985-9)

も記録する.
- 排尿日誌と類似の用語として頻度・尿量記録（あるいは排尿記録）（frequency volume chart）があるが，こちらは，毎回の排尿時刻と排尿量のみを記録したものと定義される．多尿や夜間多尿の診断においては，頻度・尿量記録があれば十分であるが，尿意切迫感や尿失禁に関する記載があれば，膀胱蓄尿障害に関する有用な情報を得ることが可能である.
- 可能であれば 3 日程度実施する．3 日が無理でも最低 2 日は必要である.
- 就寝時間と起床時間を必ず記載する.
- 昼間の排尿回数は，起床後 1 回目の排尿～就寝前最後の排尿まで，夜間排尿回数は就寝中の排尿のみである **図 2**．一方，昼間尿量は起床後 2 回目の排尿～就寝前最後の排尿まで，夜間尿量は就寝後の排尿から起床後 1 回目の排尿までである **図 2**.
  - ▹ 夜間尿量の算出（V－**5**－②夜間頻尿の項を参照）のためには，翌日の起床後最初の排尿量まで記載する必要がある．また，起床後時間が経過してしまうと夜間に産生された尿量とは言いがたくなる．このため，排尿日誌をつける際には，起床したらひとまず 1 回排尿してもらうように指導する.
  - ▹ この他の夜間頻尿に関わる指標に関しては，V－**5**－②夜間頻尿の項を参照.
  - ▹ 就寝してから就寝中最初の排尿に起きるまでの時間を hours of undisturbed sleep（HUS）とよび，これを延長させることも夜間頻尿治療において重要であることが示されている.

- 非侵襲的と言われてはいるが，排尿の度に尿量を測定して記載するのはかなりの労力であり，非侵襲的とは言い難い側面もある点に留意が必要である.
- 患者負担あるいは解析する医療従事者側の負担軽減のための様々なアプリケーション・デバイスの開発が報告されているが，汎用性などの面で全ての医療機関で導入可能なものはまだない．モバイルヘルスを用いた今後のさらなる展開が期待される分野である.
- あくまでも目安であるが正常範囲を下記に示す.
  - 昼間排尿回数: 6～7 回
  - 夜間排尿回数: 0～1 回
  - 平均排尿量（排尿日誌記録中の総排尿量を総排尿回数で除したもの）: 200～250mL
  - 最大排尿量（24 時間の排尿中 1 回の排尿で排出される最も多い尿量．排尿日誌記録中の最大排尿量の平均を機能的膀胱容量と呼ぶ）: 250～300mL 以上
  - 夜間尿量: 300～400mL
  - 1 日尿量: 1,400～1,800mL（あるいは 20～25mL/kg）

〈関戸哲利〉

8 不妊症

Point

- 不妊症とは，定期的な性交渉をもち，避妊していないにもかかわらず 1 年経過しても妊娠成立しないことを指す．
- 不妊症の原因は，男性：女性＝1：1 である．
- 男性不妊症の原因は，1 位：造精機能障害 82.6%，2 位：性機能障害 13.5%，3 位：精路通過障害 3.9%である．

- 男性不妊症は，婦人科での精液検査を契機に発見され，泌尿器科に受診するケースが多い．**表 1** に WHO マニュアル 2021 による精液所見の正常下限値を示す．
- 乏精子症：精子濃度 1,600 万 /mL 未満である．
- 精子無力症：精子運動率 42%未満である．
- 無精子症：射出精液中に精子を認めないこと．
- 勃起障害や射精障害のためうまく性行為ができずに，不妊症を訴えるケースもある．
- 勃起障害（ED）：性交時に有効な勃起が得られないために満足な性交が行えない状態である．原因は，心因性によるものが多い．
- 射精障害：①逆行性射精…精液が射精時に膀胱内に入ってしまい，精液が尿道から出ない．原因は，糖尿病による末梢神経障害が多い．②腟内射精障害…自慰行為では勃起も射精も問題ないが，腟内で射精できない状態．原因は不適切な自慰行為の習慣によるものが多い．小谷の分類を **表 2** に示す．

表 1 WHO マニュアル 2021 による正常下限値

精液量	1.4mL
総精子数（液量×濃度）	39×10^6
濃度	16×10^6/mL
総運動率	42%
前進運動率	30%
生存率	54%
正常形態率	4%

（WHO laboratory manual for the examination and processing of human semen. 6th ed. WHO; 2021）

表 2 小谷の分類

①自慰・腟内射精とも不能
②腟内射精のみ不能
③射精時間の異常（早漏・遅漏）
④その他

（小谷俊一. In: 森　崇英, 他編. 図説 ART マニュアル. 永井書店; 2002. p.329-33）

Suggested Readings

①日本生殖医学会, 編. 生殖医療の必修知識 2023. 杏林舎; 2023.
生殖医療専門医を目指す医師が当然知っておくべき知識が網羅されている.
②日本泌尿器科学会, 編. 男性不妊症診療ガイドライン 2024 年版. メディカルレビュー社; 2024.

〈小林秀行〉

9 勃起障害（ED）

Point

- 若年者の ED は成功体験がないことによることが多い.
- 苦手意識を持たずに，まずは話を聞いてみる．日常診療の中で「実は相談してみたかった」という要望があることも事実である.

1 定義

- ED とは満足な性行為を行うのに十分な勃起が得られない，かつ / または維持できない状態が持続または再発することとされている.

2 分類

- 器質性，心因性，混合性に分類される.

3 有病率

- 2024 年の最新の調査では日本人の約 3 人に 1 人（1400 万人），30.9% が ED であると示された.
- 20 歳台の有病率は 50 歳台とほぼ同等の 26%位である点は留意が必要．30〜40 歳台は 20%以下で，その後は年齢とともに上昇する.

4 リスクファクター

- 加齢，糖尿病，肥満 / 運動不足，心血管疾患 / 高血圧，喫煙，テストステロン低下，慢性腎臓病 / 下部尿路症状，神経疾患，手術 / 外傷，うつなどの精神的因子，薬物，睡眠時無呼吸症候群の計 12 の因子があげられている.
- 肥満・運動不足，喫煙は自助努力で改善する可能性がある.

5 診断

- 診断のアルゴリズム（非専門医の行う範囲）に沿って〔V - 6 - ③勃起障害（ED）の項を参照〕，病歴〔SHIM（男性性機能問診票）によるスコア評価を含む〕，身体所見（陰茎，前立腺，性機能低下症の徴候，心血管系，神経系のチェック），臨床検査〔血糖値，総テストステロン値（午前中）または遊離テストステロン値（午前中）〕から診断する.
- 検査も大切だが，とにかく話を聞くことが大切．特に若年者は自慰は可能だが対人でうまくいかない等，成功体験の欠如に基づく症状のことが多い.

6 特殊診断検査

- 夜間勃起現象（nocturnal penile tumescence：NPT）の評価
- PGE_1 の陰茎海綿体注射（intracavernous injection test：ICI）
- カラードプラ検査（color Doppler ultrasound：CDU）

- 造影 CT，血管撮影，海綿体造影
- 精神医学的評価

〈中島耕一〉

10 血精液症

Point

- 射精した精液に血液が混じることを血精液症という.
- 原因は前立腺や精嚢の非特異的炎症であることが多く，通常数週間程度で自然に改善する.

- 発熱などの随伴症状はなく，精液に血液が混入するだけであることが多い.
- 長期の禁欲期間後に起こることが多い.
- 通常は無治療で，数週間程度で改善する.
- 血尿を主訴に受診することもある.
- 数週間以上症状が持続する場合には，稀ではあるが尿路結核，前立腺癌，前立腺移行上皮癌，精子輸送路（精巣，精巣上体，精管，精嚢，前立腺）の腫瘍，嚢胞，結石が原因である可能性がある．尿検査，抗酸菌培養を含めた尿培養，尿細胞診，PSA 測定，MRI を行いこれらの疾患を除外する必要がある.
- V-6-⑦血精液症（hematospermia or hemospermia）の項を参照.

〈三井要造〉

11 腎後性腎不全

Point

- ► 尿路の通過障害により尿がうっ滞することで生じる腎不全のことを腎後性腎不全という.
- ► 通常疼痛や排尿困難などの自覚症状を伴い早期に発見されることが多く，早期に対処されれば腎機能は改善することが多い.
- ► 上部尿路通過障害であれば経尿道的尿管ステント留置術や経皮的腎瘻造設術を行い，下部尿路通過障害であれば尿道カテーテル留置や経皮的膀胱瘻造設により閉塞を解除する.

- 症状として乏尿 / 無尿，側腹部痛，CVA 叩打痛がみられ，血液検査で Cr，BUN，K の上昇がみられる.
- 検査として腹部エコーで水腎症や尿閉の有無を確認し，腹部単純 CT で閉塞の原因検査を行う.
- 上部尿路通過障害の原因として尿管結石，尿管腫瘍，尿管周囲リンパ節の腫大による尿管外からの圧迫（消化器や婦人科系悪性腫瘍のリンパ節転移など），後腹膜線維症などがあげられる．下部尿路通過障害の原因として前立腺肥大，前立腺癌，神経因性下部尿路機能障害（糖尿病，脊髄疾患など），尿道損傷，薬剤性の尿閉（かぜ薬，精神科系薬剤の内服歴など）などがあげられる．いずれの原因であっても，まずは閉塞起点の解除という治療方針に変わりはない.
- 治療として上部尿路通過障害であれば経尿道的尿管ステント留置術，あるいは経皮的腎瘻造設術を行い，下部尿路通過障害であれば尿道カテーテル留置，あるいは経皮的膀胱瘻造設術を行い尿路の確保を行う.
- 腎後性腎不全解除後に利尿期に入ることがあり，閉塞解除後は尿量のモニタリングが必須である.
- 尿量が多い場合には脱水にならないよう，生理食塩水や 1 号液で尿量補正を行う.
- 数時間おきに尿量カウントを行い，次の数時間で尿量の 50～70%程度を補液する.

  例）3 時間尿量が 500mL であった場合，次の 3 時間で生食 350mL を追加投与とする（70%補正）
- 高齢者や心機能低下のある患者であれば補正量を落として行う必要がある.

〈三井要造〉

III

検査

1 身体理学所見

Point

- 副腎: ホルモン過剰に伴う異常所見に注意.
- 腎臓: 腎盂腎炎あるいは水腎症で肋骨脊柱角(costovertebral angle: CVA) 叩打痛が陽性となることあり.
- 膀胱: 腹部診察では尿閉で伸展した膀胱の触知が, 下部尿路機能障害が示唆される場合には, 神経障害のスクリーニングのための腰仙部, 会陰部の診察が重要. 夜間頻尿患者では下腿浮腫の有無を診察.
- 前立腺: 直腸診では大きさ, 硬結, 圧痛を中心に評価.
- 陰茎: 陰茎海綿体と尿道海綿体の双方を診察.
- 陰嚢: 陰嚢腫大の診断には身体理学所見が重要.
- 女性:
  - ・骨盤底, 生殖器の異常が下部尿路症状と密接に関係するため, 必要に応じて患者を砕石位として診察する.
  - ・尿道カルンクル, 尿道狭窄などの外尿道口の異常, 膣の発赤や萎縮がないか観察する.
  - ・尿道憩室は外尿道口の近位膣前壁に膨隆を触知し, 圧迫にて混濁した分泌物を外尿道口から認めることがある.
  - ・腹圧性尿失禁や骨盤臓器脱が疑われるときは尿道過可動の有無や, 腹圧負荷による下垂の変化を確認する.

1 実施時の注意点

- プライバシー, 羞恥心への配慮が必要.
- 左右差の比較が重要.
- 非病変側から診察.
- 直腸診に際しては, 潤滑剤を指に十分塗布して実施.

2 若手泌尿器科医が知っておくべき検査結果解釈のポイント

► BMI (body mass index)

- 日本肥満学会では, BMI 22 を適正体重 (標準体重) とし, 統計的に最も病気になりにくい体重とされる. 25 以上を肥満, 18.5 未満を低体重と分類.

► 皮膚

- 皮膚の性状. 腎癌発症に関連する遺伝性疾患 (von Hippel-Lindau 病, Birt-Hogg-Dube 症候群, 結節性硬化症など) に特徴的な網膜血管腫, 顔面体幹の線維毛包腫, 顔面血管線維腫の有無などについて記載する.

► 眼瞼結膜, 眼球結膜

- 貧血の有無, 黄疸の有無.

► 鼠経リンパ節の腫大の有無など

► **胸部，腹部所見**

- ラ音，心音の異常の有無，女性化乳房（泌尿器科では精巣腫瘍，副腎腫瘍，利尿薬内服，抗アンドロゲン薬内服など）の有無．
- 腹部軟，あるいは硬，膨満の有無，筋性防御の有無，肝腫大の有無，腹水の有無．

► **副腎**

- ホルモン過剰による身体理学所見を見落とさない（V-1副腎腫瘍の項を参照）．

► **腎臓**

- 腎盂腎炎，水腎症などの診断に際しては，肋骨脊柱角（CVA，第 12 肋骨と腰椎が交差する部分）を軽く叩き叩打痛の有無を確認することが有用．
- 教科書的には双手診が有名．片手を CVA に当てて腎臓を挙上，もう片方の手を深呼吸に合わせて肋骨弓下にすべらせるように挿入して両手の間に腎臓を挟む診察法．仰臥位あるいは半座位で実施．
- 肋骨部や上腹部の聴診を行うことにより，腎動脈狭窄，腎動脈瘤，腎癌（著明な AV シャントを有するもの）などの疾患で血管雑音を聴取できることがある．

► **膀胱**

- 膀胱そのものを身体理学所見で評価することは，急性あるいは慢性尿閉，膀胱タンポナーデなどに伴う伸展した膀胱が下腹部に触知されるか，余程の大きな膀胱腫瘍が存在する場合以外は困難．
- 下部尿路機能障害が示唆される場合，神経障害のスクリーニングとしての腰仙部あるいは会陰部の身体理学所見（神経学的所見含む）が重要（V-5-④神経因性下部尿路機能障害の項を参照）．
  - 歩行障害，つち状趾やかぎ爪様趾，脚長・下肢筋肉量の左右差なども神経疾患診断の一助になりうる．
- 夜間頻尿患者では下腿浮腫の有無を診察．

► **前立腺**

- 直腸診は前立腺の診察として重要．
- 前立腺の触診を目的とする場合には，仰臥位として両膝を腹壁近くまで屈曲させて行うのが一般的．前立腺の辺縁域（PZ）が直腸粘膜の方向に移動して判断しやすくなる．口を軽く開き，肩の力を抜いた状態で肛門の筋肉が緩んで指が入りやすくなる．
- 前立腺の触診では大きさ（不触，クルミ大，小鶏卵大，鶏卵大，鵞卵大），表面の性状（平滑か，不整か，硬結を触れるか），硬さ（弾性軟，石様硬など），圧痛の有無，波動の有無，中央溝の状態について記載．
- 癌を疑う硬結を触知した場合には，前立腺癌取扱い規約に記載のある項目を中心に診察．
  - 前立腺全体の大きさ（0：触れない，1：クルミ大，2：小鶏卵大，3：鶏卵大，4：鵞卵大，×：判定不能）
  - 前立腺全体内に占める腫瘍の広がり（0：腫瘍を触れない，1：輪郭の変形を伴わない腫瘍を触れる（1a 片葉，1b 両葉），2：輪郭の変形を伴う腫瘍を片葉または両葉に触れる（2a 被膜外，2b 精嚢に浸潤），3：

前立腺外に浸潤している，×：判定不能）
- 直腸面の性状（0：硬結を触れない，1：硬結は触れるが表面は平滑，2：表面に軽度の凹凸あり，3：表面に凹凸が強い，×：判定不能）
- 腫瘍部分の硬さ（0：腫瘍を触れない（判定せず），1：軟，2：硬結，3：板状硬または石状硬，×：判定不能）
- 精嚢浸潤の有無（0：精嚢への浸潤は認めない，1：精嚢への浸潤が疑われる，2：明らかに精嚢へ浸潤している，3：精嚢周囲に浸潤している，×：判定不能）

► **陰茎**（V-7-⑤陰茎の項を参照）
- 亀頭（包茎，尿道下裂，腫瘍，炎症，外尿道口からの分泌物の性状など），包皮病変（コンジローマ，ヘルペス，潰瘍など），陰茎背面（ペロニー病のプラークなど），尿道（海綿体線維化，尿道結石など）などを診察．
- 勃起障害（ED）の原因となりうるLeriche症候群は大腿動脈上の血管雑音で発見されることがある．

► **陰嚢内容**（V-7-⑥精巣の項を参照）
- 精索，精管，精巣，精巣上体をそれぞれ診察．
- 精索静脈瘤の有無．ある場合は左右（あるいは両側）を記載する．
- 陰嚢腫大の診断には身体理学所見が非常に重要．理学所見上は，透光性試験で充実性と嚢胞性腫瘤を鑑別．
- ヘルニアが疑われる場合には陰嚢側から外鼠径輪へ示指を挿入して腹圧をかけさせて評価．

► **女性骨盤底**（V-5-⑦Urogynecologyの項を参照）
- 会陰部粘膜の状態からホルモン環境がある程度評価可能．萎縮性腟炎などを見落とさない．
- 腹圧性尿失禁においてはストレステストが，骨盤臓器脱においてはPOP-Qが診断のゴールドスタンダード．
- 難治性あるいは再発性尿路感染症患者では，尿道憩室や感染した尿道カルンクルを見落とさない．
- 遠位尿道狭窄の診断にブジーアブールを用いる場合がある（成書参照）．

〈澤田喜友，関戸哲利〉

2 尿検査

Point

► 尿の性状を調べ尿路の病的状態を把握する検査.
► 泌尿器科を受診した患者にまず行うべき基本的な検査である.

1 適応・禁忌

- 禁忌は特になく，自覚症状の有無に関わらず泌尿器科を受診した患者にまず行うべきスクリーニング検査である.
- 方法として試験紙（テステープ法），定性，沈渣がある.

2 依頼時・実施時の注意点

- 清潔な状態で採取された 10〜15mL の中間尿を提出する.
- 可能であれば，早朝第一尿の中間尿を採取し，採取から 1 時間以内に検査されることが望ましい.
- テステープ法では，尿をよく混ぜてから試験紙部分を完全に浸し，取り出す.（使用するキットによるが）浸す時間は 1〜2 秒程度であり，長く浸し過ぎると試薬が尿に溶出してしまい結果の信頼性が低下する.
- 尿が多すぎると反応が進みすぎてしまうため，取り出した試験紙をカップの縁やティッシュに当てて余分な尿を取り除く．試験紙を水平に保持し，決められた判定時間で色調の変化を色調表と比較し判定を行う.

3 若手泌尿器科医が知っておくべき検査結果の解釈のポイント

- 正常人でも 1〜4/HPF の赤血球が検出され得る．5〜10/HPF 以上のものを顕微鏡的血尿という．1L あたり 1mL 以上の血液が混入すると肉眼的血尿となる.
- 腎臓由来の血尿は，多くの場合著明なタンパク尿を伴う．逆にいうと，尿管や膀胱由来の血尿に強度のタンパク尿（100mg/dL 以上，あるいは 2+以上）を伴うことは稀である．また赤血球の変形が著明であれば腎由来の血尿，変形が少なければ下部尿路由来の血尿である可能性が高い.
- 鑑別疾患として炎症，腫瘍，尿路結石，異物，外傷，薬剤性がある.
- 正常人でも 1〜4/HPF の白血球が検出され得る．5〜10/HPF 以上のものを膿尿という.
- 女性においては，月経血や腟からの分泌物のコンタミネーション（混入）が起こる可能性を念頭におく．コンタミネーションが疑われる場合には，導尿による検体採取を検討する.
- 円柱とは主に遠位尿細管や集合管において Tamm-Horsfall ムコタンパク質とアルブミンなどの血漿タンパクを基質として形成される構造物である．円柱内に含まれる物質により硝子円柱，赤血球円柱，白血球円柱，上皮円柱，脂肪円柱などに分類される.

- ムコタンパクのみで構成される円柱を硝子円柱といい，正常でもみられる．
- 赤血球円柱は糸球体腎炎など，糸球体からの出血でみられる．
- 白血球円柱は急性糸球体腎炎，急性腎盂腎炎などでみられる．
- その他の円柱は非特異的な腎の障害（ネフローゼ症候群，尿細管壊死，腎虚血，慢性腎不全など）にみられる．
- テステープ法は安価で短時間で結果が出るため有用な検査だが，尿の色調そのものや種々の薬剤などの影響を受けやすく，偽陰性，偽陽性の可能性がある．
- テステープ法の尿潜血反応における偽陰性（＝実際には尿潜血陽性であるにも関わらず，テステープでは陰性）の原因としてビタミンC（アスコルビン酸）がある．アスコルビン酸摂取後 2～6 時間程度の間はブドウ糖，ビリルビン，亜硝酸塩が陰性化する可能性がある．
- また強アルカリ尿において，低比重化し，タンパクが偽陰性化する可能性がある．
- テステープ法の尿潜血反応における偽陽性（＝実際には尿潜血陰性だが，テステープでは陽性）の原因としてミオグロビン尿，ヘモグロビン尿，低張尿，膿尿，アルカリ尿，精液の大量混入などがある．
- テステープ法で偽陰性，偽陽性が疑われる結果が出た場合には，尿一般定性や尿沈渣を提出する．

4 合併症

- 特になし．

5 その他

- 尿道留置カテーテル，尿管ステントや腎盂カテーテルなどが留置されている場合，尿中赤血球や尿中白血球が陽性となることが多い．それが必ずしも病的意義を持つとは限らないため，全身状態や症候と合わせて考える必要がある．
- 例えば尿道留置カテーテルが留置されていて尿中白血球が陽性であっても，発熱などなければ抗菌薬投与は不要である．また，尿路にカテーテルが留置されている患者が発熱した場合，本当に尿路感染症なのか（他に感染のフォーカスがないか）を考える必要がある．
- 尿道留置カテーテルや尿管ステント，腎盂カテーテルが留置されている患者において，カテーテルの機械的刺激により尿潜血，あるいは肉眼的血尿をきたすことがある．それ自体に病的な意義はないが，背後に尿路悪性腫瘍が隠れている可能性もあるので，必要に応じて尿細胞診検査，膀胱鏡検査，CT 検査などが検討されるべきである．

〈三井要造〉

3 尿細胞診と病理伝票の記載

3-① 尿細胞診

Point

- 尿中のがん細胞を確認する検査であり，判定に必要な臨床情報を添えて依頼する．
- 採取した検体は速やかに提出することが重要である．

1 適応

- 主に膀胱癌，腎盂尿管癌を疑った場合であるが，血尿症例へのスクリーニング検査としても行われる．まれに，腎癌・前立腺癌由来の細胞が採取される．

2 検体の採取法，種別，検体量

- 採取法としては自然排泄尿が一般的だが，導尿や上部尿路検査のための尿管カテーテルからの強制的な採取法もある．
- 検体の種別は自然尿・洗浄液・カテーテル尿・回腸導管尿などに分けられる．
- 適正な検体量は 15mL 以上である．

3 実施時の注意点

- 検体を採取後は速やかに提出し処理を依頼する．尿中の細胞は経時的に変性をきたす．造影剤の混入した検体は提出可能だが，より早期に細胞変性をきたすため推奨はされていない．

4 依頼する際の注意点

- 年齢，性別，尿路に対する手術・放射線照射の既往，化学療法歴の有無の記載は必須である．
- 検体の採取法や種別の正確な記載は，標本を判定するうえで重要である．また，膀胱鏡や CT などの画像検査が施行されていれば，その所見を記載するのが望ましい．そのうえで臨床的な鑑別疾患，判定してもらいたいポイント（良悪性の判定なのか，組織型の推定なのか）を記載する．

5 評価分類・結果の解釈

- 施設により異なる複数の報告様式が存在する．従来のクラス分類は悪性らしさの分類であり，新報告様式とパリシステムは高異型度尿路上皮癌（high-grade urothelial carcinoma：HGUC）の有無を評価する分類となっている．世界的にはパリシステムの使用が推奨されている．判定に対する臨床医の対応は **表 1** に示す．

表 1 従来の報告様式との対応表

class 分類	新報告様式 2015	パリシステム The Paris system (TPS)	臨床医の対応
	不適正 (Inadequate)	Inadequate	不適正とされる原因を改善し再検査
class I class II	陰性 (Negative)	Negative for HGUC (NHGUC)	他の検査で異常があれば再検査
class III	異型細胞 (Atypical cells)	Atypical urothelial cells (AUC)	再検査あるいは尿路精査
class IV	悪性疑い (Suspicious for malignancy)	Suspicious for HGUC (SHGUC)	尿路精査
class V	悪性 (Malignant) □ High Grade UC □ Low Grade UC □ Others	HGUC	治療を想定した精査

HGUC: High-grade urothelial carcinoma

3-② 病理伝票の記載

Point

- ► 摘出標本は各種癌取扱い規約にのっとり処理をして固定する.
- ► 病理伝票には摘出標本を図示し, 患者情報などの必須情報を記載する.

- 依頼書には以下の情報を記載する
  ①患者属性: 性別・年齢
  ②検体情報: 臓器数・採取個数・容器個数
  ③臨床診断・所見: 臨床診断名・病変部位と分布
  ④臨床情報: 現病歴・既往歴 (特に生検の有無・放射線照射・化学療法施行歴は重要)
  ⑤症例特有の所見: 画像所見・腫瘍マーカー値
  (I-9 がんゲノム医療の項を参照)

〈関田信之〉

JCOPY 498-06431

4 腹部超音波検査

①泌尿器超音波検査（泌尿器エコー）

Point

- 副腎: 小さな腫瘍の診断にはかなりの技能が必要.
- 腎臓: 占拠性病変の質的診断, 水腎とその閉塞機転の診断, 腎結石の診断.
- 膀胱: アーチファクトが多く注意が必要. 膀胱腫瘍などの器質的病変の診断, 下部尿路機能障害の評価（残尿測定, 排尿筋厚, 肉柱形成など）. 下部尿管結石が過活動膀胱症状の原因のことあり注意.
- 前立腺: 主として前立腺総体積, 移行領域体積の評価.
- 陰嚢内容: 無痛性・有痛性陰嚢腫大の評価に極めて有用. 他に精索静脈瘤の評価.
- ドプラによる評価もできると診断率が高まる.

1 適応

- 泌尿器・男性生殖器領域のほぼ全ての疾患の初期評価として適応があり, 泌尿器科医にとっては身体診察の一環と言って過言ではない.

2 禁忌

- 原則的に禁忌はないが, 高度肥満や脊椎変形が強い患者では副腎, 腎臓, 膀胱, 前立腺の観察が困難な場合あり.
- 腸管ガスが多い患者では, 詳細な観察が困難なことあり.

3 実施上の注意点

- ドプラが使いこなせると診断精度が向上.
- 腎瘻造設時には超音波検査による周囲臓器との関係の把握とともに, ドプラを用いることで太い血管（区域動脈や葉間動脈）の損傷防止にもつながる可能性がある.
- 副腎
  - 外来診察室で行うエコーでは, 腫瘍などによる腫大がなければ副腎の同定はかなり困難.
  - 右副腎同定の目印: 肝右葉, 右腎上極, 下大静脈.
  - 左副腎同定の目印（左腎上極内側に位置するため, 右よりも描出困難）: 左腎上極, 大動脈.
- 腎臓
  - 泌尿器科では外来受診時に食止めなどの前処置なしでエコーを実施することが多いため, 仰臥位の季肋下走査では消化管ガスなどが邪魔になることが少なくない. このため, 側臥位での側腹部走査（長軸は 12 肋骨に平行な走査で描出, 上肢を十分に挙上させることがコツ, 年齢や体格の影響を余り受けないので筆者は通常この走査で行っている）や腹臥位（背面）走査（長軸はやはり12肋骨に平行で尾側がやや外側に振られる感じ）もマスターしておく必要あり．
・長軸像と短軸像の両方を観察．
・検査の適応にもよるが，腫瘤性病変の精査では実質側が，水腎や結石の精査ではむしろ中心部エコー像（CEC）側が関心領域になる．一度に両方を観察するのは難しいので系統立てて観察．なお，髄質は皮質よりも低輝度．
・腎上下極側，CECの腹側（側腹部操作では特に）が腎腫瘍スクリーニングでは盲点になりやすい．短軸を必ず加える，長軸では上半分，下半分に分けて走査することなどが必要．

▪ 尿管
・水尿管がなければ描出困難．
・水尿管があればプローベで体表を圧迫することで追跡が可能な場合がある．消化管ガスの影響をいかに抑えるかがポイント．大動脈との交差部以下では血管と尿管の鑑別に注意し，必要ならばドプラを用いる．

▪ 膀胱
・200～300mLの蓄尿が必要．ただし，蓄尿機能障害のある患者では蓄尿しすぎると腹部圧迫によって尿意を訴え検査にならないこともある．現実的な蓄尿量で実施．
・恥骨上縁から骨盤内を覗き込むように観察．横断像では前壁，両側壁，後壁をそれぞれ最低2回（往復）ずつ走査，縦断像でも前壁，頂部，後壁，膀胱頚部をそれぞれ最低2回（往復）ずつ走査．
・女性の場合は尿道も含めて十分に観察（尿道憩室などの診断）．

▪ 前立腺
・膀胱と同様の部位から走査．200 mL程度の蓄尿量だと観察しやすい．過伸展だとかえって見え難い．横断像と縦断像を最低2回（往復）はチェック．

▪ 陰嚢内容
・表在プローベ（7.5MHzなど）による走査が勧められるが，3.5～5.0 MHzの腹部用のプローベでもゲインやSTCを調節すれば観察可能．長軸，短軸の両方を観察．健側との比較が重要．
・対象物の固定が必要だが，用手的な固定をする場合は機器本体の操作にもう1名必要な状況もある．陰嚢背面にタオルを挿入することなども有用．

4 若手泌尿器科医が知っておくべき検査結果解釈のポイント

▶ 副腎腫瘍 表1

▶ 腎臓・尿管

▪ 正常腎は成人では，長径：10～12cm，短軸：4～5cm，実質：＞15mm，皮質：＞7mm．
▪ 通常の走査をしていて腎臓の同定ができない場合には低形成や萎縮，位置異常を疑う．通常の走査で同定はできるが長軸が描出困難な場合には馬蹄

表1 副腎腫瘍のエコー像

	副腎腺腫	褐色細胞腫	副腎嚢胞*	骨髄脂肪腫	副腎皮質癌	転移性副腎腫瘍	悪性リンパ腫
大きさ	通常1〜2cm程度が多い APA：1〜2cm Cushing病：2〜4cm	≧4cm			≧5cm	様々	
形状	円形〜類円形	類円形	類円形	類円形〜楕円形	類円形	卵円形〜分葉状	まが玉〜分葉状
エコーレベル	低エコー	低〜等エコー	無エコー	高エコー	低〜等エコー	様々	低エコー（かなりエコーレベル低い部分を有する）
内部エコー	均一	不均一 出血・壊死→嚢胞変性 ドプラ：血流シグナル＋		均一→大きいものは不均一	不均一 嚢胞性変化多し	均一→大きいものは不均一	均一〜不均一

APA, アルドステロン産生腫瘍
*内皮性嚢胞が多いが，偽嚢胞もありこちらは出血後変化と想定

腎を疑う.

- 腎腫瘤性病変と正常変異 **表2**
  - 腎膿瘍の一歩手前である急性巣状細菌性腎炎（AFBN）では，腎実質の部分的な膨隆と境界不明瞭な腫瘤様の変化に注意.
  - 嚢胞腎（V-**9**腎嚢胞の項を参照）
  - 透析腎
    - ▹ 後天性腎嚢胞（ACDK）に発生する腎癌（ACDK関連腎癌）に注意（ACDKの嚢胞は小さく隔壁を伴うことは少ない．嚢胞内の充実性エコーの有無，嚢胞のエコー輝度上昇，隔壁や嚢胞壁の肥厚に注意）.
    - ▹ 非ACDK関連腎癌では，CECが不明瞭化し腎全体がやや高エコーになり腫瘍の診断は困難．腎辺縁に注目し，辺縁から突出する病変を認めた際には注意して観察.
  - 遺伝性腎腫瘍（hereditary renal tumors）**表3, 4**
    - ▹ 遺伝性腎腫瘍のサーベイランスに超音波検査が用いられる場合がある.
    - ▹ von Hippel-Lindau病では，腎癌（20〜50%で合併）のサーベイランス画像検査として，15歳以降で年1回，超音波検査とMRIを交互に行うことが推奨される．腎嚢胞も60〜80%で認められるが腫瘍性でない場合は経過観察でよいとされる（本疾患の腎嚢胞は腎癌発生母地になりうる）.

表 2 腎腫瘤性病変のエコー像

	単純性腎嚢胞	複雑性腎嚢胞	傍腎盂嚢胞	AML	腎癌	腎盂癌	腎膿瘍	ベルタン柱*	Dromedary hump*	胎児性分葉*
部位	腎実質	腎実質	CEC	腎実質	腎実質	CEC	腎実質	腎皮質が錐体の間を通ってCECに突出	左腎外側中部	腎実質
辺縁	薄い嚢胞壁	肥厚認める場合あり	薄い嚢胞壁	細かい不整像 偽被膜なし → 辺縁低エコー帯なし	平滑 偽被膜あり → 辺縁低エコー帯（ハロー）や外側陰影（これらは腫瘍が小さいと偽被膜の発達不良で認めないこと多し）	不整	不整, 厚い隔壁様	整	整	整
境界	明瞭	明瞭	明瞭	やや不明瞭	明瞭	不明瞭	明瞭	腎皮質と連続	腎実質と連続	腎実質と連続
形状	類円形	類円形	様々	類円形～分葉状	円形	CECの解離や変形	勾玉～分葉状	CECに突出	上極側からの脾臓の圧排の結果，中央部が突出	胎児性分葉遺残により辺縁分葉状 凹部分は腎葉の間に位置

エコーレベル	無エコー＋ 後方エコー増強 ただし，体表に近いと腹壁多重反射の影響で無エコーに見えないことあり	無エコーでないことあり （出血や感染 → 全体の輝度上昇，液面形成，点状エコー）	無エコー＋ 後方エコー増強	高エコー （CEC と同程度） 後方エコー減衰・尾引き像 （脂肪成分が少ないと低～混在エコーになり尾引き像なし → 腎癌との鑑別必要）	低～高エコー	低エコー	低エコー	腎皮質と同等	腎実質と同等	腎実質と同等
内部エコー	薄い隔壁認めることあり 数個までの嚢胞が集簇していることあり	多数の隔壁，隔壁の肥厚・結節・石灰化あり 隔壁や結節部にドプラで血流シグナル＋の場合は腎癌との鑑別必要	複数存在すると水腎との鑑別必要 → 個々の嚢胞に交通性ないことを確認 拍動や石灰化を認めた場合にはドプラで腎動脈瘤を鑑別	ドプラで点状 or 線状で血流が乏しい	不均一 嚢胞変性（無エコー） 石灰化 ドプラでは血管が腫瘍辺縁を取り囲む，内部は血流豊富なバスケットパターン	水腎と異なり内部エコーあり ドプラでは乏血性	均一～デブリスあると不均一 一見，複雑性腎嚢胞様	ドプラで葉間血管走行に異常なし	ドプラで葉間血管走行に異常なし	

AML，腎血管筋脂肪腫

*これらは正常変異

表3 Hereditary renal cell carcinoma syndromes, main renal manifestation, and suggested imaging protocol

Syndrome	Associated gene	Renal manifestations	Lesion characteristics	Suggested imaging protocol
von Hippel-Lindau	VHL	Clear cell RCC, cysts	Multiple, bilateral	1. Annual abdominal imaging starting at the age of 10. 2. Biannual brain and spine MRI starting at the age of 11
Hereditary papillary RCC	MET	Papillary RCC-type 1	Multiple, bilateral	Annual abdominal imaging starting at the age of 30 years
Hereditary leiomyomatosis and renal cell cancer	FH	Papillary RCC-type 2	Solitary, often metastatic	Annual/biannual abdominal imaging starting at the age of 5-20 years
Birt-Hogg-Dubé syndrome	FLCN	Hybrid oncocytic, chromophobe, clear cell, oncocytoma	Multiple, bilateral, slow growing	Annual abdominal imaging starting at the age of 20 years
Tuberous sclerosis	TSC-1/2	AML, RCC (various types) oncytoma, cysts	Multiple, bilateral AML often lipid poor	1. Initial abdominak imaging (MRI) at the time of diagnosis and every 1-3 years thereafter 2. Brain MRI 3. High-resolution chest CT
Succinate dehydrogenase associated RCC	SDH-B/C/D	Clear cell RCC, chromophobe	Multiple, bilateral	Annual abdominal imaging
Hereditary hyperparathyroidism-jaw tumor syndrome	CDC 73	Wilms, hamartoma, papilarry RCC, cysts	Varies	Abdominal imaging at the time of diagnosis
Chromosome 3 translocation	Varies	Clear cell RCC	Multiple, intensely enhancing	Routine imaging not recommended —debatable
BAPI tumor predisposition syndrome	BAPI	Clear cell RCC		Annual/biannual abdominal imaging
PTEN hamartoma tumor syndrome	PTEN	Papillary RCC		Biannual abdominal imaging starting at the age of 40 years

RCC: renal cell carcinoma, AML: angiomyolipoma, MRI: magnetic resonance imaging, CT: computed tomography
(Freifeld Y, et al. Curr Urol Rep. 2018; 19: 82)

表 4 Histologic renal tumor type and associated hereditary renal tumor syndromes

Common histologic renal tumor type	Syndrome[a]	Gene	Extrarenal manifestations
Clear cell RCC	VHL	VHL	Retinal and central nervous system hemangioblastomas, endolymphatic sac tumor, pancreatic neuroendocrine tumor, pheochromocytoma, epididymal cystadenoma, others
	BAPI-TPDS	BAPI	BAPI-inactivated melanocytic tumors, uveal melanoma, malignant mesothelioma, cutaneous melanoma, others
	Constitutional chromosome 3 translocations	Chromosome 3	
Chromophobe RCC	BHD[b]	FLCN	Cutaneous lesions (e.g., fibrofolliculomas, and acrochordons), pulmonary cysts
Papillary RCC	PTEN hamartoma tumor syndrome	PTEN	Breast cancer, thyroid cancer, endometrial cancer, others
Type1 papillary RCC	HPRC	MET	—
Type2 Papillary RCC	HLRCC	FH	Skin leiomyomas, uterine leiomyomas
Angiomyolipoma	TSC	TSC1, TSC2	Cutaneous lesions (e.g., angiomyofibromas), cortical dysplasia subependymal nodules, subependymal giant cell astrocytoma, cardiac rhabdomyoma, lymphangioleiomyomatosis

RCC: renal cell carcinoma, VHL: von Hippel-Lindau disease, BAPI-TPDS: Breast cancer-associated prote in I—tumor predisposition syndrome, BHD: Birt-Hogg-Dubé syndrome, HPRC: hereditary papillary renal carcinoma, PTEN: Phosphatase and tensin homolog, HLRCC: hereditary leiomyomatosis and renal cell cancer, HRPC: hereditary papillary renal cell carcinoma, TSC: tuberous sclerosis complex, FLCN: folliculin, MET: mesenchymal-epithelial transition, FH: fumarate hydratase

[a] In succinate dehydrogenase-deficient RCC of hereditary paraganglioma- pheochromocytoma syndrome, various patterns overlapping with other known histological subtypes including clear cell RCC, chromophobe RCC, papillary RCC, sarcomatoid RCC, unclassified RCC and renal oncocytoma have been described.

[b] The most frequent histologic RCC subtype is the hybrid oncocytic/chromophobe tumor which was classified as a subcategory of chromophobe RCC.

(Tanaka T, et al. Jpn J Radiol. 2021; 39: 619)

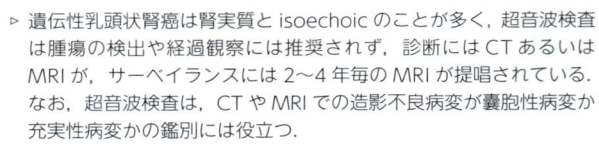

▹ 遺伝性乳頭状腎癌は腎実質と isoechoic のことが多く，超音波検査は腫瘍の検出や経過観察には推奨されず，診断には CT あるいは MRI が，サーベイランスには 2〜4 年毎の MRI が提唱されている．なお，超音波検査は，CT や MRI での造影不良病変が囊胞性病変か充実性病変かの鑑別には役立つ．

✓泌尿器科的には，pheochromocytoma-paraganglioma syndrome，epididymal cystoadenoma も重要で，生涯発症率がそれぞれ 15〜20%（2 歳から年 1 回の血圧・脈拍を，5 歳から年 1 回の生化学検査，15 歳から 2 年に 1 回 MRI など），25〜60%（10 代以降 2〜3 年に 1 回の陰嚢触診）とされる．

✓後者の診断には超音波検査が有用である．

▹ Hereditary leiomyomatosis and renal cell cancer における腎癌の生涯発症率は 15% で悪性度が高いとされる．このため，5 歳頃に CT あるいは MRI を行い以後，年 2 回超音波検査を実施，8〜20 歳以降で MRI あるいは MRI と超音波検査を交互に年 1 回あるいは年 2 回実施することなどが提唱されている．

▹ 結節性硬化症においては，当該疾患の診断を受けた時点で腹部超音波検査を施行すべきとされ，腎血管筋脂肪腫（50〜85% で合併）を有する場合には年 1 回の超音波検査による経過観察が推奨される．その際，合併率は 2〜4% と少ないものの腎癌の存在にも留意する必要がある．1〜3 年毎の MRI を勧める報告もある．

▹ Birt-Hogg-Dube syndrome の腎腫瘍合併率は 19〜35% とされ，20 代以降に 1〜2 年に 1 回の MRI を提唱している報告もあるが，サーベイランスの時期と方法は確立していない．

- 腎結石
  - ・CEC 中の音響陰影（AS）を伴う高エコー病変．
    - ▹ AS を伴うのは，水腎がないと >5mm，水腎があれば >2mm．後者はコメットサイン（流れ星サイン：小さな反射体の前後での多重反射）になることあり．
    - ▹ ドプラでは twinkling artifact（コメット状カラーシグナル）として描出．
- 腎石灰化症
  - ・髄質のエコー輝度が高くなっている場合には痛風腎や腎髄質石灰化症（副甲状腺機能亢進症や尿細管性アシドーシス，低カリウム血症）を疑う．
- 水腎症
  - ・成人におけるグレード分類がないため小児（胎児）分野のグレード分類が汎用されている **図 1**．
  - ・水腎症がある場合には水尿管を追跡して原因の特定（結石や腫瘍）に努める．
  - ・膀胱尿管移行部の病変は膀胱に尿を貯めて観察すると診断しやすい．過活動膀胱の患者で，症状の原因が下部尿管結石という場合があり要注意．

JCOPY 498-06431

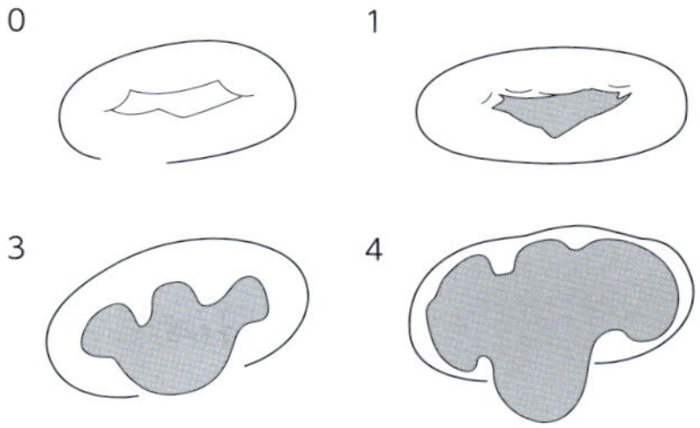

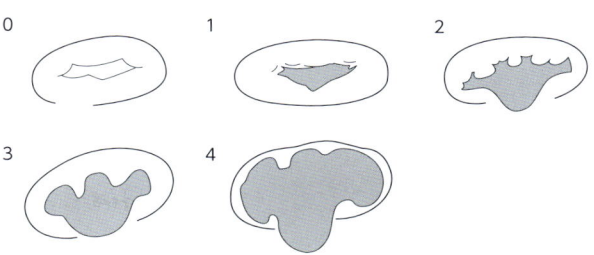

Grade 0: 腎盂・腎杯の拡張なし
Grade 1: 腎盂が軽度に拡張
Grade 2: 腎盂の拡張と，腎杯の拡張
Grade 3: 腎盂とすべての腎杯が高度に拡張
Grade 4: Grade 3＋腎実質が菲薄化

図 1 水腎症の超音波上のグレード分類

- ・腎盂外尿溢流の有無も併せてチェック．
- ・腎盂の軽度の拡張のみの場合 → 腎外腎盂で病的意義はない場合あり．

▪ 腎盂腎炎

- ・急性期の所見は患側腎全体あるいは一部の腫大，実質エコーレベル上昇程度．
- ・重要なのは，水腎の有無．閉塞性腎盂腎炎が疑われた場合にはドレナージの適応について検討が必要．結石ともいえないような高エコー所見などが散在して何だかわからない場合には気腫性腎盂腎炎を疑い可能ならば造影 CT をチェック．

▪ 腎血管性病変（V－ 11 腎血管性疾患の項を参照）

► 膀胱

▪ アーチファクト

- ・筋膜による多重反射では前壁が見え難くなる．
- ・前壁による多重反射は等間隔で深部まで続く．
- ・サイドローブによる虚像は側壁腫瘍の診断をし難くする．
- ・蓄尿不十分だと腸管による壁の変形や腸管ガスの影響で小腫瘍の診断が困難になる．
- ・アーチファクトとは言えないが，尿管間靱帯や前立腺の膀胱内突出と膀胱腫瘍を間違わないことも重要．いずれも構造物の連続性を至適な断面で評価．
- ・これもアーチファクトとは言えないが，女性の場合，横断面で膀胱側壁と後壁の移行部が背側に落ち込んで憩室様に見えることがあるが，多くの場合 pubo-cervical fascia 断裂によるヘルニア（膀胱瘤）である．

▪ 膀胱腫瘍

- ・表面が不整で高輝度の円形あるいは不整形腫瘤像．
- ・内部エコーは均一で，膀胱壁に対して低～等輝度．

・カラードプラで豊富な血流.
・Ta/T1/T2 の正確な診断はエコーでは困難. 周囲への浸潤はエコーでも診断可能.
・5mm 以下, 膀胱前壁下部の腫瘍などは同定しにくい.

- 膀胱結石
  - ・高エコー＋AS.
  - ・可能であれば体位変換により可動性を確認.
  - ・腫瘍表面の石灰化のこともあるので注意.
  - ・膀胱壁肥厚や前立腺腫大などの有無も十分に評価.
- 膀胱憩室: 尿管口外側にあるものは先天性の可能性あり (Hutch 憩室). 憩室内の結石や腫瘍の有無, 膀胱壁肥厚や前立腺腫大などの有無も十分に評価.
- 尿管瘤: 線状の輪郭をもつ無エコー嚢胞性病変として描写. ドプラでこの部分から尿の噴出を確認. 結石合併することあり.
- 下部尿路機能障害の初期評価
  - ・残尿測定
    - ▹ 残尿 (mL) = 横断像左右径 (cm) ×縦断像前後径 (cm) ×縦断像長径 (cm) × 0.5
  - ・排尿筋厚や膀胱壁厚 (前立腺肥大症の章も参照): 指標として確立しているとは言い難い.
    - ▹ 脊髄損傷における神経因性下部尿路機能障害: 上部尿路障害のリスクである最大排尿筋圧≧40cmH_2O and/or 膀胱コンプライアンス＜20mL/cmH_2O を unfavorable, このいずれも認めないものを favorable とした場合, 排尿筋壁厚 0.97mm をカットオフとすると, 0.97mm 以上の場合 unfavorable の陽性的中率は 43%, 陰性的中率は 74%, 感度は 82%, 特異度は 63%.
    - ▹ 二分脊椎などでも報告あるが成書参照.
  - ・肉柱形成や多発小憩室なども評価.

► 前立腺

- 経腹エコーでは主として前立腺体積測定. 早期前立腺癌の診断は困難.
- 前立腺体積
  - ・総体積 (TPV) = 横断像左右径 (cm) ×横断像前後径 (cm) ×縦断像長径 (cm) × 0.5
  - ・移行領域 (TZ) 体積 (TZV) =TZ の横断像左右径 (cm) ×TZ の横断像前後径 (cm) ×TZ の縦断像長径 (cm) ×0.5
    - ▹ 辺縁領域 (PZ) と TZ の区別には, PZ と TZ の境界にある石灰化所見が目印となる.
    - ▹ 前立腺肥大症 (BPH) は, PZ よりも不均一でやや高エコー (正常の TZ はむしろやや低エコー), 辺縁整の腫瘤として描出. 大きくなると PZ との間の低エコー領域が明瞭化し, PZ は菲薄化.
- 嚢胞性病変 (詳細は成書参照)
  - ・前立腺嚢胞 (どこにでもできる), 射精管嚢胞やミュラー管嚢胞 (前立腺背側) など.

- 炎症性病変
  - ・急性前立腺炎: 低エコー領域や前立腺全体の血流増強.
  - ・膿瘍: ドプラで膿瘍壁の血流が亢進. 膿瘍内部に血流は認めない.

►陰嚢内容

- 正常の成人精巣の大きさは 4.5cm 以上で右側が若干大きい.
- 白膜の曲がり目では edging artifact が生じることあり.
- 腫瘤性病変 **表 5**
  - ・精巣腫瘍患者における健側の micro-lithiasis の臨床的意義に関しては議論がある (成書参照).
- 精索捻転 (精索捻転の章を参照)
- 精巣上体炎: 発症初期では精巣上体尾部の腫大, 内部不均一, エコーレベル低下. 進行に伴い, 体部から頭部にも腫大が波及. 膿瘍の有無に注意.

表 5 陰嚢内の腫瘤性病変

	精巣腫瘍	陰嚢水腫	精液瘤	epidermoid cyst	単純性精巣嚢胞	白膜嚢胞	精巣上体良性腫瘍
部位	精巣	精巣外 陰嚢: 陰嚢水腫 精索: 精索水腫	精巣上体頭部	精巣	精巣	白膜に接して孤立性に存在	精巣上体
辺縁	整～不整	整 隣接して正常の精巣があることを確認 肥厚を伴っている場合には中皮腫などの鑑別必要	整	整～不整 嚢胞壁が強いエコー像を呈する場合あり (echogenic rim)	整	整	整
境界	比較的明瞭	明瞭	明瞭	明瞭	明瞭	明瞭	明瞭
形状	小さいものは複数の個別病変として認識. 大きくなると精巣を置換する形になる	様々	円形～多房状	<3cm が多い	円形	<5mm が多い	
エコーレベル	低エコー	無エコー	無エコー	ケラチン物質や落屑組織が層状に堆積→Onion ring (渦巻き状の高エコーと低エコー領域の混在)	無エコー	無エコー	低～等エコー
内部エコー	セミノーマ: 均一 非セミノーマ: 不均一 時に石灰化あり ドプラでは血流増強	隔壁や石灰化を認める場合あり	隔壁有することあり	不均一	均一	均一	均一 ドプラで乏血性

表6 Sarteschi 分類

Grade I	Reflux at the level of groin only during the Valsalva maneuver, without scrotal deformation or testicular hypotrophy
Grade II	Reflux at the level of the proximal segment of the pampiniform plexus only during the Valsalva maneuver, without scrotal deformation or testicular hypotrophy
Grade III	Reflux in the distal vessels at the level of lower scrotum only during the Valsalva maneuver, without scrotal deformation or testicular hypotrophy
Grade IV	A spontaneous reverse flow, increasing during the Valsalva maneuver, with scrotal deformation and possible testicular hypotrophy
Grade V	Resting reflux in the dilated pampiniform plexus, possibly increasing during the Valsalva maneuver, always accompanied by testicular hypotrophy

(Lorenc T, et al. J Ultrason. 2016; 16: 359-70)

表7 Pati 分類

Dubin and Amelar	Patil	The duration of regurgitation during the Valsalva maneuver
	Grade 0	＜1000ms
Grade I	Grade I	1000-2500ms
Grade II	Grade II	2500-4000ms
Grade III	Grade III	＞4000ms

(Lorenc T, et al. J Ultrason. 2016; 16: 359-70)

- 精索静脈瘤
  - ・ドプラが必要.
  - ・仰臥位で安静時＋バルサルバ（腹圧）負荷時，必要なら立位安静時＋バルサルバ負荷時で蔓状静脈叢の静脈の径，逆流の有無と時間を評価.
  - ・プローベを強く押し付けないこと.
  - ・拡張の基準は確立されておらず2.0〜5.7mmまで報告によってまちまち.
  - ・Sarteschi（手術適応決定や造精能予測に関しての有用性は？）やPatilの分類（逆流持続時間による分類．手術適応の決定にはこちらの方が資する？）が用いられることがある **表6** **表7**.
  - ・精巣のサイズは両側計測.

5 術中エコー（intraoperative ultrasonography：IOUS）

- 開放手術，腹腔鏡手術，ロボット支援下手術における腎部分切除時に，IOUSはほぼルーチンに施行されている（特に埋没型腫瘍）.
- ロボット支援下手術では，走査時の自由度が高いdrop-in-probeを用いることも可能であるが，これがない場合にはrigid laparoscopic probeを用いることになる．開放手術，腹腔鏡手術，ロボット支援下手術とも，どのプローベを用いるのか，（どのポートからプローベを挿入し，）誰がプロ一べを操作し画像はどのモニターに出すのか，計測などが必要な場合には誰が計測などの操作を行うのかを術前に明確にしておく必要がある．

・腎部分切除においては，腫瘍辺縁，腎洞脂肪や腎盂・腎杯，血管との位置関係，術前に診断されなかった多発病変や静脈内腫瘍進展の有無などに留意して観察する．

・超音波プローべは愛護的に扱う．器械台からの落下などが生じないように十分に注意する．

〈渡邊昌太郎，関戸哲利〉

4 腹部超音波検査
②経直腸超音波検査

Point

- 高齢者では，移行領域と辺縁領域の判別が可能.
- 前立腺癌は低エコー病変として描出されるが，移行領域内の早期癌の診断は困難.

1 適応

- 経直腸超音波検査（transrectal ultrasound：TRUS）は経腹的超音波検査に比較すると，被験者の苦痛や羞恥心などの欠点があり，侵襲的なため，前立腺 MRI の普及も相まって，前立腺針生検時や前立腺膿瘍に対する穿刺ドレナージ時に実施されることが多い.

2 禁忌

- 肛門狭窄や直腸狭窄などでプローベの挿入や走査が困難な場合.

3 実施上の注意点〔IV-6前立腺針生検（経直腸）の項も参照〕

- 横断面で膀胱頚部～精嚢レベルで左右の精嚢をよく観察.
- 横断面で前立腺を左右対称に中央になるようにして底部～尖部まで観察.
- 尖部→底部，底部→尖部で左右それぞれをよく観察.
- 縦断（矢状）面で正中→外側，外側→正中で左右それぞれよく観察.

4 若手泌尿器科医が知っておくべき検査結果解釈のポイント

- 若年者：TRUS 上は領域の判別は困難．特に移行領域（TZ）と中心領域（CZ）の判別は困難．尿道は低エコーの平滑筋で同定可能．辺縁領域（PZ）は TZ/CZ よりやや高エコーのことあり.
- 高齢者：PZ と TZ は判別可能．前立腺肥大症では TZ が PZ を圧迫し菲薄化しているが，被膜エコー像は連続し不整を認めない．CZ の判別は困難．尿道部分は肥大結節による edging artifact＋のことあり.
- 前立腺癌：低エコー領域として描出．大きさ，外形，輪郭，被膜外浸潤，精嚢や膀胱などへの浸潤の有無を評価．横断面と縦断面で観察する．TZ 内の早期癌の診断は困難．カラードプラにより腫瘍部の異常血流が描出されることが多く，診断の一助となる.

5 合併症

- 肛門裂傷などに注意.

年齢＿＿＿＿　PSA 値＿＿＿＿＿　F/T＿＿＿＿＿

臨床診断＿＿＿＿＿＿

TR-US 所見

エコーパターンの異常　□なし　□あり：

石灰化　□なし　□あり：

各 zone の境界　□明瞭　□不明瞭：

内部構造の破壊　□なし　□あり：

被膜の性状　□整　□不整：

NVB への浸潤　□なし　□あり：

射精管の拡張　□なし　□あり

精嚢(左)　□正常　□所見あり

精嚢(右)　□正常　□所見あり

膀胱頚部との境界　□明瞭　□不明瞭

直腸との境界　□明瞭　□不明瞭

前立腺体積（全体：　実線）＿＿＿＿＿＿ cm^2

（T Z：　点線）＿＿＿＿＿＿ cm^2

PSA density

直腸診所見

大きさ

□ 触れない

□ クルミ大

□ 小鶏卵大

□ 鶏卵大

□ 鵞卵大

□ 判定不能

硬さ

□ 軟　□ 弾性軟　□ 弾性硬　□ 硬

□ 板状硬または石状硬　□ 判定不能

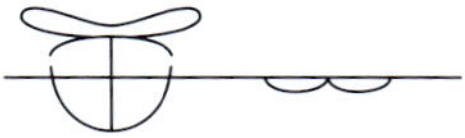

直腸面の性状

□ 硬結を触れず

□ 硬結を触れるが表面は平滑

□ 表面に軽度の凹凸不整あり

□ 表面に凹凸不整強い

□ 判定不能

中心溝触知：□可　□不可

圧痛：□なし　□あり

コメント

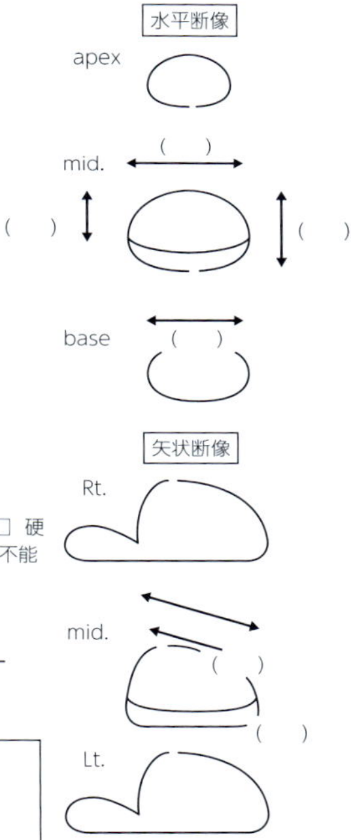

図1 TRUS の所見用紙の一例

(東邦大学医療センター大橋病院泌尿器科, 編. 若手泌尿器科医のためのコンサイス泌尿器科診療マニュアル. 医学図書出版; 2013)

〈竹内康晴，関戸哲利〉

5 膀胱鏡

Point

- 痛がらせずに必要な情報を短時間に得られるように実施することが肝要である.
- 軟性鏡と硬性鏡の特性を考慮し，場合によっては硬性鏡を選択することも必要である.
- 膀胱腫瘍やハンナ病変の診断に narrow band imaging (NBI) を，経尿道的膀胱腫瘍切除時に photodynamic diagnosis (PDD) を使用することが有用である.

1 適応

- 肉眼的・顕微鏡的血尿の精査
- 尿路上皮癌再発のサーベイランス
- 間質性膀胱炎 / 膀胱痛症候群の精査
- 再発性尿路感染症の精査
- 膀胱結石，膀胱憩室，膀胱出口部閉塞などの下部尿路器質的病変の精査

2 禁忌

- 硬性鏡は砕石位がとれないと実施は困難.

3 実施時の注意点

- 症候性尿路感染がある場合，緊急性がなければ感染症の治療を行ってから実施.
- 男性では尿道粘膜麻酔を行ってから挿入する.
  - 尿道粘膜麻酔は緩徐に注入する．急速に注入すると尿道粘膜が急激に拡張されて損傷され，それだけで相当な痛みを訴える．看護師にも周知をはかる.
- 尿路内視鏡全般に共通するが，「狭いところを無理に通過させようとしない」ことが肝要.
- 尿路上皮腫瘍に関しては NBI も併用して小腫瘍や上皮内癌を見落とさないようにする.
  - NBI による観察は間質性膀胱炎症例におけるハンナ病変の同定にも有用.
- 予防的抗菌薬投与
  - 全例に対する予防抗菌薬の投与は推奨されていないが，無症候性細菌尿，尿道カテーテル・尿管ステント留置，間欠導尿，尿閉，最近の尿路感染症，人工関節置換術後 2 年以内などの感染のリスク因子を有する症例では，検査前 1 時間単回〜72 時間以内までの抗菌薬（βラクタマーゼ阻害薬配合ペニシリン系や第 1・2 世代セファロスポリン系

表1 軟性鏡と硬性鏡の比較

	軟性鏡	硬性鏡
体位	・仰臥位でも可能	・砕石位
挿入	・男性での挿入は硬性鏡に比べて安全かつ容易. ・女性では男性程の優位性があるかは"?"	・男性での挿入は盲目的に行われる場合も多く,盲目的挿入のコツをシミュレーターなどを用いて掴んでおくことが必要. ・0度あるいは12度のレンズで直視下に挿入する場合には,外筒先端やヘーベルなどで尿道損傷をきたさないように十分に注意する.
下部尿路の観察	・尿が溜まっている場合には一旦吸引した方が良い. ・内尿道口の膀胱側が観察しにくいので,見返りで十分に観察. ・至適な注入量を心がける. ・男性では利き腕と逆の手指を用いて挿入部を亀頭部にしっかり固定することが有用.	・30度と70度のレンズを併用して膀胱内を観察し,抜去時に0度あるいは12度のレンズで尿道を観察. ・膀胱頂部〜前壁〜左右側壁の上半分〜内尿道口の膀胱側の上半分が観察しにくいので注意する. ・至適な注入量を心がける.
血尿や混濁尿の影響	・血尿や混濁尿の影響を受け易いので,視野不良の場合には膀胱洗浄してから観察することも検討. ・内視鏡のチャネルが細く,吸引時に案外すぐ詰まるので内視鏡下の洗浄は効率が良くない.	・注入・排液が容易なので,特に血尿が強い場合の観察には軟性鏡よりも優位. ・血塊やデブリスが多量の場合にはエリック・エバキュエーターを用いた洗浄も可能.
NBI	・内視鏡自体が対応しているものもある.	・NBI対応のカメラが必要.

3日もしくはキノロン系単回,アミノグリコシド系を除く)投与を行う.

・これ以外の症例に関しても,特に高齢者で多様な並存疾患を有する患者が対象となる検査である関係上,検査中の状況や患者の状態に応じて個別に対応を検討する必要あり.

- 軟性鏡も硬性鏡も高価かつ破損し易いため丁寧に扱う.
- 洗浄・消毒方法は「泌尿器科領域における感染制御ガイドライン」などのガイドラインを遵守する.
- 軟性鏡は挿入部分を直線的な状態で保管しないと曲がり癖がついて検査に支障をきたす.

4 若手泌尿器科医が知っておくべき検査結果解釈のポイント

- 系統的な観察を行う〔男性の例: 前部尿道→精阜周囲→前立腺部→膀胱頚部→頂部→前壁→後壁→右側壁・右尿管口周囲→三角部→左側壁→左尿管口周囲→膀胱頚部(軟性鏡での見返りでの観察)〕.
- 膀胱粘膜の状態,肉柱形成や憩室の有無,尿管口の状態,見返りで観察された膀胱頚部(内尿道口)の状態,前立腺部尿道の状態,膜様部から外尿道口に至る尿道の状態を図示する **図1**.

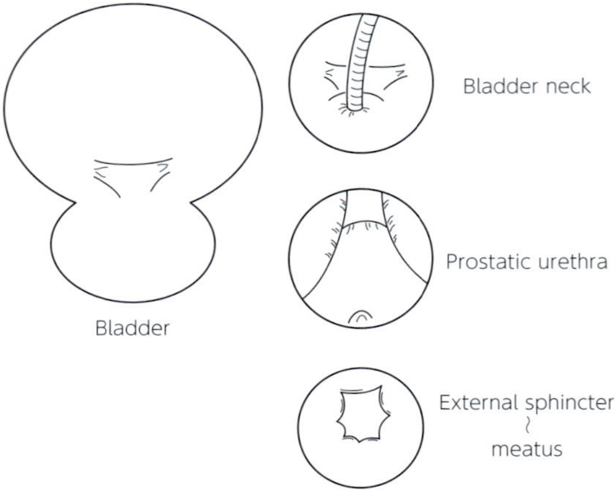

図 1 膀胱鏡所見の図示のための定型書式の一例

- 腫瘍については下記を記載.
  - 腫瘍の性状
    - ▹ 乳頭状　有茎性 or 広基性
    - ▹ 結節状　有茎性 or 広基性
    - ▹ 平坦状
    - ▹ 潰瘍状
    - ▹ 混合状
    - ▹ 不詳　①視野不良　②判別困難
    - ▹ その他
    - ▹ 観察せず
  - 周囲粘膜の変化
    1) 変化あり　①肉芽状ないし丘状隆起　②浮腫　③血管集束像　④発赤　⑤ベルベット状粘膜粗糙像　⑥その他
    2) 変化なし
    3) 不詳
  - 腫瘍の数
  - 腫瘍の大きさ（最大腫瘍径，ほかの腫瘍の腫瘍径：画像診断による計測値を参考）
  - 腫瘍の存在部位（前部尿道，前立腺部尿道，膀胱頚部，三角部，後壁，右側壁，左側壁，頂部，前壁）
- 結石：大きさ，個数，外観，色調，可動性の有無を記載.
- 前立腺肥大症：kissing の程度，膀胱内突出の程度，前立腺部尿道の前傾の程度を記載.
- 間質性膀胱炎：膀胱の充満に伴い所見が変化するので，注入初期から観察する必要がある．最大膀胱容量，血管増生，ハンナ病変，瘢痕，出血などの部位を記載．ハンナ病変に関してはNBIを用いることで検出率の向上が期待できる．

5 NBI/PDDについて

- 従来の白色光膀胱鏡（white light cystoscope：WLC）を用いた経尿道的膀胱腫瘍切除（transurethral resection of the bladder tumor：TURBT）は尿路上皮腫瘍の検出法として有力であるが，偽陰性率が10～20%とされる．そのため，診断精度，さらには予後を改善するためにNBI，PDDが用いられている．

1）NBI

- ヘモグロビンに高吸収性の狭帯域化された2波長の光を用いて，緑色光（530～550nm）で深部の血管を青色に，青色光（390～445nm）で粘膜表層の毛細血管を茶色に視認されるようにして血管のコントラストを高めた観察法．白色光とくらべて診断，再発率の低下について有用性が示されている．

2）PDD

- 5-アミノレブリン酸（5-aminolevulinic acid：5-ALA）を用いる．5-ALAは，生体のエネルギー産生に関与する天然アミノ酸で，正常な細胞に比べてがん細胞に多く集積し，青色の可視光を照射すると赤色の蛍光物質に変わる．TURBT時にPDDを使用することにより，膀胱癌の検出率が向上し術後再発率が減少することが報告されている．一方，有害事象として，麻酔導入時の低血圧（特に高齢者では要注意），肝機能障害，光線過敏症などがある．
- NMIBCの検出におけるNBI，PDD，WLCの診断精度は **表2** の通りである．

表2 診断精度（メタ解析）

	NBI	PDD	WLC
感度	0.96	0.93	0.71
特異度	0.65	0.63	0.71

NBI：narrow band imazing，PDD：photodynamic dianosis，
WLC：white light cystoscopy
〔Russo GI, et al. Cancers(Basel). 2021; 13: 4378〕

6 膀胱鏡検査の合併症

- 検査中の疼痛，不快感
- 検査後の排尿痛，血尿
- 尿路感染症
- 尿道損傷

7 軟性膀胱鏡の取り扱い

- 軟性膀胱鏡は挿入部とユニバーサルコードの損傷が最も多い．取り扱い時

5 膀胱鏡

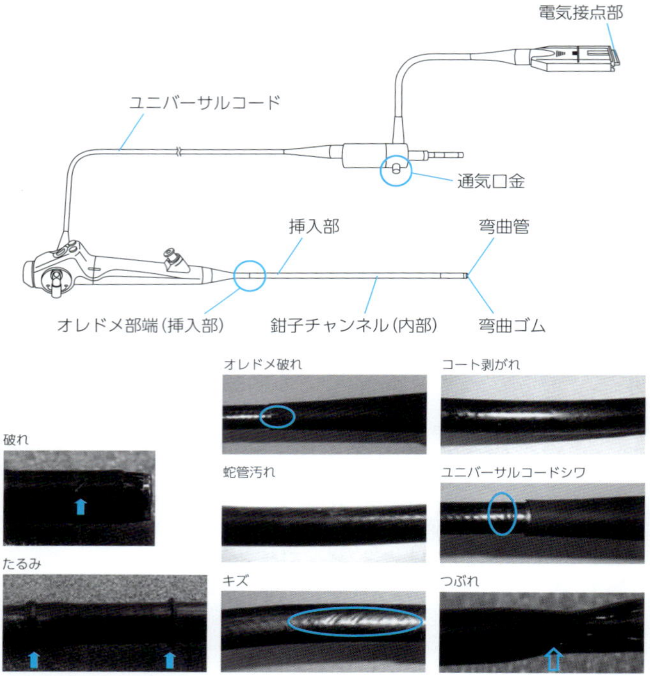

図 2 **軟性膀胱鏡の破損例**
(画像提供: オリンパスマーケティング株式会社)

は挿入部はできるだけまっすぐにする必要がある. 看護師などにも損傷しやすい部位を周知して検査前後も愛護的に取り扱う **図 2**.

〈宮﨑紘一, 竹内康晴, 関戸哲利〉

6 尿管鏡

Point

- 尿管と内視鏡の双方が非常にfragileなものであることを十分に認識し，双方にとって愛護的な操作を心がける.
- 尿管の走行，腎盂・腎杯の形状を十分に頭にいれてから実施する.
- ガイドワイヤーで尿管穿孔，腎盂・腎杯粘膜の損傷を生じないように注意する.
- 抵抗がある時には潔く撤退する.
- 種々の原因による撤退の可能性を術前にきちんと説明しておく.
- 近年，軟性尿管鏡の故障と，その修理費用について世界的な関心事となっている．この点からもsingle use軟性尿管鏡（SU）とreusable軟性尿管鏡（RU）との使い分けが重要となっている.

1 適応（この項では検査としての適応のみを示した）

- 腎盂・尿管腫瘍の診断.
- 上部尿路出血（特発性腎出血）の診断.
- 尿管狭窄部の原因診断（特に腫瘍性疾患の鑑別）.

2 実施時の注意点

- 患者へ以下を説明し了解を得ておく.
  - 尿管径・走行などにより尿管鏡が尿管に挿入できない，あるいは，挿入できても病変部まで到達できない場合がある.
  - 出血や尿管損傷のために撤退する場合がある.
  - 尿管損傷時には，開腹による尿管修復術が必要になる場合がある.
- 尿路感染症は治療しておく.
- できればCT urography（CTU）で尿管や腎盂・腎杯の形状を十分把握しておく．3-D再構成可能なので様々な方向から評価できる利点がある.
- 上部尿路出血の診断目的に実施する場合には，可能であれば出血時に実施した方がベター（検査前に歩き回ってもらうなど）.
  - 上部尿路出血例ではガイドワイヤー（GW）による粘膜損傷が生じると本来の出血点との区別がつかなくなる．可能であればGWなしで挿入，あるいは下部尿管までGWを挿入して尿管鏡を尿管内に挿入し以後は直視下に進める.
- 硬性鏡（腸骨動脈との交差部より下方まで）→ 軟性鏡（腸骨動脈との交差部より上方）の順で観察.
  - 軟性鏡の細径化なども進んでおり手術チームの経験値によっては最初から軟性尿管鏡を用いることも許容されうる.
  - GWで尿管が直線化していれば腸骨血管の上方も硬性鏡で観察可能だが無理はしない.

- ・腎盂まで入っている working GW に被せて軟性鏡を進める場合，up/down が有効に機能しない．GW に被せて挿入する必要がなければ working GW は抜去する．
  - ・軟性鏡は up/down と伴に rotation も重要．
- 上部尿路出血の精査目的以外では safety GW を原則として留置．
  - ・ケースに収納し抜けないようにしっかりと大腿内側に固定．
- 尿管口の通過方法
  - ・回転法：GW で尿管口 12 時が挙上され入りやすくなる．
  - ・お辞儀法：尿管口 6 時を押し下げる形で尿管口の床沿いに進みややこじ入れる感じ．
  - ・Monorail fashion（モノレール法）：上記回転法やお辞儀法で尿管鏡が尿管口を通過しにくい場合は safety GW と尿管鏡が被っている working GW の間を進む形（GW で尿管口が開大される）．
- 尿管の走行を念頭に尿管鏡を挿入してゆく．
  - ・尿管の蠕動のタイミングにも合わせて挿入．
  - ・尿管は，膀胱尿管移行部を越えると坐骨結節まで一旦，外側・背側に向かい，坐骨結節で内側に方向転換．内腸骨動脈の前面を仙骨の弯曲に沿って上行し腸骨血管分岐部で総腸骨動脈を乗り越える．腸骨血管を越えた後の走行は腸腰筋の発達の度合いに依存．
  - ・骨盤内手術や放射線照射後では可動性が制限されており要注意．
- 操作中に抵抗を感じた場合には決して無理して挿入しない．
  - ・尿管バルーン拡張（<2cm の狭窄）を行うか，尿管ステント留置に止め後日再検査を試みるかなどを検討．
  - ・尿管バルーン拡張は，これによる尿管損傷，拡張後の狭窄リスクもあるので利害得失を十分に検討．
  - ・尿管損傷が疑わしければ造影を行って状況を確認する．
- 腎杯の観察に際しては，術前の CTU および術中造影で腎杯の位置を把握して，上腎杯から順番に系統的に観察．腎盂や腎杯漏斗部などに無理な力を加えて損傷しないようにする．
  - ・腎盂尿管移行部を越えると呼吸性移動の影響を受ける．必要なら麻酔科に一回換気量の調節や必要時に息止めを依頼．
  - ・下腎杯の観察は水腎が高度だとかえって難しい場合がある．腎盂の伸展の程度を最適に保つ．
- Traumatic な挿入操作があった場合には尿管ステントを留置して終了．

3 若手泌尿器科医が知っておくべき検査中の所見

- 尿管粘膜の色調が良好（薄いピンク色）で内腔に星型の皺がよっているような尿管では抵抗なく挿入可能な場合が多い．一方，色調が虚血様（白色）で内腔が平滑でパイプ状に見える時には挿入困難なことが多く要注意．
- 挿入に伴い尿管の粘膜襞が悪化して内腔が見通せなくなてきた場合や挿入に伴い屈曲が強くなった場合には，尿管が狭くて内視鏡と一緒にたくし上げられていることがある．この場合には一旦内視鏡を引き状況を確認．
- 視野が真っ白になった場合は粘膜に近すぎる，あるいは尿管鏡と尿管の走行が一致せずに尿管に張力がかかっているので，尿管鏡を少し引き内腔を改めて確認してから挿入．注入ルートに問題が生じていないかも確認．
- 視野が真っ赤になった場合には出血による視野不良のことが多く，まずは注入ルートに問題が生じていないか確認．
- 視野が真っ暗になった場合には光源やカメラシステムなどに問題が生じていないか確認．最悪の事態は，尿管穿孔を生じて尿管鏡が尿管外に出ていることである．

4 合併症

- 出血：GW を深く挿入して腎盂・腎杯粘膜を損傷しない，尿管鏡の挿入を愛護的に行うなどが重要．
- 尿管損傷：G1～G5 に分類される．
  - G1：血腫，びらん，G2：50% 未満の粘膜損傷，G3：50% 以上の粘膜損傷，G4：2cm 未満の尿管裂傷，G5：2cm 以上の尿管裂傷．
  - G3 までは safety GW が入っていればそれを用いて尿管ステントを留置し撤退．G4 以上では外科的尿路再建（尿管端々吻合術，尿管新吻合術）なども検討．
- 尿路感染症
- 血尿
- 尿管狭窄

5 軟性尿管鏡の故障と対策

- 軟性尿管鏡の故障とその修理費用の問題は世界的な関心事となっている．本邦からの報告によると ECIRS/PNL（内視鏡併用腎内手術 / 経皮的尿管砕石術）に対し reusable 尿管鏡（RU）を使用した 308 例中，故障回数は 13 回であり故障率は 4.2%，修理にかかった費用は 726 万円とされている．
- 近年 single use 尿管鏡（SU）が利用可能となった．機器の軽量化など外科医にとって人間工学的にも好ましい特性を備えている．また画質や操作性，結石治療などにおける有効性は RU に匹敵すると報告されている．
- SU の出現により RU におけるメンテナンス費用削減と寿命延長が報告されている．しかしながら費用対効果の評価はまだ不十分である．
- 最近の結石治療における SU と RU で比較された RCT では，stone free

表 1 Single use 尿管鏡（SU）の利点と欠点

利点	欠点
・感染リスクの軽減 ・手術指導用 ・スコープの損傷リスクが高い症例に使用可能 ・手術件数が少ない施設では費用対効果は高い ・将来的に圧力制御機能を搭載したモデルも登場予定	・High volume center では費用対効果は不良 ・プラスチック廃棄物の増加 ・Single use による製造，廃棄時の CO_2 エネルギーの排出量の増加 ・RU ではより細径モデルが利用可能 ・突然の画像不良による RU への変更の必要性 ・耐久性は不明

（Anderson S, et al. BJU Int. 2024; 133: 14-24）

rate（SFR），入院期間，手術合併症のいずれも有意差を認めず，手術時間についてはSUが若干短いとされている．

- 本邦での報告では，結石長径2cmを超えるscope-destroying caseに対するSUとRUが比較され，SUは治療時間，SFRで優っていた．
- 尿管鏡損傷の可能性を考慮すると現状では，結石長径2cm以上の場合はSUの使用が推奨される．

〈澤田喜友，関戸哲利〉

7 腎尿管膀胱部単純撮影

Point

- 腎尿管膀胱部単純撮影（KUB）は，名称の通り撮影範囲内に腎 Kidney，尿管 Ureter，膀胱 Bladder を含む腹部単純撮影法.
- 尿路系 X 線検査の基本である.

1 適応・禁忌

- 尿路結石症の初期診断や，泌尿器科手術前後の検査としても多用される.
- 妊婦への撮影は一般的に避ける.

2 依頼時・実施時の注意点

- KUB のみ撮影の場合は食待ち不要である.

3 検査の方法

- 仰臥位，正面で撮影する.
- 尿道疾患（結石，異物）の診断は尿道部まで充分に撮影範囲に含む.

4 検査結果の読影・解釈のポイント

- 腎陰影（大きさ，輪郭の不整）
- 石灰化像（尿路結石，動脈，子宮，静脈石）
- 腸腰筋・膀胱陰影
- 骨（変形・彎曲，二分脊椎，骨転移による造骨性・溶骨性変化）
- 異物（手術用クリップなど）
- ガス像（消化管，腎・膀胱部）
- 造影剤・バリウムの残存

などの項目を系統的に読影する.

5 合併症

- 特になし.

6 その他

- 撮影前に患者の取り間違えのないよう，撮影されたフィルムも患者情報（名前・性別・年齢・ID 番号），右左，撮影日時を確認してから読影を行う.

〈西見大輔〉

8 静脈性腎盂造影（法）

Point

- 静脈性腎盂造影（法）（intravenous pyelography：IVP, IP）は，静脈性尿路造影（法）（intravenous urography：IVU），排泄性尿路造影（法）（excretion urography）と同義である．
- 造影剤を静脈投与し，腎からの排泄を経時的に撮影することで右左の腎機能，腎杯・腎盂の形態，尿管，膀胱の状態，すなわち尿路の全体像を一目で知ることができ，把握がしやすい．
- 点滴（静注）腎盂造影（法）（drip infusion pyelography：DIP）は点滴による造影剤の増量と浸透圧利尿による尿路排泄系の強化撮影法で適応・方法は IVP と同様である．

1 適応・禁忌

- 結石，腫瘍，奇形などあらゆる尿路疾患の形態学的診断，特に水腎症の程度や尿路閉塞部位の診断に有用で，尿路ドレナージの必要性や尿路変向術後・腎盂形成術後の狭窄の判断にも用いられる．
- 腎機能低下時や造影剤アレルギー，気管支喘息，多発性骨髄腫，甲状腺機能亢進症，褐色細胞腫の患者は禁忌とされる．
- KUB と同様に妊婦，授乳婦には施行しない．

2 依頼時・実施時の注意点

- 造影剤を用いる検査のため，食待ちで行う．
- 腸管ガス像の対策として下剤内服の前処置を行うこともある．
- ビグアナイド系糖尿病治療薬を内服している場合は休薬する．
- 後述の造影剤アレルギー対策として，造影剤投与前後にバイタルサインを測定し，投与後も静脈ラインは確保しておく．
- 検査後は速やかな造影剤排泄のため，充分な飲水を促す．

3 検査の方法

①排尿させた後，造影剤投与前に KUB（仰臥位，正面）を撮影する．
②造影剤投与直後の撮影（仰臥位，正面）nephrogram では腎の輪郭が写り，簡便な分腎機能差が評価できる．
③造影剤投与 5 分後の撮影（仰臥位，正面）pyelogram では腎盂～尿管が描出される．
④造影剤投与 15 分後では下部尿管，膀胱が描出される．
　仰臥位，正面の撮影後に立位撮影を行うと，腎・膀胱の下垂像が認められることがある．
　立位斜位の撮影では脊椎と尿管走行の位置関係が明瞭化し，結石影と尿路外の静脈石などの石灰化が判別しやすくなる．

⑤最後に排尿後立位で撮影を行うと画像上の残尿の有無が確認される.
⑥腎からの造影剤排泄が遅延する際には，造影剤投与 30 分，60 分，120 分後の追加撮影を行うこともある.

4 結果の読影・解釈のポイント

- 右左の尿路描出が経時的に対称か，腎盂・尿管の充盈欠損像（filling defect）の有無，尿管の走行，水腎症・水尿管の有無を確認してゆく.
- 尿管は蠕動運動があるため，尿管全体が描出される際には下端の通過障害を疑う.
- 完全型重複腎盂尿管では下腎由来の尿管は膀胱三角部の正常位置に開口し，上腎由来の尿管はそれより下方に異所開口する（Weigert-Meyer の法則）.

5 合併症

►造影剤アナフィラキシー様反応の対処

- 20 分以内に出現することが多い.
- 造影剤注入の中止，血管確保，バイタルサインのチェックを行う.
- 悪心・嘔吐に対して →制吐薬の投与.
- 蕁麻疹・瘙痒感に対して →抗ヒスタミン薬，ステロイド剤の投与.
- 気管支痙攣・喘息発作に対して →酸素投与，気管支拡張薬，β 刺激薬，ステロイド剤の投与.
- 喉頭浮腫に対して →アドレナリン（エピネフリン）投与.
- 痙攣に対して →気道確保，酸素投与，抗痙攣薬の投与.
- 血圧低下・呼吸苦に対して →気道確保，酸素投与，急速補液，昇圧薬，ステロイド剤の投与.
- ショックバイタル時には複数の医師で対応し，心肺蘇生を行う.

►造影剤腎症（contrast induced nephropathy：CIN）

- ヨード系造影剤投与後 72 時間以内に血清クレアチニン値が前値より 0.5mg/dL 以上，または 25%以上増加した場合を指す.
- 通常は可逆性であるが危険因子（腎不全，糖尿病，脱水，高齢者，心不全，多発性骨髄腫，腎毒性物質・ループ利尿薬の併用，造影剤の大量投与）を有する患者は不可逆性に腎機能低下が進行することがある.
- eGFR（推算糸球体濾過量）30mL/min/1.73m^2 未満では造影剤腎症の発症リスクは増加するので IVU 前には必ず腎機能を確認する.
- リスクが高い患者への造影剤投与時には，脱水の予防措置（生理食塩水を造影前後 6〜12 時間 1mL/kg/h で輸液）を行う.

6 その他

- かつて IVU は尿路画像診断として第一選択で施行される標準的な X 線検査法であったが，より情報量が多い CT 検査の普及により現在はあまり用いられない.
- 脊椎骨や骨盤部の術後などで体内に金属製人工物があり，CT 検査では詳細な尿路診断が困難で MRI 検査も施行が不可能な症例には有用である.

〈西見大輔〉

9 逆行性尿道造影（法）

Point

► 逆行性尿道造影（法）（retrograde urethrography: RUG）は，男性の尿道を描出する検査として有用である．女性に施行されることは少ない．

1 適応・禁忌

- 尿道の形態的変化（前立腺疾患，尿道損傷・狭窄・憩室・腫瘍など）の精査として用いられる．
- 尿道損傷の造影時には，血管内漏出に安全性のある造影剤を選択する．

2 依頼時・実施時の注意点

- 検査前に排尿させる．食待ちは不要である．造影剤注入前に外尿道口を消毒する．

3 検査の方法

- 造影前に尿道部分を入れた単純撮影を行う．
- 下側の下肢は屈曲させ，上側の下肢は伸展させた半斜位（Langer-Wittkowsky 体位）と仰臥位正面の 2 方向で外尿道口より造影剤を緩徐に注入し，尿道・膀胱を撮影する．

4 検査結果の読影・解釈のポイント

- 前立腺肥大症では膀胱底の挙上，前立腺部尿道の延長や肥大による圧排像が認められる．
- 尿道損傷では尿路外への溢流（extravasation）が認められる．

5 合併症

- 逆行性に造影剤を尿道に注入するため，患者の疼痛・不快感を伴う検査である．
- 急速に圧を掛けて尿路外溢流を起こさぬよう愛護的に造影する．また検査後の尿路感染に留意する．

6 その他

- 逆行性尿道造影（法）は尿道狭窄症の画像診断における gold standard である．

〈西見大輔〉

10 逆行性腎盂造影（法）

Point

► 逆行性腎盂造影（法）（retrograde pyelography：RP）は，膀胱鏡検査，尿管カテーテル操作を要する検査であり，泌尿器科医として習得すべき基本技術である．

1 適応・禁忌

- 腎機能障害や造影剤アレルギーで静脈性尿路造影（IVU）不可の症例や IVU で描出されなかった腎・尿管の精査として，また尿管ステント留置の際に行われる．併せて尿管尿，腎盂尿の採取（培養，細胞診）も可能である．
- 活動性の尿路感染症は原則として禁忌であるが，閉塞性腎盂腎炎の尿管ステント留置時には試みられる．

2 依頼時・実施時の注意点

- 造影剤を用いるが，食待ちは原則的に不要である．
- 侵襲的検査であるが，外来での施行は可能である．

3 検査の方法

- 排尿させた後，造影前に KUB 撮影を行う．
- 砕石位を取り，膀胱鏡を尿道より挿入する（軟性膀胱鏡を使用する場合には仰臥位でも可能）．
- ストレート尿管カテーテルを用い尿管口から尿管，腎盂まで挿入し造影剤を注入，尿管・腎盂を逆行性に撮影してゆく．
- 造影後にカテーテルを抜去し，立位像を追加撮影する．

4 検査結果の読影・解釈のポイント

- IVU 同様，尿管・腎盂の充盈欠損像の有無，尿管の走行，水尿管・水腎症の有無を確認する．

5 合併症

- 内視鏡操作による尿路損傷，尿管カテーテル挿入時に尿管口の出血・浮腫を生じさせないよう，特に機能的単腎症例の検査時には注意する．
- 尿管カテーテルの挿入困難時にはガイドワイヤーを使用する．
- 造影剤の注入時に圧を掛けすぎて感染を起こさぬよう，また空気が注入されると診断困難となるため注意する．

6 その他

- CT urography や 3D-CT，MR urography の出現により尿管造影検査の第一選択的意義は少なく，現在は尿管ステント挿入，尿路結石症例の術中造影，尿路上皮癌の原発巣精査目的の尿管尿・腎盂尿細胞診の採取時に行われる．

〈西見大輔〉

11 順行性腎盂造影（法）

Point

- 順行性腎盂造影（法）（antegrade pyelography: AP）は，多くの場合は腎瘻造設時に施行され，泌尿器科医として習得すべき基本技術である．
- 腎盂穿刺時に超音波を用いるため，日頃から腎を描出するプローブ操作は習熟しておく．

1 適応・禁忌

- 腎盂，尿管の閉塞により，静脈性尿路造影法（IVU）や逆行性腎盂造影法（RP）ができない症例．
- 高侵襲的検査であり，充分に腹臥位が取れるか，施行中の意思疎通が可能か，検査前に患者のリスク評価とインフォームドコンセントを得ておくことが必要である．
- 出血傾向のある患者は原則として禁忌．

2 依頼時・実施時の注意点

- 通常入院・食待ちで行い，検査後はベッド上安静とする．
- 腎瘻造設術に準じた用意とバイタルサインの変動に対応できる条件で施行．
- ライン確保の上，心電図・血圧・酸素飽和度をモニターし，随時ショックバイタルに対する酸素や各種薬剤の投与が行えるよう複数の医師で施行するのが望ましい．

3 検査の方法

- 腎瘻造設術の手技に準じて腹臥位で超音波モニター下に経皮的に腎盂を穿刺し，腎盂・尿管を造影する．
- 併せて腎盂尿の採取（培養，細胞診）も可能である．

4 検査結果の読影・解釈のポイント

- 充盈欠損像の有無，尿管の走行，水腎・水尿管の状態，尿路閉塞部位を確認する．

5 合併症

- 穿刺に伴う出血・腎周囲血腫・血尿，腎動静脈瘻，他臓器損傷，ショック，感染など．

6 その他

- 予め腎瘻カテーテルが留置されており，造影のみ場合（例えば腎瘻カテーテル交換に伴う造影）は食待ち不要で，外来での施行も可能である．

〈西見大輔〉

12 膀胱造影

Point

- 膀胱造影（cystography：CG）は，蓄尿相の膀胱形態の評価として実施される検査である．
- 神経因性下部尿路機能障害では膀胱変形のグレードを小川分類で評価する．
- 膀胱憩室，瘻孔や縫合部の評価に際しては正面像以外の撮影やドレナージ後（あるいは排尿後）の撮影も重要である．

1 適応

- 膀胱形態（膀胱変形，膀胱憩室，膀胱損傷など）の評価．
- 膀胱腟瘻などの瘻孔の評価．
- 膀胱縫合部，膀胱尿道吻合部などの状態の評価．

2 実施上の注意点

- 点滴あるいは緩徐用手的に造影剤を膀胱に注入．
- 透視下尿流動態検査として行うべきか事前に十分検討．
- 神経因性下部尿路機能障害患者では，排尿筋過活動や低コンプライアンス膀胱などによる膀胱内圧の上昇を点滴速度の低下や逆流，注入抵抗の増大から認識．
  - 高位脊髄障害患者では，重症の自律神経過緊張反射が生じる場合があるのでバイタルサインのモニターをしつつ実施（V-5-④神経因性下部尿路機能障害の項を参照）．
- 尿意（初発膀胱充満感，初発尿意，強い尿意，最大膀胱容量）時の注入量は記録に残す．適宜撮影も行う．
- 尿意が障害されている症例では違和感などを訴えた注入量を記録．
- 撮影は病態に応じて放射線被曝が最小限になるようにして適宜実施．
- 膀胱憩室，瘻孔や縫合部・吻合部の評価では，病態に応じて正面像以外の撮影も加える．

3 若手泌尿器科医が知っておくべき検査のポイント

- 神経因性下部尿路機能障害においては膀胱変形のグレードを小川分類で評価する（V-5-④神経因性下部尿路機能障害の項を参照）．
- 排尿筋過活動が生じると膀胱が縦長になることが多い．
- 膀胱憩室，瘻孔や縫合部・吻合部の評価に際しては，ドレナージ後（あるいは排尿後）の撮影も重要．
- 膀胱損傷や瘻孔の評価において，膀胱造影上，膀胱外への尿溢流に関する十分な情報が得られない場合には，造影後の単純CTやMRI T2強調画像を撮像 図1～図3．

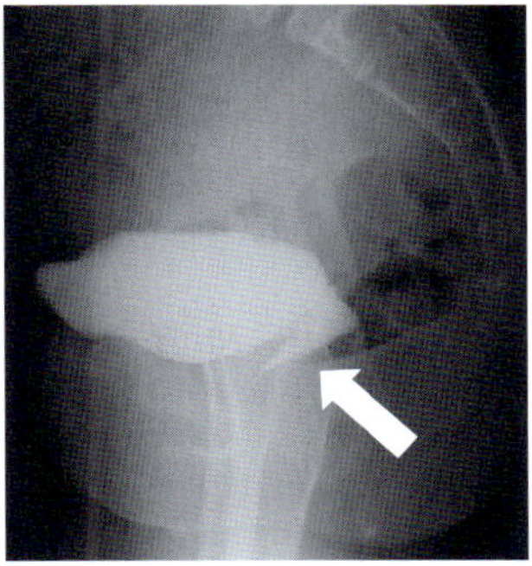

図 1 膀胱腟瘻の膀胱造影
瘻孔から腟に造影剤が流出している.

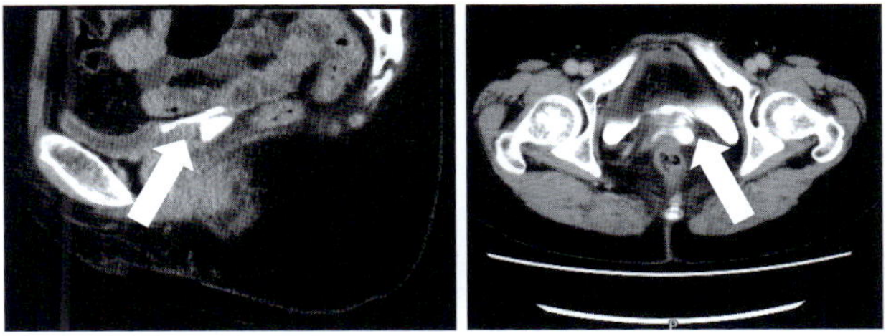

図 2 膀胱腟瘻の造影 CT
造影剤が腟に流出している.

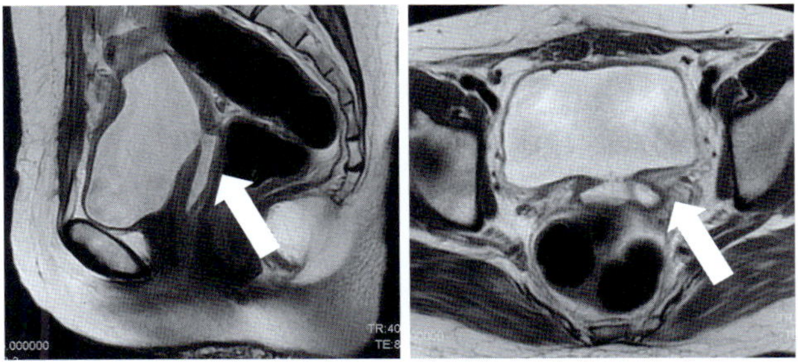

図 3 膀胱腟瘻の MRI
尿が腟に流出している.

- 膀胱腟瘻の場合は CT より MRI の方が有用という報告があるが, 骨盤内悪性腫瘍における尿路生殖器の瘻孔の CT, MRI の診断率は 98% (89～99%), 85% (66～95%) で CT, MRI のそれぞれの感度は 98% (89～99%), 95% (78～99%), 特異度は 100% (15～100%), 25% (0～80%), 陽性的中率は 100%, 88% (80～92%), 陰性的中率は 66% (22～93%), 50% (7～92%).

- 膀胱出口部も観察する．膀胱出口部が開大している場合，尿道括約筋不全，あるいは排尿筋過活動や低コンプライアンス膀胱による内圧上昇の可能性がある．
- 膀胱尿管逆流の有無も観察する．

4 合併症

- 尿路感染症など

〈金野　紅，関戸哲利〉

13 排尿時膀胱尿道造影

Point

- 排尿時膀胱尿道造影（voiding cystourethrography: VCUG）は，膀胱尿管逆流の診断におけるゴールドスタンダードの検査である.
- 膀胱頚部硬化症の診断に有用である.
- 神経因性下部尿路機能障害に起因する排尿筋括約筋協調不全，非弛緩性尿道括約筋などの機能的膜様部尿道閉塞の診断に有用である.
- 小児尿道疾患の診断に有用である.

1 適応

- 膀胱尿管逆流（VUR）の評価
- 膀胱憩室の評価
- 膀胱頚部硬化症の評価
- 神経因性下部尿路機能障害における排尿筋括約筋協調不全や非弛緩性尿道括約筋の評価
- 小児尿道疾患の評価（後部尿道弁や尿道リング状狭窄，前部尿道憩室など）
- 女性尿道憩室の評価
- 反復性（再発性）症候性尿路感染症例で上記疾患が鑑別にあがる場合は，本検査の実施を考慮すべきである.

2 実施上の注意点

- 透視下尿流動態検査として行うべきか事前に十分検討.
- 蓄尿相に関してもきちんと評価.
- 透視室での排尿時の撮影となるために，排尿してもらうにはかなりの配慮が必要.
- 透視画像が動画として保存できるのが最善であるが，そうでない場合には適宜撮影を行う.
- 男性では立位斜位の方が膀胱出口部〜尿道の評価が行いやすい. VUR の評価が主目的の場合には立位正面像の方が良い.
- 女性は多くの施設で座位正面像の評価以外は困難.
- 小児 VUR 症例ではカテーテルを留置したまま排尿させ，2〜3 回，蓄尿相と尿排出相の検査を反復する cyclic VCUG を行うことで VUR の診断率が 12〜20%向上するとされる.

3 若手泌尿器科医が知っておくべき検査のポイント

- VUR が認められた場合には，VUR のグレード分類を行う（V-12-③膀胱尿管逆流，巨大尿管の項を参照）.
- 膀胱頚部径が 6mm 未満になると膀胱頚部での水力学的エネルギーの損失が大きくなり，膀胱頚部硬化症診断のカットオフ値になりうる.

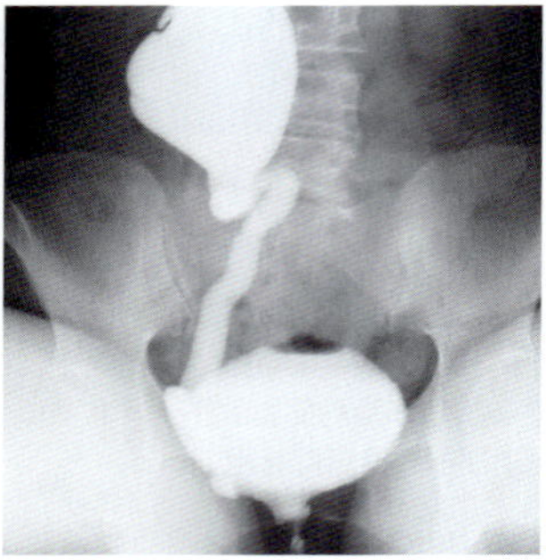

図 1 右膀胱尿管逆流症（grade V）

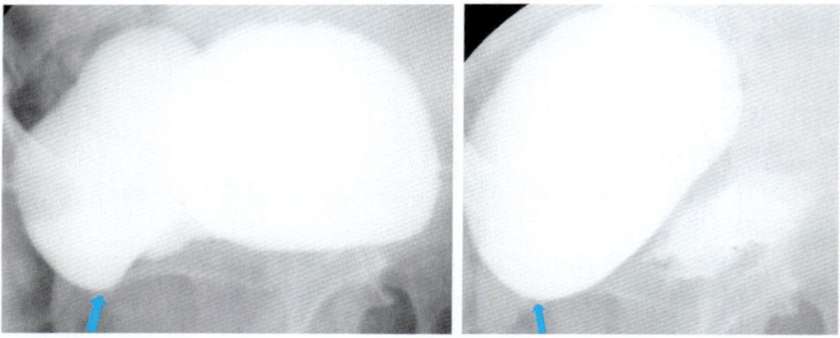

図 2 膀胱憩室の排尿時膀胱尿道造影（左：蓄尿時，右：排尿時）
矢印：排尿時憩室に造影剤が流入し憩室内が拡張している．

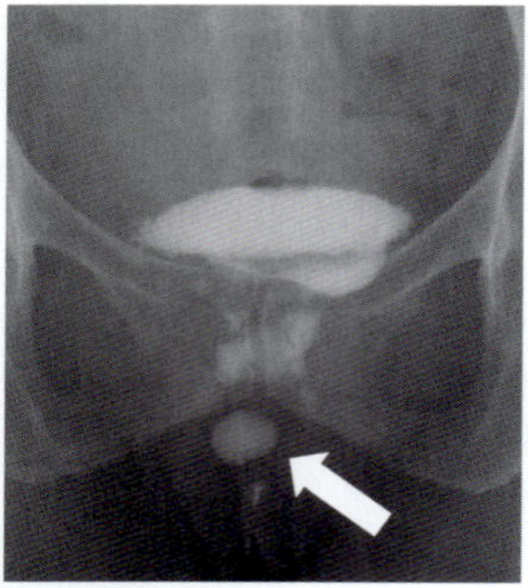

図 3 女性尿道憩室
矢印: 排尿後憩室内に造影剤が残存している．

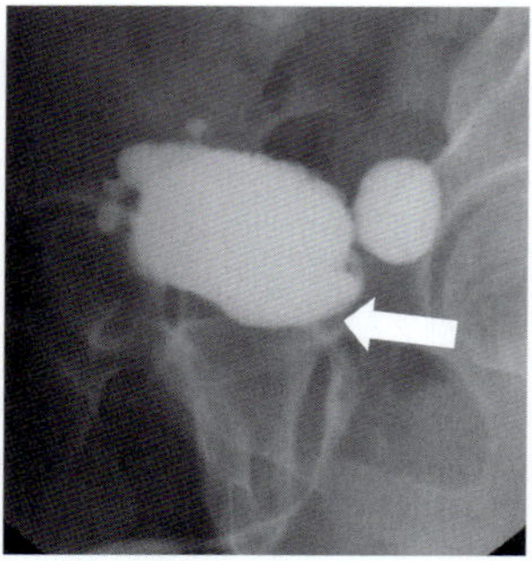

図 4 膀胱憩室を伴う膀胱頚部硬化症
矢印：膀胱頚部開大不良（当院基準は＜6mm）．

- 神経因性下部尿路機能障害における排尿筋括約筋協調不全，非弛緩性括約筋の診断は，膜様部尿道以下の狭小化で診断する．しかし，正確な診断には膀胱内圧，腹圧，排尿筋圧の情報が不可欠であり，VCUG のみでは限界がある（V - 5 - ④神経因性下部尿路機能障害の項を参照）．

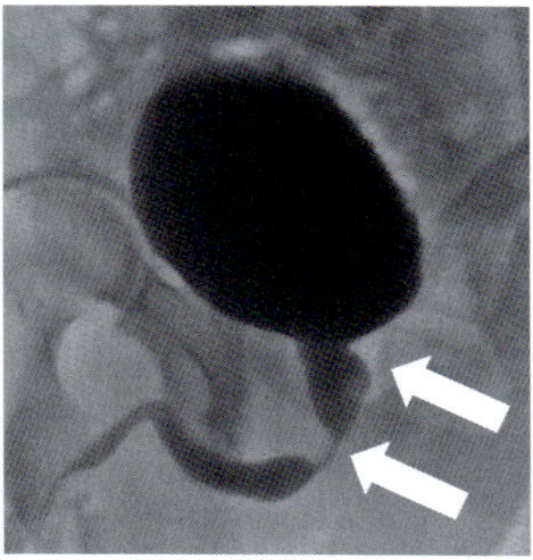

図 5 排尿筋括約筋協調不全
矢印: 排尿時に外尿道括約筋収縮と前立腺部尿道拡張.

4 合併症

- 尿路感染症など.

〈金野　紅，関戸哲利〉

14 鎖膀胱造影

Point

- 以前は腹圧性尿失禁や膀胱瘤の診断に用いられていたが，経会陰超音波検査や dynamic MRI が現在では主流となった.
- 経会陰超音波検査や dynamic MRI の方が優先される理由は，以下の通りである.
  ①侵襲性が低い.
  ②安静時～腹圧負荷時の尿道や膀胱，子宮頸部，腟壁，肛門挙筋を含む骨盤底全体の動的情報をリアルタイムで同時に観察することができる.
  ③腹圧性尿失禁の治療方法は Blaivas あるいは Green 分類〔V-5-⑦ Urogynecology（Female urology）の項を参照〕に関わらず中部尿道スリング手術となるため，鎖膀胱造影を用いて分類を行う意義が低くなった.
- ただし，超音波検査や dynamic MRI は仰臥位で行われるため鎖膀胱造影の方が膀胱頸部の漏斗状変化は観察しやすい.
- 中部尿道スリング手術後の再発や病態が複雑な腹圧性尿失禁では実施を考慮してもよい.

1 適応

- 中部尿道スリング手術後の再発症例や病態が複雑な腹圧性尿失禁症例では実施を考慮してもよい.

2 実施上の注意点

- 対象者は女性であることが多く，羞恥を伴う検査である．患者から験者が見えないようにパーテーションを置いたり，照明を暗くしたりするなどの

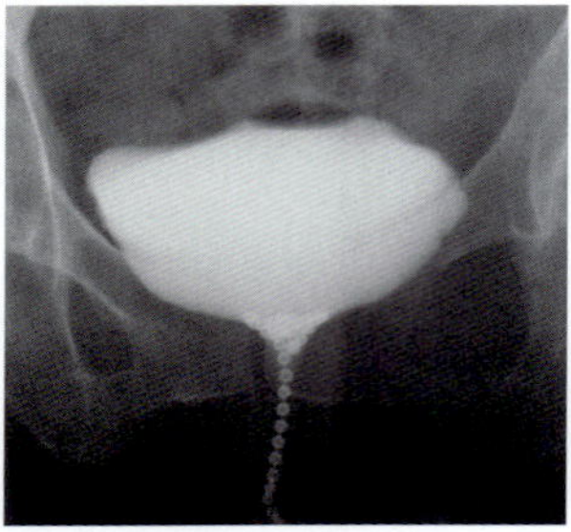

図1 正面腹圧負荷時（Blaivas 分類 type Ⅰ）

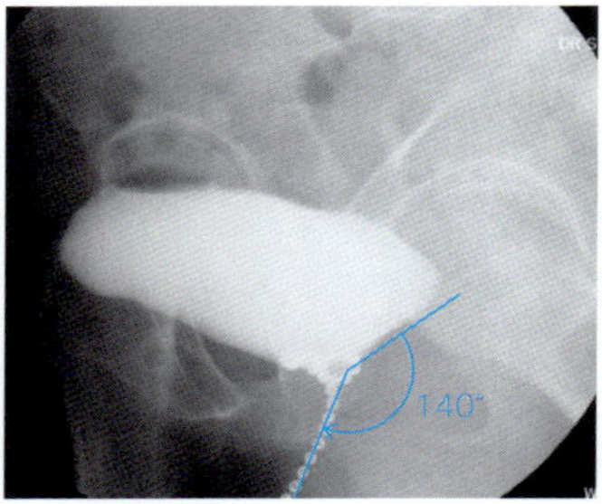

図2 側面腹圧負荷時（Green 分類 typeⅡ，後部尿道角 140°）

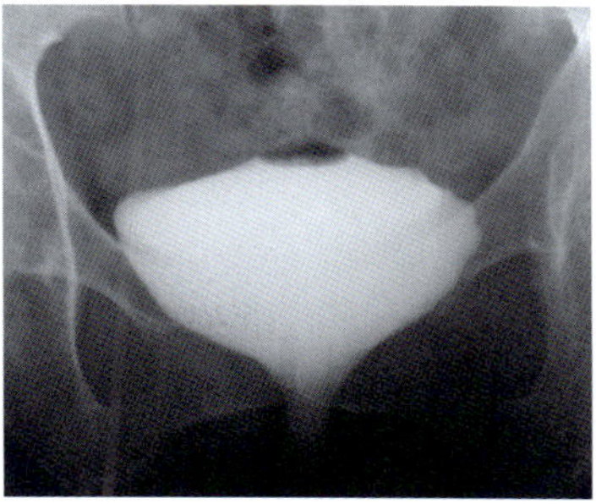

図3 正面腹圧負荷時（腹圧負荷時の膀胱頚部～尿道の開大による鎖の滑脱，Blaivas 分類 type Ⅱa）

工夫が必要である．
- 造影剤と鎖の留置は仰臥位で実施．体位変換で鎖が抜けないように大腿にテープで固定．
- 腹圧負荷時に膀胱頚部が開大すると滑脱することが多い．
- 写真は立位になってから撮影 **図1**～**図3**．安静時と咳やバルサルバによる腹圧負荷時を比較．
- Blaivas 分類は正面～斜位，Green 分類は側面で判定．
- 膀胱瘤は側面像の方が尿道を含めた情報が得やすい．

3 若手泌尿器科医が知っておくべき検査のポイント

- 腹圧をかけてもらっても日常の状況を再現できないことが多く，腹圧性尿失禁における感度が 53～100%，特異度が 44～76%程度とされる．
- 腹圧負荷後も尿失禁が持続している場合には排尿筋過活動による尿失禁の可能性あり．

4 合併症

- 尿路感染症など．

〈金野　紅，関戸哲利〉

15 CT

Point

- 腎，副腎，尿路系の画像診断は CT が中心．スライス厚が 3~5mm であるため，小さな病変の観察にも有用．
- 骨盤内臓器，生殖器（陰嚢）では CT は組織コントラストが低く，その有用性は限られる．
- 遠隔転移，リンパ節転移（癌の病期診断）には造影 CT が有用．
- CT の適応
  1）腎・尿路系に結石，石灰化が疑われる．
  2）超音波検査などで腫瘤が疑われる．
  3）まず単純 CT で確認．単純 CT で腫瘤が疑われたときは造影 CT を考慮．
  4）動静脈奇形，動脈瘤など血管系の評価（CT angiography）．
  5）腎盂，尿管，膀胱病変の評価（CT urography）．
- CT の注意点
  1）妊娠中では CT 検査を控えることが望ましいが，一般的な CT 検査では胎児への影響は少ない．
  2）ヨード造影剤を使用する場合は十分な問診が必要〔ヨード造影剤アレルギー既往歴，喘息，糖尿病薬（ビグアナイド系）の服用，他のアレルギーの有無〕．
  3）ヨード造影剤静注投与では腎機能低下〔eGFR（推算糸球体濾過量）<30mL/min/1.73m^2〕は造影剤投与後の腎障害（post-contrast acute kidney injury：PC-AKI）の危険因子．代替法，補液などの予防的処置，造影剤減量などを考慮．

1 腎，尿管

- CT は腎，尿管のあらゆる病変の診断に有用．
- 結石，石灰化の確認には単純 CT が必要不可欠．

表1 腎，尿管の造影 CT 撮像タイミングと主な役割

	造影剤投与後	主な役割
1）早期動脈相 (vascular phase)	18~22 秒後	腎動脈が造影される 腎血管性病変の評価
2）皮髄相 (corticomedullary phase)	30~60 秒後	皮質が主に造影される 腎，尿管病変の vascularity の評価
3）腎実質相 (nephrographic phase)	80~120 秒後	腎実質が造影される 腎実質病変の検出
4）排泄相 (excretory phase)	180 秒以降	造影剤が排泄される 腎盂，尿管病変の評価

- まずは単純 CT で確認し，腫瘤性病変が疑われたときは造影 CT を考慮．
- 腎血管性病変は早期動脈相で観察．
- 腎腫瘤性病変では皮髄相，腎実質相，排泄相の 3 相の造影 CT（ダイナミック造影 CT）が必要（皮髄相のみでは腎髄質の病変が見逃される，多血性腫瘍と腎皮質の区別がつかない，下大静脈内に造影剤の層流が起こり腫瘍栓と紛らわしい）．大部分の腎細胞癌は皮髄相で濃染し，排泄相で低吸収値（washout）を呈するが，10％程度は漸増型の造影パターンを示す．
- 腎盂，尿管の病変では排泄相（4～5 分後）が有用．撮像データより冠状断像などの再構成像，CT urography も有用．腎盂癌，尿管癌では造影欠損．

2 副腎

- 副腎のサイズ・形態の評価，副腎病変の有無については単純 CT で観察可能．副腎は小さい臓器であるため，スライス厚を薄くする（少なくとも 2mm 以下）．
- 副腎腺腫の診断には CT 値（Hounsfield Unit：HU）計測が用いられる．10HU 未満では腺腫の可能性が高く，10HU 以上では MRI（化学シフトイメージング）を追加する．また，10 分後程度の遅延相が有用との報告もある．
- 脂肪塊が認識できれば骨髄脂肪腫を考える．
- 褐色細胞腫が疑われる場合ではダイナミック造影 CT が有用（早期より強い造影効果）であるが，高血圧性クリーゼに注意が必要．近年，広く使用されている非イオン性造影剤ではその危険性は低いが，診断上やむを得ず投与する場合は発作に対応できるよう α 遮断薬，β 遮断薬を用意するなど十分な準備の下で行う．ダイナミック造影 MRI や副腎髄質スキャンなどの代用も考慮すべき．
- 臨床的に褐色細胞腫が疑われる場合では副腎外病変（傍神経節腫）の可能性もあるため，胸部～骨盤までの撮像が望ましい．
- 両側性の副腎病変では，まずは副腎腺腫，副腎転移を疑う．

3 膀胱，前立腺，生殖器（陰嚢）

- 骨盤内臓器，生殖器（陰嚢）に対し，CT は組織コントラストの点で MRI に劣る．
- 遠隔転移，リンパ節転移（病期診断）に造影 CT が有用．
- 膀胱頂部，膀胱頚部病変に対して冠状断像，矢状断像などの再構成像が有用．
- 検査時では膀胱内に尿が貯留した状態（膀胱壁が伸展）が望ましい．

〈粕谷秀輔，稲岡　努，寺田一志〉

16 MRI

Point

- MRI は CT と比較し，空間分解能が低いため，その診断的価値は限られる．CT で診断がはっきりしない場合に用いることが多い．
- MRI の適応
  1）ヨード造影剤アレルギーや腎機能低下があり，造影 CT の代替として使用したい．
  2）小児，妊娠中などで X 線被曝を避けたい．
  3）腎臓，副腎病変で微量の脂肪を検出したい（化学シフトイメージング）．
  4）尿路走行異常の診断，腎盂・尿管病変および尿路閉塞部位を同定したい（MR urography）．
  5）腎血管の評価をしたい（造影・非造影 MR angiography）．
  6）骨盤内臓器にはコントラストが良く，CT より明瞭に描出される．
- MRI の禁忌
  1）体内に MRI 非対応の金属，機器などが入っている．
  2）ガドリニウム（Gd）造影剤を使用する場合ではガドリニウム造影剤アレルギーの既往．
  3）終末期腎障害（長期透析），慢性腎不全（eGFR: 30mL/min/1.73m^2 未満），急性腎不全では可能な限りガドリニウム造影剤の使用を避け，他の検査法で代替することが望ましい．代替困難な場合は，ガドリニウム造影剤の適正使用量を守る，繰り返し使用する場合は可能な限り間隔を空けるなど，腎性全身性線維症（NSF）のリスクに十分に注意して投与する〔腎障害患者におけるガドリニウム造影剤使用に関するガイドライン（第 3 版）〕．

1 腎，副腎

- 腎，副腎の腫瘤性病変では微量な脂肪の検出が診断のポイントになることがあるため，化学シフトイメージング（グラディエントエコー法による T1 強調像を in-phase，opposed-phase で撮像し，両者での信号変化を比較することで微量の脂肪を検出）は有用．腎では腎淡明細胞癌，腎血管筋脂肪腫（脂肪の検出だけでの両者の鑑別は困難），副腎では副腎腺腫がある．
- 病変の深達度診断には横断像だけでなく，矢状断像，冠状断像，あるいは任意断面像なども撮像．CT と MRI との診断能はほぼ同程度．

2 上部尿路（腎盂，尿管）

- 腎盂・尿管病変，その周囲の病変，関係を評価しやすい．
- 先天奇形，尿路閉塞，その部位診断には MR urography が有用．
- 尿路閉塞の原因検索，尿路閉塞を伴わないような小さな病変ではガドリニウム造影剤使用が有用．病変の検出に拡散強調像も有用．
- 腎盂癌・尿管癌では深達度診断が重要：壁構造の断裂所見は筋層を越えて周囲組織への浸潤を意味．造影脂肪抑制 T1 強調像が有用．

3 膀胱

- 検査時では膀胱内に尿が貯留（膀胱壁が伸展）した状態が望ましい．
- 膀胱癌の深達度診断に有用：壁構造の断裂所見は筋層を越えて周囲組織への浸潤を意味．T2 強調像よりもダイナミック MRI の早期相が有用．また，拡散強調像も腫瘍の浸潤範囲を反映．腫瘍基部膀胱壁に垂直な断面での評価が必要．
- 膀胱癌の治療法は筋層浸潤の有無に基づいて選択される．MRI による筋層浸潤の有無の評価は，MRI 撮影法・診断法の標準化を目的に考案された Vesical Imaging-Reporting and Data System（VI-RADS）（巻末資料 20 を参照）で行う．VI-RADS では T2 強調像，拡散強調像，ダイナミック造影 MRI を撮像し，5 段階のカテゴリー分類で筋層浸潤を評価する．

4 前立腺

- 生検後は出血により評価が難しいため，生検前での撮像が望ましい．生検後は 8 週間以降での撮像が望ましい．
- 検査時には直腸が虚脱していることが望ましい．
- 前立腺癌は T2 強調像で低信号を示す．ダイナミック造影 MRI，拡散強調像が補助的に使われる．どの領域の前立腺癌でも典型的には早期濃染，washout があり，拡散強調像で拡散低下，ADC 値低下として描出される．
- 前立腺癌の有無の評価は，MRI 撮影法・診断法の標準化を目的に考案された Prostate Imaging-Reporting and Data System（PI-RADS）（巻末資料 21 を参照）で行う．この判定は，すべての「前立腺癌」の検出のためではなく，「臨床的に意義のある前立腺癌（clinically significant prostate cancer）」を検出することとされる．PI-RADS では T2 強調像，拡散強調像，ダイナミック造影 MRI を撮像し，5 段階のカテゴリー分類で臨床的意義のある癌が存在するかを評価する．

5 陰嚢・精巣

- 超音波検査が第一選択であるが，MRI は客観的で信頼性が高く，超音波検査で結論が出ないときには次の選択肢となる．
- 特に T2 強調像でコントラスト良く描出される．血流評価にはダイナミック造影 MRI が有用．
- 停留精巣では精巣が拡散強調像で著明な拡散低下を示すため部位同定に有用．

〈北村範子，稲岡　努，寺田一志〉

17 核医学

Point

- 腎・泌尿器のスキャンは機能的評価が中心であり,腎動態スキャン,腎静態スキャンがある.腎動態スキャンに負荷検査を合わせて行うこともある.
- 副腎皮質スキャンは副腎腺腫,副腎髄質スキャンは褐色細胞腫/傍神経節腫などの診断に用いる.
- 骨スキャンはほぼ骨転移の検索が目的である.
- FDG-PETは腎・尿路系は生理的集積あり.悪性腫瘍に対しては原発巣よりも転移巣の評価として優れる.

1 腎動態スキャン

- 分腎機能評価が目的である.レノグラムから定性的,定量的に分腎機能を評価する.
- ^{99m}Tc-DTPAで分腎糸球体濾過量(GFR),^{99m}Tc-MAG$_3$で分腎有効腎血漿流量(ERPF)を測定する.
- 血流相,皮質相,排泄相がある.血流相では腎の血流の左右差,腹部大動脈の蛇行,動脈狭窄など,皮質相では腎のサイズ,形態,位置,取り込み,排泄相では腎実質から腎盂腎杯内へのトレーサー排泄,さらに貯留,尿管,膀胱への排泄を評価.
- 利尿薬負荷:トレーサー静注20分後に検査の途中でフロセミド静注40mg(0.5mg/kg).レノグラムパターン変化により,尿路系の拡張が機能性か,器質的通過障害かの鑑別に有用.
- カプトプリル負荷:負荷前後の2回に分けて検査.負荷後,左右差が顕著で異常がより明瞭.腎血管性高血圧の診断に有用.

2 腎静態スキャン

- 腎臓の様々な器質的病変の評価が目的である.
- ^{99m}Tc-DMSAを静注する.瘢痕評価にはSPECT像を撮像する.
- 尿細管吸収障害では摂取率が低下し,診断に有用である.
- 腎臓の高さが左右差2cm以下は正常.とくに腎臓の位置が低い場合に遊走腎,腎移植後の可能性あり.
- 腎機能が高度に低下すると肝臓へ集積する.
- 尿路感染後の腎瘢痕,腎梗塞,腎腫瘍では集積欠損となる.

3 副腎皮質スキャン

- 副腎皮質刺激ホルモン(ACTH)非依存性Cushing症候群の副腎病変の診断などが目的である.
- ^{131}I-アドステロールを30秒以上かけてゆっくり静注する.

- バックグラウンドと比較して副腎の集積が高くなる静注 7 日目に，腹部後面像を撮像する．
- ACTH 非依存性 Cushing 症候群では，副腎腺腫であれば集積がみられ，正常の副腎には集積しない．

4 副腎髄質スキャン

- 成人では褐色細胞腫 / 傍神経節腫，小児では神経芽細胞腫・神経節芽細胞腫の診断が目的である．
- ^{123}I-MIBG を静注する．MIBG の集積を妨げる薬剤（レセルピン，三環系抗うつ薬，塩酸ラベタロールなど）は 2 週間前に休止する．
- 様々な部位（正常副腎髄質，唾液腺，心臓，肝臓，膀胱など）に生理的集積を認める．
- 肝臓よりも高い集積を異常と評価する．

5 骨スキャン

- ほぼ骨転移の検索が目的である．
- ^{99m}Tc-MDP または ^{99m}Tc-HMDP を静注する．
- 骨盤骨の評価のため，撮像前には排尿させる．より詳細な解剖学的な評価が必要なときには SPECT 像を撮像する．
- 骨転移の頻度の高い悪性腫瘍（前立腺癌，腎細胞癌など）に有用．腎細胞癌では集積欠損となることがある．
- 様々な良性病変（変形性関節症，骨折，炎症など）で偽陽性となるため，特異度は高くない．
- 治療開始後 6 カ月以内では一過性に集積が増加することがある（フレア現象）．

6 FDG-PET

- 他の検査により病期診断，転移・再発の診断が確定できない悪性腫瘍が適応．
- 腎・尿路系は尿中排泄される FDG による生理的集積あり：腎・尿路系の悪性腫瘍では原発巣の同定が困難なことも多い．腎・尿路系の悪性腫瘍では原発巣よりも転移巣の評価として優れる．
- 様々な部位（脳，心臓，唾液腺，乳腺，腸管など）に生理的集積を認める．生理的集積以外にも貧血，炎症や感染症でも糖代謝亢進．病歴と合わせた評価が必要．
- 検査前の運動，食事，糖尿病薬の投薬に制限あり：検査前の運動は避ける．検査前 4〜5 時間は絶食．高血糖値では集積低下．
- FDG 集積の程度は投与量や体重，機種に依存せず評価できる半定量指標 SUV（standardized uptake value）を用いる．
- PET-CT では PET と CT を組み合わせた状態で病変を評価．他の画像検査がある場合は必ず参照し総合的に評価．
- 溶骨型骨転移や骨梁間型骨転移では骨スキャンより有用．

〈石川ルミ子，稲岡　努，寺田一志〉

18 尿流動態検査

Point

- 尿流測定,残尿測定は,下部尿路症状を訴える症例における下部尿路機能のスクリーニング検査として有用である.
- 膀胱内圧測定・内圧尿流検査(いわゆるUDS)は,神経因性下部尿路機能障害や,難治性過活動膀胱,原因不明の急性・慢性尿閉の病態の解明,前立腺肥大症・神経因性と非神経因性双方を含む腹圧性尿失禁・骨盤臓器脱などの術前評価,病態が複雑な症例における侵襲的治療前の評価などに適応がある.
- “内圧測定”,“内圧検査”という名称の通り,下部尿路の内圧が治療方針や尿路管理法の決定に大きく影響する場合には極めて有用な検査である.

はじめに

- 尿流動態検査(urodynamic study:UDS)には,カテーテル挿入を伴わないUDSと伴うUDSとがある.
- 前者には,排尿日誌,尿流測定,残尿測定が含まれる.
- 後者には,尿道内圧測定,膀胱内圧測定,内圧尿流検査が含まれる.
- ただし,一般的に“UDS”という場合には,膀胱内圧測定 ± 内圧尿流検査を指す.以後,本書でもUDSという用語をそのように使用する.
- 排尿日誌に関してはII - 7 下部尿路症状・排尿日誌の項を参照.

1 尿流測定(uroflowmetry:UFM)

1) 適応

- 下部尿路症状を訴える症例において下部尿路機能のスクリーニングとして全例に適応がある.特に,排尿症状有する症例では必須である.

2) 禁忌

- 禁忌は特にないが,運動機能障害などが原因で尿流測定計への排尿が困難な症例では実施困難である.また,排尿日誌などの所見から蓄尿機能障害が重篤な症例では,排尿量が少ないことが多く結果の解釈が困難である.

3) 実施時の注意点

- 排尿量は150mL以上が望ましい.
- とはいえ,排尿筋低活動を有する症例などでは通常以上に蓄尿しすぎるとデータの信頼性に問題が生じる場合もある.このため,症状とUFM所見に乖離があるなど,UFM所見が実際の排尿状態を反映しているのか疑わしい場合には,複数回のUFMを行って判断すべきである.
- 最近は,男性でも普段,座位で排尿している場合が少なくない点には注意が必要で,普段の主たる排尿姿勢で検査を行うべきである.
- プライバシーの確保も重要ではあるが,高齢者においては検査時の転倒にも注意を払う必要がある.

4）若手泌尿器科医が知っておくべき検査結果の解釈のポイント

- UFMから得られる情報（図1 図2，カッコ内は図1内の番号）：最大尿流量（maximum flow rate: Qmax，mL/s，尿流量の最大値，1），平均尿流量（average flow rate: Qave，mL/s，排尿量÷尿流時間），排尿量（voided volume: VV，mL），排尿時間（voiding time: VT，s，排尿行為の総持続時間，2），尿流時間（flow time: FT，s，測定可能な尿流が実際に起こっている時間，3＝両矢印の時間の合計），尿流波形（尿流の中断の有無によって，持続的波形（continuous curve）と間欠的波形（intermittent curve）に分類される，釣り鐘型; 正常，プラトー型; 膀胱出口部閉塞や排尿筋低活動など，変動型や間欠型; 排尿筋括約筋協調不全や排尿筋低活動・排尿筋無収縮に伴う腹圧排尿など）
- 排尿量で補正したnomogramがある（成書参照）：Siroky nomogram（男性），Liverpool nomogram（男女），八竹ノモグラム（男性）

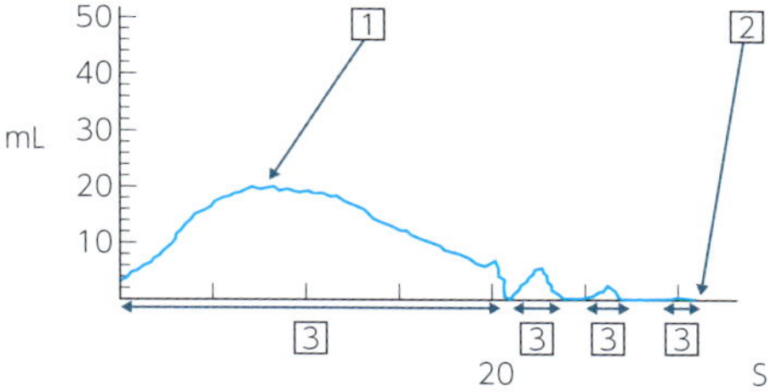

図1 UFMで得られる指標

釣り鐘型

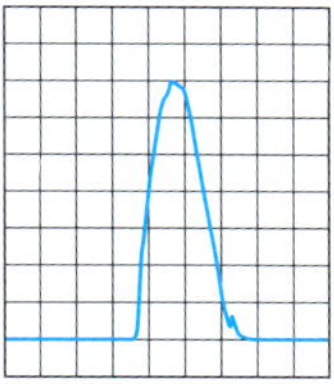

正常の尿流パターンである

プラトー型

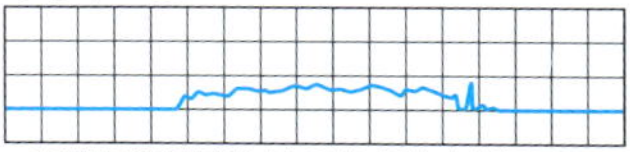

下部尿路閉塞や排尿筋収縮力低下時に認められる

間欠型

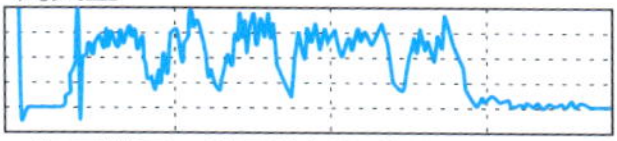

腹圧排尿や排尿筋括約筋協調不全時に認められる

図2 尿流パターン
（Super Select Nursing 腎・泌尿器疾患．学研; 2013. p.70-3 より改変）

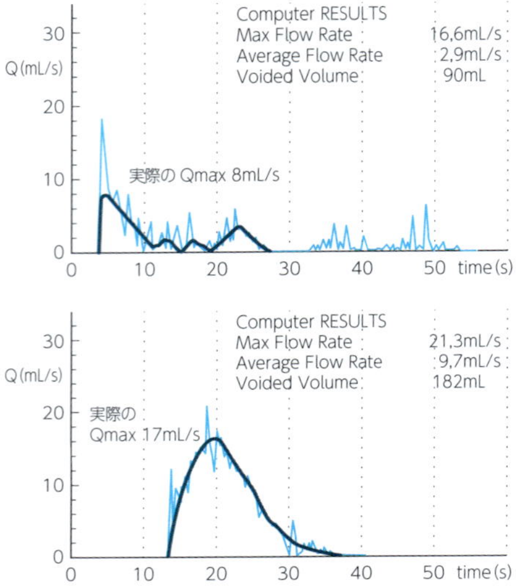

図 3 アーチファクトの平滑化
(Schäfer W, et al. Neurourol Urodyn. 2002; 21: 261-74)

- 2 秒以内の急激なスパイクはアーチファクトと考え連続するカーブに平滑化（smoothing）してから評価＝打ち出されたデータを鵜呑みにしない **図 3**.

2 残尿測定 (post-void residual urine measurement：PVR)

1）適応

- 下部尿路症状を訴える全ての症例.

2）禁忌

- 特になし.

3）実施時の注意点

- 排尿前の膀胱内尿量と残尿量との間に相関があることが知られており，排尿前の膀胱内尿量によっては残尿量の過少あるいは過大評価に繋がる場合がある．このため，有意な残尿量のカットオフ値は確立されていない.
- 近年，この問題を解決するために，膀胱排尿効率（bladder voiding efficiency：BVE，詳細はV-**5**-③低活動膀胱 / 排尿筋低活動の項を参照）も用いられる場合がある．これまでよく用いられていた残尿率（residual urine rate，%）は 100－BVE となる.
- 膀胱内尿量測定用の超音波装置がいくつか発売されているが，誤差はありうるので，測定結果に疑義がある場合には腹部エコーで確認すべきである.
    - ・膀胱内尿量測定用の超音波装置は落下して破損した場合，修理不能の機種もあるので丁寧に取り扱う.

4）若手泌尿器科医が知っておくべき検査結果の解釈のポイント

- 膀胱内尿量を腹部エコーで計測する場合：横径（cm，横断像）×前後径（cm，縦断像）×短径（cm，縦断像）÷2（mL）.
- 排尿直後の計測が望ましいが排尿後時間が経過してしまった場合には利尿率を 1mL/min と仮定して計測値から推定尿産生量を差し引く（このため，何時何分に排尿・残尿測定をしたかは明確にしておく必要あり）．ただし，UFM 後の場合には，UFM のためにかなり水分摂取をしている症例もあるので結果の解釈には注意が必要.
- 正常の残尿量：男性では 50mL 以下，女性では 20〜30mL 以下.
- 有意な残尿量：50〜150mL 以上.
- 台湾在住地域住民を対象とした検討で，男性，女性それぞれの対象者における残尿量の 90 パーセンタイル値は 73mL，61mL，95 パーセンタイル値は 103mL，94mL と報告されており（Neurouorl Urodyn. 2024; 43: 81-7），男性で 70〜100mL，女性で 60〜90mL を超えている場合には有意な残尿と考えられる.

3 尿道内圧測定（urethral pressure profilometry：UPP）

1）適応

- 非神経因性・神経因性腹圧性尿失禁症例の術前評価

2）禁忌

- 症候性尿路感染

3）実施上の注意点

- 男性ではテープなどを支持としてペニスを水平に挙上・安定させておく.
- 外尿道口と引き抜き器の先端とをなるべく近接させる.

4）若手泌尿器科医が知っておくべき検査結果の解釈のポイント

- 静的な情報しか得られない.
- UPP 測定用カテーテルの側孔が尿道のどの向きに位置しているかで測定値に影響が出る.
    - ・従来からある水式カテーテル（water filled catheter）を用いるとこの問題が生じるが，空気式カテーテル〔air charged（filled）catheter〕を用いる場合には，カテーテル先端付近の小径バルーンにより 360°全周性の圧測定が行えるのでこの問題は解消される.
- 引き抜き速度は<0.7cm/s，注入速度は 2〜10mL/min（UDS 機器によって最適な数値は異なる）.
- 機能的尿道長（functional profile length **図 4**）は原則として女性における指標（正常：3cm 前後）．男性で算出する場合には括約筋部と球部尿道の境目までで算出（正常：4〜6cm）.
- 重要な指標は最大尿道閉鎖圧（maximum urethral closure pressure: MUCP，最大尿道内圧－膀胱内圧 **図 4**）：正常値は，男性では 60〜80cmH$_2$O あるいはそれ以上，女性では 40〜60cmH$_2$O．女性では 20cmH$_2$O 未満は尿道括約筋不全の疑い.

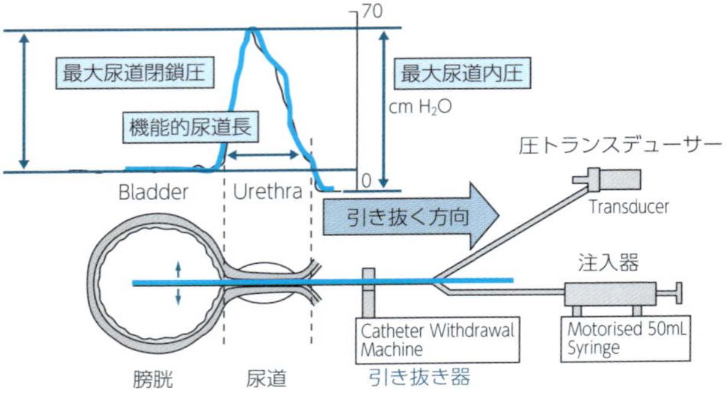

図 4 UPP で得られる指標
(Urodynamics. 3rd ed. Springer; 2005. p.59-62 より)

4 膀胱内圧測定（cystometry：CMG），内圧尿流検査（pressure flow study：PFS）

- 蓄尿相の検査が CMG，尿排出相の検査が PFS であるが，CMG±PFS を UDS（ユーディーエスあるいはウロダイ）とよぶことが多い.
- 膀胱内圧（intravesical pressure: Pves），直腸内圧（intra-abdominal pressure: Pabd，膀胱周囲圧＝腹圧），括約筋筋電図，注入量，尿流量，排尿量を同時測定する検査である **図 5**.
- 排尿筋圧（detrusor pressure: Pdet）＝Pves－Pabd で算出する.
- 膀胱変形，膀胱頚部開大，膀胱尿管逆流，膜様部尿道レベルでの機能的閉

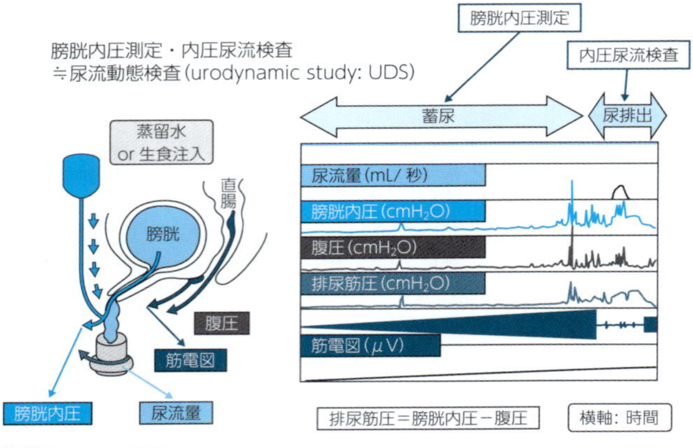

図 5 UDS の概要
(谷口珠美, 他編. 改訂版 下部尿路機能障害の治療とケア. メディカ出版; 2023. p.53 より)

塞などの精査を同時に行うために透視下に実施する場合もある（ビデオUDS，VUDS）．

1）適応

- 神経因性下部尿路機能障害（neurogenic lower urinary tract dysfunction：NLUTD）
  - ・NLUTDのタイプ別では，核上型・橋下型や核・核下型NLUTDでは必要性が高く，高リスクNLUTDか低リスクNLUTDかを診断し適切な尿路管理法を決定するために必要な検査である．
  - ・有意な残尿の持続，症候性尿路感染を反復，腎障害（腎機能障害・上部尿路障害）の出現・悪化，難治性尿失禁，UFM上で効率の悪い腹圧排尿が疑われる場合（間欠的波形，低尿流量，排尿時間延長），などでは積極的に実施．
- 難治性過活動膀胱
  - ・外科的治療の適応となるような膀胱出口部閉塞の診断，ボツリヌス毒素膀胱壁内注入療法の予定症例においては排尿筋低活動や膀胱出口部閉塞の診断
- 原因不明の急性・慢性尿閉
  - ・排尿筋収縮の有無，膀胱出口部閉塞の程度の診断
- 前立腺肥大症，腹圧性尿失禁（神経因性・非神経因性双方を含む），骨盤臓器脱などの術前評価
  - ・前立腺肥大症：排尿筋収縮力の程度と膀胱出口部閉塞の有無が重要である．膀胱出口部閉塞を認める場合には排尿筋低活動を合併していても，前立腺肥大症に対する外科的治療はある程度の効果が期待できる．
  - ・神経因性腹圧性尿失禁：蓄尿相における排尿筋過活動・低コンプライアンス膀胱による高圧蓄尿の有無の診断が重要である．蓄尿相で高圧環境が認められた場合には，腸管利用膀胱拡大術を同時に実施するか慎重に検討する必要がある．
  - ・非神経因性腹圧性尿失禁：蓄尿相における排尿筋過活動，尿排出相における排尿筋低活動の有無の診断が重要である．排尿筋過活動による尿失禁が主体と考えられる場合（切迫性優位の混合性尿失禁），排尿筋低活動を認める場合には，治療方針に関する十分なshared decision makingが必要である．
  - ・骨盤臓器脱：蓄尿相における潜在性腹圧性尿失禁や排尿筋過活動，尿排出相における排尿筋低活動や膀胱出口部閉塞の有無の診断が重要である．
- 病態が複雑な症例における侵襲的治療前の評価
  - ・侵襲的治療の適応決定や治療方針に関するshared decision makingに資する質の高い検査とする必要がある．

2）禁忌

- 症候性尿路感染

3）実施上の注意

- 検査前に過剰な水分摂取を行うと注入量以上の膀胱容量になるので注意．
- 検査の目的を明確化し（urodynamic questionsの明確化），過不足のな

い検査を行うことが肝要である.
- 生理機能検査という性質上,「とりあえず」検査をしても有益なデータが得られないばかりか,臨床上あまり意味のない所見に振り回されてかえって混乱する事態に陥る場合が多い.
- 想定外の所見が得られ,それが診断や治療につながる場合もあるが,urodynamic questions に基づく「想定される所見」が明確でないと何が「想定外」かもわからない.

- 可能な限り排尿日誌(導尿日誌)を事前に実施し,注入速度や注入量を立案.
- 水式カテーテルを用いた水式の圧ラインで圧測定を行う場合
  - 国際禁制学会(International Continence Society: ICS)の reference height(恥骨結合上縁)で大気圧とバランスをとって zero pressure とする **図6**.
  - ラインから空気を完全に排除する.
  - 注入速度は蓄尿機能に応じて 15〜35mL/min に設定する.
  - 検査中カテーテルや筋電図パッチなどが外れないようにテープなどでしっかり固定.
  - Pves と Pabd がきちんと測定されているか咳などをさせてチェックする.
  - 体位変換時にはトランスデューサーの恥骨結合上縁レベルへの位置調節が必要.
  - PFS では尿流測定計の外に尿がこぼれないように注意.
  - PFS 時に排尿筋収縮が認められない場合,検査環境の影響が原因(situational inability to void)のこともあるので安易に排尿筋無収縮と診断してはいけない.
    - ▹ Free UFM と PFS 時の UFM の所見に乖離がある場合には PFS の所見の解釈は慎重に行う.
- 空気式カテーテルを用いた空気式圧ラインを用いる場合には,カテーテル

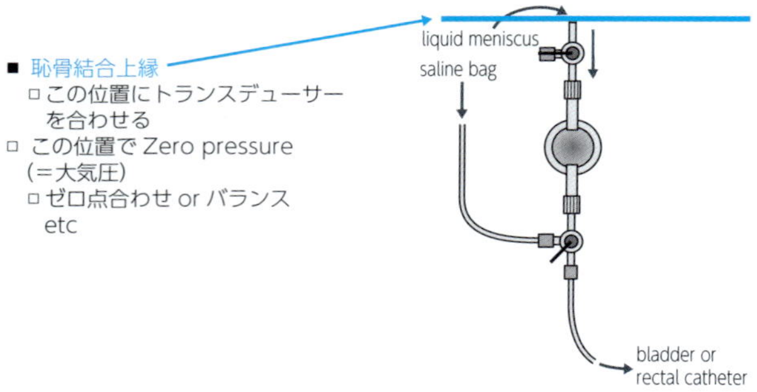

図6 ICS reference height (ICS Good Urodynamic Practice. Schäfer W, et al. Neurourol Urodyn. 2002; 21: 261-74; Griffiths DJ. Urol Clin North Am. 1996; 23: 279-97)

表1 初期安静圧の目安

Position	Pves (cmH₂O)		Pabd (cmH₂O)		Pdet (cmH₂O)	
	AFCs	WFCs*	AFCs	WFCs*	AFCs	WFCs*
supine	5～25	0～18	10～30	0～18	−15～0	−5～+5
seated	15～55	15～40	20～60	15～40	−20～+10	−5～+5
standing	15～55	20～50	20～60	20～50	−15～+10	−5～+5

AFCs：air-filled catheters，WFCs：water-filled catheters
*Gammie A, et al. Neurourol Urodyn. 2016; 35: 926-33 と
Sullivan JG, et al. Neurourol Urodyn. 2012; 31: 535-40.

先端付近のバルーンが膀胱壁や直腸壁に触れるとアーチファクトの原因となる点に留意する必要がある．

・カテーテルの固定が終了したらゼロ点をとってトランスデューサーのスイッチを「charge」にし初期安静圧が正常範囲 **表1** にあることを確認する．
・体位変換時のトランスデューサーの位置調節は不要．

- T6 以上の高位脊髄障害では自律神経過緊張反射（詳細はV-5-④神経因性下部尿路機能障害の項を参照）出現の可能性があるので，バイタルサインをモニターしながら実施する．自律神経過緊張反射が生じた場合には，注入を中止して可及的速やかに注入した媒体を排液し，必要であれば座位にするなどの対処を行う．

4）若手泌尿器科医が知っておくべき検査結果の解釈のポイント

① CMG で評価すべき項目 表2

- 正常の膀胱充満知覚：初発膀胱充満感(first sensation of bladder filling: FS，初めて膀胱充満感を感じた時点）は 150mL 以内，初発尿意（first desire to void: FDV，次に機会があったら排尿したいが，まだ先延ばしできる時点）は 300mL 以内，強い尿意（strong desire to void: SDV，漏れの恐れはないが持続的に尿意がある時点）と最大膀胱容量（maximum cystometric capacity: MCC，これ以上排尿を我慢できない時点）は 500（～600）mL 以内．
- 膀胱知覚の亢進や低下の診断：上記の基準に従い，膀胱知覚過敏（bladder oversensitivity），膀胱知覚低下（reduced bladder sensation），膀胱知覚欠如（absent bladder sensation）を診断．
- その他の知覚異常：尿意切迫感，異常膀胱知覚（abnormal sensation：NLUTD 症例における膀胱，尿道，骨盤内のズキズキ，灼熱，電撃的な感覚），非特異的膀胱知覚（non-specific bladder awareness：NLUTD 症例における腹部膨満感，自律神経症状，痙性などの代償尿意）
- 排尿筋過活動（detrusor overactivity：DO）
  ・排尿許可以前の不随意の排尿筋収縮で自然あるいは誘発（咳や体位変換）により生じる．
  ・NLUTD に伴うものを神経因性 DO（neurogenic DO: NDO），それ以外を非神経因性 DO（non-neurogenic DO）とよぶ．非神経因性 DO のうちで明確な原因が特定できない場合を特発性 DO (idiopath-

表 2 疾患，病態別の CMG で判断したい事項と評価すべき項目

疾患・病態	判断したい事項	評価すべき項目
神経因性下部尿路機能障害	上部尿路障害・腎機能障害のリスク	排尿筋過活動の圧 膀胱コンプライアンス 排尿筋漏出時圧 排尿筋過活動時漏出時圧 排尿筋漏出時容量 膀胱知覚 膀胱容量
	尿失禁の原因 （膀胱側 vs 尿道側 vs 双方）	排尿筋過活動性尿失禁 尿流動態性腹圧性尿失禁
難治性過活動膀胱	仙骨神経刺激療法やボツリヌス毒素膀胱壁内注射療法の適応	排尿筋過活動 膀胱知覚 膀胱容量
腹圧性尿失禁や前立腺肥大症の術前評価	予後不良因子の有無	排尿筋過活動 排尿筋過活動性尿失禁 尿流動態性腹圧性尿失禁出現時の圧 膀胱知覚 膀胱容量

ic DO：IDO）と呼ぶ．NDO に関しては，以下のように分類される場合もある．

- 一過性 DO（phasic DO）：収縮が断続的なもので失禁を伴う場合もある．
- 終末時 DO（terminal DO）：MCC あるいはその付近で出現する DO で，抑制が不可能で失禁となり，通常はそのまま排尿に至る．
- 持続性 DO（sustained detrusor contraction）：Pdet が静止圧に戻らない持続的な DO．
- 複合性 DO（compound detrusor contraction）：phasic DO のうち，DO が生じる都度，Pdet の基線圧と DO 時の圧が上昇してゆく DO．
- 高圧 DO（high pressure DO）：腎障害（腎機能障害・上部尿路障害）が危惧される高圧の DO．
  - ▹ 排尿筋過活動時漏出時圧（detrusor overactivity leak point pressure：DOLPP）：失禁を生じる DO の最低圧．DOLPP が 40cmH_2O 以上の場合には腎障害（腎機能障害・上部尿路障害）のリスクが高まる．

- 膀胱コンプライアンス：**図 7** に従って算出する．
  - ＜20mL/cmH_2O を低コンプライアンス膀胱と診断する．
- 排尿筋漏出時圧（detrusor leak point pressure：DLPP）：排尿筋収縮または腹圧上昇のいずれもない状態で尿漏れが生じた時の Pdet が 40 cmH_2O 以上であると腎障害（腎機能障害・上部尿路障害）のリスクが高まる．
- 腹圧下漏出時圧（abdominal leak point pressure：ALPP）：排尿筋の収縮なしに腹圧上昇により漏れが生じた時の Pves が 90cmH_2O 以上では

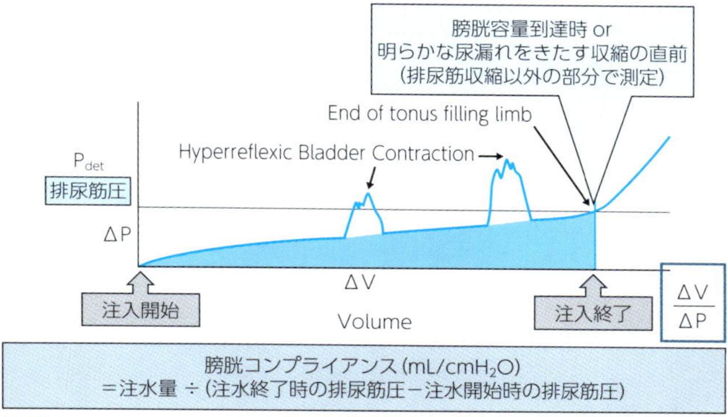

図 7 膀胱コンプライアンスの算出方法
(Weld KJ, et al. J Urol. 2000; 163: 1228-33; McGuire EJ, et al. J Urol. 1981; 126: 205-9 より作成)

尿道過可動が 60cmH₂O 未満では尿道括約筋不全が疑われる．基準値 (0cmH₂O か注入開始時の Pves か腹圧負荷直前の Pves か) を施設で統一しておく必要がある．

② PFS で評価すべき項目 表 3

- 後掲する 図 12 と 図 15 のノモグラムに PdetQmax，Qmax のポイントをプロットすることで排尿筋収縮力と膀胱出口部閉塞の評価を行う．
- 以下の PFS の指標は Pdet のみが Q に影響している場合が想定されているので，特に女性において腹圧が Q に影響している場合には適用できない点に注意が必要である〔“The WG recommends not to use standard PFS analysis methods for women with urodynamically significant or relevant abdominal straining.” (Rosier PFWM, et al. Continence. 2023; 7: 1-16)〕.
- 排尿筋収縮
  - 図 8 の bladder output relation (BOR) の双曲線の通り，排尿筋活動が正常であれば，低 P/ 高 Q，高 P/ 低 Q の関係が成立する．尿道抵抗が正常な場合，つまり正常の下部尿路では低 P/ 高 Q である．尿道抵抗が高い場合，つまり前立腺肥大症などでは高 P/ 低 Q となる．

表 3 疾患，病態別の PFS で判断したい事項と評価すべき項目

疾患・病態	判断したい事項	評価すべき項目
尿閉，有意な残尿	原因が，膀胱側（排尿筋低活動や無収縮）vs 尿道側（膀胱出口部閉塞）vs 双方	排尿筋収縮の状態 腹圧排尿の状況 膀胱出口部閉塞の有無
神経因性下部尿路機能障害	随意排尿の安全性評価 腹圧排尿の安全性評価	
腹圧性尿失禁や前立腺肥大症の術前評価	予後不良因子の有無	

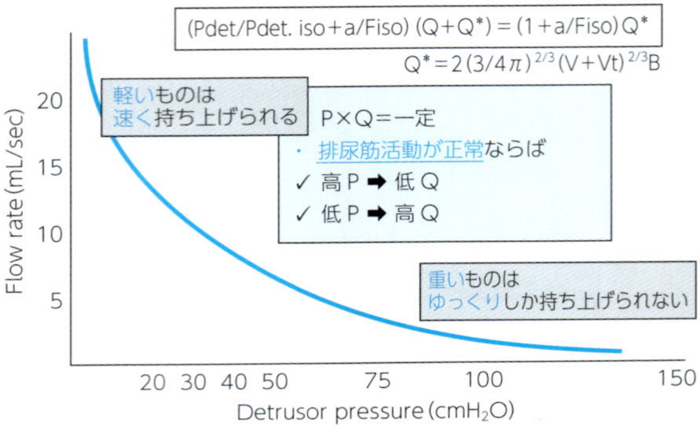

図8 排尿筋圧（pressure：P）と尿流量（flow rate：Q）の力学的関係（bladder output relation：BOR）

- 女性において Pdet がほとんど上昇せず，かつ Pabd の上昇もなく良好な Q が得られる場合がある．この現象は尿道抵抗が低いために排尿筋の短縮速度が非常に速く，Pdet の上昇なしで良好な Q が得られると解釈されている．
- 低 P/ 低 Q は排尿筋活動が異常，すなわち排尿筋収縮力が低下している〔排尿筋低活動（detrusor underactivity：DU)〕ことを示す所見．
- DU は，排尿筋収縮力の低下または収縮時間の短縮により排尿時間が延長あるいは正常な時間内で膀胱を空にできない状態である．
- 排尿筋無収縮は排尿筋の収縮が認められない状態である．先述の通り，situational inability to void との鑑別は慎重に行う必要がある．
- 排尿筋収縮力の評価
  - ▹ 尿道は膀胱で産生されたエネルギーを圧と尿流に変換するので，尿流がある状態では Pdet は排尿筋収縮力と等価ではない．
  - ▹ “Pdet＝排尿筋収縮力”は，排尿筋が最大限収縮かつ尿流量が 0mL/s の時であり，その時の圧力を isovolumetric Pdet（Pdet.iso., cmH_2O）とよぶ．
  - ▹ 最大尿流時排尿筋圧（PdetQmax）と最大尿流量（Qmax）から Pdet.iso. を推定する式がある．BOR をえいやと直線化したものである：Projected Pdet.iso. (PIP, cmH_2O) ＝PdetQmax (cmH_2O) ＋k（cmH_2O/［mL/s］）×Qmax（mL/s）
  - ▹ PQ プロット上に描画すると **図9** のようになる．
  - ▹ 男性（当初の対象は前立腺肥大症による膀胱出口部閉塞，k＝5）PIP5＝PdetQmax＋5×Qmax〔＝膀胱収縮力指数（bladder contractility index：BCI or detrusor contractility index：DCI）に相当，若年男性では k＝2.5 とすべきとの意見もあるがコンセンサスは得られていない〕
- <100cmH_2O：weak contractility，≧100cmH_2O：normal con-

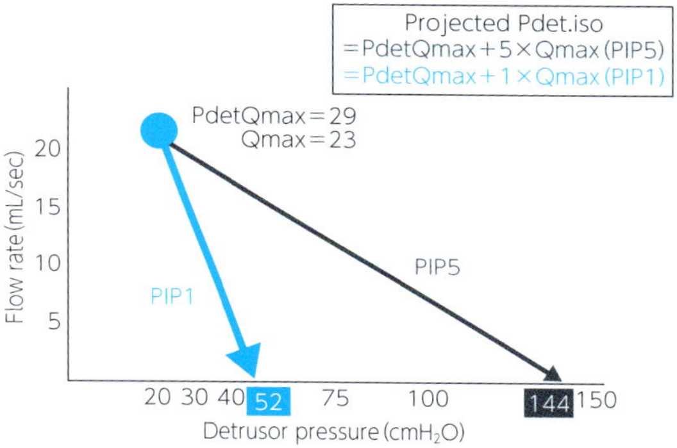

図 9 PIP1 と PIP5

tractility（これをさらに<50cmH₂O；very weak contractility，>150cmH₂O；strong contractility と細分化することの臨床的意義に関してはコンセンサスが得られていない．

▹ 女性（当初の対象は高齢切迫性尿失禁，k=1）
PIP1=PdetQmax+1×Qmax
<30cmH₂O；weak contractility，30〜75cmH₂O；normal contractility，>75cmH₂O；strong contractility

・BOR は，排尿中の膀胱容量の変化に伴い連続的に変化するため，膀胱内尿量の情報が含まれない PQ プロット上に 1 つの曲線として表記不能．このため，排尿中の膀胱内尿量を横軸に，排尿筋収縮力を縦軸にプロットするように変更して排尿筋収縮の「見える化」をはかったものが Watts factor（WF）：WF=Pdet×vdet (短縮速度) ≒2π×(排尿筋による external mechanical power÷膀胱の表面積) =収縮している排尿筋により単位面積当たり生成される mechanical power（W/m^2 or $\mu W/mm^2$）．WF×10 が Pdet.iso. とほぼ同値．

▹ 実際には，WF={(Pdet+a) (vdet+b) −ab} ÷2πをコンピューターが算出．
$a=25cmH_2O$，$b=6mL/s$，$Q=2\times vdet\ [3\ (V+Vo)/4\pi]^{2/3}$，$Vo=10mL$

▹ **図 10** のような平滑化を行って最大値（Wmax）を特定．

▹ Wmax<7 W/m^2；排尿筋低活動

・残尿量は排尿筋収縮の持続力をある程度反映．

▪ 尿道抵抗 **図 11**

・尿排出時の尿道のエネルギー変換効率を Pdet と Q の 2 つの指標からベルヌーイの定理と連続の式を用いて数式化→膀胱出口部閉塞〔bladder outlet (outflow) obstruction：BOO〕の有無を判定．

・尿道が collapsibe，distensible tube であると仮定→「尿流を得るために尿道を開存させておくための，尿流に変換されない概念上の損

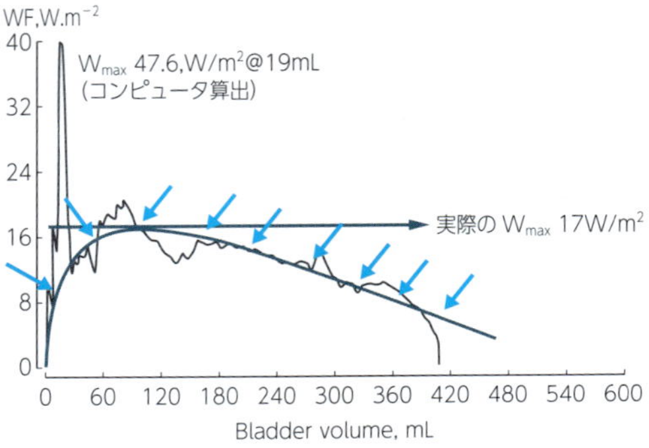

図 10 WF プロットと平滑化
(Gammie A, et al. Neurourol Urodyn. 2018; 37: 2745-52)

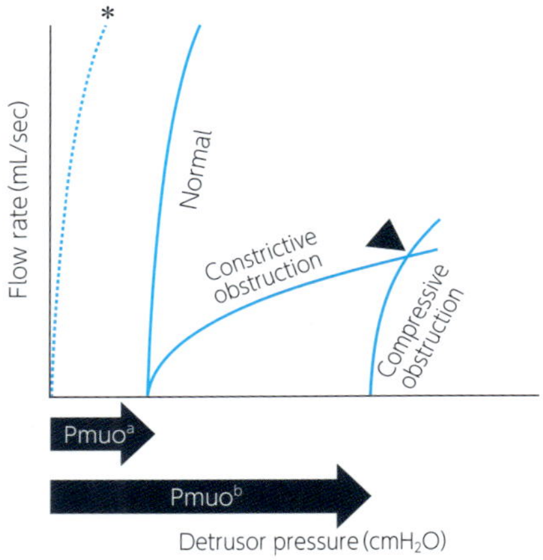

図 11 尿道抵抗（urethral resistance relation：URR）(Sekido N. Int J Urol. 2012; 19: 216-28 より改変)

失エネルギー」である最小尿道開存圧（minimum urethral opening pressure：Pmuo）が必要であるとするところがミソ→ Pmuo が大きい場合（Pmuo^b）を PFS 上の BOO（compressive type の閉塞，前立腺肥大症が該当）と定義→なお，Pmuo は排尿終末時から 5〜10mL 前 or 5〜10 秒前 or Q≧2mL/sec の Pdet で代用．

▹ Pmuo にはあまり変化がないが（Pmuo^a），尿道の断面積が極端に小さくなるタイプの閉塞は constrictive obstruction とよばれ尿道狭窄が該当する．

- Pmuo は「尿道のエネルギー変換効率を決定する“flow rate controlling zone（FCZ）”という概念上の尿道の特定部位」の圧→通常は膜様部尿道→前立腺肥大症では前立腺部尿道に，尿道狭窄では尿道狭窄部に移動．
- 数式は下記の通り．A_{FCZ} は FCZ の尿道の仮想断面積．

$$Pdet=\frac{1}{2}\left(\frac{Q}{A_{FCZ}}\right)^2+Pmuo$$

- 男性前立腺肥大症における BOO の診断
  - PdetQmax と Qmax から Pmuo を推定する式がある：Projected Pmuo（cmH_2O）＝膀胱出口部閉塞指数（Bladder outlet [outflow] obstruction index: BOOI）＝PdetQmax（cmH_2O）－2（cmH_2O/[mL/s]）×Qmax（mL/s）
    - ▹ 従来，＞40；閉塞（obstructed），20 to 40；不確定（equivocal），＜20；非閉塞（unobstructed）とされていたが，最近改訂された ICS ノモグラムでは，＞80；severe BOO，40 to 80；moderate BOO，20 to 40；mild BOO，＜20；no BOO に分類された **図 12**．
    - ▹ ノモグラムに PdetQmax，Qmax のポイントをプロットすることで排尿筋収縮力と膀胱出口部閉塞の評価を行う．
  - これまで広く用いられていたシェーファーノモグラムを **図 13** に示した．
    - ▹ Pmuo（cmH_2O）＜20（0）& 20～30（Ⅰ）；unobstructed, 30～50（Ⅱ～Ⅲ, 10cmH_2O 幅）；minimally to moderately obstructed，50～100（Ⅳ～Ⅴ，25cmH_2O 幅）&＞100（Ⅵ）；moderately to severely obstructed
  - PdetQmax から Pmuo まで引いた直線を linearized passive urethral resistance relation（LPURR）とよぶ．この直線の傾きが FCZ の断面積の指標．垂直に近づくほど断面積が大きく，水平に近づくほど断面積が小さい **図 14**．

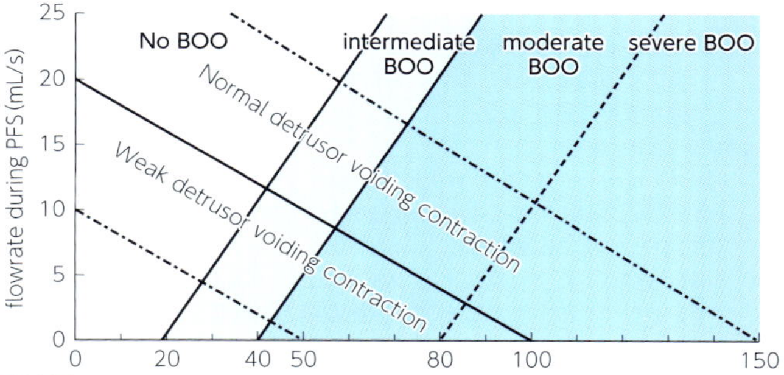

図 12 ICS-PFS plot nomogram for male patients
(Continence. 2023; 7: 1-16)

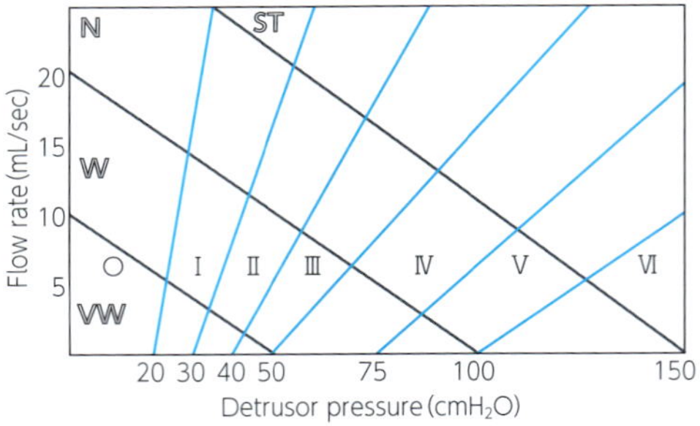

図 13 シェーファーノモグラム
(Sekido N. Int J Urol. 2012; 19: 216-28 より改変)

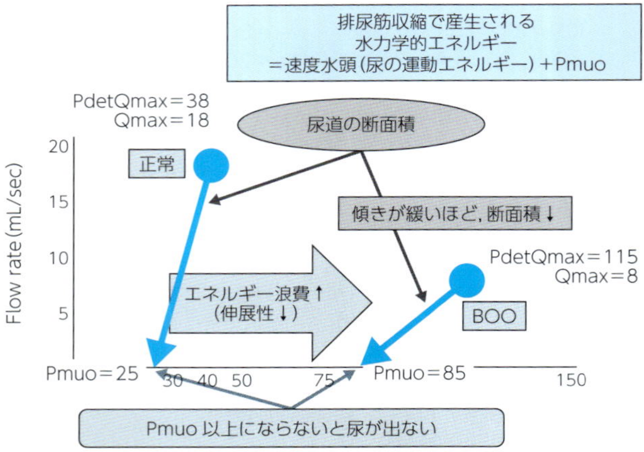

図 14 Linearized passive urethral resistance relation

▹ グレードが高くなると constrictive obstruction の要素も加味されてくるのでシェーファーノモグラム **図 13** 上ではグレードの区分線が水平に近くなる.

- 女性 BOO の診断
  - BOO-female (BOOf) =PdetQmax－2.2×Qmax で＞18, あるいは男性と同様に BOOI=PdetQmax－2×Qmax で＞20 をもって BOO と診断する **図 15**.
  - 最近提案された女性用の ICS ノモグラムに PdetQmax, Qmax のポイントをプロットすることで排尿筋収縮力と膀胱出口部閉塞の評価を行う.
  - PdetQmax＞20〜25cmH_2O & Qmax＜12〜15mL/s といったところも一つの指標となる.

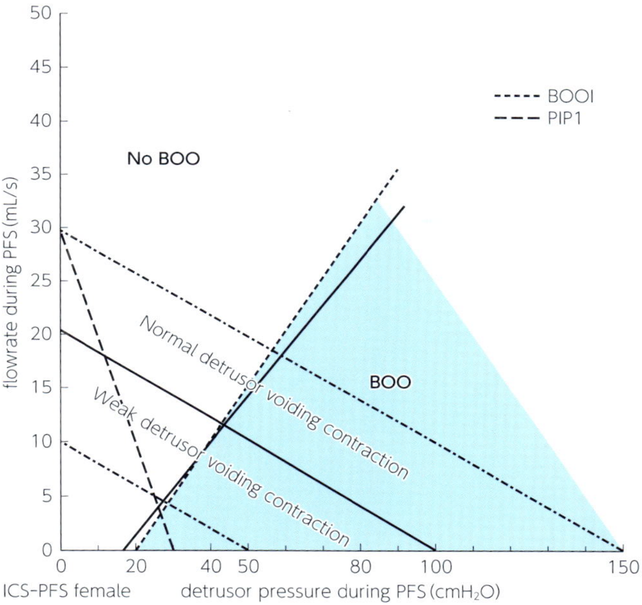

図 15 ICS-PFS plot nomogram for male patients
(Continence. 2023; 7: 1-16)

- 外尿道括約筋活動：正常では，排尿筋収縮開始の直前から排尿筋収縮終了時まで持続的に弛緩．
  - ・排尿筋括約筋協調不全（detrusor［external］sphincter dyssynergia：DSD or DESD）：原則的には，核上型・橋下型 NLUTD のみで認められる異常．尿道括約筋の不随意収縮と同時に起こる排尿筋収縮

表 4 PFS の測定値の正常範囲

	男性	女性 22～39	女性 45～53	女性 55～80
PdetQmax (cmH2O)	51 (27～83)	29 (29～42)	26 (23～39)	24 (18～31)
Qmax (mL/sec)	25 (14～48)	23 (20～27)	25 (22～37)	18 (16～24)
PIP5 (cmH2O)	180±60	153 (129～170)	149 (137～224)	123 (102～140)
PIP1 (cmH2O)		53 (49～68)	58 (47～76)	43 (40～50)
Pdet.iso (cmH2O)		49 (37～72)	35 (29～46)	44 (34～53)
BOOI (cmH2O)	2.9±37.6			

30～40％の女性は排尿時に腹圧を加えるが，その場合でも Pdet は最低 15cmH2O 程度上昇するとされる．男性, median (range)；女性, median (IQR)；PIP5＝PdetQmax＋5×Qmax；PIP1＝PdetQmax＋1×Qmax；Pdet.iso.＝isovolumetric Pdet；BOOI＝PdetQmax－2×Qmax

を指す.
- 非弛緩性尿道括約筋（non-relaxing urethral sphincter）: 核・核下型 NLUTD で認められる場合がある異常で，尿道括約筋が弛緩せず閉塞しており尿流が低下する状態.

- PFS の測定値の正常範囲は確立していないが，目安を **表 4** に示した.

〈関戸哲利〉

IV

処置

1 腎瘻造設

Point

- 泌尿器科医にとって，安全確実な腎瘻造設ができることは minimal requirements の一つである．
- 造設中，造設後の合併症への対処ができる能力も必要である．
- 腎瘻造設の成否は良好な穿刺経路を超音波で描出できるかにかかっている．妥協しないで良い穿刺経路を探す．
- 強引かつ雑な操作は論外としても，ある程度の思い切りも必要である．

1 適応

- 病態によっては，尿管ステントとの利害得失を十分に検討する必要あり（尿管ステントとの比較に関してはⅣ- 3 尿管ステント留置の項を参照）．
- 尿管狭窄・閉塞による水腎症のドレナージ．
  - ・両側尿管閉塞による腎後性腎不全．
  - ・片腎症例あるいは機能的に優位な腎臓側の尿管閉塞による腎後性腎不全や総腎機能低下．
  - ・手術，放射線照射などによる尿管狭窄で患側腎の救済が必要．
- 閉塞性腎盂腎炎における感染尿のドレナージ．
- 尿路再建施行例での尿管閉塞や尿溢流時の上部尿路減圧やドレナージ．
- 経皮的腎結石摘出術（PNL）時のトラクト．

2 禁忌

- 是正不能の凝固機能異常．
  - ・腎瘻造設以外に救命手段がない場合を除き，抗血栓療法，特に抗凝固療法は，規定の期間中止しておくことが望ましい．
- 禁忌ではないが，終末期患者の腎後性腎不全に対する腎瘻の是非は慎重に検討する必要がある．

3 実施方法

- 様々なタイプの腎瘻キットがある．
  - ・拡張なしで挿入可能な細径のタイプは，侵襲が少なく比較的安全であり，合併症を起こさずに処置を速やかに終了したい場合には検討する価値がある．以下はこれを想定して記載．
- 通常は腹臥位で行うが，腹臥位をとるのが困難な場合には半側臥位にする．
- 超音波で目的の腎杯を確認し（可能なら下記の条件を満たす腎杯），予定穿刺部位にマーキング．後腋窩線上，第 12 肋骨先端との交差点付近が多い．消毒後に局所麻酔し 5mm 程度の皮膚切開．
  - ・縦断面で腎下極側後列の腎杯から腎盂と尿管が連続して明瞭に描出．
  - ・プローベを左右に少し振っても形態が大きく変化しない．

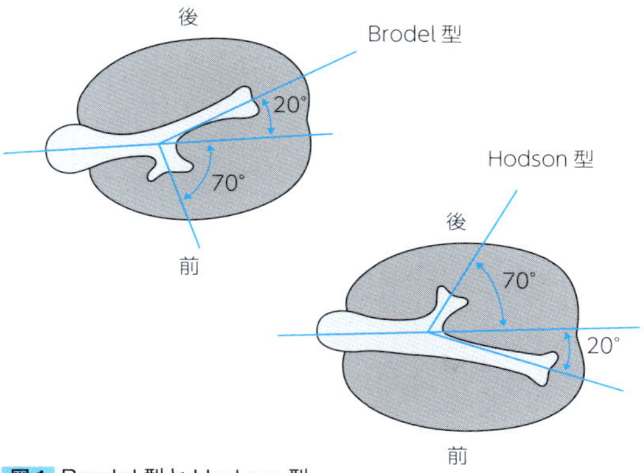

図 1 Brodel 型と Hodson 型
(Campbell-Walsh Urology. 9th ed. 2006 より改変)

・穿刺予定部の腎杯から腎盂までが穿刺ガイドラインの同一線上に入る.

- 腎臓は第 12 胸椎〜第 3 腰椎レベルで正中から 30°の角度に長軸が向いていること，腎杯の形態には Brodel 型と Hodson 型があり，右腎の 7 割が Brodel 型，左腎の 8 割が Hodson 型であることに留意する **図 1**. Brodel 型は背側の腎杯は腎の横軸から 20°後方に，腹側の腎杯は横軸から 70°前方に配列する．つまり背側の腎杯は外側に長く，腹側の腎杯は正中側に短い．Hodson 型は背側の腎杯は正中側に短く，腹側の腎杯は外側に長く配列する．そのため半側臥位（修正 Valdivia 体位）で PNL を行う場合，右腎はほぼ真横に穿刺できるのに対して，左腎は斜め上に針を向けることが多い.
- 穿刺経路が不良だと拡張や腎瘻カテーテル挿入時にガイドワイヤー(GW)やカテーテルが屈曲し挿入困難になったり，出血の原因になったりする.
  - ・腎杯円蓋部を通って挿入.
  - ・腎瘻造設時だけでなく，PNL 中の出血性合併症を予防するためにも，腎盂腎杯系および関連する腎血管系の解剖学的理解が不可欠.
  - ・前腎動脈枝と後腎動脈枝の枝が交わる比較的無血管の面である Brodel 線は，無血切開の重要な解剖学的領域とされる.
  - ・理想的には，後腎杯の円蓋または乳頭を穿刺し，経路の軌跡が腎臓の前面から後方 20°以内とする.
  - ・Brodel 線の無血管面を横切ることで重度の出血のリスクが減少するだけでなく，腹臥位で比較的まっすぐに腎盂内に入ることが可能.
  - ・後腎杯の漏斗部を穿刺すると，葉間動脈を損傷する可能性がある．腎杯前列穿刺は重度の血管損傷による出血のリスクが高まる．さらに，尿管と腎盂の間に鋭角が生じるため，トルクが大きくなり PNL 時などはシース操作による隣接する腎実質損傷による出血の可能性が高くなる.

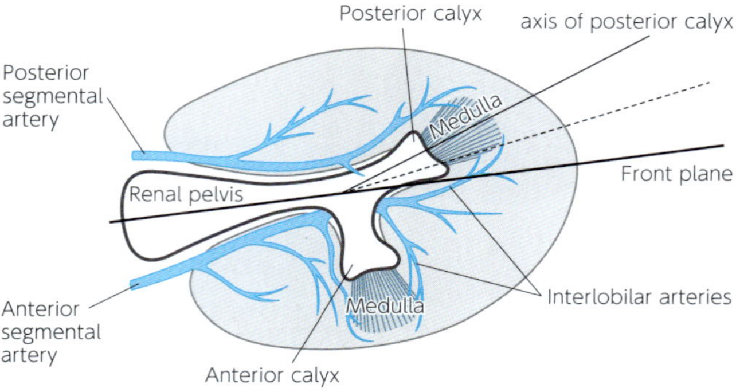

図 2 Brodel 線の無血管面（穿刺ライン，破線）
(Kim HY, et al. BMC Urol. 2020; 20: 22)

- 腎瘻穿刺による出血での輸血や塞栓術を必要とした多変量解析では，唯一の有意差は，Brodel 無血管面の内側か外側かであった（OR 3.818，95%CL 1.192-12.231，p=0.024）**図 2**．最近の多施設研究によると，腎臓の軸方向の解剖．後腎杯の円蓋または乳頭が穿刺され，その軌跡が腎臓の前額面から後方 20°以内（Brodel 線内）にある場合正しい穿刺と考えられている．

- 1 回目の穿刺が最も大切．十分に狙いを定める．患者の呼吸のリズムを把握して至適なタイミングで呼吸を止めさせ皮膚から腎杯腎盂まで一定の速さで針を進める．
  - モニターで腎杯しか見えない場合には腎杯内で先端を止める．腎盂まで見えている場合は腎杯漏斗部を安全に針が通るのであれば腎盂まで進めても問題ないことが多い．
  - 初回の穿刺が上手くいかず，出血すると以後の操作が難しくなる．有意な出血が腎周囲，腎盂内に生じていないことを確認後，十分に狙いを定めて 2 回目の穿刺を行う．2 回目で上手くいかなければ指導医との交代を考慮．
- 穿刺針を動かさないように固定して，エクステンションチューブを穿刺針につけ尿を吸引．必要に応じて尿検査，細胞診，培養に提出．造影して尿路内であることと尿路の形態を確認．
- GW を可能なら尿管まで落とす．無理なら腎盂でとぐろを巻くようにする．
  - 腎瘻キットの GW（腰があるもの）を使った方が良い場合と血管造影用の親水性 GW を使った方が良い場合とがある．状況に応じて使い分ける．
- 腎瘻カテーテルをガイドワイヤーに被せて，トラクトの走行を良く考えて挿入する．腎盂まで入れば充分．ピッグテイル型では GW 抜去後，カテーテルを回転させるとピッグテイルになりやすい．
- 造影して先端位置，尿路外溢流の有無，洗浄が可能か確認．腎盂内にカテーテル先端がくるように調整.

- 皮膚挿入部近傍で絹糸あるいはナイロンで抜けないように 2 針程度皮膚と固定.
- 必要であれば，後日，拡張を行い至適な腎盂カテーテルに交換.

4 実施上の注意点

- 腹部超音波や CT による事前の情報収集が必須.
  - ・超音波検査：安全に挿入可能な水腎があるか，腎臓の大きさと実質の厚みから左右いずれに挿入するかを検討．肝臓や脾臓の腫大の有無も確認.
  - ・CT：腎臓の形態，周囲臓器との関係，閉塞の原因と部位，retro-renal colon（〜16%：痩せた女性に多い）の有無.
- Retro-renal colon や結腸の拡張が著明で超音波で至適な穿刺経路が見つからない，大きな肝脾腫，腎臓の位置異常や回転異常，脊椎の変型が著しい場合には CT ガイド下の腎瘻造設を考慮.
- 説明と同意
  - ・緊急処置として行うことが多いとはいえ，挿入前に，本人あるいは家族に必要性と危険性を十分に説明した上で同意を取得．特に腎瘻抜去の目処が立たないことが予想される症例については，事前に永久的な尿路変向法になる点を納得してもらう.

5 合併症

- 出血
  - ・後列腎杯への穿刺では大量出血が生じる頻度は少なく，通常は輸血などの保存的治療で対処できるが，稀に塞栓術が必要な場合がある．内側により過ぎた場合，あるいは腎盂に直接穿刺された場合には太い腎血管損傷のリスクが高まる.
  - ・造設後しばらく経ってからの出血は動静脈瘻や仮性動脈瘤形成を疑う必要あり.
- 気胸
  - ・肋骨下からの穿刺では稀.
- 腸管損傷
  - ・大腸損傷，右側では稀に十二指腸損傷を生じることがある．大腸の拡張が著明な場合には CT ガイド下造設を考慮.
- 肝・脾臓損傷
  - ・著明な肝脾腫があるとき以外は稀．そのような場合には CT ガイド下造設を考慮.
- 感染
  - ・挿入側の腎臓と尿路は慢性尿路感染状態となる．閉塞の回避，尿量の確保，症候性尿路感染の早期診断・治療が重要.
- 閉塞
  - ・挿入直後は血塊による閉塞を起こしやすい．洗浄で対応．出血量が多い場合には一時的にコアグラタンポナーデの状態にして止血をはかることもある.

- 自然抜去
  - 長期的に見ると 30～40%の頻度. 挿入部の固定は大丈夫でも体内で腎臓から抜けていることもある. 腎実質を充分に貫かないで尿路に挿入されている場合などに多い. 過度の前傾姿勢をとらないような指導も必要.

〈澤田喜友, 関戸哲利〉

2 腎嚢胞穿刺

Point

- ► 有症状の腎嚢胞が治療の適応となる.
- ► まず穿刺吸引を行い症状が消失するか確認.
- ► 症状が消失するようであれば硬化療法を検討.
- ► 若年かつ大きな腎嚢胞では腹腔鏡下開窓術も検討. 腹腔鏡下開窓術は腎嚢胞の代替外科治療法であり, 成功率が高く合併症率が低いことが報告される. しかしながら侵襲性がより低いことから, 経皮的治療が依然として多く選択されている.

1 適応

- 腎嚢胞による症状を認める場合.
  - ・有症状の腎嚢胞は腎嚢胞全体の最大 4%程度.
  - ・主な症状は疼痛 (背部痛, 側腹部痛) であり (80.4%), 次いで血尿が 4.6%, 触知可能な腫瘤が 2.7%, 水腎症と高血圧がそれぞれ 5.7%と 4.7% 程度.
  - ・単純性腎嚢胞が高血圧の原因となるかについては結論が出ていない.
- 嚢胞感染
- 複雑性腎嚢胞で嚢胞内容液の細胞診・培養検査などへの提出が必要な場合.
- 嚢胞による尿路の通過障害 (単純性腎嚢胞では稀).

2 禁忌

- 血管・尿路損傷のリスクが高い位置にある嚢胞.
  - ・禁忌とまでは言えないが傍腎盂嚢胞などが該当: 腎盂尿管移行部狭窄などの原因となっており, 治療が必要な場合には, 腹腔鏡下開窓術も検討.
- 嚢胞性腎腫瘍が疑われる症例: Bosniak 分類Ⅲ以上の嚢胞性病変 (巻末資料 19 を参照).

3 実施方法

- 腎瘻造設時の穿刺と同様の手順で穿刺を行う (Ⅳ- 1 腎瘻造設の項を参照).
  - ・穿刺吸引のみでは 75～100%の再発率のために治療としては適当と言えない.
- 造影時には壁不整や尿路との交通性の有無などに注意.
- 腹部膨満感や側腹部痛などの症状が適応となっている場合には, 穿刺時に可及的に吸引して終了. 嚢胞の縮小によって症状が改善するか検証した上で硬化療法を実施するか検討.
- 硬化療法を実施する場合は以下の通り.
  - ・嚢胞消失率は 20～95% (中央値 60%程度). 標準化されたプロトコ

ールはない.
- ・ガイドワイヤー越しに pig tail カテーテルを囊胞内に留置.
- ・囊胞内容液を完全に排液し排液量をカウント.
- ・造影を行い，囊胞と尿路の交通性がないこと，囊胞外への造影剤溢流がないことを確認.
- ・最近のシステマティックレビューでは，直径 6～8cm の囊胞に対して吸引＋硬化療法を第一選択とし，再発例に対して腹腔鏡下開窓術に進むことを推奨している.
  - ▹ 囊胞の大きさ：囊胞の直径または体積が増加すると（4～7cm/7～10cm/＞10cm），再発が 3.5 倍増加すると報告されている．再発のリスクについて十分に考慮する必要がある.
  - ▹ 硬化剤：最も一般的に使用されたのはエタノールで，さまざまな濃度（95～99.9%）が投与されている.
  - ▹ 硬化剤の量：硬化剤の量も考慮すべきである．エタノールは初期囊胞量の 20～25%，最大で約 100mL が使用されている．囊胞が大きいほど，より多くの硬化剤が必要になるが，現在のところ各硬化剤の最適な量についての明確なプロトコールは認めない.
  - ▹ 硬化剤の滞留時間：囊胞腔内エタノールの滞留時間は 5 分から無期限まで幅広く報告される．単回エタノール硬化療法における 4 時間と 2 時間の滞留時間を比較した検討では，治療効果に有意な差を認めなかったと報告されている．高濃度エタノールは，囊胞腔内に長時間滞留させると腎実質損傷を引き起こす可能性がある.
  - ▹ 注入回数：囊胞吸引後に 1 回の硬化療法の報告が多い．反復注入の有効性と安全性は確立しておらず，腹腔鏡下開窓術などの代替オプションも検討すべきであるとされる.

4 実施上の注意点

- 尿路や血管と近い囊胞を穿刺する際には尿路や血管を誤穿刺しないように注意.
- 治療の第一選択は硬化療法である．硬化療法を行わない単純ドレナージでは，再発率が 30～80%と高い．エタノール硬化療法の成功率が高く，再発率は 10～30%と報告されている．硬化療法の治療効果不良例に対しては腹腔鏡下の開窓術が代替手段となる..
  - ・他に，経皮的アブレーション（外側突出型の囊胞），尿管鏡下開窓（腎盂に突出する傍腎盂囊胞）など.

5 合併症

- 血管・臓器損傷
  - ・上極の囊胞：横隔膜および胸膜損傷，気胸
  - ・腎門部の囊胞：血管，尿路損傷
  - ・腹側の囊胞：腹腔内臓器の損傷
- 血尿

- 感染
  - ・予防的抗菌薬の投与は必要.
- 硬化療法の合併症
  - ・疼痛，発熱，血尿
  - ・急性アルコール中毒
  - ・硬化剤の嚢胞外溢流：腎盂尿管移行部狭窄などの原因になりうる.

〈澤田喜友，関戸哲利〉

3 尿管ステント留置

Point

写真 図1～4 のような状態になることを避けることが肝要であり以下の点に注意する.
- Push-up は絶対にしない.
- 至適な長さのステントを用いる.
- Forgotten stent にならないように抜去まで責任を持って管理する.
- 尿管ステント留置が長期になることが予想される場合，特に骨盤部放射線治療後の尿管狭窄に対しては腎瘻も考慮する.
- 合併症に対する予防法や治療法を予め把握しておくことが必須である.

1 適応

► 治療的適応

病態によっては，腎瘻との利害得失を十分に検討する必要あり 表1.

- 尿管狭窄・閉塞の解除.
  - ・両側尿管閉塞による腎後性腎不全.
  - ・片腎症例あるいは機能的に優位な腎臓側の尿管閉塞による腎後性腎不全や総腎機能低下.
  - ・手術，放射線照射などによる尿管狭窄で患側腎の救済が必要.
- 閉塞性腎盂腎炎における感染尿のドレナージ.
- 留置の継続が必要になる場合，ステントの encrustation を考慮し，2 カ月程度での交換も検討する 図5.
- 尿管閉塞による尿溢流時の上部尿路減圧.
- 尿管閉塞による腎疝痛のコントロール.
- 上部尿路上皮内癌に対する逆行性 BCG 治療(膀胱に注入した BCG がステント経由で上部尿路に到達することを期待).

► 術前留置

留置に伴う利害得失を十分に検討する必要あり.

- 結石体積が多い症例に対する体外衝撃波砕石術（ESWL）の前: ストーンストリート時のドレナージ確保.
- 上部尿管あるいは腎結石に対する軟性尿管鏡下経尿道的腎尿管結石砕石術（f-TUL）の前: 尿管拡張を期待，術前留置期間は，ステントへの細菌の colonization を考慮して可能であれば 2 週間以内に止める.
- 消化器外科，婦人科，ウロギネコロジー手術の前: 術中の尿管同定.
- 腹腔鏡下腎盂形成術の前: 術中の順行性ステント挿入の省略.

► 術中留置

術式によっては，Single J カテーテルによる外瘻との利害得失を考慮する必要あり.

- 腎盂尿管，尿管尿管，尿管膀胱，尿管腸管吻合を伴う尿路再建手術.

JCOPY 498-06431

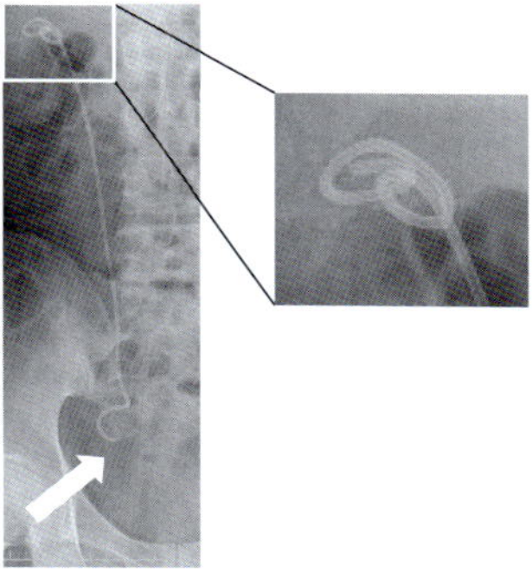

図 1 ステントの push-up（矢印）と腎盂部分でノット形成（四角）

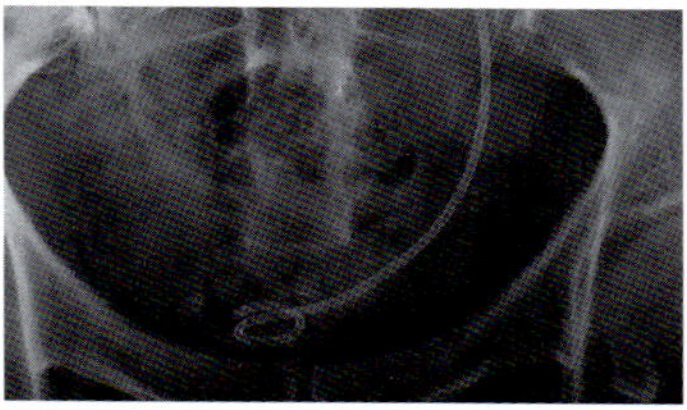

図 2 膀胱部分に多量の結石が付着

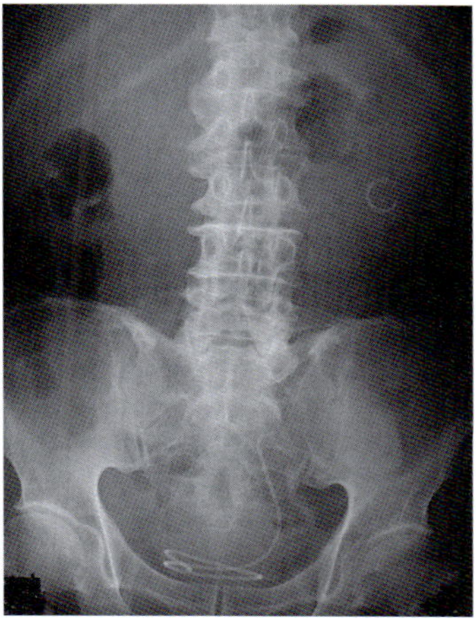

図 3 ステントの断裂を認める

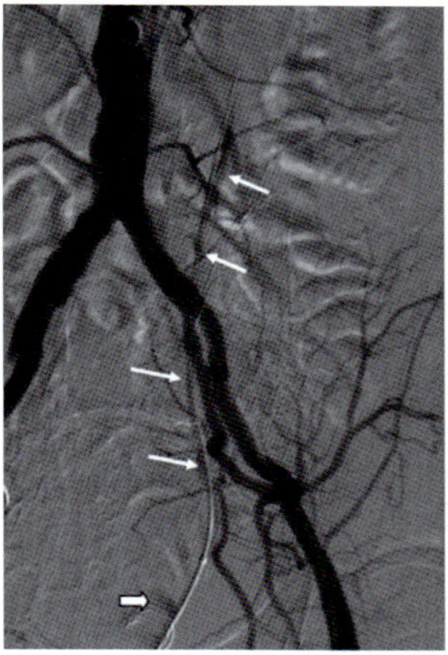

図 4 動脈造影時に造影剤が尿管内に溢流しており尿管動脈瘻が存在
(Miles 手術と骨盤部放射線照射後，尿管ステント留置歴 8 年) (Yamasaki K, et al. Jpn J Clin Oncol. 2009; 40: 267-70)

- 医原性の軽度な尿管損傷: 損傷部再建との利害得失を十分検討.

2 予防抗菌薬の投与

- 尿管ステント留置に関する予防的抗菌薬の RCT は存在しないが，単回または 24 時間以内の投与が許容されている **表 2**.

表1 尿管ステントと腎瘻の比較

	尿管ステント	腎瘻
挿入	膀胱鏡と透視下	超音波と透視下あるいはCTガイド下
交換	膀胱鏡と透視下での実施が必要	挿入経路が安定すれば外来診察室で可能
利点	凝固機能に問題がある症例でも挿入可能 （抗血栓療法の中止は通常必要なし） 集尿袋が不要	尿のドレナージが確実
欠点	尿のドレナージが不確実 膀胱尿の上部尿路への逆流	凝固機能に問題がある症例では造設困難 腹臥位になれない症例では造設困難 集尿袋が必要
交換	1〜3カ月前後 （悪性腫瘍による尿管狭窄に対しては，最長12カ月間交換不要なメタリックステントも使用可能）	1カ月前後
合併症		
挿入時	尿管損傷 尿管内へのステント迷入	輸血が必要な出血（<1〜4%） 腸管損傷 胸膜損傷
留置中	ステント不全（尿のドレージ不良） 尿管あるいは膀胱内へのステント迷入（1〜10%） 石灰化（6週で9〜27%） 側腹部不快感 下部尿路症状（頻尿，排尿痛，残尿感など） 尿路感染（〜64%） 血尿（尿管動脈瘻の場合あり）	自然抜去（20〜30%） 閉塞（〜65%） 挿入部皮膚感染（〜4%） 尿路感染（20〜65%） 難治性疼痛 血尿（仮性動脈瘤の場合あり）

（関戸哲利. 癌と化学療法. 2012; 39: 2445-50 より改変）

3 ステントやガイドワイヤーの選択

- ステントは，外径や長さの他，材質，親水性コーティングや側孔，抜去用の糸（pulling string）の有無，マーカーの有無，最大留置期間などが製品毎に異なる．症例毎に適切なステントを選択することが肝要である．
  - 悪性疾患に対する尿管外からの圧排時は，金属ステントを留置することがある．通常のポリウレタン製やシリコン製のステントよりも尿管外からの圧排に抵抗性であり，尿流を確保するのに適しているとされている．金属ステントには12カ月間の留置が可能であるとされているタイプもあるが，encrustationに注意し，交換が必要になった場合に症例ごとに適宜交換する．
- ガイドワイヤーは，剛性が大きく，先端の形状がストレートタイプのものは，挿入時の操作が容易であるが，穿孔しやすいので（特に水尿管）注意を要する．一方，剛性が小さく先端の形状がアングルタイプのものは，穿孔しにくく比較的安全であるが，トルクが伝わりにくいため操作がやや難しい．

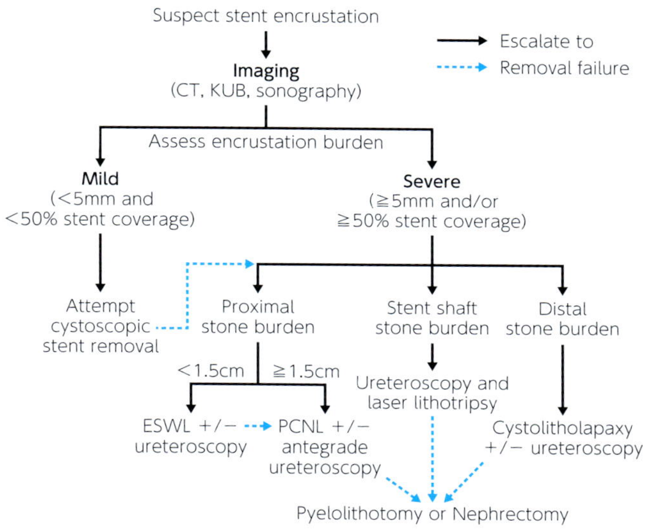

図 5 Stent encrustation management pathway

PCNL: percutaneous nephrolithotripsy

(Tomer N, et al. J Urol. 2021; 205: 68-77)

表 2 尿管ステント留置・交換に対する予防的抗菌薬投与

抗菌薬	投与期間
経口: βラクタマーゼ阻害薬配合ペニシリン系	24 時間以内
経口: 第 1・2 世代セファロスポリン系	24 時間以内
筋注: アミノグリコシド系	単回

感染リスクファクター: 長期留置, DM, 慢性腎不全, 悪性腫瘍, 女性, 妊娠, 緊急リスクのない症例は非投与も考慮する

4 禁忌

- 軟性膀胱鏡下に行う場合は仰臥位でも可能であるが, 硬性膀胱鏡下に行う場合には砕石位がとれないと困難.

5 実施方法

(尿管狭窄に対するポリマータイプのステント挿入を想定して記載, 長期留置型ステントに関しては成書参照)

- 疼痛対策をきちんと行う.
  - ・凝固機能に問題がなく全身状態的に禁忌でなければ仙骨硬膜外麻酔などを考慮.
  - ・凝固能に問題があるなどリスクが高ければ全身麻酔も考慮.

- 至適なステント長を決めておく.
  - 単純あるいは造影 CT 画像や逆行性腎盂造影画像などを参考に腎盂尿管移行部から尿管膀胱移行部までの距離を測定（推定）し，その長さより若干長めのものを選択（一般的にはコイル部分を除いた直線部分の長さが表示されている）.
- X 線透視下に軟性あるいは硬性膀胱鏡を用いて行う.
- 尿管口にオープンエンド型の尿管カテーテルをウエッジさせてガイドワイヤー（GW）を挿入.
  - 注入量の調整と内視鏡操作（軟性鏡では左右の手指の協調操作が重要）によって尿管口と尿管カテーテルをインラインにすることが肝要．尿管口の同定が困難，GW の挿入を数回試みても入らないような場合には術者を交代した方が良い.
  - 男性で前立腺腫大などの影響で尿管口が確認困難な場合には，軟性膀胱鏡を反転させることにより尿管口を視認でき，GW 挿入が可能となることがある.
  - 軟性鏡の場合，GW を挿入して以降の操作は，内視鏡を抜去して透視下での操作になるので，狭窄部で抵抗がなければ狭窄部を越えて腎盂まで GW を進めておいた方が良い．血管造影用の GW よりも硬めの GW が挿入できるとステントの挿入はしやすい.
  - 硬性鏡は尿管口ギリギリの所から動かさない.
- 狭窄部手前まで尿管カテーテルを進めて造影．狭窄部とその上方の尿管の走行を確認．ただし，諸般の状況でこの操作が困難と判断された場合は省略.
- GW を愛護的に狭窄部に通し腎盂まで到達．これが無理であれば撤退するか判断.
- 尿管カテーテルを愛護的に腎盂まで進め，必要なら腎盂尿を採取して尿検査，細胞診，培養に提出．圧をかけない程度に造影.
  - 膀胱内で GW がたわまないように注意しつつ行う．カテーテルが進まなければ無理せず撤退するか判断.
- 尿管カテーテルに GW（可能なら血管造影用の GW よりも硬い GW）を通し腎盂まで到達.
- 以後の操作では GW が深く入りすぎないこと，膀胱内でたわまないことに注意を払う．尿管ステントを GW に被せて挿入し透視（と硬性鏡を使用している場合には尿管口での目盛り）で先端を確認しつつプッシャーでゆっくり押し上げる．以下は腎盂と膀胱部分を適宜観察しながら実施.
  - 腎盂側はループ分挿入した所で GW を腎盂尿管移行部まで引き抜き腎盂側にループを形成.
  - 透視を確認しながらプッシャーを恥骨上縁レベル直下までゆっくり進める（女性，特に膀胱瘤気味の症例ではこれでも深い場合あり注意）．これ以上は絶対に進めない.
  - Pulling string（末梢側の糸）がついているステントの場合，これを挿入前に切断するか，挿入後に切断するかは術者の好みによるが，切断せずに残しておけば尿管内に迷入した際に引き戻せる利点がある.

- GW をゆっくり抜去し膀胱側のループが形成され終わる直前のタイミングで，プッシャーをほんの少しだけ押して遠位端を膀胱内に送り込む．
  - 硬性鏡を用いている場合は，ステントの膀胱側ループ起始部のマーキングが見えたら尿管口から離して若干正中方向に向けて膀胱側ループを作るようにしないと深く挿入しすぎるリスクがある．
- 透視で最終的な位置を確認．

6 実施上の注意点

- 尿管粘膜下に迷入させることを避けるために GW は愛護的に挿入する．
- 抵抗があったら無理はしない．
- 操作中 GW は大切にする．苦労の末に挿入した GW が抜けると意気消沈して雰囲気も悪くなりその後の操作に影響する．
- 尿管損傷を生じた場合，後日再度 stenting を行うか，即時腎瘻を造設するかについては，原疾患の病態，尿管損傷の状況などを考慮して判断する．

7 代表的な合併症

- ステントによる尿路関連症状（stent-related symptoms）: USSQ（Ureteric Stent Symptoms Questionnaire）で総合的に評価できる．血尿，頻尿，尿意切迫感，排尿痛，下腹部，側腹部痛: 鎮痛薬のほか α_1 遮断薬や抗コリン薬の投与は症状改善にある程度有効である．α_1 遮断薬と抗コリン薬の併用療法についても有用性を支持する報告がある．ただし，本邦においてこれらの薬剤を症状軽減目的に使用することは適応外使用となる場合もあるので十分な説明と同意の取得が必要である．
- 尿路感染症: 膀胱に尿を溜めすぎないような指導も必要．

8 その他

- 交換時にも GW を大切にすることが肝要．きわめて稀な合併症であるが，ステント長期留置による尿管動脈瘻（ステント交換時に外尿道口から血液が噴出＋腎盂腎杯も血液で拡張するので腎疝痛も発生）では，GW に被せて尿管カテーテルを挿入できるか否かで生死が決する場合がある（尿管カテーテルで穴が塞がり止血される）．普段から「挿入した GW は大切にする」習慣をつけておくことが肝要．
- 交換時，あるいは抜去時に抵抗を感じたら無理に引き抜かない．抵抗の原因を画像検査などで診断することが必要．
- 尿管ステント症状質問票 1（ステント挿入中），2（ステント抜去後）は以下を参照．

  https://jse.members-web.com/topics/topics_detail.php?detailID=184&

  Matsuzaki J, Takahashi S, Yamaguchi A, et al. Int J Urol. 2022; 29: 332-6.

〈宮﨑紘一，竹内康晴，関戸哲利〉

3 尿管ステント留置

4 膀胱タンポナーデ

Point

- ► 尿閉の解除(クロット除去)と尿流の確保,出血源の診断と止血を行う必要がある.
- ► 尿閉の解除と尿流の確保を行いつつ入院や緊急手術の適応を判断し,必要な手続きを同時進行で行う.

1 適応

- 膀胱タンポナーデとは,クロットによる膀胱出口部閉塞から尿閉をきたしている状態で,対処が必須である.

2 実施方法

- 臨床的なアウトカムは下記の 2 つである.この項では #1 について述べる.#2 に関しては肉眼的血尿の診断,治療に準ずる.
  #1. 尿閉の解除(クロット除去)と尿流の確保
  #2. 出血源の診断と止血
- 自身を含めて,最低 2 名以上の人員を確保するのがベター.
- 超音波検査(あるいは単純 CT)で,膀胱充満の状況やクロットの量,膀胱内病変に加え,腎臓,前立腺なども観察し,出血源と考えられる病変があるかチェック.
- 硬性・軟性膀胱鏡,エリック・エバキュエーターなども準備.
- 尿道粘膜麻酔を行う.状況が許し,禁忌事項がなければ仙骨硬膜外麻酔も検討.
- #1 のためには,なるべく太い径(20～24Fr)の先穴 3 孔式カテーテルによる膀胱洗浄が望ましい.ただし尿道狭窄などで入らない場合には挿入可能な最も太い径のカテーテルで洗浄を行う.
  - ・カテーテル挿入時に尿道損傷を起こさないこと.
  - ・カテーテルの深度に注意.クロットの量に応じて至適な深さにしないと効率的な洗浄はできない.
  - ・吸引時にクロットでカテーテルが詰まって,注入したが引けないという事態もありうる.クロットがある程度除去されるまではその辺に注意して洗浄を実施.
  - ・超音波が利用できれば,カテーテルの位置,クロットの量を適宜観察しながら洗浄可能.
  - ・クロットが排出されなくなるまで一所懸命実施.
  - ・クロットが出てこなくなっても回収液の血尿の程度が濃い場合には,出血源の精査目的の硬性膀胱鏡の実施を考慮.
  - ・血液や洗浄液を周囲に撒き散らさない.泌尿器科医ならスマートな洗浄を心がけよう.

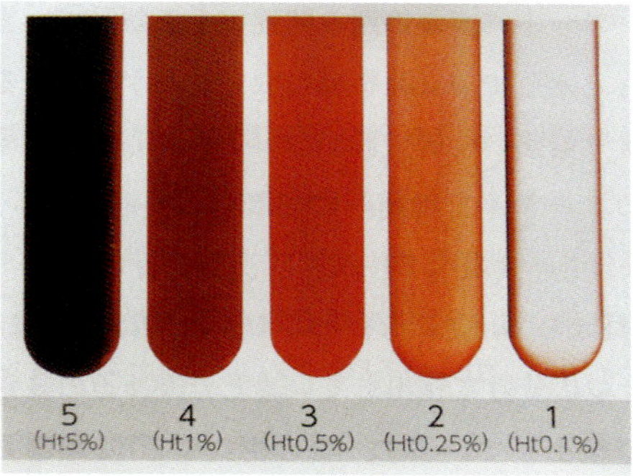

図 1 血尿のグレード分類
（信州大学医学部泌尿器科・信州大学医学部付属病院看護部，編. 泌尿器 Nursing Note. 改訂 2 版. メディカ出版; 2010）

- クロットがなくなり持続膀胱洗浄で凌げそうであれば，血尿の程度や想定される原因に応じて 18〜24Fr の 3-way カテーテルを挿入し持続膀胱洗浄を行い入院とする．
  - 状況に応じて 3-way カテーテル挿入前に軟性膀胱鏡を実施．
  - 持続膀胱洗浄中はクロットでカテーテルがつまるとすぐに膀胱過伸展になる．そのためにもクロットは丹念に除去しておく必要あり．
  - 持続灌流の速度は，300mL/hr から開始．**図 1** の血尿のグレード分類でグレード 2 以下になるように調節．
- 先穴 3 孔カテーテルでクロットが引けない場合，外来でエリック・エバキュエーターなどを用いて洗浄するか，手術室で麻酔下に切除鏡を併用して対処するかは柔軟に判断．
- 硬性鏡で止血を要する下部尿路からの動脈性出血が同定されたり，外来ではクロットの除去が困難と考えられた場合には手術室で麻酔下に対処．

3 実施上の注意点

- 患者の感染症の有無を確認，不明の場合にはあると考えて対処．
- 膀胱タンポナーデの患者は時間外に来院することも少なくない．必要な医療材料，機器に関しては，誰が処置を行う場合でも，どこにあるかわかるように，また，すぐに出せるようにしておくことが必要．
- 大部分の患者には，経尿道的手術後，前立腺肥大症で通院中，骨盤部放射線治療やシクロホスファミドなどの抗がん剤治療の既往，前立腺や腎生検などの検査後，寝たきりかつ残尿多量で重症膀胱炎発症など，タンポナーデをきたしうる原因がある．抗血栓療法中であることも少なくない．病歴を把握してから処置に当たることが肝要．
- バイタルサインや貧血の程度によっては，モニター，酸素投与，ラインキープ，クロスマッチ，入院，あるいは緊急手術の手配などを洗浄処置と同時に進める必要がある．

- 洗浄時には，吸引により膀胱粘膜に損傷を起こし出血を助長する可能性もありうることを十分認識．特に放射線性膀胱炎やシクロホスファミドなどによる出血性膀胱炎では注意が必要．
- 膀胱蓄尿機能障害が想定される場合には脊椎麻酔や全身麻酔をかけないと膀胱洗浄が困難な場合もある．

4 代表的な合併症

- 穿孔：洗浄中に膀胱内が高圧になり膀胱穿孔・破裂が生じることがありうるので注意が必要．
- 太めのカテーテルを使用する場合が多いので尿道損傷に注意が必要．

〈宮﨑紘一，竹内康晴，関戸哲利〉

5 恥骨上膀胱瘻カテーテル留置（膀胱瘻）

Point

- 尿路管理法として，経皮的にカテーテルを膀胱に留置する処置である．
- 長期的な尿路管理法としてカテーテル留置を選択せざるを得ない場合には，膀胱瘻を選択肢として検討すべきである．
- 一般的には，エコーガイド下に膀胱瘻専用のキットを用いてカテーテルを留置する．
- 十分な膀胱伸展が得られない症例（脊髄損傷などによる排尿筋過活動や自律神経過緊張反射を認める症例など）では，膀胱高位切開による直視下のカテーテル留置を検討する．
- 類似の用語に膀胱皮膚瘻があるが，これは膀胱を直接皮膚に開口させる尿路変向法であり，近年，その有用性が見直されている（成書参照）．

1 適応

- 尿路管理法としカテーテル留置を選択せざるを得ないが，下記の理由で尿道カテーテル留置による尿路管理が困難と考えられる場合．
  ①下部尿路閉塞，尿道損傷などが原因で尿道カテーテルの挿入が困難あるいは不可能．
  ②尿道カテーテル留置中に，医原性の尿道下裂などの尿道の荒廃が進行．
  ③尿道カテーテル留置による性機能障害が大きな問題．
- なお，これ以外にも，神経因性下部尿路機能障害，特に頚髄損傷による下部尿路機能障害症例で，残存上肢機能などの問題から清潔間欠導尿が不可能な場合も膀胱瘻の適応となる．
- 膀胱瘻の利点としては尿道留置でみられるような尿道に関する合併症の頻度が極めて低いこと，カテーテル交換時の尿道損傷が起こらないこと，尿道留置と比較して太いカテーテルを用いることができるのでカテーテル閉塞のリスクが低いこと，また知覚が保たれた患者では比較的違和感が少ないことなどがあげられる．
- 膀胱腟瘻では，術後の尿のドレナージ経路として術中に造設されることがある．近年は各種腹腔鏡手術後の尿のドレナージとして，尿道カテーテル留置に伴う疼痛や違和感を回避できるため膀胱瘻を選択している施設もある．

2 禁忌

- 是正不能の出血傾向．
- 萎縮膀胱．

3 実施方法

- 恥骨上膀胱瘻カテーテル留置の方法には一般的に膀胱高位切開と経皮的セ

ルジンガー法の 2 つの方法がある.

- 膀胱高位切開は，恥骨結合上 2 横指の位置に小さな横切開を行う．膀胱内に尿を充満させておき，腹直筋膜を切開し膀胱前腔にアクセス．膀胱を特定し膀胱切開部の両側に吸収糸をかけ，膀胱高位小切開を行いカテーテル留置．カテーテルを吸収糸で巾着縫いで固定し，最後に皮膚固定する.
- 経皮的セルジンガー法では膀胱の充満拡張が不可欠となる. 18G 以上の口径の穿刺針で GW を膀胱内に留置し，次に GW 越しに筋膜ダイレーター，あるいはバルーン拡張キットにて拡張しシースを装着．カテーテルをシース経由で膀胱内に留置する．その後カテーテルを皮膚固定する．一般的に行われることが多いエコーガイド下経皮的セルジンガー法の手技を記載する.
  ①体位は仰臥位．可能なら頭低位．下腹部を十分に消毒し，穴あきドレープをかける.
  ②エコーで膀胱内に十分な尿（400mL 以上）が貯留していることを確認.
  ③穿刺部位は恥骨結合から 2 横指頭側の正中部が目安であり，エコーで膀胱頂部，腹膜の折り返しを確認し穿刺ルートに腸管がないことを確認.
  ④穿刺部位が決定したら 23G のカテラン針を用いて，1%リドカインにて局所麻酔と試験穿刺を実施.
  ⑤穿刺部位に 5mm 程度の皮膚切開をおき，ペアンで皮下組織を剥離.
  ⑥エコーガイド下に試験穿刺時の深さまで垂直に穿刺針（18G 以上）を進め，尿流出が確認できたら GW を挿入.
  ⑦ GW 越しに拡張（最終的に留置する膀胱瘻カテーテルのサイズより 2Fr 広径まで）
  ⑧カテーテル留置と固定
- 左手をストッパーとして右手で穿刺針を膀胱まである程度のスピードで挿入．筋膜を貫通する時に抵抗があるので，そのまま力余って膀胱後壁などを誤穿刺しないこと.
- 穿刺針が膀胱内腔に十分に入ってからカテーテルを進める．浅いところで進めると粘膜下などに迷入し，結局，膀胱外に抜けてしまう.
- カテーテルを膀胱内腔に確実に入る深さまで送り込む.
- 洗浄ができること，血尿が許容範囲であることを確認.
- 透視下に行っていれば造影にて先端位置の確認が可能.
- カテーテルは太めのナイロン糸（2 針程度）で固定しテーピング.
- 経皮的バルーン拡張補助下の膀胱瘻造設は，単回穿刺で太径のカテーテル留置が可能で，頻回の拡張操作の必要がないため疼痛や合併症も軽減されるとされている.

4 実施上の注意点

①下腹部手術の既往がある場合には，膀胱が伸展していても腹膜や腸管が膀胱前面に癒着していて頭側に移動しない可能性もあるのでセルジンガー法ではなく膀胱高位切開にすべきか慎重に検討する.

②セルジンガー法で実施する場合，腹膜や腸管が頭側に移動し穿刺が安全にできるという観点から，十分に膀胱が伸展していることが重要である．ま

た，ラプラスの法則から膀胱が十分に伸展していないと膀胱壁の張力が十分ではなく，穿刺しても粘膜が切れずに膀胱内腔に至らない，あるいは力を入れすぎて膀胱後壁，前立腺，直腸，腟を損傷する可能性が高まる．

③排尿筋過活動などの膀胱蓄尿機能障害を有する場合には，十分な蓄尿ができない可能性が高く，セルジンガー法ではなく膀胱高位切開を選択した方が安全である．

④高位脊髄損傷で疼痛もないからと，麻酔なしで実施すると，処置の刺激で自律神経過緊張反射（AD）が生じ致命的な事態に至る場合がある．必ず事前に麻酔科と麻酔方法に関して十分に相談しておく必要がある．第6胸髄以上の高位脊髄障害者や膀胱の反射性収縮をきたしうるケースでは，たとえ皮膚や膀胱に知覚がなくても腰椎麻酔もしくは全身麻酔下に施行することを推奨する．

5 代表的な合併症

①出血，血尿．

②腸管損傷，前立腺損傷，膀胱後壁損傷，腟損傷．

③長期留置となった場合には膀胱結石やカテーテル関連症候性尿路感染に注意が必要である．

〈澤田喜友，関戸哲利〉

6 前立腺針生検（経直腸）

Point

- 生検後の感染性合併症の観点から経会陰アプローチが好まれ，経直腸式生検は減少傾向にある．
- 疼痛対策をしっかりと行う．
- 12 カ所前後の多数箇所生検を実施．
- MRI 病変部あるいは経直腸エコーで疑わしい病変は標的生検を追加．
- 移行部，辺縁外側部，尖部の腹側方向の検体採取が不正確になりやすいので注意．
- 直腸出血，感染症に十分に注意する．

1 適応

- 前立腺癌が疑われる患者．
    - 年齢階層別 PSA カットオフ値は，50〜64 歳：0.0〜3.0 ng/mL，65〜69 歳：0.0〜3.5 ng/mL，70 歳以上：0.0〜4.0 ng/mL
- 監視療法中の経過観察．

2 禁忌

- 凝固機能異常．
- 急性前立腺炎．

3 経会陰式生検を考慮すべき患者

- 前立腺尖部腹側に病巣が疑われる患者．
- 再生検が必要となった患者（経直腸式生検の併用を含む）．
- MRI-fusion 生検を実施すべき患者（経直腸式生検の併用を含む）．
- 易感染性がある患者．
- 潰瘍性大腸炎などの大腸疾患を合併している患者．
- 直腸手術後日が浅い患者．

4 実施方法

- 生検前：浣腸を施行．末梢静脈ライン挿入．MRI 画像の確認．触診所見の確認．
- 抗菌薬投与：キノロン系抗菌薬の経口単回投与もしくはセフェム抗菌薬の静脈内単回投与．キノロン系抗菌薬に関しては，キノロン耐性大腸菌が問題．感染リスクが高い患者には，セフェム系内服抗菌薬を生検後 3 日程度投与．
- 麻酔：1%キシロカイン® 10mL による仙骨硬膜外麻酔．
- 体位：側臥位で施行．砕石位でも可能．
- 消毒：ベンザルコニウム塩化物液をしみ込ませた綿球に潤滑剤を十分つけ，

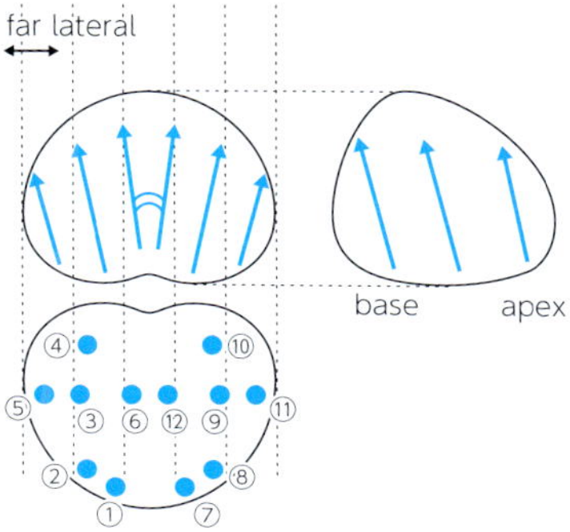

図 1 系統的 12 カ所生検採取位置

直腸内を数回消毒．残便，挿入時の抵抗，疼痛の有無を確認．

- 採取部位
  - **図 1** に示す 12 カ所を生検．
    - ▹ MRI の病変部，あるいは経直腸エコーで疑わしい病変に関しては，標的生検を追加．
    - ▹ 移行領域の体積が 20〜49mL では移行領域を 2 本追加，50mL 以上では移行領域を 4 本追加．
    - ▹ PSA 値，直腸診や画像所見で前立腺の大部分を占拠するような進行前立腺癌の存在が間違いない場合には，状況に応じて生検本数を必要最小限に減らす．
- 生検針の消毒：1 回穿刺するごとに，検体組織固定用のホルムアルデヒド含有水溶液に浸漬することにより殺菌消毒．
- 生検標本の提出：濾紙に拭いとり検体片端に色素をつけておくと，病変の位置が腹側か背側かを確認しやすい．
- 終了時にゼラチンスポンジ止血剤もしくは 2 連ガーゼを挿肛．尿閉の危険性が高いと思われる患者（大きな肥大症例など）には，生検後に尿道カテーテル留置を検討．

5 実施上の注意点

- 経会陰式生検との利害得失を良く考える．
- 合併症については事前に十分に説明する．
- 疼痛対策を十分に行う．
- 前立腺被膜を貫通させてからファイヤーする（プローベをしっかり前立腺に密着させることが肝要）．
- カラードプラも実施して，膀胱，尿道，前立腺前面〜側面の血管を同定しておき，これらの血管を損傷しないように注意する．
- 移行部（6，12），辺縁外側部（5，11）の穿刺が不正確になりやすい．また，尖部（1，2，7，8）の腹側方向の検体採取が不十分になりやすい．この点を念頭において十分に狙いを定めてから生検.

- 仙骨硬膜外麻酔を行った場合には，3～5 時間以内に排尿させ，問題なく排尿できることを確認する.
- 終了時に直腸出血の状況を確認し，必要なら 5～10 分圧迫止血．活動性出血がないことを確認してから，ゼラチンスポンジ製剤を挿肛する.

6 代表的な合併症

- 直腸出血：経直腸式生検の泣き所である．発生率は 1～37%．大部分は軽度．圧迫止血で効果が認められない持続的な出血に対しては，消化器内科あるいは外科に相談し，内視鏡的クリッピングなどの是非を判断してもらう．相談は各科が手薄になってしまう夕方よりも前に早めにしておくこと.
- 感染症：直腸出血と共に経直腸式生検の泣き所である．発熱 0.6～17%，敗血症 0.1～3.1%．敗血症患者の 7 割からキノロン耐性大腸菌や ESBL 産生大腸菌が検出されたとする報告あり．敗血症性ショックによる生検関連死は 0.1%以下とされる.
- 血尿：発生率は 4～66%．大半は軽度．膀胱灌流を要する血尿の発生率は 0.4%．前立腺体積の大きい症例ではリスクが高い.
- 血精液症：発生率は 1～93%.
- 急性尿閉：発生率は 0.2～1.1%．大きな前立腺や IPSS 高値が危険因子.

7 病理検体について

- がんゲノム医療の観点から検体採取以降固定までの組織の取り扱いの基準が策定されている.
  - ホルマリン濃度：10%が望ましい
  - ホルマリン固定時間：6～48 時間
  - 固定液量：組織に対し 10 倍量が望ましい
  - 固定処理時の温度：室温でよい
- 将来，がんゲノム医療の対象となりそうな症例（例：乳癌・卵巣癌などを含む家族歴あり，有転移例，若年で局所進行～有転移例）は，初回生検時に病理診断医へその旨を伝えるべきである.

〈竹内康晴，関戸哲利〉

7 前立腺針生検（経会陰）

Point

- 全身麻酔あるいは脊椎麻酔下に実施されることが多い.
- 直腸を穿刺しないため経直腸式生検で問題となる直腸出血を回避でき，感染リスクも低減されると考えられている.
- 経直腸式生検に比べて前立腺腹側の病変の狙撃生検に優れる.

1 適応

- PSA 高値や直腸診で前立腺癌が疑われる患者．あるいは前立腺癌の監視療法中の患者について，病状把握のために行う.

2 禁忌

- 特にないが，抗凝固薬内服中の患者に関しては可能な限り休薬して行うのが望ましい.

3 実施方法

①麻酔（全身麻酔，脊椎麻酔，あるいは局所麻酔）を行い，砕石位をとる.
②生検部位の妨げにならないよう，ガーゼで陰嚢を挙上しテープで固定する.
③会陰部を広く消毒する.
④経直腸的にエコープローブを挿入，前立腺の観察を行う．事前に MRI などで癌を疑う部位があれば，その部分をよく観察する（典型的には癌を疑う部位は低エコー域として描出される）.

- エコーガイド下に生検針を刺入し，生検を行う．生検本数に関しては一致した結論は出ていないが，12～14 カ所行うことが多い．本数は年齢や合併症，PSA 値などを勘案しつつ適宜増減する.
- 生検終了後，しばらく会陰部の圧迫止血を行い，止血を確認し終了.

4 実施上の注意点

- 針を刺入しすぎると膀胱に当たり血尿の原因となるので注意する.

5 代表的な合併症

- 発熱（急性前立腺炎，精巣上体炎），血尿，血精液症，排尿困難感，尿閉など.

6 その他

- アルコールや運動，入浴は血流を亢進することにより後出血のリスクとなるため，検査後 1 週間程度控えてもらう.
- 前立腺部の機械的刺激（自転車やバイクのサドルでの圧迫）も炎症や出血のリスクとなるため，やはり 1 週間程度は控えてもらう.

- 早期癌でターゲットが小さい場合，針が当たらないことがある．その場合，検査後の PSA フォローアップで PSA が上昇傾向であれば再度生検を行うことがあることを事前に患者に説明しておくことが望ましい．また検査後の PSA フォローアップは，生検後すぐに検査すると侵襲による炎症性変化から PSA が上昇しているため，3～4 カ月程度あけてから再検する．

〈三井要造〉

8 前立腺針生検（MRI-超音波融合画像）

Point

- 全身麻酔または脊椎麻酔下で経会陰式に実施される.
- MRI で認められた病変を超音波画像に融合してターゲット生検できる.
- 臨床的意義のある前立腺癌の検出率が向上し，精密な局在診断が可能である.

1 適応

- 前立腺癌が疑われるまたは監視療法中の経過観察患者.
- 事前に撮影された MRI（T2 強調画像）で病変（PI-RADS：prostate imaging-reporting and data system version 2 スコア 3〜5）を認め，超音波検査で病変を確認できないこと.
- MRI で病変が確認できているが前回の前立腺生検で癌が検出されなかった患者（再生検）.

2 禁忌

- 抗凝固薬内服中の患者に関しては，可能な限り休薬してからの生検が望ましい.
- 急性前立腺炎で治療中の患者は感染が治まってからの生検が望ましい.

3 実施方法

①生検前に MRI（T2 強調画像）での前立腺形態やターゲット病変（region of interest：ROI）を専用のソフトウェアを用いて作図（contouring）しておく 図1.

②麻酔（全身麻酔または脊椎麻酔）を行って砕石位を取る．砕石位の両脚は MRI 撮影時に近い体位（前立腺の位置）になるように低めにする.

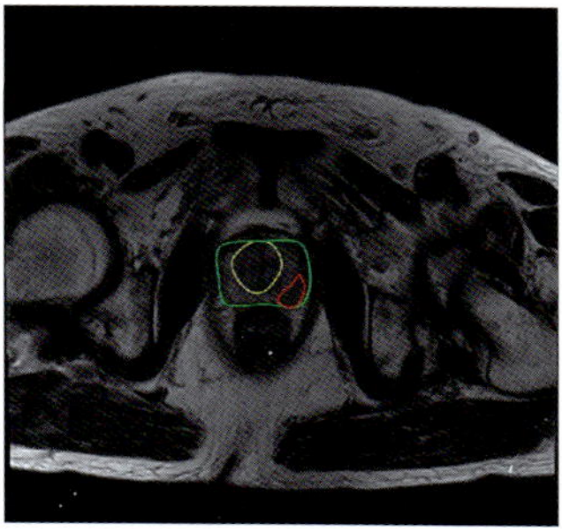

図1 事前の作図（contouring）

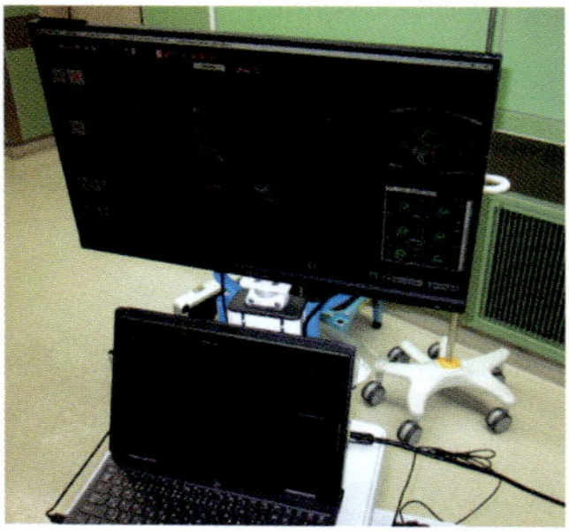

図2 MRI と超音波画像の融合

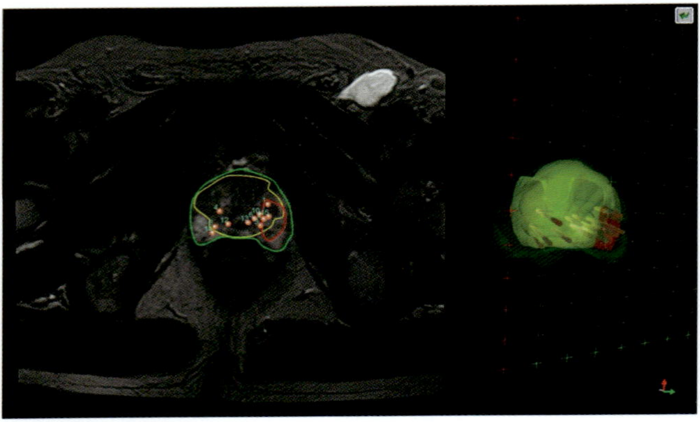

図3 3Dでの生検軌跡

③生検部位の妨げにならないように，ガーゼで陰嚢を挙上しテープで固定する．
④陰茎を含めた会陰部を広く消毒する．尿道バルーンカテーテルなどを用いて，膀胱内に150～200mL程度の生理食塩水を注入しておく．
⑤経直腸的にエコープローブを挿入し，前立腺の観察を行う．事前に作図したMRI T2強調画像）と超音波画像を合わせてリアルタイムで同期させる 図2．
⑥ナビゲーションが提示する位置情報に従ってエコーガイド下で生検針を穿刺し，まずROIを2～3針穿刺する．ROIが複数ある場合は，それぞれ2～3針穿刺する．ターゲット生検した後，系統的に12～14針生検することが多い．
⑦生検したデータを基に3Dでの生検軌跡を作成する 図3．
⑧生検後にしばらく会陰部の圧迫止血を行い，尿道バルーンカテーテルを留置する．

4 実施上の注意

- 超音波検査で病変を認める場合は，MRI-超音波融合画像による方法ではなく，通常の経直腸式または経会陰式で生検を行う．
- 経会陰式の針穿刺に関して，尿道や膀胱を穿刺すると血尿の原因になるので注意する．

5 代表的な合併症

- 感染症（急性細菌性前立腺炎，精巣上体炎），血尿，血精液症，排尿困難・尿閉など．

6 MRI-超音波融合画像による前立腺生検の意義

- MRI-超音波融合画像によるターゲット＋系統的生検は，ターゲット生検単独や系統的生検単独に比べて臨床的に意義のある前立腺癌の検出が有意に高い.

- 3D での生検軌跡を作成できるため精密な局在診断ができ，手術による神経温存の切除ラインの設定や放射線治療・focal therapy における適切な治療範囲の選択にも寄与できる.

Suggested Readings

①**日本泌尿器科学会，編. 前立腺癌診療ガイドライン 2023 年版. 第 3 章総論 3. マーカー・生検. メディカルレビュー社; 2023. p.154-8.**
日本泌尿器科学会からの前立腺癌診療ガイドラインで MRI 標的生検の総説が記載されている.

②**Xie J, Jin C, Liu M, et al. MRI/Transrectal ultrasound fusion-guided targeted biopsy and transrectal ultrasound-guided systematic biopsy for diagnosis of prostate cancer: A systematic review and meta-analysis. Front Oncol. 2022; 12: 880336.**
MRI- 超音波融合画像による前立腺生検に関するレビュー論文である.

③**Shoji S, Hiraiwa S, Hanada I, et al. Current status and future prospective of focal therapy for localized prostate cancer: development of multiparametric MRI, MRI-TRUS fusion image-guided biopsy, and treatment modalities. Int J Clin Oncol. 2020; 25: 509-20.**
MRI- 超音波融合画像による前立腺生検に基づいた focal therapy に関するレビュー論文である.

〈内海孝信〉

9 尿道カテーテル留置

Point

- 挿入困難例ではキシロカイン®ゼリーを 10～20mL 程度シリンジに入れ，ペニスに注入することから開始する．他科での挿入困難例はほぼこれで解決する．
- 通常のカテーテルで挿入困難な場合は，チーマンカテーテルなど特殊なカテーテルを使用することが有効なことがある．12Fr などの細いカテーテルも試してみる価値はある．
- 不成功の場合は盲目的な挿入に固執しないことも大切である．

1 手技（男性患者）

- 原則として 14Fr もしくは 16Fr の尿道カテーテルを使用する，太いカテーテルは狭窄の原因となることがあり，膀胱内血塊除去以外では使用しない．
- ペニスの 3 時と 9 時を尿道の圧迫がないように把持し，天井に向け引っ張る．
- 球部尿道が損傷を起こしやすい部位であり，深呼吸をしてもらい，リラックスした状態でカテーテルを進めるようにする．
- 必ずカテーテル根元の Y 字部分まで挿入し，尿流出を確認してからカフを膨らます．
- 外尿道口からゼリーが逆流してくるようでは注入の仕方が不適切，あるいは高度の狭窄がある可能性がある．
- 括約筋を越えて膀胱内にゼリーを注入することが肝要である（液状ガイド）．
- 改めて外尿道口を締める感じでペニスをしっかり保持する．
- 括約筋をゼリーが越えると注入時のシリンジの抵抗が減ずることがわかる．

2 起こりうるトラブルへの対応

- 挿入中の抵抗：キシロカイン®ゼリーを 20mL 注入，チーマンカテーテルを使用，それでも困難であれば膀胱鏡，もしくは透視下で挿入する．
- 尿道狭窄：狭窄の程度によるが，ダイレーターを使用し尿道拡張した上で，尿道カテーテルを挿入する．どうしても困難な場合は膀胱瘻を造設する．
  ※ダイレーター使用時はガイドワイヤーを使用するため，ファイコンシリコンフォーリーカテーテル（富士システムズ），フォリシルカテーテル（コロプラスト），ユーシンシリコンフォーリーカテーテル（ユーシンメディカル）などのオープンエンドのカテーテルを使用する．これらが院内にない場合には，保険適応外の使用になるが，腎盂カテーテルでも代用可能である．なお，クローズエンドのカテーテルを使用する場合は 18 ゲージ針で先端に穴を開けて挿入するなどの工夫が必要である．
- カテーテルが根元まで入っているが尿排出がない：膀胱洗浄してインアウ

トがあることを確認する.

- 尿道損傷：尿道外へ造影剤が漏れるほどのひどい損傷の場合は，膀胱瘻をたてる．軽度の損傷であれば膀胱鏡使用の上，ガイドワイヤーを使用し挿入する.

  ※尿道損傷を起こした場合，1 年間は尿道狭窄症の有無を経過観察する.
- 尿道カテーテル留置による球部尿道損傷では意外なほど外尿道口から出血するが，あわてずに俵ガーゼを作成して会陰部をしっかり圧迫する．落ち着いたところで内視鏡下に正しくカテーテルを留置すれば大抵出血はコントロールされる.

〈青木　洋〉

10 清潔間欠導尿

Point

- 清潔間欠導尿（clean intermittent catheterization：CIC）は，無菌的操作ではなく，清潔操作によって間欠的に導尿する尿路管理法である．
- 1972年にLapidesが報告して以降，随意排尿が困難・安全でない，あるいは有意な残尿を有する下部尿路機能障害症例における排尿管理法の中心となっている．
- 低圧蓄尿かつ膀胱の過伸展が生じる前に，低圧で残尿なく完全に尿を排出させる方法であり，下部尿路の生理機能を考えた場合，非常に理にかなった尿路管理法である．
- CICを行うことで，1日の大部分を占める蓄尿機能を維持・改善しうることも重要なポイントである．
- CICによる尿路管理の目標は腎障害（腎機能障害・上部尿路障害）や症候性尿路感染の防止や改善，尿失禁の改善である．
- CICの目標の達成や合併症の回避にとって重要なのは，導尿回数，導尿間隔の遵守である．

1 適応

- 随意排尿が困難な下部尿路機能障害．
  - 随意排尿のリスクが高い神経因性下部尿路機能障害（NLUTD，V－5－④神経因性下部尿路機能障害の項を参照）．
  - 前立腺肥大症や骨盤臓器脱などの膀胱出口部閉塞による尿閉．
  - 特に前立腺肥大症では前立腺部尿道の損傷や前立腺炎などを生じるリスクがあり，CIC導入時には頻回の経過観察を行うべきである．また，可能な限りCICを行わないで済むように，低侵襲外科的治療を含めた治療を検討すべきである．
  - 原因不明の尿閉．
- 有意な残尿（100～200mL以上）．
  - 随意排尿は可能であるが，有意な残尿を認めるNLUTDや膀胱出口部閉塞．

2 自己導尿が困難な症例

- 上肢機能，特に手指の巧緻性が不良で導尿操作が困難．
- 認知機能障害のために導尿の教育が困難．
- 開脚制限，高度肥満などで外尿道口へのアクセスが困難．
- 下部尿路の器質的異常のためにカテーテル挿入が困難．

なお，自己導尿が困難な症例では，患者家族による導尿も選択肢になるが，長期継続は困難な場合が多い（本邦の法律上，CICを実施可能なのは，医師，看護師，患者本人とその家族のみ）.

3 実施方法

- 泌尿器科医に必要なことは下記の事項に関する十分な説明と適切な経過観察である.
    - ・下部尿路の解剖と生理.
    - ・CIC の必要性.
    - ・CIC を行うことによって期待される効果.
    - ・CIC の実施方法.
    - ・CIC の回数，間隔.
    - ・CIC の合併症とそれを低率にするための注意点.
- CIC に用いられるカテーテルは **表 1** **表 2** を参照.

4 実施上の注意点

- CIC における清潔操作とは，手指の洗浄あるいは清拭，外陰部の清拭程度の操作を指す.
- 合併症，特に症候性尿路感染を回避するためには，清潔操作の厳密化よりも，導尿間隔と導尿回数の遵守のほうが重要.
    - ・高圧蓄尿あるいは膀胱の過伸展が生じる前に導尿する.
        - ▹ 蓄尿時高圧環境（低コンプライアンス膀胱や 40cmH_2O 以上の高圧の排尿筋過活動）を有することが CIC の適応となっている場合には，尿流動態検査所見から，低圧蓄尿可能な注入量を把握し，これをもとに暫定的な導尿間隔と導尿回数を決定すべきである **図 1**.
        - ▹ 膀胱過伸展を回避するために，1 回導尿量が 300～400mL 以下になるような導尿間隔と回数が望ましいとされる.
- 自排尿をせず，全て CIC による尿路管理を行う場合には，1 日 4～6 回の CIC が必要.
    - ・適切な導尿間隔と回数を達成するためには，膀胱の蓄尿機能に応じた水分摂取量の個別指導が必要.
    - ・CIC 開始後に排尿（導尿）日誌による評価を行い，導尿間隔，回数，実施時刻の是正を行う．尿路感染症の予防を目的とした根拠なき水分摂取の励行は，蓄尿時の高圧環境や膀胱過伸展の要因となり，むしろ症候性尿路感染を助長する可能性があることを肝に銘じるべきである.
    - ・夜間多尿による夜間の高圧蓄尿あるいは膀胱過伸展が問題となる症例，日中外出時の CIC が現実的でない症例では，間欠バルーンカテーテルの併用を考慮.
- 随意排尿は可能であるが有意な残尿を認める場合，1 回残尿量が 150mL 以下となるような CIC の回数を設定する.
    - ・蓄尿時かつ / または尿排出時に下部尿路が高圧環境になる場合，随意排尿＋CIC で行うとかえって症候性尿路感染を誘発してしまう場合もある．全て CIC にするか随意排尿＋CIC とするかは慎重に判断する必要がある.
    - ・高齢者で頻回の導尿が困難であるなど，患者の状況によっては，1 日

表1 清潔間欠導尿に用いられるカテーテルの種類，利点と欠点

	利点	欠点	備考
使い捨てカテーテル			
ポリ塩化ビニル製カテーテル	・安価である ・カテーテルの洗浄や消毒が不要	・使用時に潤滑剤の塗布が必要 ・廃棄物の地球環境への負荷	・外出の多い患者で有用 ・欧米からの報告で reusable と記載されているカテーテルは，通常，ポリ塩化ビニル製使い捨てカテーテルのオフラベルの re-use である．つまり，本邦で用いられている reusable シリコン製カテーテルではない点に注意が必要
親水性コーティングカテーテル	・カテーテルの洗浄や消毒が不要 ・潤滑剤の塗布が不要 ・非親水性カテーテルと比べて： a. 挿入性が良好 b. 症候性尿路感染の発症リスクが低い c. 血尿（= 尿道損傷）のリスクが低い d. 生活の質が改善 ・カテーテルに直接触れずに導尿可能なように専用のスリーブあるいはグリップが付いているものもある（no touch technique） ・男性の導尿をより容易にするため，カテーテル先端がフレキシブルチップになっている製品もある	・高価である ・親水性コーティング部分は把持した時に滑りやすい ・廃棄物の地球環境への負荷	・水分と接触すると，水分がカテーテル表面で水滴とならずカテーテル表面に広がる性質のコーティングが施されており，優れた潤滑性を有する ・以下の患者で使用を検討する a. 男性＞女性 b. 導尿困難の既往症例 c. 尿道損傷の既往症例 d. 再発性症候性尿路感染の症例 e. 外出の多い症例 ・容易に折りたためる製品，コンパクトな製品などユーザーフレンドリーな製品が増えている ・パッケージを開封するだけで使えるカテーテルとパッケージを開封する前に個包装された潤滑剤を破袋する必要があるカテーテルとがある
再利用型カテーテル			
シリコン製カテーテル	・安価である ・再利用可能なため地球環境への負荷が少ない ・車椅子から便座に移乗することなく導尿が行えるように延長管を接続できる製品もある ・ソフトな材質からコシがある材質のものまであり患者に合わせた選択が可能である	・使用後に洗浄や消毒液への浸漬が必要 →外出時に不便	・先進国では本邦のみで普及している ・コンパクトに折りたためる製品，デザイン製に配慮した製品，キャップの着脱が容易な製品，磁力を用いてキャップの開閉を片手で可能にした製品などユーザーフレンドリーな製品が増えている ・長期的な観点から見た場合，使い捨てカテーテルと比較して症候性尿路感染，尿道損傷などの合併症が高率であるとする明確なエビデンスはない
間欠バルーンカテーテル	・外出時や夜間の導尿が回避可能 → QOL 向上，膀胱過伸展防止 →行動範囲拡大，社会復帰可能，介護負担軽減，尿失禁消失 ・留置時間を可及的に短時間とすれば，症候性尿路感染，膿尿，膀胱結石の発生率は尿道カテーテル留置よりも低く，CIC との間で有意差を認めない	・膿尿増悪 ・誤操作による尿道出血 ・CIC が面倒となり尿道カテーテル留置による尿路管理に近い状態になる危惧	・本邦オリジナルのカテーテルである ・患者あるいは家族が CIC の手技を習得していることが必須条件である ・CIC の代替となる尿路管理法ではないことを十分に教育 →留置時間は，可及的に短時間にするよう指導し，最長で 12 時間までとする ・バルーンへの蒸留水の注入，吸引が従来の製品より行いやすい製品も販売されている

〔関戸哲利. 泌尿器外科. 2021; 34（特別号 後期研修医がおさえておきたい泌尿器疾患 Top 30）: 113-21 の表 1 を改変〕

表 2 本邦で清潔間欠導尿に使用されているカテーテル

種類	特徴	販売会社
使い捨てカテーテル：非親水性		
サフィードネラトンカテーテル	・ポリ塩化ビニル製 ・先端形状は 3 タイプ ・手元はルアーテーパーとカテーテルアダプタ	テルモ
JMS ネラトンカテーテル	・ポリ塩化ビニル製 ・カテーテルアダプタ付き	ジェイ・エム・エス
トップネラトンカテーテル	・ポリ塩化ビニル製 ・カテーテルアダプタ付き	トップ
ニプロネラトンカテーテル S	・ポリ塩化ビニル製 ・先端形状はクローズドとオープン ・手元はルアーテーパーあるいはカテーテルアダプタ	ニプロ
使い捨てカテーテル：親水性		
スピーディ カテ	・2 層コーティングで耐久性が高い ・コーティングが活性化しているため開封後すぐ使用可能 ・先端がチーマンタイプもあり ・男性用はカテーテルのコシがあるタイプと先端が柔軟なフレキシブルタイプ（スピーディ カテ ナビ）の 2 種類 ・フレキシブルタイプは，インサーショングリップがあるためより清潔なカテーテル操作が可能	コロプラスト
スピーディ カテ コンパクト	・コンパクトで目立ちにくいデザイン（特に女性用） ・持ち運びしやすい ・開封後すぐ使用可能	コロプラスト
RUSCH フローキャスクイック	・内包されているウェッティング剤（塩化ナトリウム水溶液）を，パッケージを把持することで破袋させてカテーテルを潤滑化 ・保護スリーブがあるのでより清潔なカテーテル操作が可能	クリエートメディック
ジェントルカテ Glide	・カテーテル材料に親水性の添加剤が含まれ，カテーテルが乾いてもべたつきにくい ・パッケージを折り曲げるなどしてウォーターサックを破袋させてカテーテルを潤滑化 ・保護スリーブがあるのでより清潔なカテーテル操作が可能	コンバテックジャパン
アクトリーン	・植物由来のグリセリンと蒸留水を使用したゲル状の親水性潤滑剤でコーティングされ開封後すぐに使用可能 ・ゲルコーティング済みなので乾燥しにくい ・先端がチーマンタイプもあり ・パッケージのノータッチ部を用いてより清潔なカテーテル操作が可能 ・集尿バッグ付きタイプあり	大塚製薬工場

（次頁につづく）

表 2 つづき

種類	特徴	販売会社
再利用型カテーテル		
セフティカテ	•シリコン製，交換目安は 1 カ月 •先端がチーマンタイプもあり •側孔 5 穴の腸管利用禁制型尿路変向術用のカテーテルあり •カテーテルケースは折りたたみ可能，多目的に使用できるフック，清潔さを保つ特殊キャップ付き •持ち運び用の外ケース付き	クリエートメディック
セルフカテ	•シリコン製，使用期限は推奨 1 カ月（最長 2 カ月） •先端がチーマンタイプもあり •腸管利用禁制型尿路変向術用のカテーテルあり •カテーテルケースに多目的に使用できるフック付き •片手でケースからのキャップが脱着可能なかんたんキャップ型あり •延長チューブ付きタイプあり（EX 型，車椅子のまま導尿可能）	富士システムズ
DIB マイセルフカテーテル	•シリコン製，使用期間は 30 日以内 •片手ワンタッチ操作な DIB キャップ付きのものと片手操作可能なキャップオンケースキャップ付き（こちらは先穴あり）のものがあり •コシのあるセミハードタイプあり（先端がチーマンタイプもあり）	ディヴインターナショナル
ユーシン アイカテ	•男性用はカテーテルケースが折り曲げ可能なものあり •ケース内に落下したカテーテルをキャップを回すことで回収可能 •カテーテルケースに多目的に使用できるフック付き •キャリングバッグあり	ユーシンメディカル
間欠バルーンカテーテル	•外出時に導尿が現実的でない場合，夜間の導尿回避，夜間多尿に伴う膀胱過伸展への対策として一時的に留置する導尿カテーテル（1 回の使用につき 12 時間以内）	
間欠式バルーンカテーテル	•使用期間は 30 日以内 •DIB キャップ付き •カテーテルケースは折りたたみ可能，フック付き •スタンダードタイプ（先端がチーマンタイプもあり）に加え，バルーンへの注水排水操作がより簡便に行えるイージーリザーバータイプあり	ディヴインターナショナル
OT バルーンカテーテル	•使用期間は 30 日以内 •フィルターキャップのフタ部に疎水フィルターを採用（空気は通過させるが液体は通過させない） •カテーテルケースは折りたたみ可能，フック付き	大塚製薬工場

（2024 年 11 月現在．最新の情報は各企業のホームページや添付文書情報を参照）

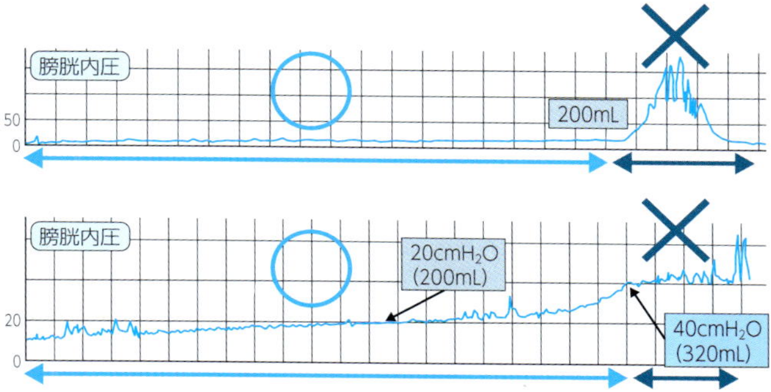

上: 高圧の排尿筋過活動が生じる症例
低圧のうちに導尿を行うためには、高圧の排尿筋過活動が出現する前，すなわち 200mL 以内で導尿する必要がある．利尿率を 60mL/ 時間とした場合，200÷60=3.3 時間となり，3～4 時間毎，つまり 6～8 回 / 日の導尿が必要となる．実際には，β_3 作動薬や抗コリン薬などを投与して，排尿筋過活動が出現するまでの膀胱容量を増大させる必要があろう．

下: 低コンプライアンス膀胱の症例
上部尿路障害の危険因子である蓄尿時膀胱内圧 40cmH$_2$O より低圧のうちに導尿する必要がある．利尿率を 60mL/ 時間とした場合，300÷60=5 時間となり，5 回 / 日の導尿が必要となる．ただし，安全を考えると膀胱内圧 20cmH$_2$O を超える前に導尿したいところである．利尿率を 60mL/ 時間とした場合，200÷60=3.3 時間となり，3～4 時間毎，つまり 6～8 回 / 日の導尿が必要となる．実際には，β_3 作動薬や抗コリン薬などを投与して，20cmH$_2$O に至るまでの膀胱容量を増大させる必要があろう．

図 1 膀胱の蓄尿機能に見合った導尿回数の設定
〔関戸哲利. 泌尿器外科. 2021; 30 (特別号 後期研修医がおさえておきたい泌尿器疾患 Top 30): 113-21 より改変〕

1 回～隔日となる場合もありうる．

- 患者あるいは介護者の CIC に対するモチベーションを維持するためには，症候性尿路感染を可能な限り防止し，生活の質に直結する尿失禁の改善を図るなどが重要．

5 CIC の合併症

- 尿道損傷
  - 主に男性で生じる．
  - 偽尿道あるいは尿道損傷に続発した尿道狭窄によるカテーテル挿入困難が生じると非常に厄介であるため，尿道損傷は可及的に防止する必要がある．
  - 予防: 非親水性カテーテルを使用する場合には潤滑剤を必ず使用，親水性カテーテル **表 1** **表 2** への変更など．
- 症候性尿路感染
  - 知覚障害を有する NLUTD 症例における症候性尿路感染の診断は必ずしも容易ではなく，以下のような症状，徴候，検査所見を合わせて慎重に診断を行う: 腎部あるいは膀胱部の違和感，尿失禁の出現あるいは悪化，痙性悪化，自律神経過緊張反射の悪化，発熱，全身倦怠感，尿臭の増悪，混濁尿，10^3〜10^5CFU/mL 以上の細菌尿，他に感染源が認められない．

・危険因子：低年齢，女性，1 回導尿量が多い，導尿回数が少ない，介護者による CIC，尿失禁，残尿，水分摂取過剰（特に高圧蓄尿症例）など．

・予防：手指と会陰部の衛生，カテーテル先端への手指接触の回避（カテーテルに直接触れずに CIC できるカテーテルもある），愛護的なカテーテル挿入，蓄尿時高圧・膀胱過伸展とならないような導尿回数と間隔の遵守，親水性カテーテルへの変更など．

- 尿道出血・血尿
  - ・尿道や膀胱粘膜の機械的な損傷以外に，症候性尿路感染や膀胱結石などの徴候の場合がある．
  - ・予防：症候性尿路感染と同様の方法．
- カテーテルの膀胱内迷入
  - ・女性でファネル部のない短いカテーテルを使用している際に稀に生じうる．

〈関戸哲利〉

11 尿道ブジー

Point

- まずはどのような症例に施行すべきかを考える.
- 具体的には①尿道狭窄症の前治療歴がない, ② 1cm 未満で単発の狭窄, ③内腔が開存している狭窄, ④狭窄部位が球部尿道, ⑤非外傷性狭窄である, 以上の項目をすべて満たす症例のみである.
- 上記以外の症例の標準治療は尿道形成術であることを覚えておく.
- 振子部尿道や外傷性尿道損傷は診断された時点で, 尿道形成術の適応となる.
- 尿道造影や尿道鏡で実際の状況を把握していない医療従事者は施行すべきではない（他医に頼まれたからと安易に施行しない.）

1 手技

- 容易に偽尿道を作るため, 曲ブジーや細いブジーは注意が必要.
- 拡張 Fr 数と再狭窄は関係がなく, 無駄に太くする必要はない.
- 治療後に尿道カテーテルを留置する場合は 72 時間で抜去する.
- 曲ブジーの挿入法: 陰茎をしっかり頭側に倒す. この状態で曲ブジーを外尿道口に進入させる. 若干陰茎を起こしながら進入させるとブジーの曲率と球部尿道の曲率が一致したような状態となり〔ブジーの先端が括約筋のあたり（膜様部尿道）に位置したことを示す〕, ここで陰茎を足側に倒すと自然とブジーが膀胱内に進む. 進んだ後にブジーを少し時計回り, 反時計回りに回転させ（9-12-3 時方向）, これがしっかり動くようならブジー先端が膀胱に入ったとわかる. 陰茎を足側に倒してもスムーズにブジーが進まないときは, ブジー先端を腹側に向けるつもりで少し進行方向を探ってもよい. しかし基本的には陰茎を足側に倒してスムーズにブジーが進まないときは無理をしない方が無難である.

2 起こりうるトラブルへの対応

- 尿道出血: 状況次第では 16～18Fr 程度の尿道カテーテルを留置し止血する.
- 偽尿道形成: 膀胱鏡を使用し尿道カテーテルを挿入する. 困難であれば無理をせず膀胱瘻を造設する.
- 再狭窄: 初回治療から 3 カ月以上経過してからの再狭窄は 2 回目の治療での改善の可能性はある. 3 カ月以内の狭窄や, 2 回目の治療後の狭窄は改善の可能性はない.

  ※外来レベルでは, セルフブジーが施行されることが多いが, 患者の生活の質（QOL）を損ねる可能性や, 偽尿道や感染症のリスクがあり推奨されない.

〈青木　洋〉

12 陰嚢水腫（精巣水瘤）穿刺・精液瘤穿刺

Point

- 穿刺による合併症に関して，十分に説明してから施行する．
- 陰嚢水腫（精巣水瘤）穿刺は対症療法であり，繰り返しの穿刺は避ける．
- 陰嚢内悪性腫瘍の存在を念頭に置く必要がある．
- 82〜100%が再発するといわれている．
- 再発防止にテトラサイクリン系抗生物質を注入することがあり，成功率は84%といわれているが，大きな水腫では再発率が高い．
- 手術療法と硬化療法を比較すると，再発率の面から手術療法の方が優れていると考えられる．
- 短期間で再発する症例や，血性排液を認める症例には，陰嚢内悪性腫瘍（精巣腫瘍，精巣漿膜を原発とする悪性中皮腫）の検索をすべきである．

1 穿刺方法

- 無麻酔で施行する．
- 施行前に超音波検査を施行し，水腫と精巣の位置関係を確認する．
- 16〜21 ゲージの穿刺針で穿刺する．
- 陰嚢内容液が少なくなると精巣損傷のリスクが高まるため，エラスター針を使用する．

2 起こりうるトラブルの対処法

- 血性排液が吸引された場合は，陰嚢内の状況や，精巣腫瘍の存在を再度確認する．
- また血性排液の場合は，細胞診，結核菌 PCR（ポリメラーゼ連鎖反応）検査を施行する．腫瘍マーカーの測定や，MRI 撮影で悪性腫瘍の除外が必要である．
- 穿刺に伴う出血の場合は，止血薬を投与．陰嚢内血腫が形成されてしまった場合は，貧血の進行，血腫の増大傾向を認める場合は手術療法を行う（手術時には出血源がわからないことも多い）．

3 予防策

- 病歴から抗血小板薬，抗凝固薬の内服の有無は必ず確認する．休止することは必須ではないが，よく話し合った上で，判断する．
- 水腫と精巣の位置関係を確認するためにも，施行前の超音波検査は必須である．多房性嚢胞性腫瘤や，陰嚢内悪性腫瘍が疑われる場合は，排液目的の穿刺は施行しない．

〈青木　洋〉

V

疾患各論

1 副腎腫瘍

①副腎偶発腫瘍 (adrenal incidentaloma)

Point

- 副腎偶発腫瘍（1cm 以上）を見つけたら，まず内分泌検査と画像検査の予定を組む．
- 画像検査で悪性を疑う所見を認めず，腫瘍径が 4cm 以下であれば経過観察とする．
- 副腎生検の適応は，感染や副腎外の悪性腫瘍からの転移を疑った場合に限られる．

1 疫学

- 腹部 CT 施行例で 0.3〜5.0%に認め，性差はなく加齢とともに増加する．
- 副腎偶発腫瘍の病因頻度は **図 1** に示す．

2 症状・徴候

- 通常自覚症状はないが，大きな腫瘍は側腹部〜背部痛を訴えることもある．
- 悪性リンパ腫や感染症の場合は，発熱や全身倦怠感が主訴の場合もある．

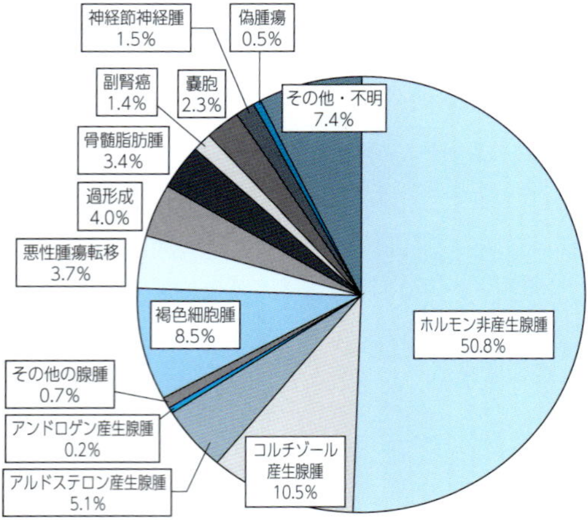

図 1 副腎偶発腫瘍の病因頻度
（上芝　元，他．副腎偶発腫瘍の全国調査―診断・治療指針の作成．2006，p.113-8 より作図）

表1 代表的な内分泌スクリーニング検査

疾患	検査	陽性所見
原発性アルドステロン症	ARR＝PAC (pg/mL) /PRA (ng/mL/hr)	ARR≧200 かつ PAC≧60pg/mL
Cushing 症候群 Subclinical Cushing 症候群	1mg DST	Cushing 症候群≧5.0 μg/dL Subclinical Cushing 症候群≧1.8 μg/dL
褐色細胞腫・ パラガングリオーマ	随時尿中 MN・NMN 血漿中遊離 MN・NMN	基準上限の 3 倍 血漿中遊離 MN≧130pg/mL・NMN≧506pg/mL
副腎皮質癌 アンドロゲン産生副腎腫瘍	血中 DHEA-S	基準値は年齢や性別によって異なる

ARR: アルドステロン・レニン比, PAC: 血漿アルドステロン濃度, PRA: 血漿レニン活性, DST: デキサメタゾン抑制試験, MN: メタネフリン, NMN: ノルメタネフリン, DHEA-S: デヒドロエピアンドロステロンサルフェート

3 診断に必要な検査

- 代表的な内分泌スクリーニング検査を **表1** に示す.

4 病型・リスク分類

- 内分泌検査で異常を認めた場合は, 各疾患の精査に移行し, 正常であった場合は画像の精査・再検を行う.
- 内分泌非活性副腎腫瘍を **表2** に示す. 悪性リンパ腫や感染症（結核, 真菌

表2 代表的な内分泌非活性副腎腫瘍

良性腫瘍	悪性腫瘍	非腫瘍性病変
腺腫 骨髄脂肪腫 オンコサイトーマ 神経節神経腫 神経鞘腫	副腎皮質癌 悪性腫瘍の転移 悪性リンパ腫 悪性神経鞘腫 神経節芽細胞腫 肉腫	副腎皮質結節 感染症（結核, 真菌症など） 嚢胞 血腫

表3 副腎腫瘍が発生する遺伝性腫瘍

症候群名	原因遺伝子	遺伝形式	主な腫瘍
VHL 病	*VHL*	AD	腎癌, 褐色細胞腫, 血管芽腫など
MEN1 型	*MEN1*	AD	副甲状腺腫, 膵消化管神経内分泌腫瘍, 下垂体前葉腺腫, 副腎皮質腫瘍, 胸腺腫など
MEN2 型	*RET*	AD	甲状腺髄様癌, 副甲状腺腫, 褐色細胞腫など
HPPS	*SDHB, SDHD, RET, VHL*	AD	褐色細胞腫・パラガングリオーマ
Li Fraumeni 症候群	*TP53*	AD	肉腫, 乳癌, 白血病, 脳腫瘍, 副腎皮質癌

AD: 常染色体顕性遺伝, HPPS: 遺伝性褐色細胞腫・パラガングリオーマ, MEN: 多発性内分泌腺腫症, VHL: von Hippel-Lindau

症など）は，両側性腫大のことが多い．

- 遺伝性腫瘍の有病率は低いが，副腎腫瘍が発生する疾患もあり，**表 3** に代表的なものを示す．遺伝性腫瘍の診療では，家族歴や既往歴の聴取が重要になり，必要に応じて遺伝カウンセリングを実施する．

5 治療

- 画像所見に基づいた治療方針を **図 2** に示す．
- 悪性リンパ腫や副腎外の悪性腫瘍からの転移，感染症が疑われる場合は，CT ガイド下副腎生検を行い，各疾患に応じた治療を行う．

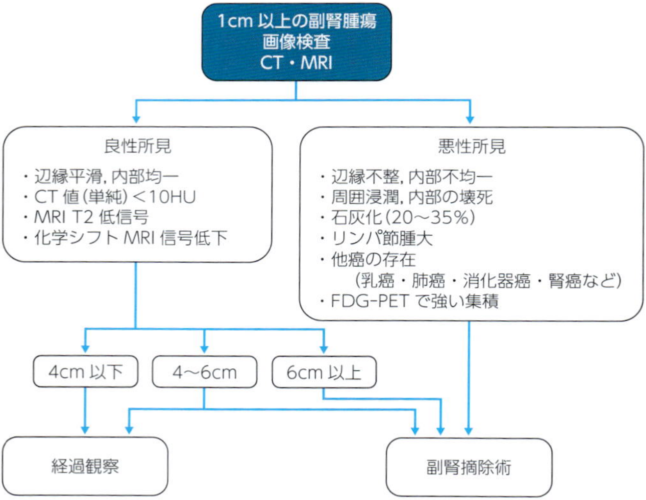

(A) フローチャート

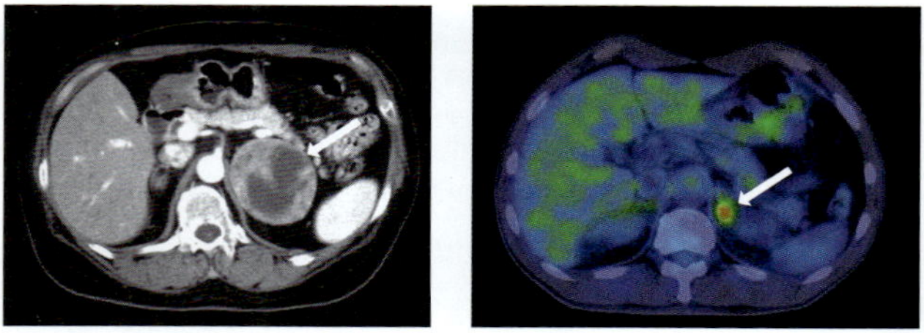

(B) 副腎皮質癌：内部壊死の所見　(C) 他癌の副腎転移：FDG-PET で集積した所見

図 2 画像所見に基づいた副腎腫瘍の治療

6 経過観察

- 腫瘍径 4cm 以下で経過観察となった場合のフォローアップの方針を 表4 に示す.

表4 副腎偶発腫瘍の検査法とフォローアップ

ガイドライン	内分泌検査	内分泌検査の頻度	画像検査	画像検査の頻度	フォローアップ期間
米国内分泌・内分泌外科学会	1mg DST，尿中MN・カテコラミン，K・ARR（高血圧患者のみ）	年1回	4cm 未満は経過観察	3〜6カ月後に再評価，1〜2年間は毎年	5年間
欧州内分泌学会	1mg DST，血漿中遊離 MN，尿中MN 分画，ARR（予期せぬ低K血症または高血圧患者）	初診時の内分泌機能検査で異常がなく，新規の内分泌活性を示す臨床症状，または高血圧や2型糖尿病など合併症の増悪なければ追加の内分泌機能検査は不要	4cm 未満で明らかな良性腫瘍の所見であれば追加の画像検査は不要	初回画像検査で明らかな良性腫瘍と判断できなければ，6〜12カ月後に非造影CT または MRI	なし
内分泌非活性副腎腫瘍診療ガイドライン（2022年）	1mg DST，血漿中遊離 MN，尿中MN，K・PAC/PRA（高血圧患者）	6カ月〜年1回	4cm 未満は経過観察 年1cm 以上の増大あれば手術	6カ月〜年1回 5年間 副腎皮質癌の可能性を考慮した場合は1・3・6カ月後	5年間

ARR: アルドステロン・レニン比，DST: デキサメタゾン抑制試験，MN: メタネフリン，PAC: 血漿アルドステロン，PRA: 血漿レニン活性

〈内海孝信〉

1 副腎腫瘍
②原発性アルドステロン症 (primary aldosteronism: PA)

Point

- ► 原発性アルドステロン症は，年齢・血圧が同等の本態性高血圧患者よりも脳・心血管系・腎臓の障害頻度が高い．
- ► 手術を予定する場合は，副腎静脈サンプリング（AVS）で局在診断を行う．
- ► 術後腎機能障害が顕在化することがあるため，定期的なフォローアップが必要である．

1 疫学

- 高血圧患者の 5～10%を占め，日本では 200 万～400 万人程度の患者数と推定される．
- 男女比は 1：2 で女性に多い．
- 原発性アルドステロン症の可能性が高い高血圧患者 **表 1** には血漿アルドステロン濃度（PAC）・血漿レニン活性（PRA）の測定が推奨される．

2 症状・徴候

- 代表的な病態を **表 2** に示す．
- 高血圧が主であり，低カリウム血症による四肢の脱力は稀である．

3 診断に必要な検査

- 内分泌検査として PAC と PRA の同時測定を行う **表 1**．早朝空腹時に約

表 1 原発性アルドステロン症高有病率の高血圧

低カリウム血症合併（利尿薬投与例を含む）
治療抵抗性高血圧
40 歳未満での高血圧発症
未治療時 150/100mmHg 以上の高血圧
副腎腫瘍合併
若年での脳卒中発症
睡眠時無呼吸症候群合併

（日本内分泌学会「原発性アルドステロン症診療ガイドライン策定と診療水準向上」委員会, 編. 原発性アルドステロン症診療ガイドライン 2021. 日本内分泌学会雑誌. 2021; 97 Suppl: 15）

表 2 原発性アルドステロン症の病態

高アルドステロン血症
低レニン活性（腎機能障害があると PRA が上昇することがある）
低カリウム血症（正常 K の場合もある）
代謝性アルカローシス
脳・心血管系・腎臓の障害

表 3 原発性アルドステロン症の確定診断に必要な内分泌機能検査

試験	方法	陽性所見
カプトプリル負荷試験	カプトプリル 50mg を内服し，30 分・60 分・90 分後に採血	60 分後あるいは 90 分後の ARR ≧200 で陽性
生理食塩水負荷試験	生理食塩水 2L/4 時間を点滴し，4 時間後に採血	4 時間後の PAC≧60pg/mL で陽性

全ての試験は早朝空腹時に 30 分以上の安静臥床で PAC・PRA を測定する．
ARR：アルドステロン / レニン比

表 4 AVS によるアルドステロン過剰分泌・左右差の判定基準

副腎静脈へのカテーテル挿入の判定	局在判定
ACTH 負荷前の SI≧2	ACTH 負荷後の LR>4
ACTH 負荷後の SI≧5	ACTH 負荷後の CR<1

A：アルドステロン，C：コルチゾール，CR：contralateral ratio〔(A/C 低値側)/(A/C) 下大静脈末梢側〕，LR：lateralized ratio〔(A/C 高値側)/(A/C 低値側)〕，SI：selectivity index（副腎静脈と下大静脈または末梢静脈血との C 濃度の比）

30 分の安静臥位後に採血し，変動があるため複数回の検査が必要である．

- 降圧薬は PAC・PRA へ影響を及ぼすため，降圧薬を継続して測定する場合は，カルシウム拮抗薬や α_1 遮断薬に変更する．
- 確定診断のためには，**表 3** に示すカプトプリル試験や生理食塩水負荷試験を行い，少なくとも 1 種類の陽性を確認する．
- 副腎部 CT では判別できない微小腺腫の可能性もあるため，手術希望がある場合は AVS で局在診断を行う **表 4**．

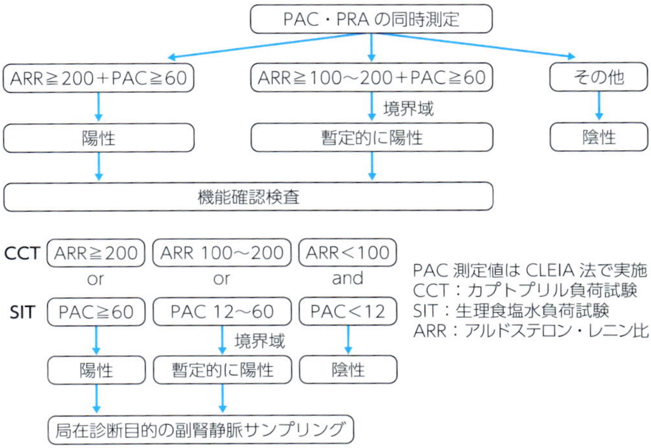

図 1 原発性アルドステロン症の診断

4 病型・リスク分類

- 片側性のアルドステロン産生腺腫（APA）が70％を占め，両側性副腎皮質過形成（IHA）が20％を占める．

5 治療

- 片側病変は腹腔鏡下副腎摘除術（全摘）を行い，両側病変または手術適応外の患者へはミネラルコルチコイド受容体遮断薬の内服を行う．また，片側病変に対するラジオ波焼灼療法も保険適用となっている **図1** **図2**（原発性アルドステロン診療ガイドライン2021を参照）．
- Super-selective AVSが可能な施設であれば，部分切除術も選択肢となる．
- ミネラルコルチコイド受容体遮断薬のうち，スピロノラクトンは女性化乳房などの有害事象が多く，最近は有害事象の少ないエプレレノンやエサキセレノンが選択される．

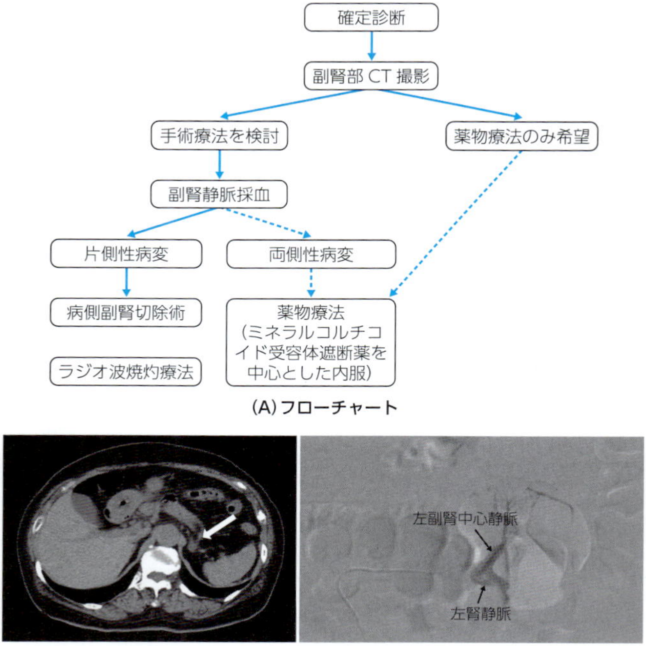

(A) フローチャート

(B) 左副腎腺腫　(C) 左副腎静脈サンプリング

図2 原発性アルドステロン症の治療

6 経過観察

- 術後 PAC・PRA の測定を行い，改善していることを確認する.
- 術後 6 カ月の時点で高血圧が治癒するのは 40%程度であり，降圧目標に達しない場合は降圧薬内服を速やかに再開する.
- 術後腎機能障害の顕在化〔推算糸球体濾過量（eGFR）の低下〕や血清 K 値の上昇が出現することがあるため，術後一定期間は 1～2 カ月間隔で検査をする.

〈内海孝信〉

1 副腎腫瘍

③ Cushing/subclinical Cushing 症候群

Point

- ► Subclinical Cushing 症候群は副腎偶発腫瘍の 10%を占め，Cushing 症候群の身体的特徴は欠如している．
- ► Cushing 症候群の 3%に副腎皮質癌が存在する．
- ► 副腎不全のリスクがあるため，術後はハイドロコルチゾンの補充が必要である．

1 疫学

- 副腎性 Cushing 症候群で，副腎腺腫は 86%，副腎結節性過形成は 11%，副腎皮質癌は 3%を占める．
- Subclinical Cushing 症候群は副腎偶発腫瘍の約 10%を占める．
- Cushing 症候群の男女比は 1：4，特に中年女性に多い．

2 症状・徴候

- Cushing 症候群の症状や特徴を **表 1** に示す．

表 1 Cushing 症候群の症状・所見や身体的特徴

症状・所見	身体的特徴
高コルチゾール血症	満月様顔貌
低カリウム血症	紅潮した頬
高血圧	水牛様肩（脂肪沈着）
耐糖能異常・糖尿病	中心性肥満
脂質異常症	皮膚線条
骨粗鬆症・圧迫骨折	皮下溢血
尿路結石症	痤瘡
易感染性	多毛
創傷治癒遅延	色素沈着
筋力低下	
精神障害	

3 診断に必要な検査

- Cushing 症候群と subclinical Cushing 症候群の診断に必要な内分泌機能検査 **表 2** と診断基準の比較 **表 3** を示す．
- Subclinical Cushing 症候群の診断基準を **表 4** に示す．

表2 Cushing 症候群 /subclinical Cushing 症候群に必要な内分泌機能検査

試験	方法	陽性所見
1mg DST	午後 11 時にデキサメタゾン 1mg を内服し，翌朝 8〜9 時に採血	コルチゾール 5μg/dL に抑制されなければ陽性
CRH 試験	早朝空腹時に 30 分以上の安静臥位で CRH 100μg を静注し 30 分・60 分後に採血	ACTH が基礎値低値で CRH 投与後は無〜低反応，コルチゾールは基礎値正常〜高値で CRH 投与後は無〜低反応

DST：デキサメタゾン抑制試験，CRH：副腎皮質刺激ホルモン放出ホルモン

表3 Cushing 症候群 /subclinical Cushing 症候群の診断基準の比較

	測定項目	Cushing 症候群	Subclinical Cushing 症候群
基礎値	ACTH	低値	低値
	コルチゾール	高値	正常
日内変動	夜間コルチゾール	消失	消失
1mg DST	コルチゾール	抑制されない	1.8μg/dL 以上
^{131}I-アドステロールシンチグラフィ		健側の集積抑制	症例によって異なる

4 病型・リスク分類

- Cushing 症候群の病型は，片側性の副腎腺腫と副腎皮質癌，両側性の副腎皮質刺激ホルモン（ACTH）非依存性大結節副腎過形成（AIMAH）などがある．

5 治療

- 腹腔鏡下副腎摘除術（全摘）が第一選択となるが，全身の合併症で手術適応とならない場合は薬物療法の適応になる．
- 薬物療法は，コルチゾール合成阻害薬としてオペプリムやデソパン，メトロピンがある．

6 経過観察

- 副腎不全のリスクがあるため，術中からハイドロコルチゾンの補充療法が必要である **表5**．
- 副腎不全は放置すれば最悪死亡する可能性があり，患者に対してはストレス負荷時（発熱や外傷，歯科治療時など）の sick day へのヒドロコルチゾンの追加内服や緊急時対応の指示も行っておく．
- 片側摘除の Cushing 症候群の場合は術後 6〜18 カ月程度かけ漸減して中止し，両側摘除の場合は永続的に補充療法が必要である．
- Subclinical Cushing 症候群の場合は，術前に ACTH や健側副腎の抑制が示唆される症例では Cushing 症候群に準じて投与．術前 ACTH の抑制が軽度であれば数週間から数カ月で済む．
- ハイドロコルチゾン補充の減量や中止に際しては，ACTH の上昇や血中コルチゾールで残存副腎機能を評価する．

表 4 副腎性サブクリニカルクッシング症候群（subclinical Cushing's syndrome：SCS）の新診断基準

1．副腎腫瘍の存在（副腎偶発腫）
2．臨床症状：Cushing 症候群の特徴的な身体徴候の欠如（注 1）
3．検査所見
　1）血中コルチゾールの基礎値（早朝時）が正常範囲内（注 2）
　2）コルチゾール分泌の自律性（注 3，注 4，注 5）
　3）ACTH 分泌の抑制（注 6）
　4）日内リズムの消失（注 7）
　5）副腎シンチグラフィーでの健側の抑制と患側の集積（注 8）
　6）血中 DHEA-S 値の低値（注 9）
　7）副腎腫瘍摘出後，一過性の副腎不全症状があった場合，あるいは付着皮質組織の萎縮を認めた場合（注 10）

診断
1，2，および 3-1）は必須で，さらに下記（1）（2）（3）の何れかの基準を満たす場合を確定診断とする．

（1）3-2）の 1mgDST 後の血中コルチゾール値が 5μg/dL 以上の場合
（2）3-2）の 1mgDST 後の血中コルチゾール値が 3μg/dL 以上で，かつ 3 の 3）-6）の 1 つ以上を認めた場合，もしくは 7）を認めた場合
（3）3-2）の 1mgDST 後の血中コルチゾール値が 1.8μg/dL 以上で，かつ 3 の 3）4）を認めた場合，もしくは 7）を認めた場合

注 1：身体徴候としての高血圧，全身性肥満や病態としての耐糖能異常，骨密度低下，脂質異常症は Cushing 症候群に特徴的所見とは見なさない．
注 2：安静，絶食の条件下で早朝に 2 回以上の測定が望ましく，常に高値の例は本症と見なさない．正常値については，各測定キットの設定に従う．
注 3：overnight 1mg デキサメタゾン抑制試験（DST）を施行する．スクリーニング検査を含め，1mgDST 後の血中コルチゾール値 1.8μg/dL 以上の場合，非健常と考えられ，何らかの臨床的意義を有する機能性副腎腫瘍あるいは非機能性副腎腫瘍の可能性を考慮する．
注 4：確定診断のための高用量（4～8mg）DST は必ずしも必要としないが，病型診断のために必要な場合には行う．
注 5：低濃度域の血中コルチゾール値は 10% 前後の測定のばらつき（3μg/dL 前後の血中コルチゾール値は，0.3μg/dL 程度のばらつき）が生じ得ることを考慮し，陽性所見の項目数も勘案して，総合的に診断を行う．
注 6：早朝の血中 ACTH 基礎値が 10pg/mL 未満（2 回以上の測定が望ましい）あるいは ACTH 分泌刺激試験の低反応（基礎値の 1.5 倍未満）．なお，ACTH 分泌不全症でも生物活性の低い大分子型 ACTH が分泌されている場合には，測定キットによって必ずしも血中 ACTH が低値とならない場合があり，注意を要する．
注 7：21～24 時の血中コルチゾール 5μg/dL 以上．
注 8：健側の集積抑制がコルチゾール産生能と相関するため，定量的評価が望ましい．
注 9：年齢および性別を考慮した基準値以下の場合，低値と判断する．
注 10：手術施行に際しては，非機能性腫瘍である可能性を含めて十分な説明と同意を必要とする．

[副腎性 SCS 新取り扱いめやす]
本症と診断され，診断（1）の場合（1mgDST 後の血中コルチゾール値が 5μg/dL 以上），治療抵抗性の合併症（高血圧，全身性肥満，耐糖能異常，骨密度低下，脂質異常症等）を有する例は副腎腫瘍の摘出を考慮する．その他の場合も，陽性項目数や合併症の有無を参考に手術もしくは慎重なる経過観察を行う．

付帯事項
1）腫瘍径が 3cm 以上の場合や 3cm 未満でも増大傾向のあるものは，画像所見も参考に副腎癌の可能性が否定できない場合には副腎摘出術を行う．
2）SCS の副腎腫瘍摘出後，糖質コルチコイド補充を必要とする例があるので注意を要する．

（日本内分泌学会，日本ステロイドホルモン学会．日本内分泌学会雑誌．2017; 93 Suppl: 3-4）

表 5 周術期のハイドロコルチゾン補充療法

	術当日	術後 1 日目	術後 2 日目	術後 3～4 日目	術後 5～6 日目	術後 7 日目
Cushing 症候群	100mg×3 回点滴	50mg×3 回点滴	50mg×3 回点滴	30mg×3 回点滴	20-20-20mg 内服	20-0-10mg 内服
Subclinical Cushing 症候群	100mg×3 回点滴	50mg×3 回点滴	20mg×3 回点滴	20-20-20mg 内服	20-0-10mg 内服	20-0-10mg 内服

〈内海孝信〉

1 副腎腫瘍
④褐色細胞腫・パラガングリオーマ (pheochromocytoma・paraganglioma)

Point

- 褐色細胞腫はカテコラミン産生による多彩な症状を引き起こし，突然死のリスクもある.
- 褐色細胞腫クリーゼ（PMC）の急性期は内科的な集中治療管理を優先させる.
- アドレナリン（A）優位型の褐色細胞腫では術後低血圧が遷延し，長期のカテコラミン補充が必要になることがある.
- 悪性褐色細胞腫は病理診断だけでは判別困難であり，画像検査による転移・再発の所見で診断する．転移の可能性のある悪性腫瘍として扱う.

1 疫学

- 年間 3,000 症例で，男女比は 1：1，発生頻度のピークは 40 歳台である.
- 症候性（高血圧あり）は約 65%，無症候性は約 35% あり副腎偶発腫瘍としても発見される.
- 副腎外発生，両側発生，悪性を約 10% に認める．家族歴のあるものは約 5% 程度とされる.
- 遺伝性褐色細胞腫・パラガングリオーマでは，*RET*，*VHL*，*SDHB*，*SDHD* の遺伝子変異の頻度が高い.

2 症状・徴候

- 表1 に示した代表的な症状の 1〜3 を Howard の 3 徴，1〜5 を 5H 病とよぶ.
- PMC は高熱や重篤な血圧変動，脳症，多臓器不全を起こす．急性期の手術はリスクが高いため，内科的に集中治療管理を優先させる.

表1 褐色細胞腫・パラガングリオーマの症状

1. 高血圧（Hypertension）
2. 高血糖（Hyperglycemia）
3. 代謝亢進（Hypermetabolism）
4. 頭痛（Headache）
5. 発汗過多（Hyperhidrosis）
6. 動悸
7. 体重減少
8. 便秘
9. 手指振戦
10. 顔面紅潮・蒼白の繰り返し
11. 嘔気・嘔吐
12. 精神不安定

- メトクロプラミドや造影剤は PMC を惹起する可能性があるため禁忌である.

3 診断に必要な検査

- 診断基準を 表 2 に示す.
- 悪性褐色細胞腫の診断は病理による確定診断は難しく，画像検査で転移・再発があれば診断できる 表 3.

4 病型・リスク分類

- カテコラミンによる病型では，A 優位型，A+NA 混合型，NA 優位型に分けられる.
- 高血圧による病型では，発作型，持続型，混合型に分けられ，実際には高血圧発作の自覚症状がない持続型が多い.
- 病理組織所見とカテコールアミン分泌パターンを組み合わせた GAPP (Grading of Adrenal Pheochromocytoma and Paraganglioma) 分類が悪性度判定に有用である 表 4 表 5.
- コハク酸脱水素酵素サブユニット B（SDHB）の免疫染色は，転移や多発

表 2 褐色細胞腫・パラガングリオーマの診断基準

必須項目
①副腎髄質または傍神経節組織由来を示唆する腫瘍[注 1]

副項目
①病理所見：特徴的な所見[注 2]
②生化学所見
　1）尿中メタネフリン分画の高値[注 3]
　2）尿中アドレナリンまたはノルアドレナリンの高値[注 3]
　3）クロニジン試験陽性[注 4]
　1)，2)，3) のうち 1 つ以上の所見があるときを陽性とする.
③画像所見
　1）腫瘍に ^{123}I-MIBG の取り込み

確実例：1）必須項目①および副項目①を満たす場合
　　　　2）必須項目①および副項目②と③を満たす場合
ほぼ確実例：必須項目①および副項目② -1）を満たす場合
疑い例：1）必須項目①および副項目② -2）または② -3）を満たす場合
　　　　2）必須項目①および副項目③を満たす場合
除外項目：偽性褐色細胞腫，神経芽細胞腫，神経節細胞腫
注 1：現在，過去の時期を問わない.
注 2：腫瘍細胞の大部分がクロモグラニン A 染色陽性であること．パラガングリオーマ疑いで副項目②が陰性の場合は DBH 染色が陽性であること.
注 3：基準値上限の 3 倍以上を陽性とする．尿中メタネフリン分画はメタネフリン，ノルメタネフリンの少なくともいずれかの高値．偽陽性や偽陰性があるため反復測定が推奨される.
注 4：ノルアドレナリン高値例のみ該当．負荷後に前値の 1/2 以上あるいは 500pg/mL 以上の場合を陽性とする.
DBH：dopamine β-hydroxylase.

日本内分泌学会悪性褐色細胞腫検討委員会・厚生労働省難治性疾患克服研究事業「褐色細胞腫の実態調査と診療指針作成」研究班［平成 23 年 10 月改訂］・日本内分泌学会悪性褐色細胞腫検討委員会・国立研究開発法人日本医療研究開発機構　難治性疾患実用化研究事業「難治性副腎疾患の診療に直結するエビデンス創出」研究班・厚生労働省難治性疾患政策研究事業「副腎ホルモン産生異常症」研究班）［平成 30 年 3 月改訂］

表 3 悪性褐色細胞腫・パラガングリオーマの診断基準

必須項目
①褐色細胞腫・パラガングリオーマの診断基準で確実例[注1]
②副腎外腫瘍の存在[注2]

副項目
①病理所見：必須項目②の腫瘍の特徴的病理所見[注3]
②画像所見：必須項目②の腫瘍に ^{123}I-MIBG の取り込み

確実例：必須項目①，②および副項目①または②を満たす場合
疑い例：必須項目①，②のみを満たす場合
[注1]：現在，過去の時期を問わない．
[注2]：肝臓，肺，骨，リンパ節など本来の発生組織でない組織の腫瘍．
[注3]：腫瘍細胞の大部分がクロモグラニン A 染色陽性であること．パラガングリオーマの場合は DBH 染色が陽性であること．
DBH：dopamine β-hydroxylase.

日本内分泌学会悪性褐色細胞腫検討委員会・厚生労働省難治性疾患克服研究事業「褐色細胞腫の実態調査と診療指針作成」研究班［平成 23 年 10 月改訂］・日本内分泌学会悪性褐色細胞腫検討委員会・国立研究開発法人日本医療研究開発機構　難治性疾患実用化研究事業「難治性副腎疾患の診療に直結するエビデンス創出」研究班・厚生労働省難治性疾患政策研究事業「副腎ホルモン産生異常症」研究班）［平成 30 年 3 月改訂］

表 4 GAPP 分類：パラメータと配点

Parameters		Scoring point
Histological Pattern	zellballen	0
	large and irregular cell nest	1
	pseudorosette (even focal)	1
Cellularity	low (less than 150 cells/U[注1])	0
	moderate (150-250 cells/U[注1])	1
	high (more than 250 cells/U[注1])	2
Comedo Necrosis	absence	0
	presence	2
Vascular or Capsular Invasion	absence	0
	presence	1
Ki67 Labelling Index	less than 1%	0
	1～3%	1
	more than 3%	2
Catecholamine Type	Adrenaline type (A[注2], or A+NA[注3])	0
	Noradrenaline type (NA, or NA+DA[注4])	1
	Non-functioning type	0
Total maximum score		10

[注1] 10×10mm のミクロメータ内の細胞数（×400）
[注2] Adrenaline, [注3] Noradrenaline, [注4] Dopamine
（日本内分泌学会, 編. 褐色細胞腫・パラガングリオーマ診療ガイドライン 2018. 日本内分泌学会雑誌. 2018; 94 Suppl: 29）

表5 GAPP スコアと組織学的悪性度

GAPP スコア（総合点）	組織学的分化度	組織学的悪性度	5年生存率（%）
0～2	高分化型	低悪性度	100
3～6	中分化型	中等度悪性度	66.8
7～10	低分化型	高悪性度	22.4

（日本内分泌学会，編．褐色細胞腫・パラガングリオーマ診療ガイドライン 2018．日本内分泌学会雑誌．2018; 94 Suppl: 29）

をきたす遺伝性褐色細胞腫・パラガングリオーマ症候群のスクリーニングに有用である．

5 治療

- 腹腔鏡下副腎摘除術（全摘）が第一選択である．常に悪性の可能性を念頭に置き，腫瘍被膜を損傷しないように細心の注意が必要である．
- 悪性度が高いと考えられる症例では開腹術を選択する．治癒切除できない場合でも，原発巣切除術（デバルキング）が症例に応じて検討される．
- 悪性の頻度が低い遺伝性褐色細胞腫・パラガングリオーマや対側副腎摘除後の症例では，部分切除も行われる．
- 術前薬物療法として，α遮断薬（ドキサゾシンやプラゾシン，フェントラミン）を2週間程度行う．β遮断薬は単独での使用は禁忌で，頻脈が出現した場合にα遮断薬に追加する．
- α遮断薬などの一般治療でカテコールアミン過剰による症状へ効果不十分な場合は，カテコールアミン合成阻害薬（メチロシン）を用いる．
- 術前は十分な水分・食塩経口摂取や細胞外液を 1,500～2,000mL/日を2日程度行う．
- 周術期は高血圧クリーゼ，低血圧発作，低血糖に注意が必要である．A優位型は低血圧が遷延し術後カテコラミン補充が長期間必要になることがある．
- 転移を伴う悪性褐色細胞腫の場合は，CVD（シクロホスファミド＋ビンクリスチン＋ダカルバジン）療法が行われる．
- MIBG集積陽性の治癒切除不能な褐色細胞腫・パラガングリオーマに対して ^{131}I-MIBG治療が行われる．

6 経過観察

- 悪性褐色細胞腫は，数年から数十年後に再発・転移巣が出現することもある．
- 全症例で少なくとも術後10年間，高リスク群では生涯にわたる経過観察が必要である．

〈内海孝信〉

1 副腎腫瘍

⑤副腎皮質癌（adrenocortical carcinoma）

Point

- 副腎皮質癌は 1～2 人 /100 万人の稀な疾患である.
- 完全切除できた症例でも 5 年生存率 16～47%と予後不良である.

1 疫学

- 発病率は 1～2 人 /100 万人で，男女比は 1：1.5 とやや女性に多い.
- 好発年齢は 5 歳未満の小児期と 40～50 歳台である.

2 症状・徴候

- 産生するホルモンによる症状 表 1 と内分泌非活性であっても大きな腫瘍や浸潤した腫瘍では圧迫症状や疼痛を認める.

3 診断に必要な検査

- 内分泌検査は他の内分泌活性腫瘍と同様の検査を行う．副腎皮質癌に特徴的な検査値異常は 表 1 に示す.
- 画像検査の特徴はⅤ- 1 -①副腎偶発腫瘍の項の 図 2 を参照.

4 病期分類

- WHO と ENSAT（European Network for the Study of Adrenal Tumor）の病期分類を 表 2 に示す.

5 治療

- 副腎摘除術が基本であり，腹腔鏡下を選択する場合は経験豊富な術者が望ましく，周囲臓器への浸潤やリンパ節転移，静脈浸潤がある場合は開腹術とする．被膜損傷は癌性腹膜炎のリスクがあるため避けなければならない.

表 1 ホルモン産生副腎皮質癌の主要な症状と内分泌検査

産生するホルモン	症状	特徴的な検査値異常
コルチゾール	Cushing 症候群と同様の症状	血漿 DHEA-S 高値 (他は Cushing 症候群に準じる)
アンドロゲン・テストステロン	痤瘡，多毛，女性では無月経など	血漿 DHEA-S・テストステロン高値
エストロゲン	男性では女性化乳房など	血中エストラジオール高値，LH・FSH 低値
アルドステロン	原発性アルドステロン症と同様の症状	(原発性アルドステロン症に準じる)

DHEA-S：デヒドロエピアンドロステロンサルフェート，LH：黄体刺激ホルモン，FSH：卵胞刺激ホルモン

表 2 副腎皮質癌の病期分類

Stage	UICC/WHO	ENSAT	ENSAT Staging による 5 年生存率
I	T1N0M0	T1N0M0	84%
II	T2N0M0	T2N0M0	63%
III	T3N0M0 T1-2N1M0 T3N1M0	T3-4N0M0 T1-4N1M0	51%
IV	T4N0-1M0 any M1	any M1	15%

T1：最大径 ≦5cm　T2：最大径 >5cm　T3：副腎を超えて浸潤
T4：隣接臓器に浸潤（ENSAT では下大静脈または腎静脈への腫瘍塞栓）
N0/1：リンパ節転移なし / あり　M0/1：遠隔転移なし / あり
UICC: Union for International Cancer Control

- 手術不能症例や術後再発予防，再発・転移症例にミトタン単独療法か EDPM（エトポシド＋ドキソルビシン＋シスプラチン＋ミトタン）療法が行われる．
- ENSAT 病期 I ～ III の患者においては術後腫瘍床に対する放射線照射も局所再発予防のために考慮される．

6 経過観察

- コルチゾール産生癌では Cushing 症候群に準じた術後ステロイド補充が必要である．
- ホルモン産生癌であった場合は，術後ホルモン値を定期的に測定し正常化しない場合は転移巣の存在を考慮し，画像検査を行う．
- 根治的手術が可能であった場合でも，術後 2 年間は 3 カ月に 1 回の胸腹部 CT を行い，その後は 6 カ月に 1 回定期的に画像検査を行う．

Suggested Readings

①**日本泌尿器科学会・日本内分泌外科, 編. 内分泌非活性副腎腫瘍診療ガイドライン 2022 年版. メディカルレビュー社; 2022. p.1-78**
日本泌尿器科学会・日本内分泌外科学会からの内分泌非活性副腎腫瘍診療ガイドラインである．

②**日本内分泌学会, 編. 原発性アルドステロン症診療ガイドライン 2021. 日本内分泌学会誌. 2021; 97S: 1-55.**
日本内分泌学会からの原発性アルドステロン症診療ガイドラインである．

③**日本内分泌学会, 編. 褐色細胞腫・パラガングリオーマ診療ガイドライン 2018. 日本内分泌学会雑誌. 2018; 94S: 1-90.**
日本内分泌学会からの褐色細胞腫・パラガングリオーマ診療ガイドラインである．

〈内海孝信〉

2 泌尿器腫瘍

①腎癌〔renal (cell) cancer/renal (cell) carcinoma〕

Point

- ► 腎癌の診断において造影 CT もしくは MRI の所見が重要となる.
- ► 4cm 以下の小径腎癌が半数以上となっており，腎温存手術の占める役割が大きくなってきている.
- ► 腹腔鏡 / ロボット支援手術の適応も拡大してきているが，その適応については施設での習熟度と照らして検討すべきである.
- ► 遠隔転移症例であっても，原発巣あるいは転移巣に対する外科的治療の適応を検討すべきである.
- ► 組織型 / リスク分類に従い分子標的薬や免疫チェックポイント阻害薬の選択を行う.

1 疫学

- 全ての癌の 1～2%を占め，男性に多い.
- 50 歳台から増加し，高齢になるほど罹患率が上昇.
- 画像検査（エコー・CT など）によって発見される偶発癌が増加（70～80%）し，早いステージで発見される小径腎癌が多い.
- 喫煙・肥満・高血圧・透析が主な危険因子，続いてトリクロロエチレンなどの化学物質や遺伝性要因もあり複数の癌関連遺伝子が報告.

2 症状・徴候

- 無症候で見つかる偶発癌が多い.
- 下記症状を認める場合は進行癌を疑う.
  - ・古典的 3 徴：腹痛・肉眼的血尿・腹部腫瘤.
  - ・Paraneoplastic syndrome：体重減少，発熱，全身倦怠感.
- 症候癌では無症候癌に比し有意に予後が不良（癌特異的 10 年生存率：55% vs 92%）.

3 診断のための検査

1）身体所見，病歴

- Performance status（PS）（Ⅰ-1全身状態の評価の項を参照），自覚症状の有無，既往歴，家族歴（遺伝性の鑑別）.

2）尿検査

- 尿潜血の有無.
- 尿細胞診（腎盂癌との鑑別が必要な場合）.

3）採血

- 血清クレアチニン，推算糸球体濾過量（eGFR：腎機能低下の有無，造影剤使用の可否）.

- LDH, Ca, CRP（進行腎癌の予後予測因子）.
  ※有用な腫瘍マーカーの報告はない.

4）画像検査

- 局所評価
  ①エコー 図1 図3
  ・スクリーニング
  ・腎嚢胞：無エコー，腎血管筋脂肪腫（AML）：高エコー.
  ・腎腫瘍：低～高エコー.
  ・質的評価は困難なため充実性腫瘍を認める場合はCT・MRIを行う.
  ②腹部造影ダイナミックCT 図2 表1
  ・単純CT・皮質髄質相・腎実質相・排泄相の4相撮影.
  ・造影パターンにより組織型の予想が可能.
  ・脂肪成分（－20HU以下）を認めればAMLを疑う.
  ・嚢胞成分（10HU以下）が主であればBosniak分類（巻末資料19を参照）に従い良悪性を鑑別.
  ③MRI
  ・造影CTが行えない時の質的評価.
  ・腎細胞癌（RCC）：T2強調像で等～高信号，辺縁低信号（偽被膜）を認める.
  ・乳頭状腎細胞癌：T2強調像で低信号.
  ・中心壊死・出血：T2強調像で低信号.
  ・AML：T1・T2強調像で脂肪成分は高信号，筋肉成分は低信号.

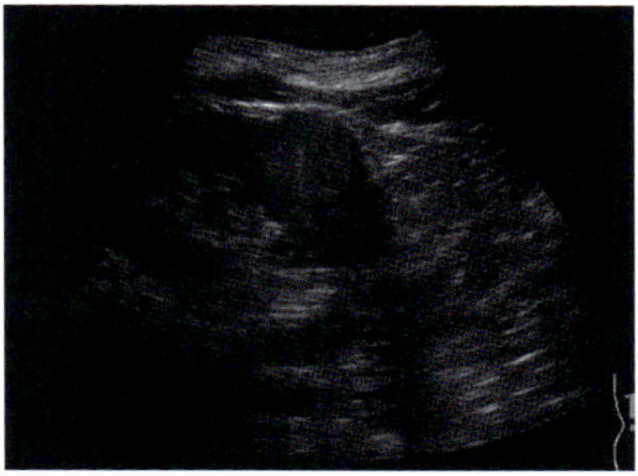

図1 腎癌のエコー画像
腎下極に充実性腫瘤を認める.

表1 腫瘍の組織型と造影効果

組織型	造影パターン
淡明細胞型腎細胞癌	早期濃染，早期に低下
オンコサイトーマ，嫌色素性腎細胞癌	早期増強，経時的に低下
乳頭状腎細胞癌，後腎性腺腫	早期に軽度の造影効果，経時的に濃染
AML	血管成分の多さにより様々な造影効果

1. 淡明細胞癌
(皮髄相：濃染→実質相：wash out)

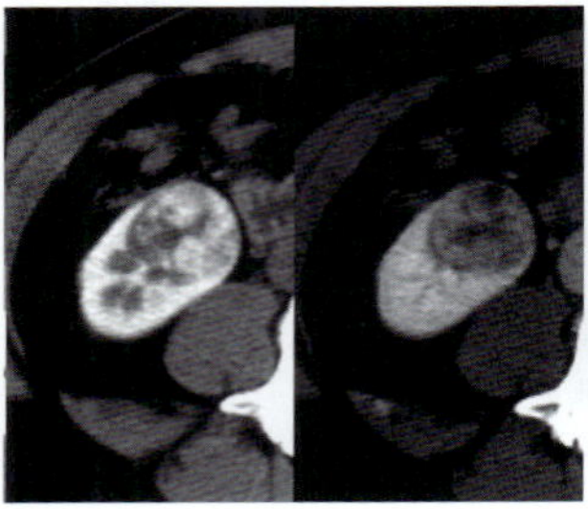

2. 乳頭状腎細胞癌
(造影効果に乏しい)

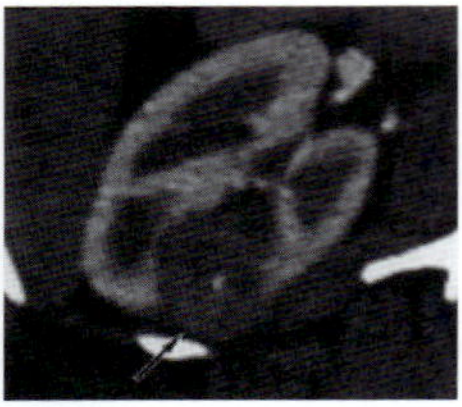

3. AML
(腫瘍内に血管や脂肪の混在を認める)

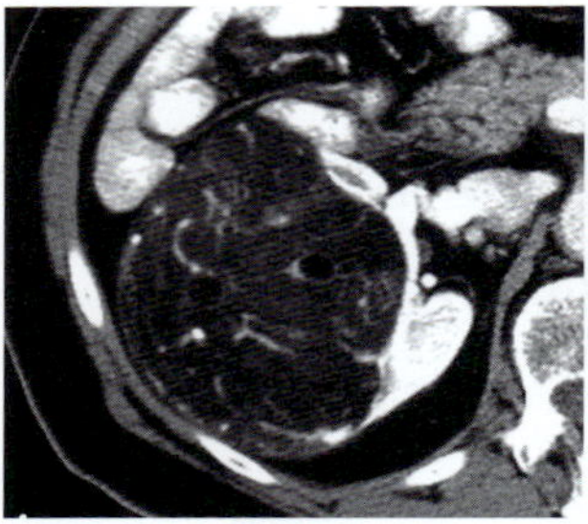

4. 嚢胞性腎癌
(造影された隔壁を認める)

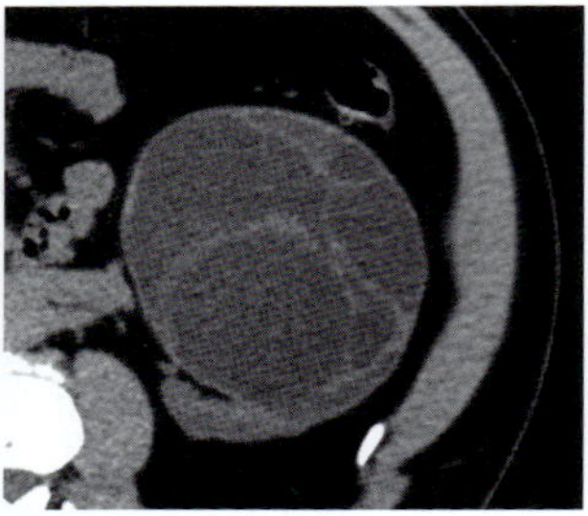

図 2 造影 CT 画像

表 2 腎癌の転移臓器

臓器	頻度
肺	40%
リンパ節	20%
骨	15%
肝，脳，皮膚	5%以下

表 3 遺伝性腎腫瘍を伴う症候群の責任遺伝子と組織型

	責任遺伝子	組織型
von Hippel-Lindau 病	*VHL*	淡明細胞癌
Birt-Hogg-Dube 症候群	*FLCN*	嫌色素性腎癌，オンコサイトーマ
結節性硬化症	*TSC*	AML
遺伝性乳頭状腎細胞癌	*cMET*	乳頭状腎癌 type1
遺伝性平滑筋腫症腎細胞癌	*FH*	乳頭状腎癌 type2

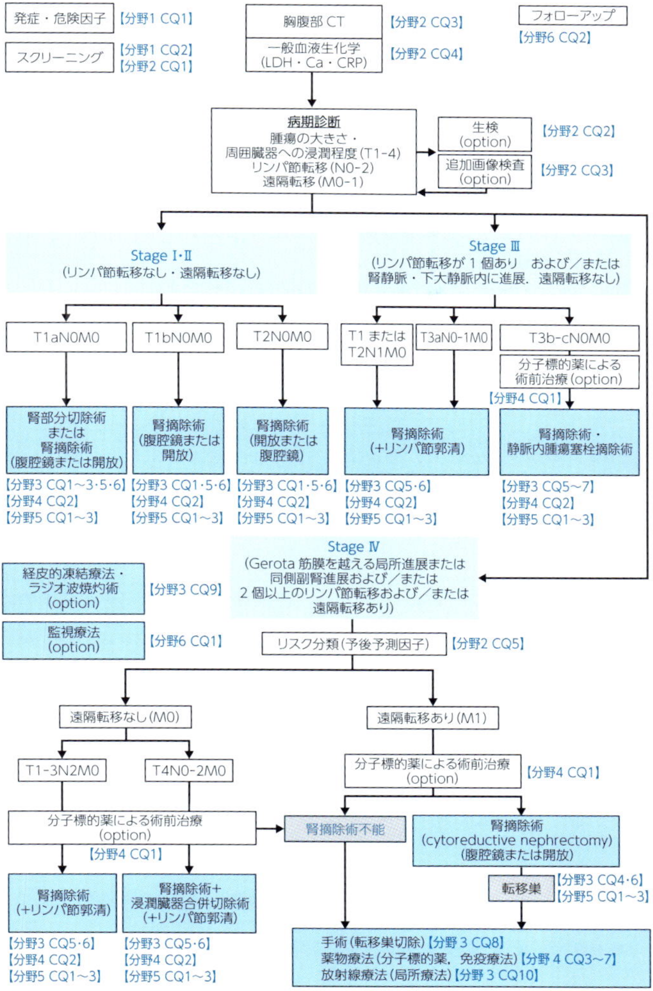

図 3 腎癌診療アルゴリズム
(日本泌尿器科学会，編．腎癌診療ガイドライン 2017 年版．メディカルレビュー社; 2017 ©日本泌尿器科学会)

- ステージング 表2
  ①胸部単純 CT
    ・肺転移除外のため必須（T1a では胸部単純 X 線写真で代用可）.
  ②骨シンチグラフィ
    ・進行癌で骨転移を疑う場合のみ施行.
  ③脳 MRI
    ・進行癌で脳転移を疑う場合のみ施行.

5）腎生検

- 画像診断で良悪性の診断がつかない場合に検討.

6）遺伝子検査 表3

- 特に von Hippel-Lindau 病を疑う場合は遺伝子検査を検討する.

4 病型分類，リスク分類，および予後 表4～表10

表4 本邦における腎癌取扱い規約（第5版）による分類

pT　原発腫瘍
pTX：原発腫瘍の評価が不可能 pT0：原発腫瘍を認めない pT1：最大径が 7cm 以下で，腎に限局する腫瘍 　pT1a：最大径が 4cm 以下 　pT1b：最大径が 4cm を超えるが 7cm 以下 pT2：最大径が 7cm を超え，腎に限局する腫瘍 　pT2a：最大径が 7cm を超えるが 10cm 以下 　pT2b：最大径が 10cm を超え，腎に限局する pT3：主静脈または腎周囲組織に進展するが，同側の副腎への進展がなく Gerota 筋膜を越えない腫瘍 　pT3a：腎静脈やその区域静脈に進展する腫瘍，または腎盂腎杯システムに浸潤する腫瘍，または腎周囲および / または腎洞（腎盂周囲）脂肪組織に浸潤するが，Gerota 筋膜を越えない腫瘍 　pT3b：横隔膜下の下大静脈内に進展する腫瘍 　pT3c：横隔膜上の大静脈内に進展，または大静脈壁に浸潤する腫瘍 pT4：Gerota 筋膜を越えて浸潤する腫瘍（同側副腎への連続的進展を含む）
pN　所属リンパ節
pNX：領域リンパ節の評価が不可能 pN0：領域リンパ節転移なし pN1：領域リンパ節転移あり
pM　遠隔転移（病理学的に確認された場合のみ記載する）
pM1：遠隔転移あり（副腎合併切除や転移巣切除術で確認しえた場合のみ適用）

※腎の領域リンパ節：腎門部リンパ節，腹部傍大静脈リンパ節，腹部大動静脈間リンパ節，腹部傍大動脈リンパ節．患側か対側かは N 分類には影響しない．遠隔リンパ節転移は pM1 に含める．

（日本泌尿器科学会，日本病理学会，日本医学放射線学会，編．泌尿器科・病理・放射線科 腎癌取扱い規約．第5版．メディカルレビュー社；2021）

表 5 病期分類

Ⅰ期	T1	N0	M0
Ⅱ期	T2	N0	M0
Ⅲ期	T3 T1, T2, T3	N1 N1	M0 M0
Ⅳ期	T4 any T	any N any N	M0 M1

表 6 病期ごとの予後

病期	5年生存率
Ⅰ期	96%
Ⅱ期	82%
Ⅲ期	64%
Ⅳ期	23%

(DeVita VT Jr, et al. Cancer: Principles and Practice of Oncology. 8th ed. Philadelphia: Lippincott Williams & Wilkins; 2008)

表 7 進行腎癌の予後予測分類：MSKCC 分類

① Karnofsky performance status	< 80%
② LDH	>正常上限の 1.5 倍
③ヘモグロビン	<正常下限
④補正 Ca 値	>10mg/dL
⑤腎癌診断から転移巣治療開始までが 1 年未満	
陽性因子　0：favorable risk 1～2：intermediate risk 3 以上：poor risk	

MSKCC：Memorial Sloan Kettering Cancer Center
(Motzer RJ, et al. J Clin Oncol. 2002; 20: 289-96)

表 8 進行腎癌の予後予測分類：IMDC リスク分類

① Karnofsky performance status	<80%
②ヘモグロビン	<正常下限
③診断から治療開始までの期間	<1 年
④補正 Ca 値	>10mg/dL
⑤血小板数	>正常上限
⑥好中球数	>正常上限
陽性因子　0：favorable 1～2：intermediate 3 以上：poor リスク	

IMDC：International Metastatic RCC Database Consortium
(Heng DY, et al. Lancet Oncol. 2013; 14: 141-8)

表 9 日本人転移性腎癌患者のリスク分類ごとの予後

	MSKCC	IMDC
favorable	未達	未達
intermediate	46.8 カ月	47.4 カ月
poor	10.4 カ月	11.5 カ月

(Naito S, et al. Int J Clin Oncol. 2021; 26: 1947-54)

表 10 組織型による分類

淡明細胞型腎細胞癌 (clear cell RCC)	腎癌の 70～80%を占める，近位尿細管より発生，60%に VHL 遺伝子異常あり
乳頭状腎細胞癌 (papillary RCC)	腎癌の 10～15%を占める，近位尿細管より発生，壊死・出血・嚢胞形成を伴うことが多い， type1：核異型乏しい，予後良好 type2：核異型強い，予後不良
嫌色素性腎細胞癌 (chromophobe RCC)	腎癌の 5% を占める，皮質部集合管由来，予後良好だが肉腫様成分を伴うと予後不良
淡明細胞乳頭状腎細胞癌 (clear cell papillary RCC)	予後は極めて良好，転移や切除後再発の報告なし
MiT ファミリー転座型腎細胞癌 (MiT family translocation RCC)	*TFE3*，*TFEB* 遺伝子の転座を有する，確定診断には遺伝子検査 /FISH を要する，悪性度は淡明型と同様
集合管癌 (collecting duct carcinoma)	腎癌の 1% 以下を占める，集合管より発生，浸潤性増殖，腎盂内に腫瘤形成することもあり診断困難，予後は極めて不良
粘液管状紡錘細胞癌 (mucinous tubular and spindle cell carcinoma)	頻度は少ないが，他の癌の合併を認めることも多く，腎細胞癌の中で最も予後不良
低異型度多房嚢胞性腎腫瘍 (multilocular cystic renal neoplasm with low malignant potential)	多房性の嚢胞構造よりなる，予後良好

その他の良性 / 低異型度腫瘍：乳頭状腺腫，オンコサイトーマ，血管筋脂肪腫，後腎性腺腫，傍糸球体細胞腫瘍
FISH：fluorescence *in situ* hybridization

5 治療

1）遠隔転移のない症例（stage1-3）

1. 外科手術
   - 原則は原発巣の摘除.
   - stage1 の増加に伴い腎部分切除術の適応が拡大.
   - 近年ではロボット支援手術が多く行われるようになっている.

①根治的腎摘除術

Stage1：開腹・腹腔鏡で制癌効果に差がなく，術後回復に有利な腹腔鏡 / ロボット支援手術が第一選択.

Stage2, 3：腫瘍径が 10cm 以上の場合は開腹手術が推奨される.
T3 でも腫瘍径が小さければ腹腔鏡 / ロボット支援手術が考慮される．腫瘍栓摘除術も推奨されるが，一定の治療関連死があることに注意．いずれも術者の力量と経験に応じて慎重に決定すべきである.
腫瘍が大きい場合には術前に免疫チェックポイント阻害薬や分子標的薬（チロシンキナーゼ阻害薬）投与を行うことで腫瘍や腫瘍栓を縮小（down staging）させてから手術を行うことも試みられているが，前向き試験によるエビデンスはない.

・画像に異常がない限り予防的副腎摘除は行わない.
・リンパ節腫大がなければリンパ節郭清は不要.

②腎部分切除術

・主に小径腎癌で適応，手術の困難度は R.E.N.A.L. score などで評価 表11.（score が高いほど出血量・手術時間が増加する）
・開腹と腹腔鏡では制癌効果と術後腎機能には差がないと報告されている.
・ロボット支援腎部分切除術（RAPN）も広まってきているが，腹腔鏡と同じく，施設の習熟度に応じて適応を考慮すべき.

Stage1：T1a（4cm 以下）のみならず T1b（4-7cm）にも適応が広がってきている.

Stage2-3：原則として適応なし（T2 の外方突出型で検討）.

2. 経皮的局所療法
・CT・MRI ガイド下の経皮的凍結療法（cryoablation）またはラジオ波焼灼術（RFA）.
・高齢，重篤な合併症あり，手術希望なしの患者の小径腎癌で適応.
・内側型で腎門部・腎盂尿管に接していると適応なし.
・繰り返し施行可能であり，5 年無再発生存率は 95%.

3. 経過観察（active surveillance）
・高齢者や重篤な合併症のある症例の小径腎癌においては，すぐに治療を行わず増大傾向を確認してから治療を行ってもよい.

表11 R.E.N.A.L. score (Kutikov A, et al. J Urol. 2009: 182: 844-53)

	1pt	2pts	3pts
(R) adius (maximal diameter in cm)	≦4	>4but<7	≧7
(E) xophytic/endophytic properties	≧50%	<50%	Entirely endophytic
(N) earness of the tumor to the collecting system or sinus (mm)	≧7	>4but<7	≦4
(A) nterior/Posterior	No points given. Mass assigned a descriptor of a, p, or x		
(L) ocation relative to the polar lines* *suffix "h" assigned if the tumor touches the main renal artery or vein	Entirely above the upper or below the lower polar line	Lesion crosses polar line	<50% of mass is across polar line (a) or mass crosses the axial renal midline (b) or mass is entirely between the polar lines (c)

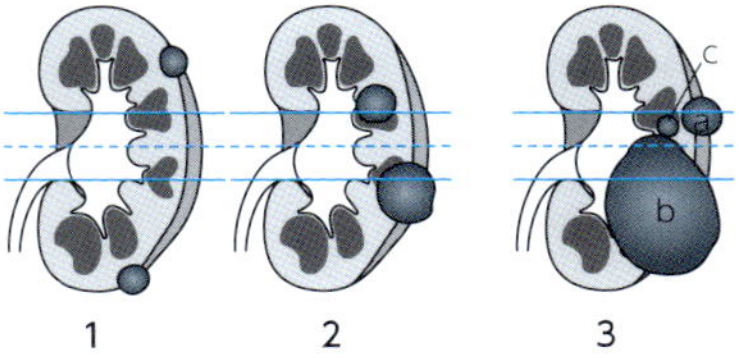

2）遠隔転移症例（stage 4）/ 原発摘除後の再発症例

1. 腫瘍減量摘除術
   - まず原発巣の腎摘除（腫瘍減量腎摘除：CN）が可能かどうか検討する.
   - CN により 75%以上の腫瘍減量ができれば予後の延長が期待できる.
   - 75 歳以上，Karnofsky Performance Status（KPS）＜70%，poor risk，脳転移ありの場合は適応なし.
2. 転移巣切除
   - 単発転移巣であれば摘除を試みる.
   - 完全切除が可能であれば予後が延長する.
   - 単発であれば繰り返し施行してよい.
   - 予後不良因子は不完全切除，脳転移，CRP 高値，high grade.

表 12 進行腎癌に対する薬物療法の選択基準

	分類	推奨治療薬
一次治療	淡明細胞型腎細胞癌（低リスク）	ペムブロリズマブ＋アキシチニブ併用，ニボルマブ＋カボザンチニブ併用，ペムブロリズマブ＋レンバチニブ併用 アベルマブ＋アキシチニブ併用，スニチニブ，パゾパニブ （ソラフェニブ，インターフェロン-α，低用量インターロイキン-2）
一次治療	淡明細胞型腎細胞癌（中リスク）	イピリムマブ＋ニボルマブ併用，ペムブロリズマブ＋アキシチニブ併用，ニボルマブ＋カボザンチニブ併用，ペムブロリズマブ＋レンバチニブ併用 アベルマブ＋アキシチニブ併用，カボザンチニブ スニチニブ，パゾパニブ （ソラフェニブ，インターフェロン-α，低用量インターロイキン-2）
一次治療	淡明細胞型腎細胞癌（高リスク）	イピリムマブ＋ニボルマブ併用，ペムブロリズマブ＋アキシチニブ併用，ニボルマブ＋カボザンチニブ併用，ペムブロリズマブ＋レンバチニブ併用 アベルマブ＋アキシチニブ併用，カボザンチニブ （スニチニブ，テムシロリムス）
一次治療	非淡明細胞癌	スニチニブ，テムシロリムス
二次治療	チロシンキナーゼ阻害薬後	ニボルマブ，カボザンチニブ，アキシチニブ （エベロリムス，ソラフェニブ）
二次治療	サイトカイン療法後	アキシチニブ，ソラフェニブ（スニチニブ，パゾパニブ）
二次治療	mTOR 阻害薬後	臨床試験等
三次治療	チロシンキナーゼ阻害薬 2 剤後	ニボルマブ，カボザンチニブ （エベロリムス）
三次治療	チロシンキナーゼ阻害薬 mTOR 阻害薬後	ソラフェニブ，アキシチニブ（スニチニブ，パゾパニブ）
三次治療	その他	臨床試験等

＊（ ）内の薬剤は，標準的推奨薬の投与が適さない場合の代替治療薬
リスク分類は IMDC 分類による
mTOR：mechanistic target of rapamycin
（日本泌尿器科学会，編．腎癌診療ガイドライン 2017 年版．2022 年アップデート内容．メディカルレビュー社；2022 ©日本泌尿器科学会）

3. 転移巣に対する放射線療法
・脳転移巣に対するガンマナイフ，定位放射線療法は有効．
・骨転移巣に対する姑息的照射による鎮痛（bone modifying agent も併用）．

表 13 再発例またはⅣ期症例に対する全身療法の原則

淡明細胞型腎細胞癌に対する一次治療			
リスク	望ましいレジメン	その他の推奨レジメン	特定の状況で有用
低リスク	•アキシチニブ+ペムブロリズマブ •パゾパニブ •スニチニブ	•イピリムマブ+ニボルマブ •アキシチニブ+アベルマブ •カボザンチニブ（カテゴリー 2B）	•Active surveillance •アキシチニブ（カテゴリー 2B） •高用量 IL-2
高 / 中リスク	•イピリムマブ+ニボルマブ（カテゴリー 1） •アキシチニブ+ペムブロリズマブ（カテゴリー 1） •カボザンチニブ	•パゾパニブ •スニチニブ •アキシチニブ+アベルマブ	•アキシチニブ（カテゴリー 2B） •高用量 IL-2 •テムシロリムス

淡明細胞型腎細胞癌に対する二次治療		
望ましいレジメン	その他の推奨レジメン	特定の状況で有用
•カボザンチニブ（カテゴリー 1） •ニボルマブ（カテゴリー 1） •イピリムマブ+ニボルマブ	•アキシチニブ（カテゴリー 1） •レンバチニブ+エベロリムス（カテゴリー 1） •アキシチニブ+ペムブロリズマブ •エベロリムス •パゾパニブ •スニチニブ •アキシチニブ+アベルマブ（カテゴリー 3）	•ベバシズマブ（カテゴリー 2B） •ソラフェニブ（カテゴリー 2B） •限定された患者には高用量 IL-2（カテゴリー 2B） •テムシロリムス（カテゴリー 2B）

非淡明細胞型腎細胞癌に対する全身療法		
望ましいレジメン	その他の推奨レジメン	特定の状況で有用
•臨床試験 •スニチニブ	•カボザンチニブ •エベロリムス •レンバチニブ+エベロリムス	•アキシチニブ •ベバシズマブ •エルロチニブ •ニボルマブ •パゾパニブ •遺伝性平滑筋腫症・腎細胞癌症候群（HL-RCC）を含む乳頭状 RCC の限定された進行例にはベバシズマブ+エルロチニブ •ベバシズマブ+エベロリムス •テムシロリムス（高リスク群ではカテゴリー 1，その他のリスク群ではカテゴリー 2A）

〔NCCN Clinical Practice Guidelines in Oncology（NCCN Guidelines®）（NCCN 腫瘍学臨床診療ガイドライン）腎癌〕

4. 薬物療法 表12 表13
- 外科的切除が困難な症例では薬物療法.
- 組織型が不明な場合は原発巣の生検を行い，適応を決定する.
- 予後予測分類 表7 表8 に従って薬剤を選択する.
- 本書最終校正時点での本邦のガイドライン 表12 と NCCN (National Comprehensive Cancer Network) ガイドライン 表13 を示した. 本邦のガイドラインでは MSKCC リスク分類 表7 による薬剤選択が提示されている. NCCN ガイドラインでは IMDC 分類 表8 による薬剤選択が提示されている.
- チロシンキナーゼ阻害薬治療後の初回治療評価時（原則的に 2 コース後）の腫瘍縮小の程度（early tumor shrinkage: eTS）は全生存期間（OS）や無増悪生存期間（PFS）の予測因子になるとする報告がある（Br J Cancer. 2013: 109: 2998-3004）. さらに，分子標的療法による治療を中心とした検討では，OS と PFS に対して，一次治療における eTS（治療開始後 6±2 週時点）の optimal threshold は，それぞれ 8%，11%，2 次治療のそれは，それぞれ 5%，4% で，10% eTS が分子標的療法においては optimal threshold であるとする報告がある（Eur Urol. 2016; 70: 1006-15）.
- 進行を認めた場合には，2 次治療さらに 3 次治療も考慮する.
- 本邦では，2018 年に，「化学療法未治療の IMDC リスク分類が Intermediate または Poor リスクの根治切除不能または転移性の腎細胞癌患者」に対して，ニボルマブ（抗 PD-1 抗体）とイピリムマブ（抗 CTLA-4 抗体）との併用療法が認可された（併用投与は 3 週毎×4 回，その後はニボルマブ 2 週毎を継続）. その後も様々なレジメンが追加されている 表12 表13.

付記:
- 腎癌原発巣，転移巣の切除に先行した術前補助薬物療法は有効である可能性がある.
- 腎摘除術または腎部分切除術後の再発リスクが高い腎細胞癌患者に対する術後補助療法としては初めて，2022 年 8 月にキイトルーダ®（抗 PD-1 抗体）の投与が承認となった. 3 週（1 回 200mg）もしくは 6 週（1 回 400mg）毎の投与で，投与期間は最大 12 カ月となる. 対象は下記の通りである.
  - (i) 術後の病理組織学的診断により下記のいずれかに該当する患者（Grade は Fuhrman 分類）
    - pT2，Grade 4 または肉腫様変化を伴う，N0 かつ M0
    - pT3/4，Grade 問わず，N0 かつ M0
    - pT 問わず，Grade 問わず，N1 かつ M0
  - (ii) M1 no evidence of disease（M1 NED）であり，原発巣及び遠隔転移巣ともに，腎摘除術時点または腎摘除術後 1 年以内のいずれかの時点で完全切除可能であった患者

  (KEYNOTE-564 試験　https://www.msdconnect.jp/products/keytruda-rcc/clinical-results/keynote-564/)

6 経過観察

1）腎癌術後 表14 表15

- 定期的に腎機能のフォローアップを採血や尿検査にて行う.
- 再発転移のフォローアップはリスク分類 表14 によって異なる.

2）薬物治療中

- 定期的に採血を行い，骨髄抑制・肝腎機能障害の対処を行う.
- 倦怠感・嘔気・下痢・口内炎をはじめとする副作用に注意する.
- 治療に応じて効果判定の CT を撮影する.

表14 UISS リスク分類

Low	pT1, G1-2, PS=0
Intermediate	pT1, G1-2, PS>0 or pT1, G3-4, PS=0 pT2, any G, any PS pT3, G1, PS>0 or pT3, G>1, PS=0
High	pT3, G>1, PS>0 pT4, any G, any PS

※ PS は ECOG 分類, G は Fuhrman grade（G4 は巨大細胞もしくは紡錘形細胞）

表15 腎癌術後のフォローアッププロトコール（EAU ガイドライン 2024 update）

Risk profile	Oncological follow-up after date of surgery								
	3 mo	6 mo	12 mo	18 mo	24 mo	30 mo	36 mo	> 3 yr	> 5 yr
Low risk of recurrence	-	CT	-	CT	-	CT	-	CT once every two yrs	-
Intermediate risk of recurrence	-	CT	CT	-	CT	-	CT	CT once yr	CT once every two yrs
High risk of recurrence	CT	CT	CT	CT	CT	-	CT	CT once yr	CT once every two yrs

Low risk; For ccRCC: Leibovich Score 0-2, For non-ccRCC: pT1a-T1b pNx-0 M0 and histological grade 1 or 2.
Intermediate risk; For ccRCC: Leibovich Score 3-5, For non-ccRCC: pT1b pNx-0 and/or histological grade 3 or 4.
High risk; For ccRCC: Leibovich Score ≥ 6, For non-ccRCC: pT2-pT4 with any histological grade or pT any, pN1 cM0 with any histological grade.
ccRCC: clear cell renal cell carcinoma, CT: computed tomography, mo: months, non-ccRCC: non clear cell renal cell carcinoma, yr: years
(https://uroweb.org/guidelines/renal-cell-carcinoma/chapter/followup-in-rcc)

Suggested Readings

①日本泌尿器科学会, 編. 腎癌診療ガイドライン 2017 年版. メディカルレビュー社; 2017.

腎癌の治療に関して, 臨床に則した疑問を中心に up-to-date な内容が記載されている.

②日本泌尿器科学会, 日本病理学会, 日本医学放射線学会, 編. 泌尿器科・病理・放射線科 腎癌取扱い規約 第 5 版. メディカルレビュー社; 2021.

腎癌の分類や評価に関してのルールが記載されている.

〈若井　健〉

2 泌尿器腫瘍

②腎血管筋脂肪腫（angiomyolipoma）

Point

- 確定診断には CT あるいは MRI を用いた腫瘍内脂肪成分の証明が必要である.
- 無症候性腎血管筋脂肪腫（AML）における治療介入の明確な基準はないが，腫瘍径 4cm，動脈瘤様拡張血管径 5mm 以上などが一つの基準となる.
- 治療としては選択的動脈塞栓術，腎部分切除術などがある．患者側要因，腫瘍側要因などを考慮してどちらの治療を選択するか慎重に決定する.

本項では原則的に結節性硬化症に伴わない AML に関して記載する．結節性硬化症に伴う AML の診療は専門性が高く，「結節性硬化症に伴う腎血管筋脂肪腫診療ガイドライン 2023」を是非とも一読されることをお勧めする.

1 疫学

- 成人の 0.13%，男性の 0.1%，女性の 0.22%.
  - 成人結節性硬化症患者では 60～80%が AML を有する.
- 紡錘状細胞成分では HMB-45 と Melan-A や smooth muscle actin が陽性になる．上皮性のマーカーの染色は陰性.

2 症状・徴候

- 80%が画像診断時に発見される偶発腫瘍.
  - 出血で受診するのは 15%（Wunderlich 症候群），出血性ショックで受診するのは 10%未満とされる.
- Sporadic AML では発見時の平均腫瘍径は 1～4cm とされる.

3 診断に必要な検査

- 人間ドックなどの超音波検査で発見される場合が少なくない．超音波では腎実質よりも高輝度な境界明瞭な腫瘍として描出される.
- 確定診断には CT あるいは MRI による腫瘍内脂肪成分の証明が必要である.
  - 5～15%前後の AML では脂肪成分が少ない（fat poor AML）．これらの腫瘍は，単純 CT では高濃度，造影 CT では造影効果を認める腫瘍として描出されることが多く，腎癌との鑑別が問題となる.
  - MRI では，T1 脂肪抑制前後（脂肪抑制前が hyperintense → 脂肪抑制で hypointense）あるいは in phase/opposed phase chemical shift imaging〔3cm 以下の fat poor AML で特に有用，opposed phase で脂肪含有部分が黒くなる（india ink artifact）〕の所見で診

断.
・大きな AML では時に脂肪肉腫との鑑別が問題となるが，AML では parenchymal indentation を有することが多い．腫瘍内の動脈瘤様に拡張した異常血管なども鑑別の一助になる．
・治療方針決定に組織学的な情報が必要な場合には腫瘍生検を検討．

4 病型

- AML は benign PEComa（perivascular epithelioid cell tumor）の一種と考えられている．
  - ・稀なサブタイプである pure epithelioid AML (EAML) は malignant potential を有すると考えられている．
  - ・通常の AML と EAML の画像上の鑑別方法は未確立．

5 治療

- 治療アルゴリズムの一例を提示する **図1**．
- 有症状であれば原則的に治療を考慮する．
- 無症状 AML に対しては，腫瘍径 4cm 以上あるいは動脈瘤様拡張血管の径が 5mm 以上などの指標が治療介入を検討する臨床指標として提示されている．しかし，大部分の報告が後ろ向き症例研究であり，この基準をどこまで適用してよいかは明確ではない．

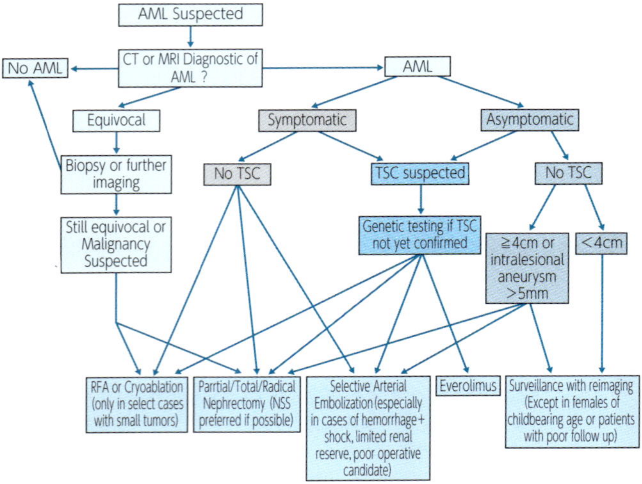

図1 **腎血管筋脂肪腫の治療**（Flum AS, et al. J Urol. 2016; 195: 834-46）
TSC：tuberous sclerosis
RFA：radiofrequency ablation
NSS：nephron sparing surgery

- とは言え，何らかの基準がないと実臨床上は不便なので通常は腫瘍径4cm前後を一つの基準とせざるを得ない．
- 妊娠可能年齢の女性に関しては，妊娠中の増大・破裂リスクを説明し，予防的治療に関して患者と十分に話し合う必要がある．
- 治療法としては，選択的動脈塞栓術，腎部分切除術などがある．
  - ▹ 患者の年齢，全身状態，腫瘍の位置，塞栓術と腎部分切除に伴う予測腎機能低下，合併症などを加味して，動脈塞栓術と腎部分切除術との利害得失を慎重に検討．
  - ▹ 選択的動脈塞栓術後の症状再発や増大は10〜40%，再塞栓必要率は6〜56%．
  - ▹ 腎部分切除術後の再発率はsporadic AMLの場合3%前後．合併症の発生率は塞栓術とほぼ同等．
- 腎部分切除が困難と判断された場合には腎摘除術も選択肢になりうる．

- 出血時の第一選択の治療法は選択的動脈塞栓術である．
  - 根治的治療として，状態安定化の後に腎部分切除術（or 無理なら腎摘除術）を検討．
- 結節性硬化症患者ではエベロリムス投与が保険適応となっている．

6 経過観察

- 無症状で4cm未満であれば6〜12カ月後に大きさを評価して増大速度を計算．緩徐であれば年1回〜2年に1回程度の超音波検査による経過観察を実施．Sporadic AMLの増大速度は年0.19cm程度との報告もある．
- 塞栓術は上記の通り再発率や再治療率が高く，長期にわたる定期的な経過観察が必須．

Suggested Readings

①Flum AS, Hamoui N, Said MA, et al. Update on the diagnosis and management of renal angiomyolipoma. J Urol. 2016; 195: 834-46.
非常によくまとまっている総説である．

②日本泌尿器科学会，編．結節性硬化症に伴う腎血管筋脂肪腫診療ガイドライン2023年版．メディカルレビュー社; 2023.
泌尿器科医として知っておくべき内容が簡潔かつ分かりやすく解説されており有用．

〈野呂卓秀〉

2 泌尿器腫瘍

③膀胱癌 (bladder cancer)

Point

- 膀胱癌の約 90% 以上は尿路上皮癌であり,尿路内腔全体に空間的・時間的に多発する.
- 診断には CT や膀胱鏡や経尿道的膀胱腫瘍切除術 (TURBT) を行う.
- 筋層非浸潤性膀胱癌に対する標準治療は, BCG (bacillus Calmette-Guérin) 膀胱内注入療法である.
- 筋層浸潤性膀胱癌に対する標準治療は,膀胱全摘除術+尿路変向術である.
- 進行性膀胱癌に対する標準治療は,化学療法・免疫療法・抗体複合体薬物療法である.

1 疫学

わが国の 2013 年における膀胱癌の年齢調整罹患率は 6.6 であり,男女別にみると男性 11.5,女性 2.6 と男性において約 4 倍高頻度に発生している.年齢調整死亡率は 2016 年の集計にて男女合計で 2.1 (男性 3.7,女性 1.0) である.年齢調整罹患率および年齢調整死亡率は過去 10 年間ほとんど不変である.また年齢分布は 80% が 65 歳以上の高年齢層に発症する.

〈危険因子〉

膀胱癌の発癌危険因子として,喫煙・職業性発癌物質や環境性発癌物質への曝露・膀胱内の慢性炎症や特定の抗癌剤や放射線治療に伴う二次発癌などの医学的要因・遺伝的感受性などがある.

(1) 喫煙
- 喫煙は最も重要な膀胱癌の発癌因子
- 喫煙者は非喫煙者に比較して 2〜5 倍,膀胱癌の発症リスクを高める

(2) 職業性発癌物質への曝露
- 膀胱癌は特定の産業従事者が取り扱う化学物質がその発癌に強く寄与する.
- benzidine と 2-naphtylamine の発癌性が強い.

(3) その他の医学的要因
- 尿路の慢性炎症
- ビルハルツ住血吸虫症による扁平上皮癌
- シクロホスファミド

2 症状

- 血尿 (無症候性肉眼的血尿・顕微鏡的血尿): 無症候性肉眼的血尿の約 20 %が膀胱癌と診断される.
- 膀胱刺激症状 (頻尿・排尿痛・残尿感など): 膀胱癌症例の約 1/3 で認められ,上皮内癌 (carcinoma in situ: CIS) を伴うことが多い.

→治療に難渋する膀胱炎様症状を有する場合は，膀胱癌を鑑別診断にあげる必要がある．

3 初期診断

1）膀胱鏡検査 図1a-d

- 軟性鏡が普及したものの侵襲的であるが，膀胱腫瘍の確認では必須の検査．
- 乳頭型 70％・結節型 20％・平坦型 4％・潰瘍型・混合型．
- 有茎性・広基性
  - ・通常の白色光（white-light imaging）では 0〜20％の膀胱癌が見落とされる．
  - ・短波長の narrow-band imaging（NBI）により，感度を 95％まで改善．ただし，炎症などによる粘膜発赤を癌と鑑別することが困難．
  - ・膀胱腫瘍細胞に選択的に取り込まれる 5- アミノレブリン酸（5-aminolevulinic acid：5-ALA）などの蛍光前駆物質を投与した後に，蛍光膀胱鏡を用いて膀胱癌の光力学診断（photodynamic diagnosis：PDD）を行うことにより，CIS の検出率は 40％（95％ CI：23〜57％）上昇する．

2）尿細胞診

- 感度：40〜60％，特異度：90〜100％

3）超音波検査

- 侵襲がなく，膀胱腫瘍を確認．
- 水腎症の有無の評価．

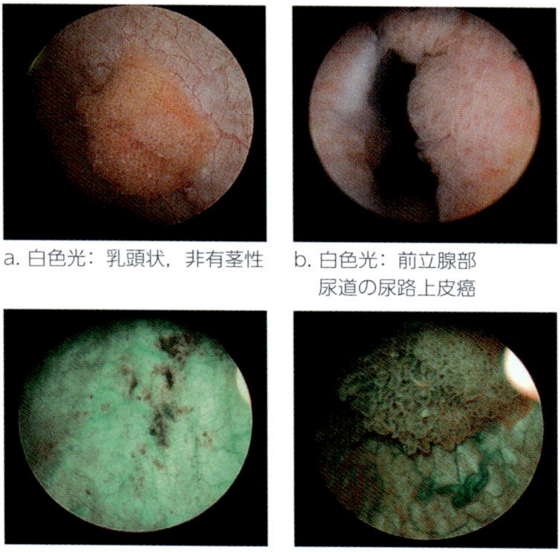

a. 白色光：乳頭状，非有茎性　b. 白色光：前立腺部尿道の尿路上皮癌
c. NBI：CIS 病変　d. NBI：乳頭状

図1 膀胱癌における膀胱所見

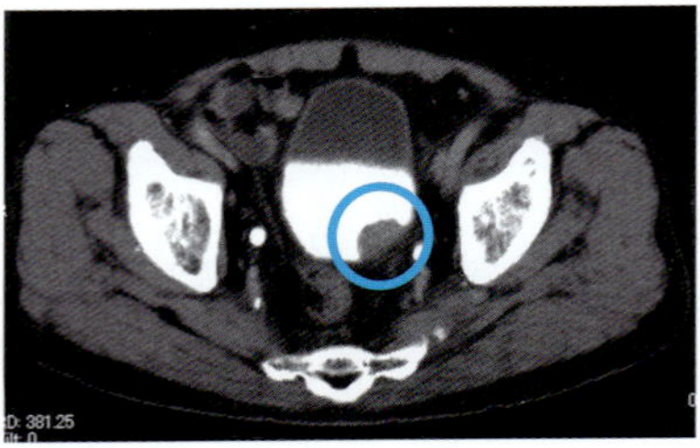

図 2 膀胱癌における造影 CT（排泄相）
腫瘍が欠損像として見える.

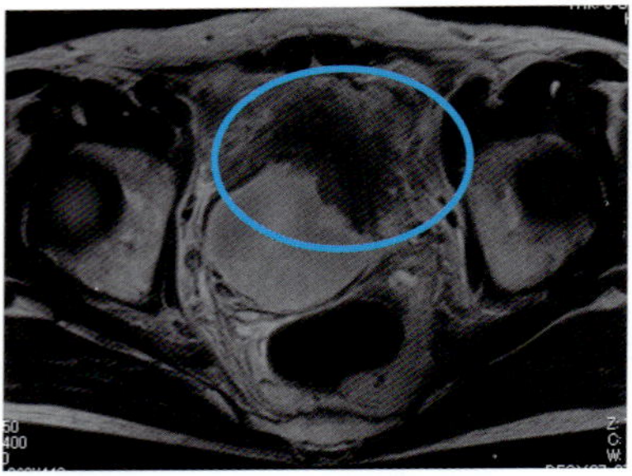

図 3 膀胱癌における MRI（T2 強調）
膀胱前壁の腫瘍は筋層を超え，膀胱周囲組織まで浸潤している.

4）CT 図 2・MRI 図 3

- リンパ節転移の有無の評価（N staging），遠隔転移の有無の評価（M staging）に必要.
- 膀胱癌診断時における上部尿路腫瘍を 0.3～2%で合併するため，上部尿路の評価が必須！　上部尿路の評価には排泄相を撮影した CT urography が最も有用．水腎症の有無や腎盂・尿管における陰影欠損像の有無などの評価が行われる.
- 造影剤アレルギーがある場合は MR urography が有用.
- リンパ節転移診断の正診率：CT・MRI ともに約 90%.
- 膀胱癌の筋層浸潤の評価には MRI が有用.
- VI-RADS（Vesical Imaging-Reporting and Data System）について
  - 膀胱癌の MRI 画像診断で重要な筋層浸潤性癌かどうかの判定に用いられる（参考資料 20 を参照）.
  - 必ず TURBT 施行前に撮影した MRI 画像で評価する.
  - MRI は T2WI（2 方向以上），DWI（diffusion-weighted imaging），DCEI（dynamic contrast-enhanced imaging）でそれぞれカテゴリー分類し，DWI を中心として総合カテゴリー判定をして評価する **表 1**.

表1 Ⅵ-RADS

カテゴリー	T2WI	DWI	DCEI
1	＜1cm，形態を問わない	＜1cm，形態を問わない	＜1cm，形態を問わない
2	非広基性で茎あるいは粘膜下層の高信号を伴う 広基性で粘膜下層の高信号が保存	非広基性で茎あるいは粘膜下層の低信号を伴う 広基性で粘膜下層の低信号が保存	非広基性で茎を伴う 広基性で ILE が保存
3	腫瘍茎 / 粘膜下層が消失（筋層に異常信号なし）	腫瘍茎 / 粘膜下層が消失（筋層に異常信号なし）	腫瘍茎 / 粘膜下層が消失（筋層に異常造影効果なし）
4	筋層に腫瘍の中等度信号（膀胱周囲脂肪織に異常信号なし）	筋層に腫瘍の高信号（膀胱周囲脂肪織に異常信号なし）	筋層に腫瘍の造影効果あり（膀胱周囲脂肪織に異常造影効果なし）
5	膀胱周囲脂肪織に腫瘍の中等度信号が及ぶ	膀胱周囲脂肪織に腫瘍の高信号が及ぶ	膀胱周囲脂肪織に腫瘍の造影効果が及ぶ

ILE：inner layer enhancement

5）IVP（静脈性排泄造影）

- 上部尿路の評価として従来から行われてきた方法．造影剤を静脈内注入後，5・10・15 分後に撮影．正診率は低い．

6）経尿道的膀胱腫瘍切除術（TURBT）

- T staging のためには，治療と診断を兼ねた TURBT による腫瘍および腫瘍根部を含む膀胱壁の切除とその壁内進展の病理学的評価が必須．
- 通常の TURBT による切除検体では，病理学的評価が困難なことがあるため，経尿道的膀胱腫瘍一塊切除術により，より正確な病理診断が期待される．
- CIS の随伴が疑われる場合，TURBT 時にランダム膀胱粘膜生検が推奨される．
- 膀胱癌の検出率を高めるため，5- アミノレブリン酸を用いた光線力学診断を用いた TURBT や狭帯域画像を用いた TURBT の有用性が報告されている．

4 病期分類

- UICC（Union for International Cancer Control）による TNM 悪性腫瘍の分類改訂第 8 版（2017 年）が使用されている 表2 表3．

5 リスク分類

1）膀胱癌診療ガイドライン（2019 年版［増補版］）におけるリスク分類 表4

- 低リスク群：初発・単発・3cm 未満・Ta・low grade・併発 CIS なしを全て満たすもの
- 中リスク群：低リスク群と高リスク群以外
- 高リスク群：T1・high grade・あるいは CIS（併発 CIS も含む）のいずれかを含むもの

表 2 膀胱癌の TNM 臨床分類

T- 原発腫瘍
多発腫瘍を表すには T カテゴリーに接尾辞（m）を付け加える．随伴性上皮内癌の存在を表すには T に関係なく T カテゴリーの後に接尾辞（is）を付け加える．

TX	原発腫瘍の評価が不可能	
T0	原発腫瘍を認めない	
Ta	乳頭状非浸潤癌	
Tis	上皮内癌：いわゆる 'flat tumor'	
T1	上皮下結合組織に浸潤する腫瘍	
T2	固有筋層に浸潤する腫瘍	
	T2a	固有筋層浅層に浸潤する腫瘍（内側 1/2）
	T2b	固有筋層深層に浸潤する腫瘍（外側 1/2）
T3	膀胱周囲脂肪組織に浸潤する腫瘍	
	T3a	顕微鏡的
	T3b	肉眼的（膀胱外の腫瘤）
T4	次のいずれかに浸潤する腫瘍：前立腺間質，精嚢，子宮，腟，骨盤壁，腹壁	
	T4a	前立腺間質，精嚢，子宮または腟に浸潤する腫瘍
	T4b	骨盤壁または腹壁に浸潤する腫瘍

N- 領域リンパ腫

NX	領域リンパ節の評価が不可能
N0	領域リンパ節転移なし
N1	小骨盤内の単発性リンパ節転移（下腹，閉鎖リンパ，外腸骨または前仙骨リンパ節）
N2	小骨盤内の多発性領域リンパ節転移（下腹，閉鎖リンパ，外腸骨または前仙骨リンパ節）
N3	総腸骨リンパ節転移

M- 遠隔転移

M0	遠隔転移なし	
	M1a	領域外リンパ節転移
	M1b	他の遠隔転移

（TNM 悪性腫瘍の分類 第 8 版 日本語版．金原出版；2017）

表 3 膀胱癌の TNM 臨床病期分類

0a 期	Ta	N0	M0
0is 期	Tis	N0	M0
Ⅰ期	T1	N0	M0
Ⅱ期	T2a，T2b	N0	M0
ⅢA 期	T3a，T3b，T4a	N0	M0
	T1，T2，T3，T4a	N1	M0
ⅢB 期	T1，T2，T3，T4a	N2，N3	M0
ⅣA 期	T4b	N に関係なく	M0
	T に関係なく	N に関係なく	M1a
ⅣB 期	T に関係なく	N に関係なく	M1b

（TNM 悪性腫瘍の分類 第 8 版 日本語版．金原出版；2017）

2）リスク分類による治療指針

- 全例：初回 TURBT 直後に抗癌剤（アントラサイクリン系）単回注入療法．
- 低リスク群：抗癌剤（アントラサイクリン系）即時単回注入療法．
- 中リスク群：抗癌剤〔アントラサイクリン系 or マイトマイシン（MMC）〕or BCG 維持注入療法．
- 高リスク群：BCG 維持注入療法 or 膀胱全摘除術＋尿路変向術．

表 4 膀胱癌診療ガイドライン 2019 年版［増補版］における筋層非浸潤性膀胱癌のリスク分類

■低リスク（Low risk）群
単発，初発，径 3cm 未満，Ta，low grade，CIS なしの全てを満たすもの
■中リスク（Intermediate risk）群
低リスク，高リスク以外
■高リスク（High risk）群
T1，high grade，CIS あり，のいずれかを含むもの
■超高リスク（Highest risk）群
高リスク群のうち，下記に該当するもの
Ⅰ．T1，high grade であり，次の因子のいずれかを有するもの
①膀胱 CIS または前立腺部尿道 CIS の併発
②多発または再発または径 3cm 以上
③ Variant-histology または LVI
Ⅱ．BCG unresponsive 非筋層浸潤性膀胱癌 /CIS

（日本泌尿器科学会，編．膀胱癌診療ガイドライン 2019 年版［増補版］．医学図書出版；2023 ©日本泌尿器科学会）

6 病理 図 4

- 膀胱癌は，膀胱の尿路上皮粘膜より発生する悪性腫瘍であり，病理組織学的にはその約 90%以上は尿路上皮癌である．次いで扁平上皮癌 1～2%，腺癌 0.5～2%，神経内分泌癌（小細胞癌）0.5～1%とされる．
- 扁平上皮癌はビルハルツ住血吸虫感染やカテーテル留置などの尿路の慢性炎症がリスク因子となる．尿路上皮癌に準じたレジメンの化学療法に対する感受性が低く，予後は不良．手術可能な症例は膀胱全摘除術が望ましい．
- 腺癌は発生部位により，原発性腺癌と尿膜管癌に分類される．尿膜管癌では膀胱頂部に腫瘍が位置する．治療は化学療法や放射線療法に対する反応は不良であり，膀胱部分切除術や膀胱全摘除術が推奨される（尿膜管癌では臍と尿膜管を含めて一塊切除を行う）．

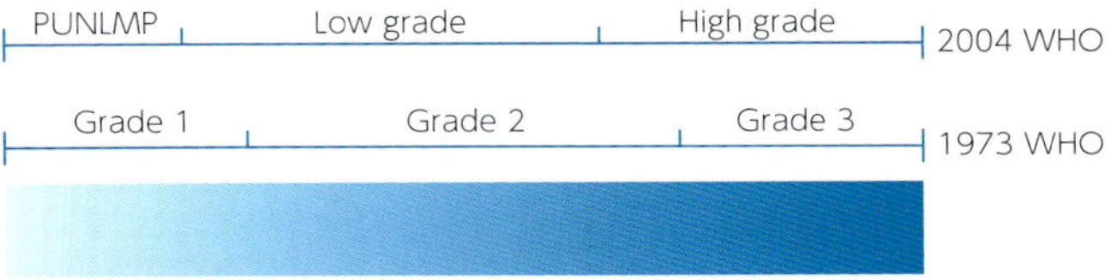

図 4 組織学的異型度（G）
尿路上皮腫瘍の組織学的分類については，World Health Organization/International Society of Urological Pathology（WHO/ISUP）が推奨する現行の異型度分類法に合わせて，次のように low grade と high grade に分ける分類法が採用されている．
PUNLMP：低悪性度乳頭状尿路上皮性腫瘍
異型度について特に分類法を明記していない場合は，一般に次の分類法を採用している．
GX：異型度の評価が不可能
G1：高分化
G2：中分化
G3：低分化
G4：未分化

- 膀胱小細胞癌の治療は肺小細胞癌に準じたシスプラチン併用の化学療法を中心にした治療が行われるが，予後不良である．

7 治療

1）筋層非浸潤性膀胱癌に対する治療 図5

①初回（1st）TUR

- 筋層非浸潤性膀胱癌（non-muscle invasive bladder cancer：NMIBC）は，未治療膀胱癌の約70%を占める．初期治療としてTURBTによる腫瘍の完全切除を目指す（可視的病変を切除後に筋層および切除領域の周囲組織がサンプリングされるように切除することが重要）．
- Enbloc TURBT〔あるいはTURBO（transurethral resection in one piece)〕という術式もあり病理学的診断が通常のTURBTよりも正確に行える可能性が指摘されている（排尿筋と粘膜筋板の鑑別，水平及び垂直断端の情報など．Yanagisawa T, et al. J Urol. 2022; 207: 754-62）．
- 5-ALAを用いる場合には，光線過敏症や肝機能障害に加え術中低血圧に注意が必要で，全身麻酔，74歳以上，女性などが危険因子とされる（Kurabayashi A, et al. Cancers. 2024; 16: 2299）．
- TURBTは若手の泌尿器科医が術者を務めることが多いためquality controlは非常に重要であり，近年，surgical checklistの使用が推奨されている（Taoka R, et al. IJU. 2024; 31: 846-51）．
- CISが疑われる場合や尿細胞診陽性にも関わらず膀胱内および上部尿路にも異常がない場合は膀胱ランダム生検が必要．
- 膀胱腫瘍の位置が三角部や膀胱頚部に存在し，CISを疑わせる場合には精阜脇の5・7時部位からの前立腺部尿道生検を行うべき．

② 2nd TUR

- 初回TURでhigh gradeのTaあるいはT1膀胱癌が検出された場合は，腫瘍が残存している可能性が高いため，2nd TURを行い残存腫瘍の有無を評価することが各種ガイドラインで推奨されている．また，初回TUR時に筋層が含まれていない例と不完全切除例でも2nd TURを行うべき．

③膀胱内抗癌剤注入療法

- 膀胱癌の非再発率（追加治療を行わない場合）
  Ta：1年後56%・3年後34%，T1：1年後50%・3年後30%
- MMC，ピラルビシン（THP）やドキソルビシン（ADM）を用いた術後単回注入療法は再発を抑制．
  薬剤を注入するタイミング：TUR後24時間以内，中でも6時間以内の注入を推奨．
  薬剤の注入時間　15分〜1時間．
- 中リスク群のNMIBCに対しては術後単回注入療法に引き続き，抗癌剤（アントラサイクリン系 or MMC）の膀胱内注入維持療法が必要（ここでの維持療法は，BCGの膀胱内注入療法における導入療法後の維持療法とは違い，術直後単回注入後の複数回投与を意味する）．

④ BCG膀胱内注入療法

- BCG膀胱内注入療法は中・高リスクNMIBCに対して再発の抑制効果を

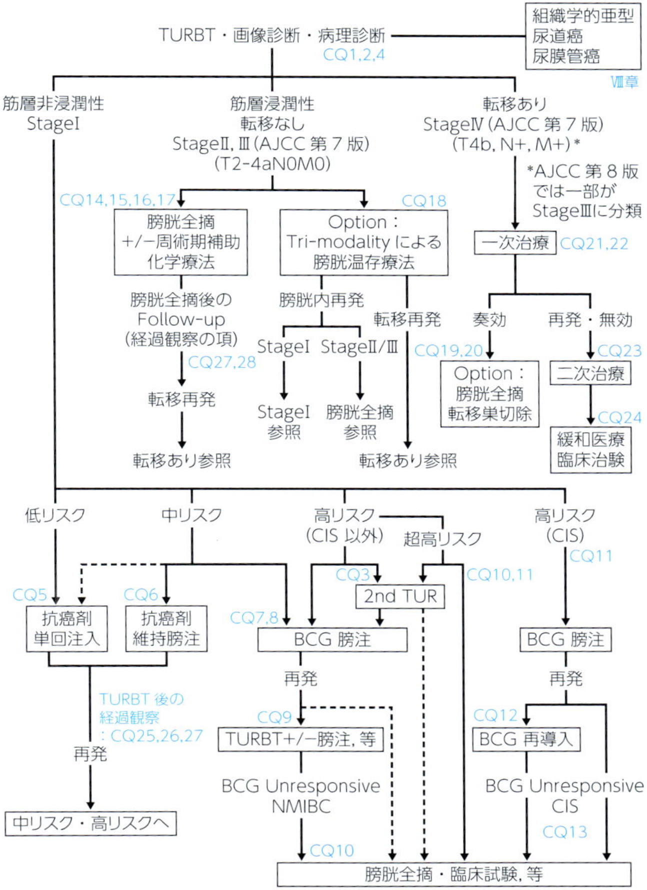

図 5 膀胱癌治療のアルゴリズム

(日本泌尿器科学会,編. 膀胱癌診療ガイドライン 2019 年版[増補版]. 医学図書出版;2023 ©日本泌尿器科学会)

有するが,副作用の発現頻度が高いため,完遂できないこともある.

- 中〜高リスク NMIBC に対する BCG 膀胱内注入維持療法は再発抑制効果を示し,転移までの期間の有意な延長や癌特異的生存率や全生存率の有意な改善を有するものの,副作用に伴い完遂率はわずか 15〜30%と低い.
- 中リスク群では抗癌剤の即時単回注入後に最大 1 年間の抗癌剤注入療法もしくは 1 年間の BCG 維持療法,高リスク群では 1〜3 年間の BCG 維持療法を推奨.

表5 BCG-failure の分類

種　類	定　義
BCG-failure	BCG 膀胱内注入療法後の再発症例の総称
BCG-refractory	十分な BCG 膀胱内注入療法*後，3 カ月の時点で再発または腫瘍が残存し，6 カ月時点（維持療法を含む）でも消失しない high grade 腫瘍（ただし，BCG 導入療法後の BCG 最終投与から 3 カ月以内の T1 high grade 癌の再発も含む）
BCG-relapsing	十分な BCG 膀胱内注入療法後 6 カ月時点で消失した腫瘍が再発 再発までの期間で細分類 early：＜12 カ月，intermediate：12～24 カ月，late：＞24 カ月
BCG-unresponsive	BCG-refractory と BCG-early-relapsing（BCG 最終投与から 12 カ月以内の再発）の総称
BCG-intolerant	重篤な有害事象のため十分な注入療法が施行できず，再発を繰り返す

*十分な BCG 膀胱内注入療法の定義：
・BCG 導入療法（スケジュール 6 回投与で 5 回投与以上施行）と 1 回以上の維持療法（スケジュール 3 回投与で 2 回投与以上施行）を施行した場合
・BCG 導入療法（スケジュール 6 回投与で 5 回投与以上施行）と BCG 再導入療法（スケジュール 6 回投与で 2 回投与以上施行）を施行した場合

- BCG 膀胱内注入療法（導入療法）：BCG 80mg＋生食 40mL 週 1 回（2 時間保持）×6 回
  80～90％で CR，10～20％で筋層浸潤癌になる．
- BCG 膀胱内注入療法（維持療法）：BCG 80mg 週 1 回×6 回，3，6，12，18，24，30，36 カ月後に週 1 回×3 回ずつ投与，
  副作用のために完遂率が低い！
- BCG-failure は，BCG-refractory・BCG-relapsing・BCG-unresponsive・BCG-intolerant の 4 つに分類される **表5**.

⑤ NMIBC に対する follow-up プロトコール

EAU（ヨーロッパ泌尿器科学会）ガイドラインが推奨する follow-up プロトコール．

- 低リスク群：
  TUR 後 3 カ月で膀胱鏡施行→陰性所見ならば TUR 後 12 カ月で再度施行→以降，5 年後まで年 1 回で行う．
- 中リスク群：
  TUR 後 3 カ月で膀胱鏡検査を行い，陰性であれば 2 年間 6 カ月毎に膀胱鏡検査を行い，その後 10 年間まで毎年膀胱鏡検査を行う．
- 高リスク群：
  TUR 後 3 カ月での膀胱鏡と尿細胞診施行→陰性所見ならば以降 TUR 後 2 年までは 3 カ月毎，5 年まで 6 カ月毎，その後は年 1 回の膀胱鏡と尿細胞診，並行して年 1 回の上部尿路評価（CT urography）．
- 画像および膀胱鏡検査で異常なし，尿細胞診が陽性→ CIS の存在を念頭に置き，前立腺部尿道生検を含む膀胱ランダム生検＋両側上部尿路尿細胞診＋尿管鏡検査．
  - いずれも陰性→ 3 カ月毎の膀胱鏡検査 or BCG 膀胱内注入維持療法＋3 カ月毎の上部尿路尿細胞診＋尿管鏡検査．

・CIS を疑う膀胱鏡所見あり→ BCG 膀胱内注入療法.
・上部尿路所見あり→腎盂尿管癌の Stage 診断を行った後，その Stage に準じた上部尿路癌に対する標準的治療を推奨.

- NMIBC の治療後 10 年以内に腎盂・尿管癌を認める頻度：2〜4%と比較的稀.

2）CIS に対する治療

〈CIS の特徴〉

- 無治療の場合は 50〜80%が筋層浸潤性癌となり，約 40%が癌死に至る.
- 膀胱外進展（上部尿路または前立腺部尿道）しやすい.
- BCG 膀胱内注入療法後に筋層浸潤性膀胱癌となった症例は，診断時に筋層浸潤性膀胱癌である症例よりも有意に予後不良である.
- 一次治療として BCG 膀胱内注入療法が一般的である.

〈膀胱全摘を考慮すべき CIS 症例〉

①治療前評価で前立腺尿道に CIS が存在する症例.
② BCG 膀胱内注入療法開始後 6 カ月の時点で完全奏効（CR）が得られない症例.
③ BCG 膀胱内注入療法後の再発症例で T1 かつ high grade 症例.

3）Stage Ⅱ および Stage Ⅲ に対する治療

①リンパ節転移や遠隔転移を認めない筋層浸潤性膀胱癌（MIBC）に対する標準治療

膀胱全摘除術（ロボット支援下を含む）＋骨盤内リンパ節郭清術＋尿路変向術が標準的治療（尿道再発のリスクが高い場合は尿道摘除術も施行）.

・5 年癌特異的生存率：Stage Ⅱ 75〜80%，Stage Ⅲ 50〜65%
・5 年非再発率：Stage Ⅱ 約 70%，Stage Ⅲ 46〜60%
・尿道再発率：5%
・膀胱全摘除術→侵襲の大きな治療法
 ▹ 90 日以内の周術期死亡率：65 歳以上 5%，80 歳以上 10%

- 膀胱癌に対する骨盤内リンパ節郭清術：
 ・所属リンパ節：大動脈分岐部以下の正中仙骨・仙骨外側・総腸骨リンパ節および総腸骨動脈分岐部以下の骨盤内リンパ節（閉鎖・内腸骨・外腸骨リンパ節）
 →拡大リンパ節郭清を行うことで診断および予後が改善する可能性あり（標準化はされていない）.

②尿路変向術

非禁制型：

（1）回腸導管造設術

〈利点〉

・最も標準的な尿路変向術であり，腎機能を含めて長期成績が良い.

〈欠点〉

・腸管を利用することによる合併症（腸閉塞や吻合不全など）を伴う.
・ボディイメージが変わることでの精神的苦痛や生活の質（QOL）の低下を伴う.

(2) 尿管皮膚瘻造設術

〈利点〉

・腸管操作がないため,手術時間が短く,手術侵襲が少ない.

〈欠点〉

・尿路感染症を起こしやすく,尿管カテーテルフリーにすることが困難.
・ボディイメージが変わることでの精神的苦痛や QOL の低下を伴う.

(3) 代用膀胱(新膀胱)造設術

〈適応〉

・尿道に腫瘍病変がなく,尿道温存可能な症例.
・術後自己導尿を含め,排尿の自己管理が可能な症例.

〈利点〉

・ボディイメージが変わらないため,精神的苦痛が少ない.

〈欠点〉

・腸管を利用することによる合併症(腸閉塞や吻合不全など)を伴う.
・術後自己導尿を含め,排尿の自己管理が必要.
・術後腎機能障害のリスクあり.
・腸管から尿が吸収されることによる高 Cl 性代謝性アシドーシスや結石形成のリスクあり.
・尿失禁による QOL 低下のリスクあり.

※尿路変向術を実施するに際し,患者の社会的背景や家族を含めた患者周囲の支援状況を把握した上で,十分なインフォームドコンセントのもとで決定する必要がある.

③周術期化学療法 表 6

- MIBC に対する膀胱全摘除術後の治療成績向上のためには周術期化学療法の併用が必要.周術期のシスプラチンベースの多剤併用化学療法が膀胱全摘除術の治療成績を向上させる可能性がある.
- GC 療法(ゲムシタビン,シスプラチン)や dose dense-M-VAC(dd-MVAC:M-VAC 原法における 15 および 22 日目のメトトレキサートとビンブラスチンをスキップし,2 週間を 1 サイクルとしてシスプラチンの治療強度を高めたレジメン)療法が行われている 表 7a, b.

表 6 GC 療法と dd-MVAC 療法の治療スケジュール

レジメン	薬剤	投与量	Day 1	Day 2	Day 8	Day 15
GC	GEM	1,000mg/m²	○		○	○
	CDDP	70mg/m²		○		
dd-MVAC	MTX	30mg/m²	○			
	VLB	3mg/m²		○		
	ADM	30mg/m²		○		
	CDDP	70mg/m²		○		

※原則 GC 28 日毎,dd-MVAC 14 日毎に施行
※ dd-MVAC では Day 3~5 の間で 1 回,Pegfilgrastim 投与
GEM: gemcitabine, CDDP: cisplatin, MTX: methotrexate, VLB: vinblastine, ADM: doxorubicin, dd: dose dense

- GC療法やdd-MVAC療法においては，Ccr（クレアチニンクリアランス）≧60mL/minの腎機能が良い症例に対しては，補液負荷量を減量したショートハイドレーションによるレジメンを利用し，外来でも投与可能としている **表7a**．Ccr＜60mL/minの症例には補液を負荷し，利尿をかけることで腎機能悪化を予防している **表7b**.
- 高齢者や腎機能障害を有する“シスプラチン unfit”症例に対しては，カルボプラチンベースのレジメンで行われる.

(1) ネオアジュバント療法（術前化学療法）:

- 微小転移の抑制やdown stagingをはかる目的で術前に化学療法を短期間行う治療法.
- 通常，GC療法が2～4コース，dd-MVAC療法が4～6コース行われる.

〈利点〉

・プラチナ製剤を含む化学療法により，生存期間延長効果あり.
・化学療法に対する反応性は予後因子となる.
・術後よりも化学療法に忍容性が高く，full doseで施行可能なことが多い.
・微小転移に対する効果が期待される.

〈欠点〉

・根治治療が遅れる可能性あり.
・不必要な化学療法による過剰治療の可能性あり.

(2) アジュバント療法（術後補助療法）

- 術前化学療法未実施例で，病理学的なT3-T4aの病巣が認められる，かつ/または，リンパ節転移が認められる場合には，シスプラチンを用いた術後化学療法が考慮される.
- 2023年のEAU guidelinesによれば（Eur Urol. 2024; 85: 17-31），シスプラチンを用いた術後化学療法は，無再発生存期間のみならず，全生存

表7a GC療法（ショートハイドレーション）のレジメン

Day 1, 8, 15（計50分）	点滴時間
生理食塩液50mL＋デキサート® 6.6 mg	15分
ジェムザール® 1,000mg/㎡＋生理食塩液100 mL	30分
生理食塩液50mL	5分
Day 2（計3時間20分）	**点滴時間**
生理食塩液50mL＋アロキシ® 0.75mg＋デキサート® 9.9mg	15分
生理食塩液500mL＋アスパラカリウム® 10mL ＋硫酸Mg補正液® 8mL	1時間
生理食塩液50 mL＋フロセミド20mg	5分
シスプラチン® 70mg/㎡＋生理食塩液250mL	1時間
生理食塩液500mL＋アスパラカリウム® 0mL	1時間
経口：アプレピタント® 125mg	
Day3-4	**点滴時間**
経口：アプレピタント® 80mg＋デキサメタゾン® 8mg（Day 3-5）	

表 7b GC 療法（ロングハイドレーション）のレジメン

Day1, 8, 15（計 75 分）	点滴時間
生理食塩液 50mL＋デキサート® 6.6mg	30 分
ジェムザール® 1,000mg/m²＋生理食塩液 100mL	30 分
生理食塩液 50mL	15 分
Day 2（計 13 時間）	点滴時間
ソルデム 3A® 500mL	2 時間
ソルデム 3A® 500mL＋硫酸 Mg 補正液® 8mL	2 時間
生理食塩液 50mL＋アロキシ® 0.75mg＋デキサート® 9.9mg	30 分
生理食塩液 50mL＋フロセミド® 20mg	30 分
シスプラチン® 70mg/m²＋生理食塩液 250mL	2 時間
ソルアセト F® 500mL	2 時間
ソルアセト F® 500mL	2 時間
ソルアセト F® 500mL	2 時間
経口：アプレピタント® 125mg	
Day 3	点滴時間
経口：アプレピタント® 80mg＋デキサメタゾン® 8mg（Day 3-5）	
生理食塩液 50mL＋フロセミド® 20mg	30 分
ソルデム 3A® 500mL（フロセミドと同時）	3 時間
ソルアセト F® 500mL	3 時間
ソルアセト F® 500mL	3 時間
Day 4	点滴時間
経口：アプレピタント® 80mg＋デキサメタゾン® 8mg（Day 3-5）	
ソルデム 3A® 500mL	3 時間
ソルアセト F® 500mL	3 時間
ソルアセト F® 500mL	3 時間
Day 5	点滴時間
経口：デキサメタゾン® 8mg（Day 3-5）	
ソルデム 3A® 500mL	3 時間
ソルアセト F® 500mL	3 時間
ソルアセト F® 500mL	3 時間

期間を有意に改善（HR 0.82, 95% CI 0.70 to 0.96; p＝0.02）し，これは，5 年生存率の 6%（50% to 56% に向上）の改善に相当するとされる〔交絡因子を補正すると 9%（50% to 59% に向上）〕.

- 術前化学療法実施例で，病理学的な筋層浸潤膀胱癌の残存病巣が認められる（yT2 以上），かつ / または，リンパ節転移が認められる（ypN+）場合には，ニボルマブを用いた術後薬物療法が考慮される.
- 主要評価項目である無病生存期間（無病生存期間を 2 倍延長し，再発リスクを約 30% 減少）の他に，探索的検討ではあるが全生存期間も改善する可能性が示されている〔intention-to-treat 集団での HR 0.76（95% CI, 0.61 to 0.96），PD-L1 発現 ≧ 1% の集団での HR 0.56（95% CI, 0.36 to 0.86），Galsky MD, et al. J Clin Oncol. 2025; 43: 15-21〕.

- 術後補助療法として免疫療法は 1 年間，化学療法は 3〜4 コース行われる.

〈利点〉
- ・原発巣の正確な病理診断が得られる.
- ・再発リスクの高い症例に選択的に施行可能.
- ・外科的治療の遅延がない.

〈欠点〉
- ・術前よりも化学療法の忍容性に劣る.

④膀胱温存療法

- 最大限の TURBT＋シスプラチンを中心とした化学療法（全身化学療法や動脈内注入療法）＋放射線療法（50〜66Gy）を併用（現時点では標準治療外の治療法）
- 現時点での膀胱温存療法の良い適応
  - ・深達度 T2 以下の限局癌.
  - ・腫瘍径 3cm 以下.
  - ・CIS や水腎症がない.
  - ・化学療法や放射線療法に耐えられる.

4）Stage Ⅳの治療

- 2024 年に膀胱癌 stage Ⅳに対する一次治療として抗体薬物複合体（antibody-drug conjugate：ADC）であるエンフォルツマブ ベドチン（EV）と抗 PD-1 抗体であるペムブロリズマブ（EV）が使用可能となり，パラダイムシフトが起きた.
- EV とペムブロリズマブの併用療法は，GC あるいは GCarbo 療法に比べて，無病再発期間の有意な延長〔12.5 カ月 vs 6.3 カ月，HR 0.45（95% CI, 0.38 to 0.54）〕，全生存期間の有意かつ大幅な延長〔31.5 カ月 vs 16.1 カ月，HR 0.47（95% CI 0.38 to 0.58）〕を示した.
- 海外のガイドラインでは膀胱癌 stage Ⅳに対する一次治療としてプラチナ製剤使用可能か不可能かにかかわらず，EV 療法を行うべきと示されている.
- 他に推奨されるレジメンとして GC ないし GCarbo 療法＋アベルマブ維持療法（安定：SD 以上の治療効果が得られた時）とニボルマブ＋GC 療法が示されている.
- EV 療法後の二次治療以降として確立されたレジメンは存在しないが，現実的には GC ないし GCarbo 療法になるであろう．一次治療として GC ないし GCarbo 療法を施行した症例では二次治療としてペムブロリズマブ，三次治療としてエンフォルツマブベドチンが推奨される.
- 本書の最終校正時点に「がん化学療法後に増悪した FGFR3 遺伝子変異又は融合遺伝子を有する根治切除不能な尿路上皮癌」に対して線維芽細胞増殖因子受容体（FGFR）阻害薬であるエルダフィチニブが承認された.

※免疫療法や ADC 療法は重篤な有害事象を伴うこともあるため，厳重な注意が必要.

- 化学療法の適応がない，もしくは薬物療法後PDとなった症例ではbest supportive care（BSC）を行う．
- 血尿や膀胱タンポナーデになった時

  ①膀胱内カテーテル留置・膀胱洗浄・持続灌流や止血薬投与．

  ①で改善ない時→② TURによる止血術や動脈塞栓術や放射線治療．

  ②で改善ない or 腎後性腎不全をきたした時→③尿路変向術（経皮的腎瘻造設術を含む）．

※予後や全身状態や周術期の合併症のリスクを十分に検討した上で，侵襲を最小限度に抑えた術式を選択する．難渋する膀胱刺激症状に対しては，硬膜外カテーテル留置と麻酔薬持続注入が有効である．症状が軽い段階から早めに緩和医療チームの介入を促し，症状緩和のみならず家族も含めた精神的なサポートを提供することが大切である．

〈神谷直人〉

2 泌尿器腫瘍
④腎盂・尿管癌 (renal pelvic cancer・ureteral cancer)

Point

- 腎盂・尿管癌の約 90% 以上は尿路上皮癌であり，膀胱や尿道を含めた尿路内腔全体に空間的・時間的に多発する．
- 診断には CT や尿管鏡や尿細胞診を行う．
- 転移のない腎盂・尿管癌に対する標準治療は，腎尿管全摘除術（開腹・腹腔鏡下・ロボット支援下）＋膀胱部分切除術である．
- 転移を有する腎盂・尿管癌に対する標準治療は，化学療法・免疫療法・抗体複合体薬物療法である．

1 疫学

- 腎盂・尿管癌は腎盂尿管の尿路上皮粘膜より発生し，病理組織学的にはその約 90%以上は尿路上皮癌である．
- 腎盂・尿管癌は，膀胱や尿道を含めた尿路内腔全体に空間的・時間的に多発する．
- 腎盂・尿管癌は初診時に約 70%が浸潤癌である．
- 腎盂・尿管癌は膀胱癌に比べて稀であり，全尿路上皮腫瘍の約 5%を占める．
- 尿管腫瘍の発生頻度→腎盂腫瘍の約 1/4．
- 50～70 歳台に多く認められ，男性のほうが女性より 2 倍以上頻度が高い．
- 腎盂・尿管癌のリンパ節転移の頻度は 30～40%．

〈危険因子〉

- 膀胱癌と同等（V- 2 - ③膀胱癌の項を参照）．
- 尿路結石や尿路閉塞に伴う慢性細菌性感染は危険因子となる（扁平上皮癌が多い）．
- 石油，木炭，アスファルト，タールなどの産業従事者は 4～5 倍の発症リスクを有する．

2 症状

- 肉眼的血尿．
- 血塊や尿管腫瘍による尿路の閉塞を認めた場合は，背部痛や腎盂腎炎に伴う発熱．

3 初期診断 図 1

1）CT（CT urography） 図 2

- 腎盂・尿管癌の評価の第一選択．検出感度 95%，特異度 100%．
- 周囲臓器への浸潤およびリンパ節転移（pT4 あるいは N+）診断の精度 97%．
- 病期診断全体の正診率 88%．

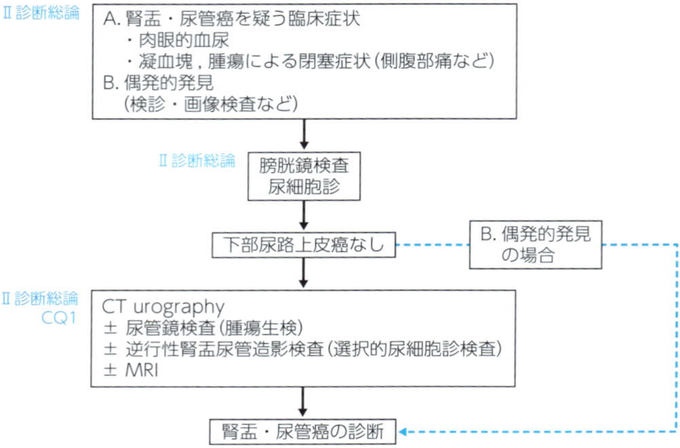

発見契機の画像によっては，診断に至る場合もある

図 1 **腎盂・尿管癌診断のアルゴリズム**（日本泌尿器科学会，編．腎盂・尿管癌診療ガイドライン 2023 年版．医学図書出版；2023 ©日本泌尿器科学会）

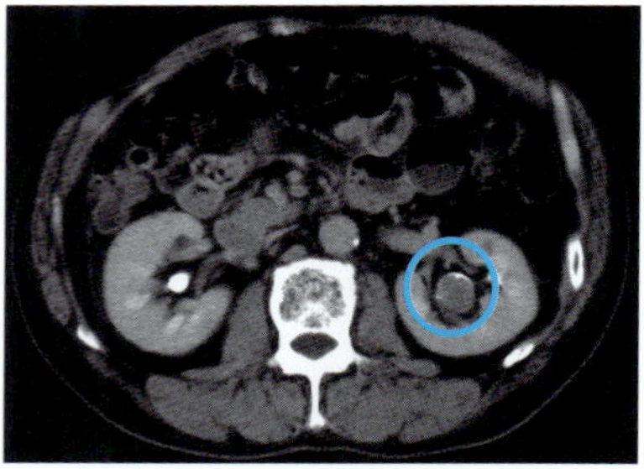

図 2 **腎盂癌における造影 CT（排泄相）**
腫瘍が左腎盂内に欠損像として見える

2）静脈性腎盂造影法（IVP）・点滴腎盂造影法（DIP）

- 上部尿路の評価として従来は広く行われていたが，検出感度 75〜80%，特異度 80〜86%と CT urography と比較して低く，現在は行われないことが多い.

3）MRI

- ヨード造影剤アレルギーのために CT が施行できない症例に代替検査として施行．検出感度 80%，2cm 以下の腫瘍では 74%.

4）超音波検査

- 侵襲がなく，簡便に可能.
- 水腎症の有無の評価.

5）尿細胞診検査・逆行性腎盂造影検査・尿管鏡検査

- 自然尿での尿細胞診が陽性の場合，膀胱鏡所見で特記すべき異常所見がなく，膀胱や前立腺部尿道の CIS（carcinoma in situ）が生検などで除外された場合は腎盂・尿管癌が疑われる．
- 尿管カテーテル法により採取された腎盂尿管尿や尿管鏡下で直接採取された尿を用いた尿細胞診の感度は 40〜70%，洗浄尿細胞診の方が診断率は高くなる．
- 尿管カテーテル法による尿検体の採取は，採取した細胞の形態を保つために造影剤を注入する前に検体採取を行う．
- 造影剤アレルギーがあるなどで CT，MRI が施行できない場合や尿管鏡の挿入が困難な症例などでは逆行性腎盂造影検査の腎盂・尿管癌の診断的価値は高い．
- 尿管鏡下腫瘍生検と画像所見と尿細胞診を併用することで，より正確な病理病期予測が可能．
- 尿管鏡検査や尿管カテーテル法に伴う合併症（上部尿路損傷や腎盂腎炎や出血）をきたさないように愛護的に行う必要がある．

6）膀胱鏡

- 腎盂・尿管癌の診断時に同時に膀胱癌が見つかる場合は少なくない（腎盂・尿管癌に先行して膀胱癌の既往を有する割合：10〜20%，同時性に膀胱癌を認める割合：8.5〜13%）．
- 腎盂・尿管癌治療後に 30〜50%に膀胱癌が発生する．
- 稀ではあるが，両側の上部尿路に腎盂・尿管癌が同時性・異時性に発生する場合もある．そのため，腎盂・尿管癌や膀胱癌を認めた時には尿路全体をスクリーニングする必要がある．

4 病期分類

- UICC（Union for International Cancer Control）による TNM 悪性腫瘍の分類改訂第 8 版（2017 年）が使用されている **表 1** **表 2**．

5 外科的治療 図 3

1）腎盂・尿管癌の外科的治療の標準術式：腎尿管全摘除術（ロボット支援下を含む）＋膀胱部分切除術

- T3 以上，リンパ節転移が疑われる症例では開放手術が推奨される．
- 腹腔鏡手術やロボット支援下手術は開放手術と比較して出血量，術後疼痛，入院期間の有意な短縮を認め，術後回復は早い．
- 膀胱内再発率，局所再発率，遠隔転移率のいずれも術式間で有意差を認めない．
- 腎盂・尿管癌のリンパ節転移の頻度 30〜40%，pT2 以上の症例ではリンパ節郭清により予後を改善するとの報告は多い．ただし，郭清範囲が標準化されていない．

  〈所属リンパ節〉
  - 腎盂癌：腎門リンパ節，腹部傍大動脈リンパ節，腹部傍大静脈リンパ節．

表 1 腎盂・尿管癌の TNM 臨床分類

T- 原発腫瘍	
TX	原発腫瘍の評価が不可能
T0	原発腫瘍を認めない
Ta	乳頭状非浸潤癌
Tis	上皮内癌
T1	上皮下結合組織に浸潤する腫瘍
T2	筋層に浸潤する腫瘍
T3	（腎盂）筋層をこえて腎盂周囲脂肪組織または腎実質に浸潤する腫瘍
	（尿管）筋層をこえて尿管周囲脂肪組織に浸潤する腫瘍
T4	隣接臓器に浸潤する，または腎をこえて腎周囲脂肪組織に浸潤する腫瘍
N- 領域リンパ腫	
NX	領域リンパ節の評価が不可能
N0	領域リンパ節転移なし
N1	最大径が 2cm 以下の単発性リンパ節転移
N2	最大径が 2cm をこえる単発性リンパ節転移，または多発性リンパ節転移
M- 遠隔転移	
M0	遠隔転移なし
M1	遠隔転移あり

（TNM 悪性腫瘍の分類 第 8 版 日本語版. 金原出版; 2017）

表 2 腎盂・尿管癌の TNM 臨床病期分類

0a 期	Ta	N0	M0
0is 期	Tis	N0	M0
Ⅰ期	T1	N0	M0
Ⅱ期	T2	N0	M0
Ⅲ期	T3	N0	M0
Ⅳ期	T4	N0	M0
	T に関係なく	N1，N2	M0
	T に関係なく	N に関係なく	M1

（TNM 悪性腫瘍の分類 第 8 版 日本語版. 金原出版; 2017）

- 上部尿管癌：腎門リンパ節，腹部傍大動脈リンパ節，腹部傍大静脈リンパ節
- 中部尿管癌：腹部大動脈リンパ節，腹部大静脈リンパ節
- 下部尿管癌：腎盤内リンパ節

- 術後局所再発や転移の頻度：約 25%.
- 術後膀胱内再発の頻度：約 15～50%（術後 2 年以内に発生することが多い）.

2）尿管下端の処理法

- 尿管口周辺の膀胱壁を開放して切除（膀胱内アプローチ）：膀胱壁内尿管の切除が可能であるものの，腫瘍散布が危惧される.
- 膀胱壁を開放せずに鉗子で把持して切除（膀胱外アプローチ）：腫瘍散布のリスクは低いが，壁内尿管の不完全切除が危惧される.

3）ネオアジュバント療法（術前補助療法）

- 尿管鏡検査による組織診あるいは細胞診にて腎盂・尿管癌の確定診断を行った上で施行することが望ましい.
- 通常，GC 療法が 2～3 コース行われる.

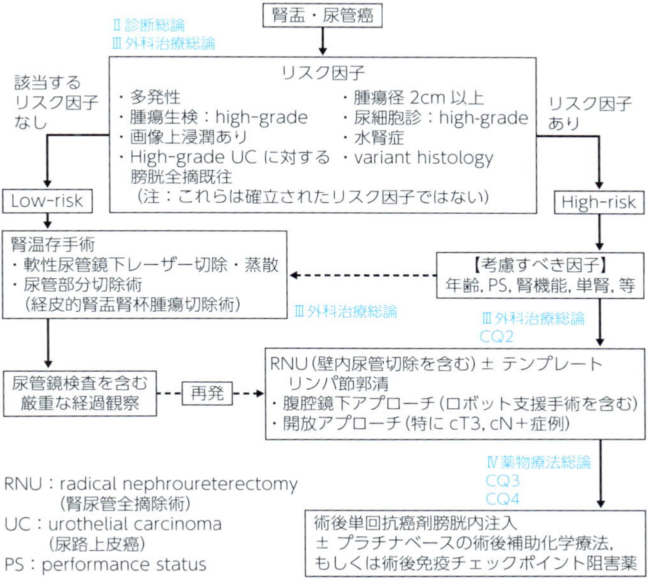

図 3 **外科治療の診断・治療アルゴリズム**（日本泌尿器科学会，編．腎盂・尿管癌診療ガイドライン 2023 年版．医学図書出版; 2023 ©日本泌尿器科学会）

〈利点〉

①患側腎摘除による腎機能低下を回避し，シスプラチンベースの化学療法が施行可能．

②化学療法の治療効果が術後の予後予測因子となる．

〈欠点〉

①無用な化学療法を行う可能性あり．

②手術までの期間が延長する．

4）アジュバント療法（術後補助療法）

- 上部尿路癌に対するプラチナ製剤によるアジュバント療法で，有意に無病生存期間の改善を認めることが POUT trial で報告された．また，免疫療法（ニボルマブ）によるアジュバント療法はプラチナ製剤によるネオアジュバント療法を行った症例において予後を改善させる可能性が示された．
- 通常，GC 療法が 3〜4 コース，免疫療法は 1 年間行われる．

5）腎尿管全摘除術＋膀胱部分切除術後のフォローアップ方法

- 筋層非浸潤性癌症例：毎年 CT を実施．
- 筋層浸潤性癌症例：最初の 2 年は半年毎に CT urography を実施，以降は 1 年毎に実施．
- 膀胱鏡と尿細胞診は全例に行う．手術後 3 カ月目，以降は最低 1 年毎に行うべき．

6 腎温存手術

- 軟性尿管鏡下に Holmium-YAG laser を用いた内視鏡治療や腎盂鏡を用いた経皮的治療や尿管部分切除術などがある.
- 単腎あるいは両側性に発生した局所限局性上部尿路癌，腎機能障害あるいは performance status（PS）が不良な症例に限定して透析導入回避の目的に考慮される治療法である.
- 適応は 1cm 以下の腫瘍，low grade，T1 以下の腫瘍である.
- 軟性尿管鏡の画像解像度が鮮明になり，大きな屈曲が可能になったことから，腎盂鏡を用いた経皮的治療はあまり施行されていない.
- 5 年非再発率は 13～54%と高く，約 1/3 の症例で腎尿管全摘除術＋膀胱部分切除術が必要になる.
- 内視鏡治療後再発率が高いために頻回な尿細胞診，膀胱鏡，尿管鏡，CT urography が必要になるが，明確なプロトコールが存在しない.
- 下部尿管癌に対する尿管部分切除術および尿管膀胱新吻合術の適応は，非浸潤性かつ尿管下部 1/3 に存在する単発腫瘍であり，腫瘍より頭側の上部尿管に腫瘍が存在しない症例である.

7 薬物療法・その他の治療

1）Stage Ⅳの治療

- 膀胱癌と同様，2024 年に stage Ⅳの腎盂・尿管癌に対する一次治療として抗体薬物複合体であるエンフォルツマブベドチンと抗 PD-1 抗体であるペムブロリズマブ（EV）が使用可能となり，激変した．海外のガイドラインでは腎盂・尿管癌 stage Ⅳに対する一次治療としてプラチナ製剤使用可能か不可能かにかかわらず，EV 療法を行うべきと示された．他に推奨するレジメンとして GC ないし GCarbo 療法＋アベルマブ維持療法（安定：SD 以上の治療効果が得られた時）とニボルマブ＋GC 療法が示されている.
- EV 療法後の二次治療以降として確立されたレジメンは存在しないが，現実的には GC ないし GCarbo 療法になるであろう．一次治療として GC ないし GCarbo 療法を施行した症例では二次治療としてペムブロリズマブ，三次治療としてエンフォルツマブベドチンが推奨される.
  ※免疫療法や ADC 療法は重篤な有害事象を伴うこともあるため，厳重な注意が必要.
- 化学療法の適応がない，ないし薬物療法後進行（PD）となった症例には best supportive care（BSC）を行う.

2）BCG（bacillus Calmette-Guérin）あるいは抗癌剤の上部尿路注入療法

- 単腎，腎機能低下，両側性などの腎盂・尿管の原発性 CIS 症例に対しては，腎機能温存を目的に BCG の上部尿路注入療法を考慮する．尿細胞診陰性率は 60～100%とされるが，明確なエビデンスや確立されたレジメンは存在しない.
- 上部尿路への BCG あるいは抗癌剤の注入方法は，①経皮的腎瘻を介して順行性に注入する方法，②尿管カテーテルを留置して逆行性に注入する方法，③ double-J ステントを留置して膀胱内に注入する方法があるが，最適な方法は決定されていない.

3）放射線療法

- 腎盂・尿管癌に対する放射線療法の有効性に関して確立されたレジメンは存在しない.

Suggested Readings

①日本泌尿器科学会，編. 膀胱癌診療ガイドライン 2019 年版［増補版］. 医学図書出版; 2023. p.1-150.
膀胱癌を診療する上でバイブル的な日本のガイドライン.

②日本泌尿器科学会，編. 腎盂・尿管癌診療ガイドライン 2023 年版. 医学図書出版; 2023. p.1-129.
腎盂・尿管癌を診療する上でバイブル的な日本のガイドライン.

③2024 European Association of Urology Non-muscle-invasive Bladder Cancer Guidelines（TaT1 and CIS）. https://d56bochluxqnz.cloudfront.net/documents/full-guideline/EAU-Guidelines-on-Non-muscle-Invasive-Bladder-Cancer-2024.pdf
筋層非浸潤性膀胱癌を診療する上でバイブル的なヨーロッパのガイドライン.

〈神谷直人〉

2 泌尿器腫瘍

⑤前立腺癌 (prostate cancer)

Point

- 我が国における前立腺癌の罹患数は上昇傾向にあり，2023年の男性部位別年齢調整罹患率では第1位，死亡数は第6位となっている．
- 自覚症状出現時にはすでに進行癌である場合が多いため，検診などで前立腺特異抗原 (prostatic specific antigen: PSA) 検査を中心としたスクリーニングを受けることが望ましい．
- 前立腺癌の診断は，PSA検査を中心としたスクリーニング，前立腺針生検による病理組織診断，各画像診断による病期診断の3段階を経て完結する．
- 治療後の再発率や予後を予測するためにPSA値や病理組織でのGleasonスコアなどから決定されるリスク分類がある．
- 治療は，大きく分けてホルモン療法・手術療法・放射線療法・化学療法などに分類され，単独ないしは組み合わせて行う．病期とリスク分類，期待余命や全身状態，臨床症状などを総合的に考慮して治療選択が行われている．
- 根治療法後や一次ホルモン療法後など状況に応じて経過観察を行い，再発や病勢進行を認めた場合は適切なタイミングで後療法を選択する．

1 疫学

- 95%以上が腺癌である．
- 我が国における前立腺癌の罹患数は，2019年で794,748人，2020年の年齢調整罹患率は第1位であった．2023年の男性の部位別短期予測では罹患数は第1位，死亡数は第6位となっている **表1**．
- リスク因子として，先天的な要因としては人種や家族歴，後天的な要因として，生活習慣や肥満，糖尿病およびメタボリック症候群，環境因子などの要因が示唆されている．
- 様々な研究から，総じて前立腺癌の進行は緩徐であるが，臨床的に診断される前立腺癌の一部は進行して致死的になると推察されている．
- 生活習慣の改善や，ドコサヘキサエン酸 (DHA) とエイコサペンタエン酸 (EPA)，乳製品，カルシウム，脂肪などの摂取が前立腺癌のリスクに影響する可能性が言われている．
- 前立腺癌の化学予防として，5α還元酵素阻害薬は有意な前立腺癌の罹患率減少効果を認めたが，悪性度の高い前立腺癌を増加させる可能性を完全に否定することができず，生存率への有意な効果および影響はないと考えられている．

表 1 2023 年の男性部位別予測罹患数，部位別予測死亡数

部位	予測罹患数	部位	予測死亡数
前立腺	98,600	肺	55,200
大腸	90,700	大腸	28,700
胃	89,100	胃	27,200
肺	88,200	膵臓	20,100
肝臓	26,600	肝臓	16,200
膵臓	23,300	前立腺	14,000
食道	22,300	胆嚢・胆管	9,800
腎・尿路（膀胱除く）	21,400	食道	9,000
悪性リンパ腫	20,000	悪性リンパ腫	7,900
膀胱	18,600	膀胱	6,600
口腔・咽頭	16,800	腎・尿路（膀胱除く）	6,400
皮膚	13,800	白血病	6,100
胆嚢・胆管	12,800	口腔・咽頭	6,100
白血病	8,600	多発性骨髄腫	2,300
甲状腺	4,900	脳・中枢神経系	1,700
喉頭	4,800	皮膚	900
多発性骨髄腫	4,300	喉頭	700
脳・中枢神経系	3,200	甲状腺	600

（国立がん研究センターがん情報サービス　https://ganjoho.jp/reg-stat/index.htm）

2 症状・徴候・検診

- 初期は自覚症状がなく，検診などでの PSA 検査を中心としたスクリーニングから診断に至る例が多い．
- 欧州で行われた無作為化比較試験である European Randomized Study of Screening for Prostate Cancer（ERSPC）により，PSA 検査を用いた前立腺癌検診は死亡率効果低下があることが証明されている．
- 本邦における住民健診での前立腺癌検診の実施率は，2015 年度の調査では 83.0%と上昇傾向にあるものの，発見される前立腺癌の 10%前後は診断時に骨転移を有しており，PSA 検診の曝露率は依然として低いと予測され，今後も引き続きより精度の高い前立腺癌検診システムの整備が望まれる **図 1**．

3 診断に必要な検査

- 前立腺癌の診断は，① PSA 検査を中心としたスクリーニング，②前立腺針生検による病理組織診断，③各画像診断による病期診断の 3 段階を経て完結する．
- スクリーニングとしての PSA 検査は万能ではなく，不用意な前立腺生検を回避するために，PSA 密度（PSA density：PSAD），free-to-total PSA

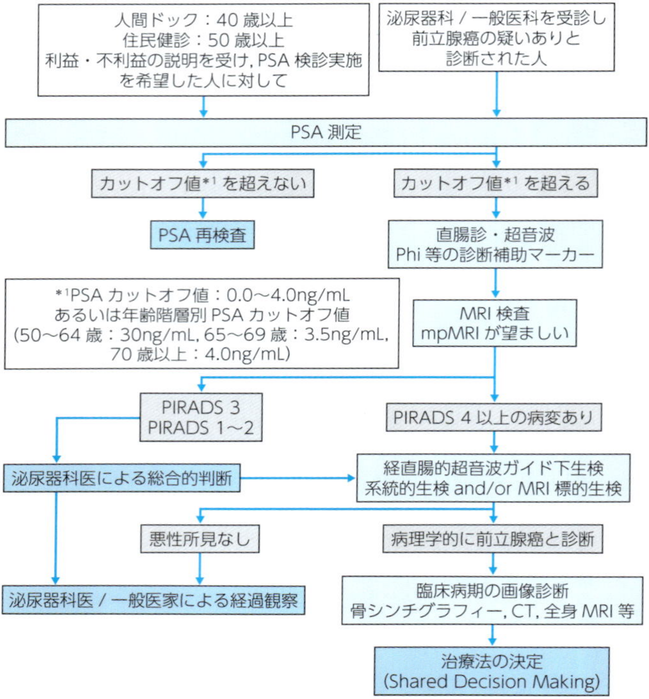

図 1 診断に関するアルゴリズム(日本泌尿器学会, 編. 前立腺癌診療ガイドライン 2023 年度版. メディカルレビュー社; 2023 ©日本泌尿器科学会より改変)
PIRADS: prostate imaging reporting & data system

ratio (F/T 比), prostate health index (phi) などの PSA 関連パラメータが導入されている. また, これらの PSA 関連パラメータに, 直腸診所見や前立腺体積などの所見も併せて評価し, より総合的に判断するノモグラムなども開発されている.

- 前立腺癌の病理組織診断として前立腺針生検が行われており, 従来は 6 カ所生検が標準的手法として行われてきたが, 現在はこの標準的 6 カ所生検のほかに前立腺辺縁領域外側 4〜6 カ所を加えた計 10〜12 カ所生検が推奨されるに至っている.
- 前立腺針生検の方法としては, 経直腸式生検〔Ⅳ- 6 前立腺針生検 (経直腸) の項を参照〕と経会陰式生検〔Ⅳ- 7 前立腺針生検 (経会陰) の項を参照〕の 2 種類があり, 両者の癌の検出率はほぼ同等であるとされており, 画像所見や検査時間, 費用などを総合的に検討して生検法を判断する. 近年, 後述の multiparametric MRI (mpMRI) での被疑領域の標的画像を生検時のリアルタイム超音波画像へ融合した, 画像ガイド下標的生検が有用であるとされ〔Ⅳ-8前立腺針生検（MRI-超音波融合画像）の項を参照〕，行われてきている．

- 原発腫瘍の評価に関しては，MRI が最も信頼度の高い画像検査として位置づけられており，形態評価となる T2 強調画像の他に，ダイナミック造影や拡散強調画像を加えた multiparametric MRI による総合的な評価をすることや，より空間分解能の高い 3 テスラ MRI を用いることで，さらに画像診断能が向上する．
- この multiparametric MRI の解釈を標準化する前立腺画像報告データシステムとして PI-RADS ver.2.1（巻末資料 21 を参照）があり，T2 強調画像，拡散強調画像（DWI），ダイナミック造影画像の所見の組み合わせによって，臨床的意義のある癌が存在する可能性を 5 段階に分類することができる．
- 所属リンパ節転移の有無の検索については，CT および MRI での診断能は高いとはいえず，ともに感度 40％程度，特異度 80％程度との報告がある．
- 遠隔転移の評価のなかで，骨転移病巣の検索には ^{99m}Tc 製剤による骨シンチグラフィーが依然として広く用いられており，骨転移以外の遠隔転移の評価には CT および MRI などが適宜用いられている．
- 昨今の MRI 装置の高性能化により，CT や核医学のように広い範囲のスクリーニングを目的とした全身 MRI が行われてきている．全身 MRI は骨転移の診断精度が高いだけでなく低コスト・非侵襲的（無被曝・非造影）であり，経過観察が特に重要な進行前立腺癌の治療選択に有用性が高いとされている．全身 MRI の中でも中核のシーケンスである whole body DWI（diffusion weighted imaging）：WBDWI を用いることで，転移病変を検出することができる．一方で，WBDWI で高信号である部分が全て病変というわけではなく，良悪性の参考指標として ADC（apparent diffusion coefficient）map が用いられている．

4 病型・リスク分類

- 前立腺癌の病期診断は治療方針決定に大きく影響するため，各種画像診断にて正確に診断されるべきである．
- 前立腺癌の臨床病期分類で最も広く使用されているのは 2009 年の Union for International Cancer Control（UICC）分類であり，T：原発腫瘍，N：所属リンパ節，M：遠隔転移としている **表2**．その他に ABCD 分類ともいわれる Jewett Staging System が用いられている **表3**．
- 治療後の再発率や予後を予測するリスク分類が行われ，患者の全身状態や年齢，合併症などを考慮した治療選択がなされる．リスク分類としては，D' Amico 分類 **表4** や，National Comprehensive Cancer Network（NCCN）分類 **表5** などがある．
- 骨転移の広がり（extent of disease on bone scan：EOD）については，Soloway らの分類を用いて 5 段階に分け半定量化される **表6**．

表 2 前立腺癌の TNM 臨床分類

T- 原発腫瘍
TX　原発腫瘍の評価が不能
T0　原発腫瘍を認めない
T1　蝕知不能，または画像診断不可能な臨床的に明らかでない腫瘍
　T1a　組織学的に切除組織の 5% 以下の偶発的に発見される腫瘍
　T1b　組織学的に切除組織の 5% をこえる偶発的に発見される腫瘍
　T1c　前立腺特異抗原（PSA）の上昇などのため，針生検により確認される腫瘍
T2　前立腺に限局する腫瘍[1)]
　T2a　片葉の 1/2 以内の進展
　T2b　片葉の 1/2 をこえ広がるが，両葉には及ばない
　T2c　両葉への進展
T3　前立腺被膜をこえて進展する腫瘍[2)]
　T3a　被膜外へ進展する腫瘍（一側性，または両側性），顕微鏡的な膀胱頸部への浸潤を含む
　T3b　精嚢に浸潤する腫瘍
T4　精嚢以外の隣接組織（外括約筋，直腸，挙筋，および / または骨盤壁）に固定，または浸潤する腫瘍
注：1. 針生検により片葉，または両葉に発見されるが，蝕知不能，または画像では診断できない腫瘍は T1c に分類する．
　2. 前立腺尖部，または前立腺被膜内への浸潤（ただし，被膜をこえない）は，T3 ではなく，T2 に分類する．

N- 所属リンパ節
NX　所属リンパ節転移の評価が不可能
N0　所属リンパ節転移なし
N1　所属リンパ節転移あり

M- 遠隔転移*
M0　遠隔転移なし
M1　遠隔転移あり
　M1a　所属リンパ節以外のリンパ節転移
　M1b　骨転移
　M1c　リンパ節，骨以外の転移
注：*多発骨転移の場合は最進行分類を使用する．pM1c は最進行分類である．

（TNM 悪性腫瘍の分類 第 8 版 日本語版. 金原出版; 2017）

表 3 Jewett Staging System による前立腺癌の病期分類

病期 A：偶発癌
　A1：限局性，高分化
　A2：中〜低分化あるいは複数の前立腺内病巣

病期 B：前立腺に限局した腺癌
　B0：直腸診陰性，PSA 高値にて発見
　B1：単発かつ前立腺片葉
　B2：複数または両葉

病期 C：前立腺周囲にとどまり，被膜外浸潤もしくは精嚢浸潤
　C1：被膜外浸潤あり
　C2：精嚢浸潤あり

病期 D：転移あり
　D0：転移所見のない PSA の連続上昇
　D1：所属リンパ節転移
　D2：所属リンパ節以外のリンパ節転移，臓器転移

表 4 D'Amico 分類

	PSA (ng/mL)	Gleason スコア	T- 病期
Low	≦10	≦6	T1〜T2a
Intermediate	10〜20	7	T2b
High	20<	8〜10	T2c

低リスクはすべての条件を満たすことが必要.
高リスクは 1 因子でも満たせば高リスクとなる.
中間リスクは，低・高リスク以外に分類されるもの
(D'Amico AV, et al. JAMA. 1998; 280: 969-74)

表 5 NCCN 分類

リスク群	臨床的／病理学的所見		
超低リスク	T1c かつ GG1 かつ PSA <10ng/mL かつ 前立腺生検での陽性コア数が 3 未満，各コアの癌組織の占拠率が 50% 以下 かつ PSA density<0.15ng/mL/g		
低リスク	T1〜T2a かつ GG1 かつ PSA <10ng/mL		
中間リスク	高リスクまたは超高リスクの特徴がなく，以下の中間リスクの危険因子が 1 つ以上存在する： ・T2b〜T2c ・GG2 or 3 ・PSA 10〜20ng/mL	予後良好な中間リスク	・中間リスクの危険因子が 1 つ かつ ・GG1 or 2 かつ ・生検の陽性コア数が 50% 未満
		予後不良な中間リスク	・中間リスクの危険因子が 2 つ or 3 つ または ・GG3 または ・生検の陽性コア数が 50% 以上
高リスク	T3a または GG4 or 5 または PSA>20ng/mL		
超高リスク	T3b〜T4 または 第 1Gleason パターンが 5 または 5 つ以上のコアで GG4 or 5		

陽性コア数については超音波，MRI または直腸診（DRE）で標的とされ，2 回以上生検が行われ，癌が認められた病変は単一の陽性コアとみなす.
GG：グレードグループ［分類］
(NCCN Guidelines version 4. 2019 より改変)

表 6 EOD 分類

EOD scale	定義
0	正常あるいは良性骨病変による異常.
1	骨転移部位が 6 カ所未満．ただし，椎体に関しては 1 単位は椎体半分，2 単位は 1 椎体とする.
2	骨転移部位が 6〜20 カ所.
3	骨転移部位が 20 カ所を超える場合．ただし "super scan" ではないもの.
4	"super scan" あるいはそれに同等の場合．すなわち，肋骨，椎体，骨盤骨の 75% を超えるもの.

(Soloway MS, et al. Cancer. 1988; 61: 195-202)

5 病理学的事項

- 病理組織学的分類では，1966 年に Gleason によって提唱された Gleason スコアという，前立腺癌特有の組織学的悪性度分類が広く普及している 図 2.
- 組織学的形態を 1～5 のパターンに分類し，基本的には最も広い占有面積を有するものを第 1 パターン，次いでの占有面積を有するものを第 2 パターンとし，その合計を Gleason スコアとする.
- Gleason スコアは時代と共に何度か改訂が繰り返されてきており，近年では実臨床において Gleason パターン 1 ないしは 2 と判定されることはほとんどなく，このことから Gleason スコア 2～5 と診断される前立腺癌がほぼ存在しないことから，2014 年に国際泌尿器病理学会（International Society of Urological Pathology：ISUP）のコンセンサス会議において，Gleason スコアによる分類から新しいグレードグループ分類を使用することが承認された 表 7.

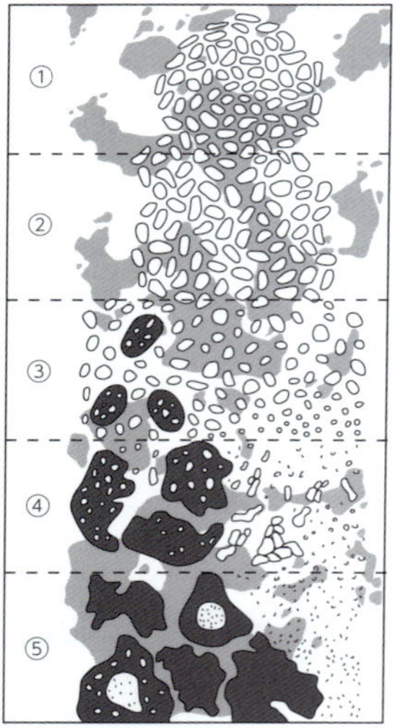

図 2 Gleason 分類図
(Epstein JI, et al. Am J Surg Pathol. 2005; 29: 1228-42)

表 7 Gleason スコアグレードグループ分類
(2014 年改訂)

グレードグループ	Gleason スコア
グレードグループ 1	Gleason スコア 3+3=6 以下
グレードグループ 2	Gleason スコア 3+4=7
グレードグループ 3	Gleason スコア 4+3=7
グレードグループ 4	Gleason スコア 4+4=8, 3+5=8, 5+3=8
グレードグループ 5	Gleason スコア 4+5=9, 5+4=9, 5+5=10

(Epstein JI, et al. Am J Surg Pathol. 2016; 40: 244-52)

6 治療

- 大きくはホルモン療法（内分泌療法）・手術療法・放射線療法・化学療法があり，単独ないしは組み合わせて行う 図 3．病期とリスク分類，期待余命や全身状態，臨床症状などを総合的に考慮して治療選択を行う 表 8.
- 転移のない局所限局癌の低リスク症例に対しては，監視療法，手術療法，

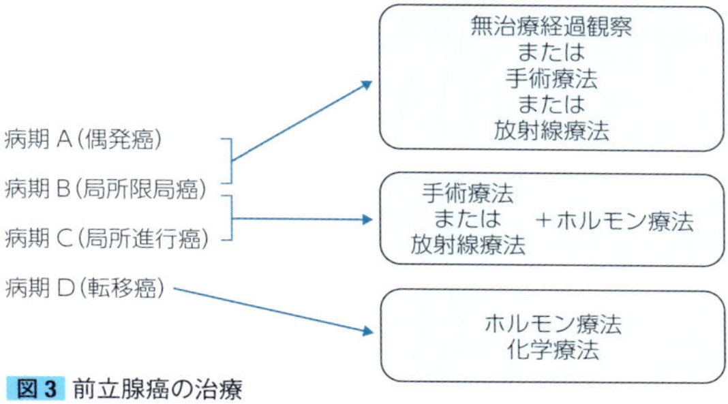

図 3 前立腺癌の治療

表 8 標準的な前立腺癌の病期・リスク分類別の初期治療体系

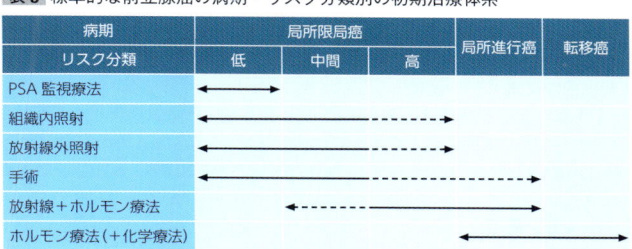

病期	局所限局癌			局所進行癌	転移癌
リスク分類	低	中間	高		
PSA 監視療法	←→				
組織内照射	←――	―――	- - - →		
放射線外照射	←――	―――	- - - →		
手術	←――	―――	- - - - -	- - - →	
放射線+ホルモン療法		← - - -	―――	――→	
ホルモン療法(+化学療法)				←――	――→

放射線療法が選択肢となる.

- 中間リスク症例に対しては，手術療法あるいは放射線療法が勧められる.放射線療法ではホルモン療法を併用することがある.
- 高リスク症例に対しては，手術療法および放射線療法が推奨される．ただし，放射線療法では，外照射とホルモン療法の併用，組織内照射と外照射やホルモン療法の併用，重粒子線治療の選択など，治療効果を高める工夫が行われることがある.
- 局所進行癌に対しては，放射線療法とホルモン療法の併用の他に，症例によっては手術療法を選択することがあるが，高齢者や期待余命の短い症例ではホルモン療法も選択される.
- 転移癌ではホルモン療法が第一選択であったが，近年，転移性去勢抵抗性前立腺癌（metastatic castration-sensitive prostate cancer: mCSPC）の初期治療として，これまで去勢抵抗性前立腺癌（castration-resistant prostate cancer: CRPC）に用いられてきた治療薬との併用療法の有効性が相次いで報告され，その治療戦略は大きな変貌を遂げている.
- 手術療法や放射線療法などの根治療法後に局所再発をきたした場合は，救済放射線療法や，救済手術療法が考慮されるが，ホルモン療法が行われることもある.
- 進行性前立腺癌に対してはホルモン療法としてアンドロゲン除去療法（androgen deprivation therapy: ADT）が広く行われてきたが，多く

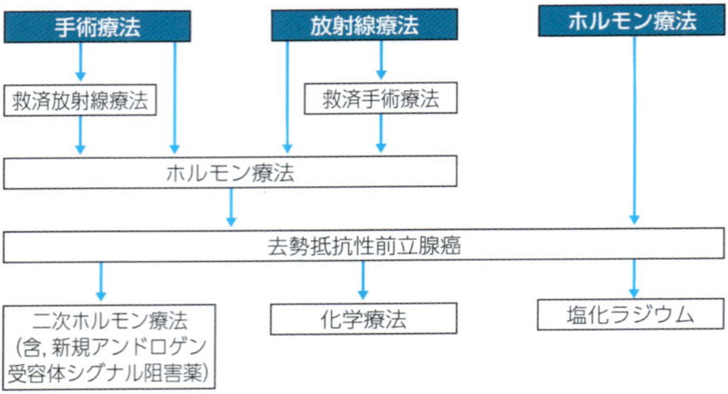

図 4 前立腺癌の再発・再燃後の治療

の症例が数年後には CRPC となり，多くの薬剤に耐性を有するため，しばしば治療に難渋する 図 4.

- ADT 後に治療抵抗性を認める CRPC となるも，各画像検査で遠隔転移が検出されない状態のことを non-metastatic Castration-Resistant Prostate Cancer（nmCRPC），転移が検出された CRPC を mCRPC と表記する.

1）ホルモン療法

- 大まかに外科的去勢（精巣摘除術）と内科的去勢に分かれている．内科的去勢ではテストステロンを減少させる ADT が行われ，LH-RH アゴニスト（リュープロレリンまたはゴセレリン）ないしは LH-RH アンタゴニスト（デガレリクス），などを用いて行われている.
- 特に LH-RH アゴニストないしは LH-RH アンタゴニストと抗アンドロゲン薬（ビカルタミドまたはフルタミドなど）を組み合わせて行う複合アンドロゲン遮断（combined androgen blockade：CAB）療法が，一次ホルモン療法，あるいは去勢単独でのホルモン療法後の再燃に対して広く行われてきた.
- 2013 年以降，mCSPC に対して，去勢単独療法にドセタキセル併用の有効性を検証した第Ⅲ相ランダム化比較試験（randomized controlled trial：RCT）の結果が報告された．2017 年には高リスク因子を持つ mCSPC に対し，去勢単独療法にアビラテロンを併用することで，有意に全生存期間が延長されることが相次いで報告された．2018 年 2 月に，ホルモン療法未治療前立腺癌症例において，高リスクの予後因子（Gleason スコアが 8 以上，骨シンチグラフィーで 3 カ所以上の骨病変あり，内臓転移あり，のうち 2 つ以上）を有する症例において，ADT，アビラテロンおよびプレドニゾロン併用療法が承認された.
- さらに 2 つの RCT にて，去勢治療にドセタキセルと新規アンドロゲン受容体シグナル阻害薬（novel androgen receptor signaling inhibitor：ARSI）の併用がドセタキセルとプラセボの併用より有意に全生存期間を延長したことが報告され，2023 年 2 月に本邦でも保険収載された.

表 9 ホルモン療法の副作用

有害事象	症状・所見
男性更年期障害	
精神心理症状	抑うつ，易疲労感，認知障害
骨・筋関連症状	骨塩量低下，筋力低下
身体症状	ホットフラッシュ，発汗
性機能関連症状	性欲減退，勃起障害
代謝機能障害	高脂血症，糖尿病，肥満
心血管系障害	血栓症，虚血性心疾患
貧血	正球性・正色素性貧血
肝障害	劇症肝炎
女性化乳房	乳房腫脹，乳房痛

- ホルモン療法の副作用として，男性機能の低下すなわち性欲の減退や勃起力の低下を高率に認める．その他に，顔面紅潮やのぼせ（ホットフラッシュ），乳房腫脹や疼痛，肝障害，骨粗鬆症，心血管系リスクの増大などを認める（**表 9**）．

2）手術療法

- 本邦では，開腹前立腺全摘除術（open radical prostatectomy：ORP），腹腔鏡下前立腺全摘除術（laparoscopic radical prostatectomy：LRP），ミニマム創内視鏡下前立腺全摘除術（ミニマム），ロボット支援前立腺全摘除術（robotic-assisted radical prostatectomy：RARP）が保険適用のもとに行われている．

3）放射線療法

- 根治的照射と姑息的照射があり，根治的照射には組織内照射と外照射に分かれる **表 10** ．
- 組織内照射では低線量率ヨウ素 125 シード線源を用いた永久挿入密封小線源療法（low dose rate brachytherapy：LDR）と，高線量率イリジウム 192 線源を用いた高線量率組織内照射（high dose rate brachytherapy：HDR）がある．
- 外照射では，X 線を用いた 3 次元原体放射線治療（three-dimensional conformal radiation：3D-CRT），強度変調放射線治療（intensity modulated radiation therapy：IMRT）が行われている他に，2018 年度より陽子線を用いた陽子線治療および重粒子線を用いた重粒子線治療が保険適

表 10 前立腺癌に対する放射線療法

根治的照射	外照射	リニアック（X 線） 3 次元原体放射線治療（3D-CRT） 強度変調放射線治療（IMRT） 粒子線 重粒子線 陽子線
	組織内照射	永久挿入密封小線源療法（LDR） 高線量率組織内照射（HDR）
姑息的照射	前立腺局所および骨転移巣	外照射

用となった.

- 低リスク症例では放射線単独療法とし，中間リスク症例ではホルモン療法を 6 カ月程度，高リスク症例には 7～24 カ月のホルモン療法を併用する.

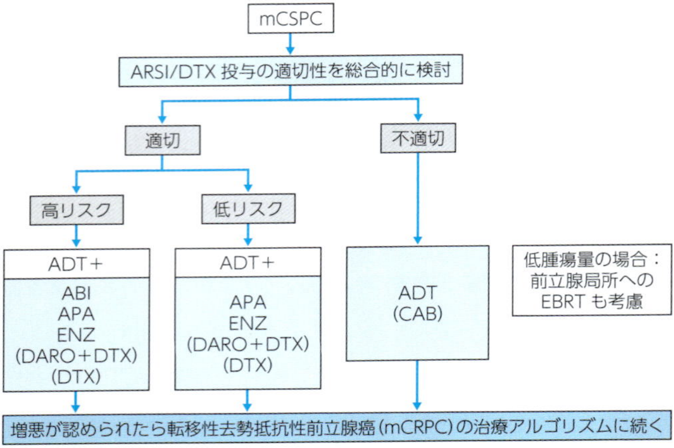

ARSI：新規アンドロゲン受容体シグナル阻害薬
ADT：アンドロゲン遮断療法
CAB：複合アンドロゲン遮断療法
EBRT：外照射

ABI：アビラテロン
APA：アパルタミド
ENZ：エンザルタミド
DARO：ダロルタミド
DTX：ドセタキセル

図 5 転移性去勢感受性前立腺癌（mCSPC）の治療アルゴリズム (日本泌尿器学会, 編. 前立腺癌診療ガイドライン 2023 年版. メディカルレビュー社; 2023 ©日本泌尿器科学会より改変)

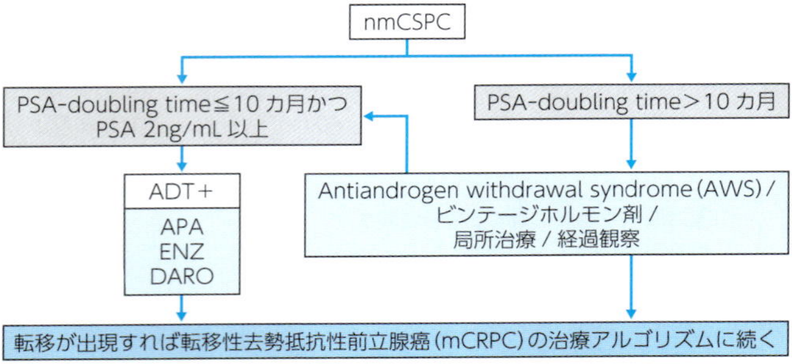

ADT：アンドロゲン遮断療法

APA：アパルタミド
ENZ：エンザルタミド
DARO：ダロルタミド

図 6 非転移去勢抵抗性前立腺癌（nmCSPC）の治療アルゴリズム (日本泌尿器学会, 編. 前立腺癌診療ガイドライン 2023 年版. メディカルレビュー社; 2023 ©日本泌尿器科学会より改変)

- 疼痛や脊髄圧迫などの諸症状を認める場合，症状緩和目的の放射線治療の必要性も検討する．

4）化学療法・新規アンドロゲン受容体シグナル阻害薬（novel androgen receptor signaling inhibitor：ARSI）

- CRPC に対して，2008 年にタキサン系の抗悪性腫瘍薬であるドセタキセル，2014 年に ARSI である CYP17A 阻害薬のアビラテロン，アンドロゲン受容体（androgen receptor: AR）シグナル阻害薬であるエンザルタミド，タキサン系の抗悪性腫瘍薬であるカバジタキセル，2016 年にはα線放出医薬品であるラジウム 223，2019 年 5 月には AR シグナル阻害薬であるアパルタミド，2020 年 5 月には同様に AR シグナル阻害薬であるダロルタミドが相次いで承認され，日常臨床においても広く使われるようになった．
- 様々な CRPC に対する治療薬が出てきている中で，使用する薬剤の特性

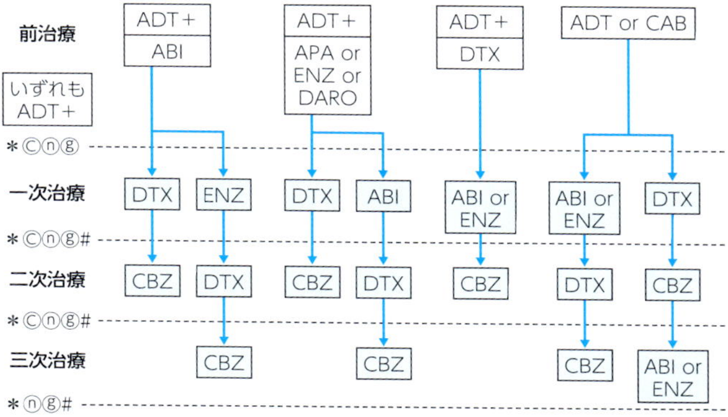

＊：塩化ラジウム 223（Ra-223）投与：臓器転移なく，骨転移のみの場合は骨修飾薬（BMA）を併用し，アビラテロンは併用しない．
©：治験薬の投与も考慮する．
ⓝ：神経内分泌癌への転化を認める場合はカルボプラチン / シスプラチン＋エトポシド（VP-16）/ イリノテカンを考慮する．
ⓖ：BRCA 遺伝子変異に関するコンパニオン診断を行い変異が認められる場合はオラパリブの投与を考慮する．コンパニオン診断を行う時期については 1 剤の ARSI にて増悪を認めた時が望ましい．
#：MSI 検査・TMB-High の場合，ペムブロリズマブ投与，ないしは遺伝子パネルに基づいた臨床試験を考慮する．

ADT：アンドロゲン遮断療法
CAB：複合アンドロゲン遮断療法
ARSI：新規アンドロゲン受容体シグナル阻害薬
EBRT：外照射
ABI：アビラテロン
APA：アパルタミド
DARO：ダロルタミド
ENZ：エンザルタミド
DTX：ドセタキセル
CBZ：カバジタキセル

図 7 **転移性去勢抵抗性前立腺癌（mCRPC）の治療アルゴリズム**（日本泌尿器学会，編．前立腺癌診療ガイドライン 2023 年版．メディカルレビュー社；2023 ©日本泌尿器科学会より改変）

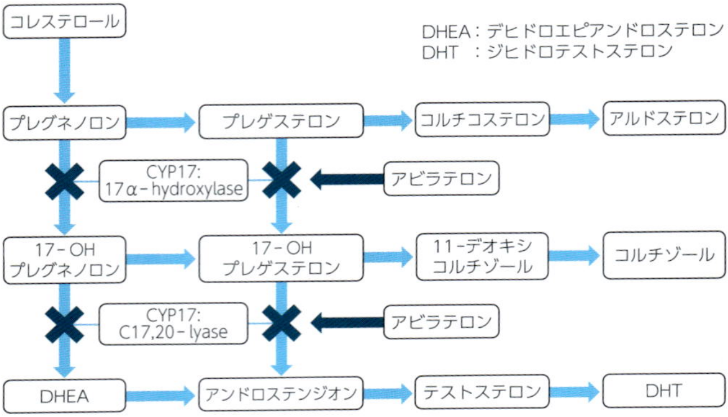

図8 アビラテロンの作用機序

や，個々の患者背景（自覚症状，転移のひろがり，内臓転移の有無，全身状態など）や前治療の効果，薬剤耐性機序などを総合的に考慮して，逐次療法を検討する必要がある **図5** **図6** **図7**.

- アビラテロン
  - ・コレステロールからアンドロゲンへの合成経路のうち，代謝酵素であるCYP17Aを選択的に阻害することでアンドロゲン合成を抑制する薬剤である **図8**.
  - ・LH-RH製剤によるADTよりも，アビラテロンを追加で用いることで，血中や組織中のアンドロゲン濃度がさらに減少することによって治療効果を示す.
  - ・適応は，去勢抵抗性前立腺癌ないしはホルモン療法未治療のハイリスクの予後因子（Gleasonスコアが8以上，骨シンチグラフィーで3カ所以上の骨病変あり，内臓転移あり，のうち2つ以上）を有する前立腺癌となる.
  - ・有害事象として，コルチゾールの低下に起因するネガティブフィードバックにより，鉱質コルチコイドの産生が増加するため，鉱質コルチコイドの過剰症状である水分貯留や浮腫などの症状に注意をしなければならない．このため，アビラテロン使用時には糖質コルチコイドであるプレドニゾロンが必須である.
  - ・糖尿病を有している症例など，ステロイド併用による影響がある症例では注意が必要となる.
  - ・1日1,000mg（4錠）を，原則空腹時に経口投与とする．食事の影響により最高血中濃度（Cmax）および薬物血中濃度-時間曲線下面積（AUC）が上昇して全身曝露量が増えるため，食事の1時間前から食後2時間後までの間を避けて服用する.
- エンザルタミド
  - ・① ARへのリガンド結合抑制，② AR核内移行の阻害，③ ARとDNA

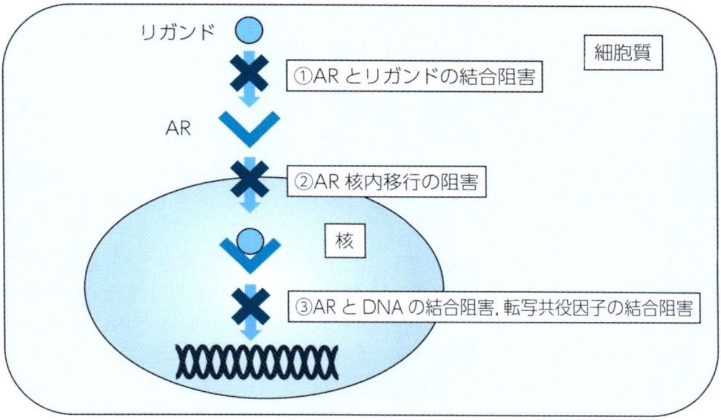

図 9 エンザルタミドの作用機序
AR：アンドロゲン受容体

の結合阻害および転写共役因子の結合阻害により，前立腺癌細胞の増殖活性を抑制する新規抗アンドロゲン薬 **図 9**．多段階で作用することで従来の抗アンドロゲン薬と比較してより強力な AR シグナル阻害作用を有している．

・去勢抵抗性前立腺癌ないしは遠隔転移を有する前立腺癌が適応となる．
・有害事象については，疲労感や嘔気，食思不振が頻度の高いものとして報告されている．その他の重大な有害事象として発症頻度は低いが，けいれんや血小板減少がある．
・1 日 160mg（4 錠）を，1 日 1 回経口投与とするが，疲労，倦怠感，食欲減退などの有害事象が強く認められ継続投与が難しい患者では投与量の減量を考慮する．

▪ アパルタミド
・アンドロゲンと AR の結合阻害，AR 核内移行・標的遺伝子の転写活性阻害により，抗アンドロゲン作用を発揮する．第一世代のビカルタミドと比較すると，AR への親和性が 7〜10 倍高く，高濃度でもビカルタミドにみられるような AR に対するアゴニスト作用はないとされる．
・遠隔転移を有しない去勢抵抗性前立腺癌ないしは遠隔転移を有する前立腺癌が適応となる．
・1 日 1 回 240mg を経口投与とするが，患者の状態により適宜減量を考慮する．
・約 3 割の症例に皮膚発疹（skin rash）が出現するという特徴を認める．

▪ ダロルタミド
・AR のリガンド結合部位にアンドロゲンが結合するのを競合的に阻害するとともに，転写因子である AR の核内移行を阻害し，標的遺伝子の転写を抑制する．従来の抗アンドロゲン薬とは異なる特徴的な化学構造として，極性基を有するピラゾール環を有している．物理化学的特性および薬理活性がいずれも同様の2種のジアステレオマーであるSR体とSS体の等量化合物である．

・遠隔転移を有しない去勢抵抗性前立腺癌ないしは，ドセタキセル併用において遠隔転移を有する前立腺癌が適応となる．

・1回600mgを1日2回経口投与するが，患者の状態により適宜減量を考慮する．ドセタキルとの併用においても同量を投与する．

▪ ドセタキセル

・ドセタキセルは，2004年にmCRPC患者を対象として実施されたTAX327試験，SWOG9916試験において，全生存期間を有意に延長させたことからアメリカ食品医薬品局（Food and Drug Administration：FDA）で承認され，本邦では2008年に承認された．

・有害事象については，重篤なものとしてグレード3以上の好中球減少（1,000/mm^3未満）が93%に発現するため，本剤の用量規制因子ともなっている．

・プレドニゾロン10mgの連日併用下で，1日1回75mg/m^2を1時間以上かけて3週間間隔で点滴静注とする．

▪ カバジタキセル

・ドセタキセルの側鎖を修飾した約450種類の化合物のスクリーニングより同定された抗癌剤であり，本邦では2014年に承認された．

・有害事象として，最も注意するべきものとして，発熱性好中球減少症があげられ，顆粒球コロニー刺激因子（granulocyte-colony stimulating factor：G-CSF）製剤（ペグフィルグラスチム）の一次的予防投与が推奨される．

・その他の有害事象としては，下痢，疲労，悪心，嘔吐などがある．

・プレドニゾロンを併用し1日1回25mg/m^2を1時間かけて3週間間隔で点滴静注する．

5）骨転移治療

・転移性および進行性前立腺癌患者では，骨転移が7割程度で認められ，癌性疼痛のみならず，脊髄圧迫による麻痺や病的骨折といった骨関連事象（skeletal related events：SRE）の原因となり，患者の日常生活動作（ADL）や生活の質（QOL）を大きく低下させる．

・CRPC患者に対しては，SRE抑制効果の観点から，骨転移巣における破骨細胞を標的としたゾレドロン酸やデノスマブといったいわゆる骨修飾薬（bone modifying agents：BMA）の早期からの使用が望まれる．

・放射性同位元素であるラジウム223の骨転移への取り込みを利用した治療も行われている．

▪ ゾレドロン酸

・ビスホスフォネートの中で最も強力な抗破骨細胞作用をもち，CRPC症例において骨転移によるSREの減少が示された．

・腎機能障害があると血漿中濃度が上昇するため，腎機能の低下に応じて投与量を調整する必要がある **表11**．

表 11 ゾレドロン酸投与量の腎機能による調整

クレアチニンクリアランス (mL/min)	推奨用量
>60	4.0mg
50〜60	3.5mg
40〜49	3.3mg
30〜39	3.0mg

・重大な副作用として急性腎不全や顎骨壊死（osteonecrosis of the jaw：ONJ），低カルシウム血症などがあげられる.

・ゾレドロン酸として 4mg を，生理食塩液またはブドウ糖注射液（5%）100mL に希釈し，15 分以上かけて 3〜4 週間間隔で点滴静脈内投与する.

▪ デノスマブ

・デノスマブは receptor activator of NF-κB ligand（RANKL）に対するヒトモノクローナル抗体であり，高い親和性で RANKL に結合し，RANKL の作用を特異的に阻害することで，破骨細胞の形成および活性化を阻止する.

・骨転移を有する CRPC 症例で，ゾレドロン酸に比べ SRE リスクを有意に低下させる.

・重大な副作用として，ONJ や低カルシウム血症などを認め，特に低カルシウム血症はゾレドロン酸の約 2 倍の頻度とされ，沈降炭酸カルシウム・コレカルシフェロール・炭酸マグネシウム錠の併用投与が必要である.

・デノスマブ（遺伝子組換え）として 120mg を 4 週間に 1 回，皮下投与する.

▪ ラジウム 223

・転移を有する CRPC の治療薬として開発された，世界初のα線放出放射性医薬品であり，生体内でカルシウムやストロンチウムと同様の骨親和性を示し，骨代謝が亢進している骨転移巣に集積し，α線を放出することでその効果を示す.

・ラジウム 223 の投与回数について，6 サイクルの投与完遂ができた症例は予後が良いと考えられる．また，ラジウム 223 施行時にはビスホスフォネート製剤を併用することで予後が改善すると報告されている.

・1 回 55kBq/kg を 4 週間間隔で最大 6 回まで，緩徐に静脈内投与する.

6）ゲノム診断に基づく個別化治療

▪ 前立腺癌では，去勢抵抗性を獲得する過程で AR 遺伝子などのドライバー遺伝子変異が出現し，相同組換え修復（HRR）関連遺伝子の変異も認められる．HRR 関連遺伝子は DNA 損傷修復機構のうち二本鎖修復を担う遺伝子群で，BRCA1/2，ATM，CDK12 などがよく知られている．中でも BRCA1/2 変異の頻度が最も高く，前立腺癌においては約 10〜18% 程度，

HRR 関連遺伝子全体では約 28% との報告がある．これらの遺伝子に変異があると，DNA 損傷修復機能が主に一本鎖修復と非相同末端結合（NHEJ）による不安定な修復が繰り返される．従って，一本鎖修復を担う DNA ポリメラーゼである PARP〔Poly（ADP-ribose）polymerase〕を阻害することにより細胞死を誘導できる可能性が高くなる．

- BRCA 遺伝子などの HRR 関連遺伝子変異陽性の転移性去勢抵抗性前立腺癌患者は，変異陰性の患者に比べて既存治療の効果が期待できず，予後不良であることが知られている．
- オラパリブ
  - 上記の BRCA1/2 遺伝子変異などの HRR の欠損を有する細胞または腫瘍の DNA 損傷応答（DDR）を阻害する最初の標的治療薬であり，2020 年 12 月に，BRCA 遺伝子変異陽性の遠隔転移を有する去勢抵抗性前立腺癌患者に対して使用可能となった．
  - 適応はコンパニオン診断により BRCA 遺伝子変異が陽性である，遠隔転移を有する去勢抵抗性前立腺癌となる．
  - オラパリブとして 1 回 300mg を 1 日 2 回，経口投与する．他の薬剤と併用する場合は，アビラテロンおよびプレドニゾロンと併用する．なお，患者の状態により適宜減量する．
  - アビラテロンまたはエンザルタミドによる治療歴のない患者における本剤単独投与の有効性および安全性は確立していない．
- タラゾパリブ
  - タラゾパリブはオラパリブと同様に DNA 修復に関わる PARP の働きを阻害する標的治療薬であり，2024 年 1 月，同薬とアンドロゲン受容体拮抗薬エンザルタミドとの併用による「BRCA 遺伝子変異陽性の遠隔転移を有する去勢抵抗性前立腺癌」に対する治療薬として国内承認された．
  - 適応はオラパリブと同様に，コンパニオン診断により BRCA 遺伝子変異が陽性である，遠隔転移を有する去勢抵抗性前立腺癌となる．
  - エンザルタミドとの併用において，タラゾパリブとして 1 回 0.5mg を 1 日 1 回，経口投与する．なお，患者の状態により適宜減量する．

7 経過観察

- 初回の根治的治療後の経過観察としては，NCCN ガイドラインでは PSA 検査を最初の 5 年間は 6～12 カ月毎（特に高リスク症例の場合など疾患の状態を明らかにするには 3 カ月毎の測定が必要となる場合がある），直腸診を 1 年毎（PSA 値が検出感度以下の場合は省略可）としている．また N1 ないしは M1 症例では，3～6 カ月毎の身体検査および PSA 検査を行うこととしている．
- 画像検査の施行頻度は，個人のリスク，年齢，PSA 倍加時間（prostate specific antigen doubling time：PSADT），Gleason スコア，全般的な健康状態に基づいて決定する．

1）根治的前立腺全摘除術後の再発

- 術後 1 カ月以上経過した時点での PSA が＜0.2ng/mL である場合，PSA

再発なしとする.

- 前立腺全摘除術後にPSAが検出限界未満のレベルまで低下しない場合(PSA抵抗例), 術後の経過で一旦PSAが検出感度以下になるも, その後のPSA値が2回連続して≧0.2ng/mLとなった場合(PSA再発), 再発治療を検討するが, 実際の二次治療は0.4～0.5ng/mLで開始されることが多い.

2) 根治的放射線治療後の再発

- 治療後PSA最低値(nadir値)から2.0ng/mL以上の上昇を生化学的再発とするPhoenixの定義が広く用いられている.
- 根治的放射線治療後にPSA値が一過性に上昇するPSAバウンスが少なからず認められ, Phoenixの定義に抵触する割合が5%程度認められるため, 慎重な経過観察が必要である.

3) 一次ホルモン療法後の再発

- 一次ホルモン療法であるADT後に治療抵抗性となった状態をCRPCとする. 外科的去勢, 薬物による去勢状態で, かつ血清テストステロン値が50ng/dL未満であるにもかかわらず, 画像も含めた病勢の増悪, PSAの上昇をみた場合と定義され, CAB療法などで用いられる抗アンドロゲン薬の投与の有無は問われない.
- PSAの上昇の定義は, 4週間以上あけて測定したPSAの最低値から25%以上かつ2ng/mL以上の上昇とする.

Suggested Readings

①**日本泌尿器科学会, 日本病理学会, 日本医学放射線学会, 編. 泌尿器科・病理・放射線科 前立腺癌取扱い規約 第5版. メディカルレビュー社; 2022.**
前立腺癌症例に関して, 臨床所見, 臨床診断, 治療方法, および病理学的事項を, 一定の基準下に記載または判定することができる.

②**日本泌尿器科学会, 編. 前立腺癌診療ガイドライン 2023年版. メディカルレビュー社; 2023.**
前立腺癌の治療法について適正な適応を示し, up-to-dateな内容が記載されている.

〈遠藤　匠〉

2 泌尿器腫瘍

⑥精巣腫瘍 (testicular tumor)

Point

- 精巣腫瘍の治療は，まず診断も含めた高位精巣摘除術である．
- 術後の治療方針は，セミノーマか非セミノーマかにより異なる．
- 精巣腫瘍は早期に転移を認めることがあるが，適切な治療を行うことで治癒可能である．
- 化学療法において dose intensity の低下は予後の悪化を招くため，副作用に適切に対応し，投与量・間隔を維持して完遂することが重要である．

1 疫学

- 発生率は 10 万人あたり 1〜2 人と稀な疾患である．
- 20〜30 歳台にかけて発症のピークとなる若年者に多い腫瘍であり，40 歳未満の罹患が全罹患数の約 2/3 を占める．
- 約 30%の症例で診断時に転移を認める．
- 家族歴，停留精巣，対側の精巣腫瘍の既往などがリスク因子である．

2 症状・徴候

- 無痛性の片側精巣の腫脹や硬結，陰嚢の違和感，下腹部や鼠径部の鈍痛などを主訴に来院することが多い 図1 ．
- 炎症や出血を伴う場合は疼痛が出現することもある．
- 精巣腫瘍は短期間で転移することがあり，腹部リンパ節転移に伴う腹部のしこり・腹痛・腰痛など，肺転移に伴う咳嗽・血痰などで受診する場合もある．

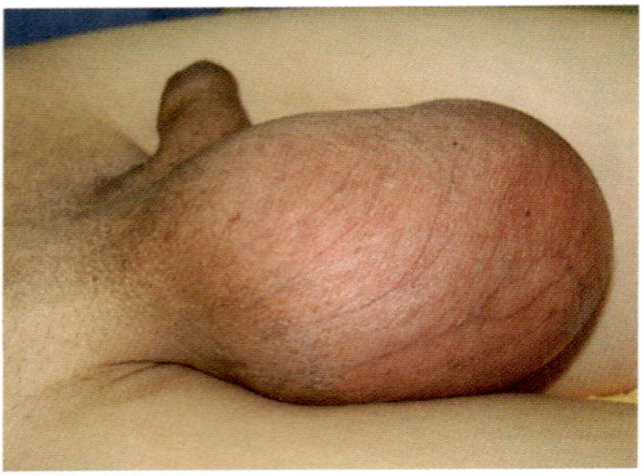

図1 陰嚢所見

JCOPY 498-06431

3 診断に必要な検査

- 病歴：家族歴，停留精巣の有無など．
- 身体所見：固く腫大した精巣を触知する．
- 超音波検査：セミノーマ（精上皮腫）は均一な低エコー腫瘤として描出されるが，非セミノーマでは内部不均一な腫瘤として描出されることが多い 図2 図3 ．またカラードップラーでは hypervascular な腫瘤として検出される．陰嚢腫大する疾患としてその他に陰嚢水腫，精液瘤などがあげられるが，これらは無エコー域として描出されることが多い．
- MRI：セミノーマでは脂肪抑制 T2 強調像で均一な低信号域の腫瘤として描出される．非セミノーマでは造影 MRI にて造影効果不均一で高度な腫瘤として描出される．また悪性リンパ腫（T1 で均一，T2 で低信号）との鑑別にも有用である場合がある．
- CT：病期診断のため胸部～腹部～骨盤部 CT は必須である．

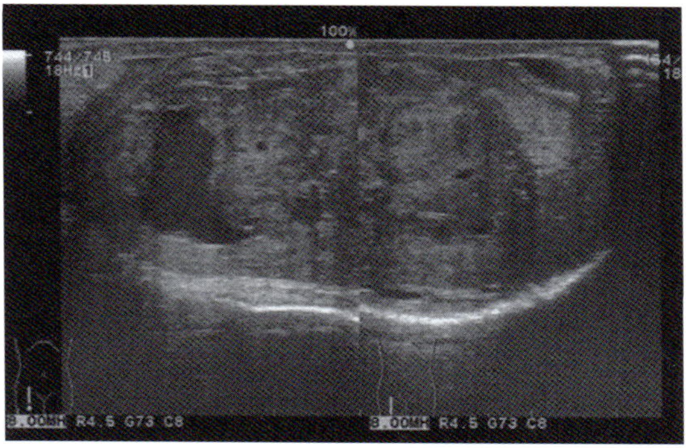

図2 右精巣エコー（内部不均一で低エコー領域を認める）

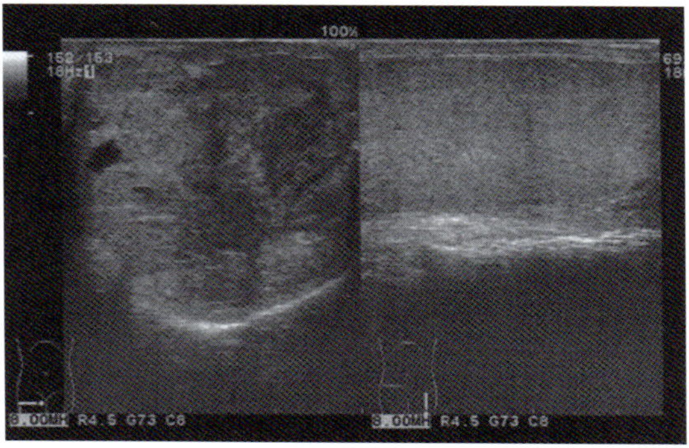

図3 左右精巣エコー（右：不均一な腫瘤，左：均一で正常所見）

- 腫瘍マーカー
  - α-胎児性蛋白（AFP），ヒト絨毛性性腺刺激ホルモン（hCG），乳酸脱水素酵素（LDH）が重要．特にAFPとhCGは非セミノーマの診断および治療効果判定において必須である．
  - 腫瘍マーカーにより組織型を推定することができる．AFPはセミノーマでは絶対に陽性とはならない．絨毛癌でも産生されない．一方，hCGは全ての絨毛癌，セミノーマと胎児性癌の一部で産生される．
  - 半減期は，AFPが5〜7日，hCGが2〜3日，LDHはアイソザイムにより異なる．
  - 確立された指標ではないが，AFPがボーダーラインあるいは軽度上昇している症例において，AFPレクチン分画が腫瘍由来（AFP-L2+3/total AFPが上昇）か否かの鑑別になるとする報告がある．化学療法の効果判定や治療後の経過観察時に測定を考慮する価値がある．
  - hCG測定にはいくつかのキットが用いられているが，IGCCC（International Germ Cell Consensus Classification）においては「IU/L」が単位として用いられており，「mIU/mL」単位を用いたキットで測定する必要がある．
    - ▹ hCG測定に関する注意点としては，一般的なhCGであるregular hCGが本来，胎盤，子宮，胎児に作用する黄体形成ホルモン（LH）の80倍の活性を有するホルモンであるという点である．Regular hCGしか知られていなかった時代にアッセイ系が開発されており，精巣腫瘍に特異的な基準値は明確ではない．
    - ▹ 化学療法後にhCGが持続低値のまま推移し基準値以下にならない場合がある．これに関しては，近年，LHの40倍の活性を有する下垂体性（pituitary）hCGの関与が示唆されている（hCGを測定しているので偽陽性反応とはいえない）．なお，現在のキットではLHとの交差反応による偽陽性は原則的にはない．
    - ▹ 下垂体性hCGの関与を鑑別する検査としてテストステロン負荷試験の有用性が報告されている．検査方法は下記の通りである．
      - ✓テストステロン負荷時，結果判定時にhCG，LH，テストステロンを測定する．
      - ✓エナルモンデポ™ 250mgを筋注し1週間後に測定したhCGが基準値内に収まっていれば「陽性（腫瘍由来でなく下垂体性のhCGの関与の可能性が高い）」と診断する．
      - ✓1週間後のhCGに低下が認められるものの基準値以上である場合，LHが高値（>10 mIU/mL）であれば，さらにその1週間後に再判定すべきとの報告もある（滝沢ら，第103回日本泌尿器科学会総会）．
- その他：脳転移や骨転移が疑われる場合，脳MRIや骨シンチグラフィを追加する．

表1 胚細胞腫瘍の組織分類

(1) 胚細胞腫瘍 (Germ cell tumor)
1) GCNIS 由来胚細胞腫瘍 (Germ cell tumors derived from germ cell neoplasia in situ)
  a) 非浸潤性胚細胞腫瘍 (Non-invasive germ cell neoplasia)
    ① GCNIS (Germ cell neoplasia in situ)
    ②精細管内胚細胞腫瘍特異型 (Specific forms of intratubular germ cell neoplasia)
  b) 単一型 (Tumors of single histological type, pure forms)
    ①セミノーマ (Seminoma)
     合胞性栄養膜細胞を伴うセミノーマ (Seminoma with syncytiotrophoblast cells)
    ②非セミノーマ性胚細胞腫瘍 (Non-seminomatous germ cell tumors)
      Ⅰ) 胎児性癌 (Embryonal carcinoma)
      Ⅱ) 卵黄嚢腫瘍, 思春期後型 (Yolk sac tumor, postpubertal-type)
      Ⅲ) 絨毛性腫瘍 (Trophoblastic tumors)
        ⅰ) 絨毛癌 (Choriocarcinoma)
        ⅱ) 非絨毛癌性絨毛性腫瘍 (Non-choriocarcinomatous trophoblastic tumors)
          ア) 胎盤部トロホブラスト腫瘍 (Placental site trophoblastic tumor)
          イ) 類上皮性トロホブラスト腫瘍 (Epithelioid trophoblastic tumor)
          ウ) 嚢胞状トロホブラスト腫瘍 (Cystic trophoblastic tumor)
      Ⅳ) 奇形腫, 思春期後型 (Teratoma, postpubertal-type)
      Ⅴ) 体細胞型悪性腫瘍を伴う奇形腫 (Teratoma with somatic-type malignancy)
  c) 複数の組織型を有する非セミノーマ性胚細胞腫瘍 (Non-seminomatous germ cell tumors of more than one histological type)
   混合型胚細胞腫瘍 (Mixed germ cell tumors)
  d) 組織型不明な胚細胞腫瘍 (Germ cell tumors of unknown type)
   退縮性胚細胞腫瘍 (Regressed germ cell tumors)
2) GCNIS 非関連胚細胞腫瘍 (Germ cell tumors unrelated to germ cell neoplasia in situ)
  a) 精母細胞性腫瘍 (Spermatocytic tumor)
  b) 奇形腫, 思春期前型 (Teratoma prepubertal-type)
    ①皮様嚢腫 (Dermoid cyst)
    ②類表皮嚢腫 (Epidermoid cyst)
    ③高分化神経内分泌腫瘍 (単胚葉性奇形腫) 〔Well-differentiated neuroendocrine tumor (monodermal teratoma)〕
  c) 奇形腫・卵黄嚢腫瘍混合型, 思春期前型 (Mixed teratoma and yolk sac tumor. prepubertal-type)
  d) 卵黄嚢腫瘍, 思春期前型 (Yolk sac tumor, prepubertal-type)

(日本泌尿器科学会, 他編. 精巣腫瘍取扱い規約 第4版. 金原出版; 2018 ©日本泌尿器科学会)

4 病型・リスク分類

1) 組織分類

- **表1** に精巣胚細胞腫瘍の組織分類 (精巣腫瘍取扱い規約 第4版) を示す.
- 精巣腫瘍では胚細胞腫瘍が9割以上を占め, 精巣胚細胞腫瘍で最も多い組織型はセミノーマで全体の35～50%を占める.
- 胚細胞腫瘍以外にも精索間質性腫瘍, 血液リンパ組織性腫瘍, 精管および精巣付属器の間葉系腫瘍など多岐にわたる.
- すべてがセミノーマである場合のみセミノーマに分類され, 混合型はすべて非セミノーマに分類される.
- 精巣腫瘍はセミノーマか非セミノーマかにより, 治療方針および予後が大きく異なるため, 組織診断は極めて重要である.

2) TNM 分類

- **表2** **表3** に精巣腫瘍取り扱い規約第4版におけるTNM臨床病期分類

表 2 TNM 臨床分類

T- 原発腫瘍
- pT0 組織学的に瘢痕または原発腫瘍を認めない（例えば，精巣における組織学的瘢痕）
- pTis 精細管内胚細胞腫瘍（上皮内癌）
- pT1 脈管浸潤を伴わない精巣および精巣上体に限局する腫瘍．浸潤は白膜までで，鞘膜には浸潤していない腫瘍※
- pT2 脈管浸潤を伴う精巣および精巣上体に限局する腫瘍．また白膜をこえ，鞘膜に進展する腫瘍
- pT3 脈管浸潤には関係なく，精索に浸潤する腫瘍
- pT4 脈管浸潤には関係なく，陰嚢に浸潤する腫瘍

※：AJCC 第 8 版では，セミノーマに限り，pT1 をさらに腫瘍径によって亜分類を行う（pT1a：腫瘍最大径 3cm 未満の腫瘍，pT1b：腫瘍最大径 3cm 以上の腫瘍）．

N- 領域リンパ節
- NX 領域リンパ節の評価が不可能
- N0 領域リンパ節転移なし
- N1 最大径が 2cm 以下の単発性または多発性リンパ節転移
- N2 最大径が 2cm をこえるが，5cm 以下の単発性または多発性リンパ節転移
- N3 最大径が 5cm をこえるリンパ節転移

M- 遠隔転移
- MX 遠隔転移の評価が不可能
- M0 遠隔転移なし
- M1 遠隔転移あり
  - M1a 領域リンパ節以外のリンパ節転移，または肺転移
  - M1b 領域リンパ節以外のリンパ節転移と肺転移を除く遠隔転移

S- 血清腫瘍マーカー
- SX 血清腫瘍マーカー検査が不明，または実施していない
- S0 血清腫瘍マーカー値が正常範囲内

	LDH	hCG（mIU/mL）	AFP（ng/mL）
S1	＜1.5×N	および＜5,000	および＜1,000
S2	1.5～10×N	または 5,000～50,000	または 1,000～10,000
S3	＞10×N	または＞50,000	または＞10,000

AJCC：American Joint Commission on Cancer
（日本泌尿器科学会，他編．精巣腫瘍取扱い規約 第 4 版．金原出版；2018 ©日本泌尿器科学会）

を示す．

3）IGCCC 表 4

- セミノーマを予後良好群と中間群の 2 群，非セミノーマを予後良好群，中間群，不良群の 3 群に分類し，非再発率ならびに生存率を現したものであり，進行性精巣腫瘍の予後および治療方針を決定するうえで重要である．
- 1997 年に提唱されたものであり，現在では poor prognosis 群の予後は改善されており，非セミノーマ群の 5 年生存率は 70～80％程度とされる．

5 治療

- まず組織診断のためにも早期に高位精巣摘除術を行う 図 4．
- 組織診断および病期決定後治療を選択する．
  - ・病期Ⅰと診断するためには，画像検査で転移がないことに加え，高位精巣摘除の術前に腫瘍マーカーが高値であった症例では，半減期に従って腫瘍マーカーが陰性化していることも必要である．

表 3 TNM 臨床病期分類

0 期	pTis	N0	M0	S0
Ⅰ期	pT1-4	N0	M0	SX
ⅠA 期	pT1	N0	M0	S0
ⅠB 期	pT2-4	N0	M0	S0
ⅠS 期	pT/TX に関係なく	N0	M0	S1-3
Ⅱ期	pT/TX に関係なく	N1-3	M0	SX
ⅡA 期	pT/TX に関係なく	N1	M0	S0，S1
ⅡB 期	pT/TX に関係なく	N2	M0	S0，S1
ⅡC 期	pT/TX に関係なく	N3	M0	S0，S1
Ⅲ期	pT/TX に関係なく	N に関係なく	M1a	SX
ⅢA 期	pT/TX に関係なく	N に関係なく	M1a	S0，S1
ⅢB 期	pT/TX に関係なく pT/TX に関係なく	N1-3 N に関係なく	M0 M1a	S2 S2
ⅢC 期	pT/TX に関係なく pT/TX に関係なく pT/TX に関係なく	N1-3 N に関係なく N に関係なく	M0 M1a M1b	S3 S3 S に関係なく

（日本泌尿器科学会，他編．精巣腫瘍取扱い規約 第 4 版．金原出版；2018 ©日本泌尿器科学会）

表 4 IGCCC（International Germ Cell Consensus Classification）

	セミノーマ	非セミノーマ
予後良好群	肺以外の臓器転移なし AFP 正常範囲内 hCG および LDH はいずれの値でもよい 5 年非再発率 82%，5 年生存率 86%	精巣または後腹膜原発で，肺以外に臓器転移なし AFP＜1,000ng/mL hCG＜5,000IU/L LDH＜正常値上限の 1.5 倍 5 年非再発率 90%，5 年生存率 96%
中等度予後群	肺以外の臓器転移あり AFP 正常範囲内 hCG および LDH はいずれの値でもよい 5 年非再発率 67%，5 年生存率 72%	精巣または後腹膜原発で，肺以外に臓器転移なし 1,000ng≦AFP≦10,000ng/mL または 5,000IU/L≦hCG≦50,000IU/L または 正常値上限×1.5 倍≦LDH≦正常値上限 10 倍 5 年非再発率 78%，5 年生存率 89%
予後不良群	該当なし	縦隔原発または肺以外の臓器転移あり または AFP＞10,000ng/mL または hCG＞50,000IU/mL または LDH＞正常上限 10 倍 5 年非再発率 54%，5 年生存率 67%

（International Germ Cell Cancer Collaborative Group. J Clin Oncol. 1997; 15: 594-603）

- 精巣腫瘍診療基本アルゴリズム（精巣腫瘍ガイドライン 2024 年版）**図 5** を示し，セミノーマ・非セミノーマの治療を，stage 毎に説明する．
- 化学療法においては，投与量および投与間隔を維持できない場合予後の悪化を招くため，副作用をコントロールしながら，投与量と投与間隔を維持することが重要である．

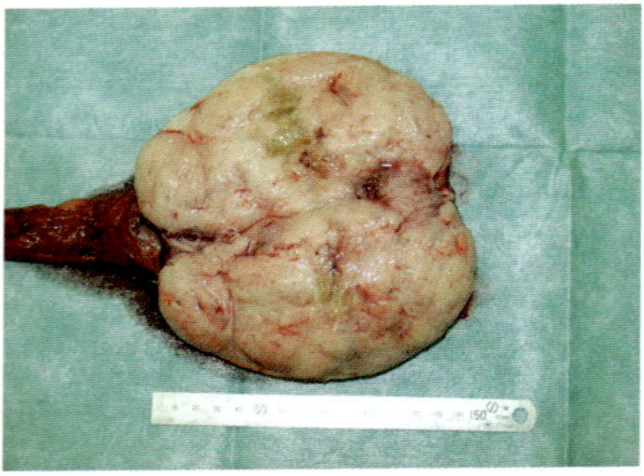

図 4 高位精巣摘除術検体（精巣から精索まで一塊に摘除する）

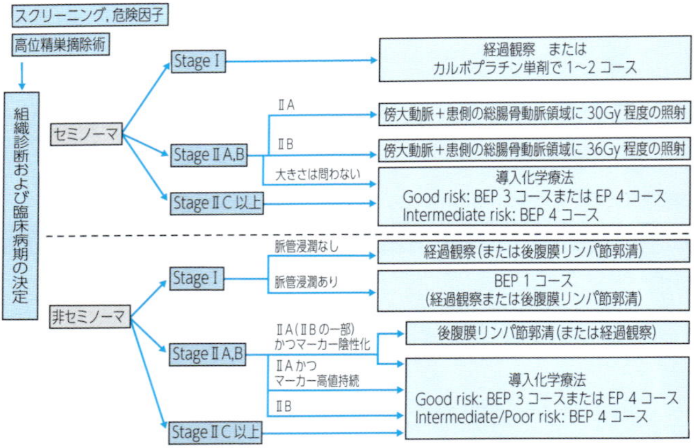

図 5 **精巣腫瘍診療基本アルゴリズム**（日本泌尿器科学会, 編. 精巣癌診療ガイドライン 2024 年版. 金原出版; 2024 ©日本泌尿器科学会）

- 精巣腫瘍の化学療法に用いられるブレオマイシンは肺毒性が強く一旦生じると非可逆的である．このため，中年以上（40 歳台は黄信号，50 歳台以降は赤信号），腎機能障害に加え，ヘビースモーカー，閉塞性肺疾患，多発肺転移の腫瘍量が多いなどで呼吸機能が不良な症例では，ブレオマイシンを用いないレジメンに変更する（詳細は後述）．
- 化学療法前には精子凍結保存に関する説明を行う必要がある．

1）セミノーマ

- Stage I： 疾患特異的生存率は 98～99％と高い．高位精巣摘除術後は，①経過観察，②カルボプラチン単剤（1～2 コース）が選択されるが，いずれを選択しても生存率に大きな差はない．しかし再発率は経過観察の場合 13～20％であるのに対して，カルボプラチン単剤投与で副作用の出現もあるが，再発率は5%以下となる．なお，腫瘍径4cm以上あるいは精巣網への浸潤などが再発の危険因子とする報告もあり，患者の年齢や経過観察に対するコンプライアンスなども加味して慎重に検討することが大切である．

- Stage ⅡA, B（後腹膜転移巣の最大径5cm未満）：放射線照射もしくは化学療法が選択される．放射線療法は2cm未満であれば傍大動脈＋患側の総腸骨動脈領域に30Gyの照射，2cm以上5cm未満であれば，36Gyの照射が推奨されている．化学療法を選択する場合は，BEP療法（ブレオマイシン，エトポシド，シスプラチン）を3コースもしくはブレオマイシン投与のリスクが高い場合にはEP療法（エトポシド，シスプラチン）を4コース行う **表5**.
- Stage ⅡC以上：IGCCCで予後良好群に相当する症例ではBEP療法を3コース，予後中間群ではBEP療法を4コースを行う．ブレオマイシン投与のリスクが高い場合には，予後良好群ではEP療法を4コース，予後中間群ではVIP療法（エトポシド，イホスファミド，シスプラチン）を4コース行う．予後中間群ではEP療法はBEP療法の代替にならない点に注意が必要である．

表5 化学療法レジメン

BEP療法（21日/コース）									
治療日 薬剤	day1	day2	day3	day4	day5	day6-8	day9	day10-15	day16
シスプラチン 20mg/m²	↓	↓	↓	↓	↓				
エトポシド 100mg/m²	↓	↓	↓	↓	↓				
ブレオマイシン 30mg/body		↓					↓		↓
EP療法（21日/コース）									
治療日 薬剤	day1	day2	day3	day4	day5	day6-8	day9	day10-15	day16
シスプラチン 20mg/m²	↓	↓	↓	↓	↓				
エトポシド 100mg/m²	↓	↓	↓	↓	↓				
VIP療法（21日/コース）									
治療日 薬剤	day1	day2	day3	day4	day5	day6-8	day9	day10-15	day16
シスプラチン 20 mg/m²	↓	↓	↓	↓	↓				
エトポシド 75 mg/m²	↓	↓	↓	↓	↓				
イホスファミド 1.2 g/m²	↓	↓	↓	↓	↓				

2）非セミノーマ

- Stage Ⅰ：経過観察の場合 30%で再発が認められる．さらに脈管浸潤を認める症例では 50%で再発を認めるのに対して，脈管浸潤を認めない症例では 20%程度の再発であり，脈管浸潤の有無は重要な因子である．そのため，①脈管浸潤のない症例では経過観察が推奨されるが，追加治療を希望される場合は，BEP 1 コースや後腹膜リンパ節郭清が選択肢となる．②脈管浸潤ありの症例では，BEP 療法 1 コースが推奨される．しかし化学療法困難な場合は，経過観察もしくは後腹膜リンパ節郭清も選択肢となる．
- Stage Ⅱ：2cm 以下でマーカーが正常な後腹膜リンパ節転移を有する場合は，反応性のリンパ節腫大の可能性も考慮し，病理学的診断を行う意義が高いと判断した場合には後腹膜リンパ節郭清術を，そうでなければ厳重な経過観察あるいは導入化学療法のいずれを選択するか十分に検討する．経過観察を選択する場合には経過観察に対するコンプライアンスが良好な患者であることが必要である．
  - それ以外の症例に対しては，IGCCC に準じて化学療法を行う．
    - ▹ 化学療法は，予後良好群に相当する症例では BEP 療法を 3 コース，予後中間群 / 不良群では BEP 療法を 4 コースを行う．ブレオマイシン投与のリスクが高い場合には，予後良好群では EP 療法を 4 コース，予後中間群 / 不良群では VIP 療法を 4 コース行う．ブレオマイシンが使えない場合には，予後中間群 / 不良群では EP 療法では BEP 療法の代替にはならず，VIP 療法を選択することがポイントで

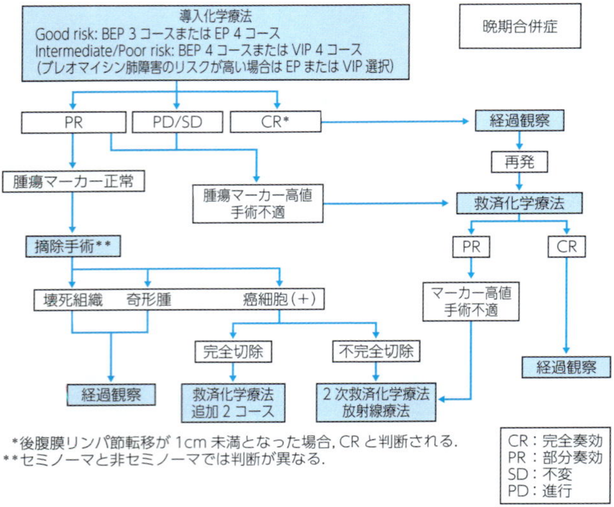

図 6　進行性・難治性精巣腫瘍アルゴリズム（日本泌尿器科学会，編．精巣癌診療ガイドライン 2024 年版．金原出版；2024 ©日本泌尿器科学会）

ある．

▷ 腫瘍マーカーの半減期も重要である．腫瘍マーカーは原則として1〜2週間に1回程度は測定し，その結果を片対数グラフにプロットし半減期を求めるか，半減期＝(マーカーを測定した2時点間の期間×$\log_e 2$) / {$\log_e$（前時点のマーカー値）－$\log_e$（現時点のマーカー値)} ＝（マーカーを測定した2時点間の期間×0.693) / {$\log_e$（前時点のマーカー値)－$\log_e$（現時点のマーカー値)} の式を用いて腫瘍マーカーの半減期を計算し治療効果の参考とする．AFPの半減期7日以上，hCGの半減期3日以上の場合は治療抵抗性の可能性を念頭に置く．

3）進行性・難治性精巣腫瘍

- 導入化学療法後の再発症例のアルゴリズムを **図6** に示す．
- ブレオマイシンは肺毒性が強く，高齢者や腎機能障害を有する症例ではリスクが高いため，導入化学療法において予後良好群ではEP 4コースが，中等度・予後不良群ではVIP 4コースが代替治療となる．
- 導入化学療法後，残存腫瘍を認めるが腫瘍マーカーが正常化している場合は，残存腫瘍の切除が推奨される．癌細胞を認める場合はさらに追加の化学療法を行う．
- 再発症例や手術不能症例は化学療法を行う．
- 化学療法はTIP療法（パクリタキセル，イホスファミド，シスプラチン）

表6 治療後の経過観察の一例

	経過年数毎の診察や検査の間隔					
検査項目	1年	2年	3年	4年	5年	6年〜
Stage Ⅰ セミノーマ（厳重経過観察）						
診察，血液検査	3〜6カ月	6カ月	6〜12カ月	12カ月	12カ月	12カ月
画像検査	6カ月	6カ月	6〜12カ月	12カ月	12カ月	12カ月
Stage Ⅰ セミノーマ（カルボプラチン後）						
診察，血液検査	3〜6カ月	6〜12カ月	12カ月	12カ月	12カ月	12カ月
画像検査	6カ月	12カ月	12カ月	12カ月	12カ月	12カ月
Stage Ⅰ 非セミノーマ（厳重経過観察）						
診察，血液検査	2カ月	3カ月	4〜6カ月	6カ月	12カ月	12カ月
画像検査	4カ月	4〜6カ月	6カ月	12カ月	12カ月	12カ月
Stage Ⅰ 非セミノーマ（化学療法後，後腹膜リンパ節郭清後）						
診察，血液検査	3カ月	3カ月	6カ月	6カ月	12カ月	12カ月
画像検査	6カ月	12カ月	12カ月	12カ月	12カ月	12カ月
Stage Ⅱ以上 セミノーマ（導入化学療法後）						
診察，血液検査	2カ月	3カ月	6カ月	6カ月	12カ月	12カ月
画像検査	6カ月	6カ月	12カ月	12カ月	12カ月	12カ月
Stage Ⅱ以上 非セミノーマ（導入化学療法＋残存腫瘍摘除後）						
診察，血液検査	2カ月	3カ月	6カ月	6カ月	6〜12カ月	12カ月
画像検査	6カ月	6カ月	12カ月	12カ月	12カ月	12カ月

が 2nd line として推奨される．その他 VIP 療法（エトポシド，イホスファミド，シスプラチン）や VeIP（ビンブラスチン，イホスファミド，シスプラチン）も選択肢となる．

6 経過観察

- 精巣腫瘍では治療後に再発を認める場合があるが，再発を早期に発見し適切な治療を行うことで治癒が期待できる．このため，経過観察の間隔，検査項目は重要である．
- 再発を認めるのは治療後 1～2 年以内のことが多く，1～2 年以内は密な経過観察が必要である．
- Stage ごと，治療ごとの経過観察の一例を **表 6** に示す．
  - ・2019 年版の NCCN ガイドライン（https://www.nccn.org/professionals/physician_gls/pdf/testicular.pdf）などを参照しても，放射線被曝やコストなどの観点から，画像検査の施行頻度は減少傾向にある（本邦のガイドラインよりも施行頻度が少なく設定されている）．ただし，経過観察のプロトコールはエビデンスレベルの高い臨床研究に基づいて導き出されたものではない．原則は原則として尊重しつつ，個々の患者の状況を十分に考慮して治療後の経過観察を行うことが肝要である．

Suggested Readings

①**日本泌尿器科学会，編．精巣癌診療ガイドライン 2024 年版．金原出版; 2024.**
精巣腫瘍の診断・治療をエビデンスに基づき記されている．

②**日本泌尿器科学会，日本病理学会，日本医学放射線学会，日本臨床腫瘍学会，編．精巣腫瘍取扱い規約 第 4 版．金原出版; 2018.**
精巣腫瘍の組織分類や，病期分類など記されている．

〈米田　慧〉

2 泌尿器腫瘍

⑦陰茎癌（penile cancer）

Point

- 陰茎癌の診断には身体診察が非常に重要である.
- 包茎症例においても，亀頭部の腫大や出血など異常を認める場合は包皮を翻転し，しっかりと観察する.
- 限局癌の場合は予後良好であるが，リンパ節転移を認める症例では予後不良な疾患である.

1 疫学

- 陰茎癌は 10 万人あたり 0.4～0.5 人，男性尿路悪性腫瘍の 2～5％と稀な疾患である.
- 包茎，HPV（human papilloma virus）感染，喫煙などがリスク因子となる.
- 2021 年に本邦の陰茎癌診療ガイドラインが発刊された.

2 症状・徴候

- 亀頭部に発生することが多く，次いで包皮に多い.
- 亀頭部の腫瘤，潰瘍，発赤や出血，悪臭 図 1.
- 転移による鼠経リンパ節腫大.

3 診断に必要な検査

- 病歴・身体所見：陰茎の診察．触診で硬結・腫瘤の有無，包茎の有無，陰茎白膜，尿道への浸潤を評価する.
- 血液検査：陰茎癌の 95％が扁平上皮癌であり，SCC（squamous cell carcinoma）抗原が腫瘍マーカーとなる（しかし高値を示すのは陰茎癌患者の 25％ 程度）.
- MRI：局所深達度の診断に有用.
- CT：鼠経リンパ節を含む，転移の評価に有用.

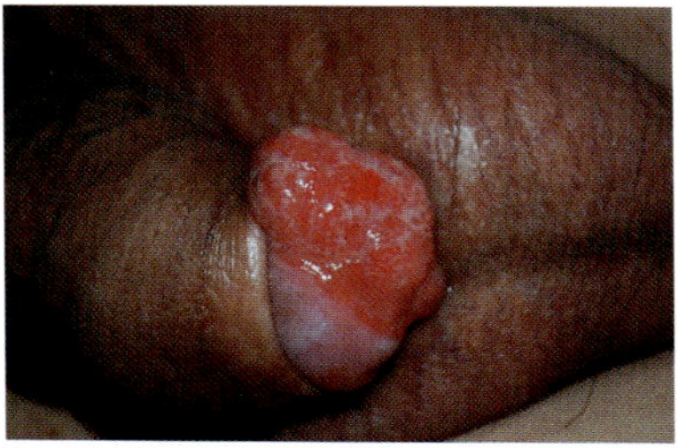

図 1 亀頭部の陰茎癌

表1 病期分類（AJCC TNM staging system 8th edition 2017）

T　原発腫瘍
　TX：原発腫瘍の評価が不可能
　T0：原発腫瘍を認めない
　Ta：非浸潤性限局性扁平上皮癌
　Tis：上皮内癌（Penile intraepithelial neoplasia [PeIN]）
　T1：亀頭部　上皮下結合組織に浸潤する腫瘍
　　包皮　真皮，上皮下結合組織または肉様膜に浸潤する腫瘍
　　陰茎幹　表皮と海綿体間の結合組織に浸潤する腫瘍
　　　T1a：脈管浸潤 / 神経周囲浸潤がなく，かつグレード 1 ～2
　　　T1b：脈管浸潤 / 神経周囲浸潤がある，あるいはグレード 3 以上
　T2：尿道海綿体に浸潤する腫瘍（尿道浸潤の有無はとわない）
　T3：陰茎海綿体に浸潤する腫瘍（尿道浸潤の有無はとわない）
　T4：その他隣接臓器への浸潤

cN　領域リンパ節（臨床診断）
　cNX：領域リンパ節の評価が不可能
　cN0：触知しない
　cN1：片側可動性のあるリンパ節触知
　cN2：多発または両側に可動性のあるリンパ節触知
　cN3：非可動性の鼠径リンパ節触知，または骨盤リンパ節転移（片側 or 両側）

pN　領域リンパ節（病理学的診断）
　pNX：領域リンパ節郭清なし
　pN0：リンパ節転移なし
　pN1：片側 2 個以下のリンパ節転移
　pN2：片側 3 個以上のリンパ節転移，または両側リンパ節転移
　pN3：骨盤リンパ節転移あり，または領域リンパ節の節外進展あり

M　遠隔転移
　M0：遠隔転移なし
　M1：遠隔転移あり

G　Histopathological Grading
　GX：評価不可能，G1：Well differentiated，G2：moderately differentiated，
　G3：Poorly differentiated/high grade

（Amin MB, et al. editors. AJCC Cancer staging Manual. 8th ed. Springer International Publishing; 2017）

表2 AJCC Anatomical Stage/Prognostic Groups

	T	N	M
Stage 0is	Tis	N0	M0
Stage 0a	Ta	N0	M0
Stage Ⅰ	T1a	N0	M0
Stage ⅡA	T1b T2	N0	M0
Stage ⅡB	T3	N0	M0
Stage ⅢA	T1-3	N1	M0
Stage ⅢB	T1-3	N2	M0
Stage Ⅳ	T4 Any T Any T	Any N N3 Any N	M0 M0 M1

（日本泌尿器科学会，編．陰茎癌診療ガイドライン 2021 年版．医学図書出版；2021 ©日本泌尿器科学会）

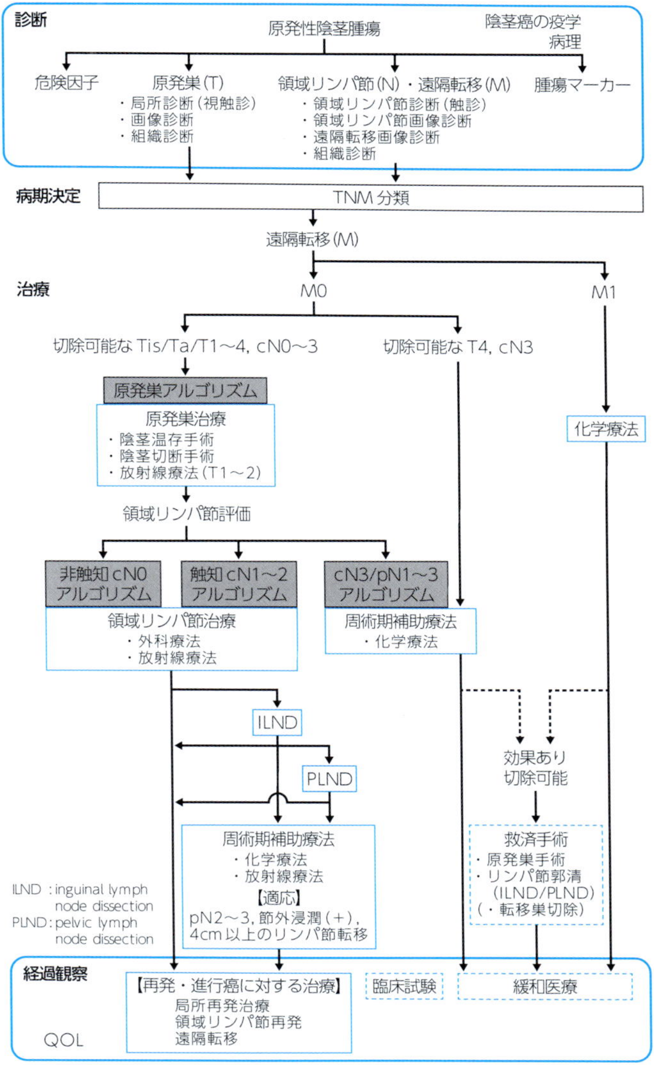

図 2 陰茎癌診療フローチャート

(日本泌尿器科学会, 編. 陰茎癌診療ガイドライン 2021 年版. 医学図書出版; 2021 ©日本泌尿器科学会より改変)

- 生検: 疑わしい場合は，パンチ生検を行うことで組織診断を行う.

4 病型・リスク分類

- AJCC（American Joint Commission on Cancer）TNM 分類（2017年）を 表 1 に示す.
- AJCC 病期分類を 表 2 に示す.

5 治療

- 陰茎癌診療ガイドラインの診療フローチャートを 図 2 に示す.

Ⅰ 局所治療

① Tis，Ta，T1：外用療法（Tis のみ），レーザー治療，放射線療法，局所手術（環状切除，陰茎部分切除など）

② T2, T3：陰茎部分切除術，陰茎全切除術，放射線療法

③ T4：術前化学療法後 表 3 に可能な場合は全切除術

Ⅱ 非触知鼠径リンパ節（cN0）

- cN0 のうち 20～25% に微小転移あり

①低リスク（Tis，Ta，T1a，G1）：経過観察

②中リスク（T1，G2）：lymphovascular invasion（LVI）がある場合はダイナミックセンチネルリンパ節生検（DSNB），または修飾鼠径リンパ節郭清〔modified inguinal lymph node dissection（ILND)〕．迅速病理で陽性の場合は ILND

③高リスク（G3 or ≧T2）：DSNB または modified ILND．迅速病理で陽性の場合は ILND

Ⅲ 可動性鼠径リンパ節（cN1-2）

- まずは穿刺吸引細胞診

表 3 化学療法レジメン

TIP 療法（3～4 週 / コース）						
治療日 / 薬剤	day1	day2	day3	day4	day5	day6～21
パクリタキセル 175mg/m²	↓					
イホスファミド 1,200mg/m²	↓	↓	↓			
シスプラチン 25mg/ m²	↓	↓	↓			
5-FU+シスプラチン（3～4 週 / コース）						
治療日 / 薬剤	day1	day2	day3	day4	day5	day6～21
5-FU 800mg/m²		↓	↓	↓		
シスプラチン 25mg/m²	↓					

①陽性の場合は ILND

②陰性の場合はリンパ節生検，modifeied ILND．陽性であれば ILND

Ⅳ　非可動性鼠径リンパ節，骨盤内リンパ節（cN3）

- 術前化学療法施行 **表 3**
- 奏効した場合はリンパ節郭清を検討

Ⅴ　遠隔転移あり（M1），切除不能

- 化学療法を行う **表 3**（いずれの薬剤も適応症に陰茎癌の記載はない）
- TPF（ドセタキセル＋シスプラチン＋5-FU），TIP（パクリタキセル＋イホスファミド＋シスプラチン），5-FU＋シスプラチンが選択肢となる

6 経過観察

- NCCN ガイドライン 2021 年版に基づき経過観察の例を **表 4** に示す．
- 陰茎温存療法では再発率が 28%，陰茎切断術後の再発率は 5%程度とされており，陰茎温存療法ではより細かい経過観察が必要である．
- 陰茎癌再発の 92%は 5 年以内に起こるため，5 年までの経過観察が重要である．
- 臨床評価にて異常が認められる場合は，鼠径部の超音波検査，CT，MRI などを施行し，局所や遠隔再発の有無を評価することが必要である．

表 4 術後経過観察

	検査項目	経過年（フォロー間隔）		
		1～2 年	3～5 年	5～10 年
温存治療	身体診察	3 カ月ごと	3 カ月ごと	6 カ月ごと
局所手術	身体診察	6 カ月ごと	12 カ月ごと	
N0, N1	身体診察	6 カ月ごと	12 カ月ごと	
N2, N3	身体診察 画像	3 カ月ごと 3～6 カ月ごと	6 カ月ごと	

※状況に応じて適宜 CT や MRI などの画像検査を施行する．

〈米田　慧〉

3 尿路感染症

①単純性・複雑性尿路感染症

Point

- 尿路感染症（urinary tract infection：UTI）は広義には腎，膀胱，前立腺，精巣上体の各々の臓器の細菌性炎症性疾患をいうが，本項目では腎，膀胱について述べる．
- 急性単純性膀胱炎の治療は閉経前・閉経後・妊婦別に，起炎菌，耐性菌などに若干違いがあることに留意して抗菌薬を選択する．
- 複雑性尿路感染症の場合，細菌尿や尿中白血球を認めても症状がなければ抗菌薬の治療は必要ない．
- 急性腎盂腎炎は急激に播種性血管内凝固（DIC）となることも多いため，軽度・中等度であったとしても細やかなフォローを要する．
- 急性巣状細菌性腎炎は造影 CT を行わないと診断が難しい．

1 疫学

- UTI は医師が外来で診察する最も頻度の高い感染症の一つである．
- UTI は明らかな基礎疾患を認めない単純性と基礎疾患を有する複雑性に分類される．
- 急性膀胱炎，急性腎盂腎炎は尿道の短い女性に多く，細菌が上行性感染（尿道→膀胱→腎）するためである．
- 急性単純性膀胱炎は性的活動期の女性と閉経後女性に多い．
- 急性単純性膀胱炎の閉経前女性における分離菌の約 70% がグラム陰性菌（GNR：Gram negative rod）であり *Escherichia coli*（*E. coli*）は約 65%〔extended spectrum β-lactamase（ESBL）産生菌は約 4%〕で，グラム陽性球菌（GPC：Gram positive cocci）の分離頻度は約 30%（*Staphylococcus saprophyticus* は約 10%）で，高齢女性（閉経後）は 9%（2009 年サーベイランス）である．
- 閉経前女性の急性単純性膀胱炎から分離される *E. coli* は，セフェム系薬やキノロン系薬などにいずれも 90% 以上の薬剤感受性を保持している．ESBL 産生株のうち約 30% はキノロン耐性も示すが，ホスホマイシン（FOM）またはファロペネム（FRPM）には良好な感性を示している．ただし，2021 年に報告された後ろ向き多施設共同研究および 2020 年に施行された三学会合同サーベイランス（速報）では，ESBL 産生 *E. coli* は 6.8〜8.1%，キノロン耐性 *E. coli* は 9.2〜10.5% と増加傾向にあるため，各々施設での分離菌の動向をつかんでおくとよい．
- 尿路・全身性基礎疾患がない急性単純性腎盂腎炎は，性的活動期の女性に多い．菌血症や敗血症の可能性がある場合は血液培養（2 セット採取）が必要となる．ショック症状を伴うことがあり，血行動態にも注意が必要である．

JCOPY 498-06431

- 水腎症，気腫性腎盂腎炎，膿腎症，腎膿瘍など重篤で早急な泌尿器科的ドレナージを要する病態と，一般的な急性腎盂腎炎との鑑別診断のため，画像診断（超音波検査必須，適時 CT）が必要である．急性単純性腎盂腎炎は CT 上患側腎臓周囲に毛羽立ちを認めるが，認めないものは造影 CT を行い急性巣状細菌性腎炎との鑑別を行った方がよい．
- 急性腎盂腎炎の起因菌は急性単純性膀胱炎の原因微生物に準じて *E. coli* が主体（約 70%）であり，その他の GNR として *Klebsiella pneumoniae* や *Proteus mirabilis* などもときに関与する．稀に GPC の *S. saprophyticus* や *Enterococcus faecalis* などが原因菌となる．キノロン耐性，ESBL 産生菌，メタロ β ラクタマーゼ産生菌があるので注意を要する．
- 男性の場合は複雑性尿路感染症を考慮し，尿路や全身性の基礎疾患の有無の検索が必要である．

2 症状・徴候・検査・治療

図 1 表 1 ～ 表 4 参照．

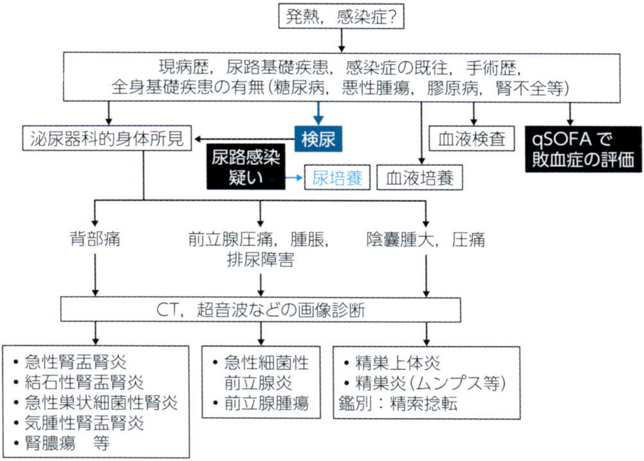

図 1 有熱性尿路感染症診断の流れ
qSOFA: quick sequential organ failure assessment

表 1 急性単純性膀胱炎

	閉経前女性	閉経後女性	妊婦
基礎疾患	なし	なし	なし
特徴	急激に発症する．性的活動期の女性に多い	急激に発症する．若年女性に比して治癒率が低く再発率が高い．再発を繰り返す場合は，尿路や全身性基礎疾患の有無の検査が重要である	急激に発症する
推定される起炎菌	GNR が約 70%（*E. coli* 約 65%，キノロン系の耐性率は 7%），GPC が約 30%	GNR 約 90%（*E. coli* 83%）≫ GPC．*E. coli* はキノロン系耐性率 17% と高い	閉経前と同様
症状	①頻尿，②終末時排尿痛，③混濁尿，④時に血尿，⑤恥骨上部不快感，⑥残尿感，⑦尿意切迫感，等　（①～③は三大症状）．発熱は伴わない		
診断・検査	上記症状に加え尿沈渣所見：白血球数＞5～10 個 /HPF（必ず尿道口を清拭綿でぬぐい中間尿で採取させる），沈渣で細菌が球菌か桿菌か検索してもらう．尿培養：細菌数＞10^3/mL		妊婦の場合は無症候性細菌尿も積極的に治療
抗菌薬選択のポイント	*E. coli* の薬剤感受性は比較的良好．βラクタム系薬はグラム陽性球菌に無効のことが多い．ESBL 産生菌の約 70% はキノロン系に耐性．尿検査でグラム陽性球菌が認められればキノロン系を使用（*の抗菌薬は 3 日間で臨床効果が上げられているが，細菌学的効果で評価する方がよい）	*E. coli* のキノロン耐性率が高いため，治療の第一選択はキノロン以外．尿検査でグラム陽性球菌が認められればキノロン系を使用（*の抗菌薬は 3 日間で臨床効果が上げられているが，細菌学的効果で評価する方がよい）	妊娠初期のキノロン系薬は避ける．使用を避けるべき抗菌薬：妊娠初期はキノロン系薬，テトラサイクリン系薬，ST 合剤，妊娠後期はサルファ剤．無症候性細菌尿の場合，第一選択は症状がある場合と同様薬．第二選択は CPRD-PR，CFPN-PI，CDTR-PI を選択（投与量，日数は同様）

	抗菌薬名	投与経路	1 回量	投与回数	投与日数	抗菌薬名	投与経路	1 回量	投与回数	投与日数
推奨抗菌薬	●第一選択または起炎菌が不明な場合					●第一選択				
	クラブラン酸 / アモキシシリン：CVA/AMPC（オーグメンチン®等）	経口	250mg	1 日 3 回	7 日間	CVA/AMPC（オーグメンチン®等）	経口	250mg	1 日 3 回	7 日間
	（オーグメンチン®＋サワシリン®も検討してよいかもしれない）					CCL（ケフラール®等）	経口	250mg	1 日 3 回	7 日間

推奨抗菌薬	● CVA/AMPC に感受性のない GPC が疑われるか検出されている場合				
	レボフロキサシン: LVFX (クラビット®等) *	経口	500mg	1日1回	3日間
	シプロフロキサシン: CPFX (シプロキサン®等) *	経口	200mg	1日2~3回	3日間
	トスフロキサシン: TFLX (オゼックス®等) *	経口	150mg	1日2回	3日間
	● ESBL 非産生 GNR が疑われるか検出されている場合				
	セファクロル: CCL (ケフラール®等)	経口	250mg	1日3回	7日間
	セフジニル: CFDN (セフゾン®等)	経口	100mg	1日3回	5~7日間
	セフカペンピボキシル: CFPN-PI (フロモックス®等)	経口	100mg	1日3回	5~7日間
	セフジトレンピボキシル: CDTR-PI (メイアクト®等) *	経口	100mg	1日3回	3~7日間
	セフポドキシムプロキセチル: CPDX-PR (バナン®等) *	経口	100mg	1日2回	3~7日間
	● ESBL 産生の *E. coli* 等に対する definitive therapy				
	ホスホマイシン: FOM (ホスミシン®等)	経口	1g	1日3回	2日間
	ファロペネム: FRPM (ファロム®等)	経口	200mg	1日3回	7日間
	●第二選択				
	CFDN (セフゾン®等)	経口	100mg	1日3回	5~7日間
	CFPN-PI(フロモックス®等)	経口	100mg	1日3回	5~7日間
	CDTR-PI (メイアクト®等)	経口	100mg	1日3回	3~7日間
	CPDX-PR (バナン®等)	経口	100mg	1日2回	3~7日間

表 2 複雑性膀胱炎

	カテーテル非留置例					透析患者					
基礎疾患	あり					透析					
特徴	高齢者，男性の割合が増えている．尿路に基礎疾患（前立腺肥大症，前立腺癌，膀胱癌，神経因性下部尿路機能障害，尿道狭窄，膀胱結石），もしくは全身の基礎疾患（糖尿病，免疫抑制薬，ステロイド，抗がん剤投与中）を有する．					透析患者の感染症のうち尿路感染症は 11～25% と報告されている．無症候性細菌尿の場合は治療の適応とならない．尿検体採取が困難なことが多い．（膀胱洗浄して採取することもある）					
推定される起炎菌	GNR：*E. coli*，*Klebsiella* 属，*Citrobacter* 属，*Enterobacter* 属，*Serratia* 属，*Proteus* 属，*P. aeruginosa* など GPC：*Enterococcus* 属，*Staphylococcus* 属など					由来臓器に関わらず GPC から GNR と多岐にわたる					
症状	①頻尿，②終末時排尿痛，③混濁尿，④血尿，⑤恥骨上部不快感，⑥残尿感，					⑦尿意切迫感，等の下部尿路症状．発熱は伴わない					
診断・検査	上記いずれかの症状があり，かつ，尿沈渣所見：白血球数＞10 個 /HPF，尿培養：細菌数＞105/mL					有症状のみ治療適応					
抗菌薬選択のポイント	まずは広域スペクトルかつ強い抗菌薬を選択					透析患者の膀胱炎に対する empiric therapy は設定しにくいため，β-ラクタマーゼ阻害薬配合ペニシリン系薬，経口セフェム系薬，キノロン系薬など抗菌スペクトルが広く抗菌力に優れている薬剤を選択．LVFX は 500mg でローディング後は隔日毎に投与する．難治例では 2 日間ローディング後 3 日以降隔日毎投与．					
推奨抗菌薬	抗菌薬名	投与経路	1 回量	投与回数	投与日数	抗菌薬名	投与経路	1 回量	投与回数	投与日数	コメント
第一選択または起炎菌が不明な場合	CVA/AMPC（オーグメンチン®等）	経口	125/250mg	1 日 3 回	7～10 日間	CVA/AMPC（オーグメンチン®等）	経口	250mg	1 日 1 回	7～14 日間	
	スルタミシリン：SBTPC（ユナシン®等）	経口	375mg	1 日 3 回	7～10 日間	SBTPC（ユナシン®等）	経口	375mg	1 日 1 回	7～14 日間	
	LVFX（クラビット®等）	経口	500mg	1 日 1 回	7～10 日間	LVFX（クラビット®等）	経口	500mg 250mg	1 日 1 回 隔日毎 1 回	初日 7～14 日間	初日ローディング ローディング後隔日投与
	CPFX（シプロキサン®等）	経口	200mg	1 日 2～3 回	7～10 日間						
	TFLX（オゼックス®等）	経口	150mg	1 日 2 回	7～10 日間	CPFX（シプロキサン®等）	経口	200mg	1 日 1 回	7～14 日間	
	シタフロキサシン：STFX（グレースビット®等）	経口	100mg	1 日 1 回	7～10 日間						

第二選択	CFDN（セフゾン®等）	経口	100mg	1日3回	7～10日間	CFDN（セフゾン®等）	経口	100mg	1日1回	7～14日間	透析日は透析終了後
	CPDX-PR（バナン®等）	経口	200mg	1日2回	7～10日間	CPDX-PR（バナン®等）	経口	100mg	48時間毎1回	7～14日間	透析日は透析終了後
	CFPN-PI（フロモックス®等）	経口	100～150mg	1日3回	7～10日間						
	●難治例					●難治例					
	メロペネム：MEPM（メロペン®等）	点滴静注	1g	1日3回	3～7日間	MEPM（メロペン®等）	点滴静注	1g 0.5g	1日1回 1日1回	初日 7～14日間	初日ローディング 透析日は透析終了後
	ドリペネム：DRPM（フェニバックス®）	点滴静注	0.25g	1日3回	3～7日間	CFPM（マキシピーム®等）	点滴静注	1g 0.5g	1日1回 1日1回	初日 7～14日間	初日ローディング 透析日は透析終了後
	イミペネム/シラスタチン：IPM/CS（チエナム®等）	点滴静注	1g	1日2回	3～7日間	スルバクタム・アンピシリン：SBT/ABPC（ユナシン-S®等）	点滴静注	1.5g	1日1回	7～14日間	透析日は透析終了後
	セフェピム：CFPM（マキシピーム®等）	点滴静注	1g	1日2回	3～7日間	LVFX（クラビット®等）	点滴静注	500mg 250mg	1日1回 隔日毎1回	2日間 7～14日間	初日，2日目ローディング 透析日は透析終了後
	セフォゾプラン：CZOP（ファーストシン®等）	点滴静注	1g	1日2回	3～7日間	TAZ/PIPC（ゾシン®等）	点滴静注	2.25g	1日2回	7～14日間	透析日は透析終了後
	タゾバクタム/ピペラシン：TAZ/PIPC（ゾシン®等）	点滴静注	4.5g	1日4回	3～7日間	TAZ/CTLX（ザバクサ®）	点滴静注	750mg 150mg 150mg	初回 2回 1日3回	初日 初日 7～14日間	初日は750mg投与後150mgを2回投与 透析日は透析終了後
	タゾバクタム/セフトラゾン：TAZ/CTLX（ザバクサ®）	点滴静注	1.5g	1日3回	3～7日間						
	LVFX（クラビット®等）	点滴静注	500mg	1日1回	3～7日間						

3 尿路感染症

表 3 急性単純性腎盂腎炎

	閉経前女性	閉経後女性	妊婦
基礎疾患	なし	なし	なし
特徴	急激に発症する．性的活動期の女性に多い	急激に発症	急激に発症
推定される起炎菌	急性単純性膀胱炎に準じて *E. coli* 70% と主体（その他 *K. pneumoniae*，*P. mirabilis*），稀に CPC（*S. saprophytics*，*E. faecalis* 等）		閉経前と同様
症状	①膀胱炎症状，②発熱，③患側の肋骨・脊柱角の叩打痛（CVA tenderness），④悪心・嘔吐，⑤時に敗血症症状		
診断・検査	上記症状に加え，尿沈渣所見：白血球数＞5〜10 個 /HPF，尿培養：細菌数＞10^5/mL，血液検査：CRP，プロカルシトニンの上昇，白血球増多，核の左方移動，その他（敗血症の項目参照）		
治療のポイント	外来治療可能な症例（軽症・中等度）：①敗血症を疑わせる所見なし（qSOFA が 2 点未満であっても急変することもある），②嘔気・嘔吐がない，③脱水症状がない，④免疫低下疾患の合併がない，⑤重篤な感染症の兆候がない（低血糖，低血圧など） ★外来フォロー中に急激な変化を示すこともあり，血液培養 2 セットも積極的に推奨する．		★妊婦の場合は無症候性細菌尿も積極的に治療．
抗菌薬選択のポイント	*E. coli* の薬剤感受性は比較的良好．βラクタム系薬は GPC に無効のことが多い．ESBL 産生菌の約 70% はキノロン系に耐性		セファロスポリン系が推奨．キノロン系は催奇形性があるため禁忌．使用を避けるべき抗菌薬：妊娠初期はキノロン系薬，テトラサイクリン系，ST 合剤，妊娠後期はサルファ剤

	抗菌薬名	投与経路	1 回量	投与回数	投与日数	コメント	抗菌薬名	投与経路	1 回量	投与回数	投与日数	コメント
第一選択【軽症・中等度】	● GPC が疑われるか検出されている場合						CDTR-PI（メイアクト®等）	経口	200mg	1 日 3 回	14 日	
	LVFX(クラビット®等)	経口	500mg	1 日 1 回	7〜14 日間	経口開始時のみ	CFPN-PI（フロモックス®等）	経口	100〜150mg	1 日 3 回	14 日	
	CPFX（シプロキサン®等）	経口	200mg	1 日 3 回	7〜14 日間		CPDX-PR（バナン®等）	経口	100〜200mg	1 日 2 回	14 日	
	TFLX(オゼックス®等)	経口	150mg	1 日 3 回	7〜14 日間							
	STFX(グレースビット®等)	経口	100mg	1 日 2 回	7〜14 日間							
	● CNR が疑われるか検出されている場合											
	CDTR-PI(メイアクト®等)	経口	200mg	1 日 3 回	14 日							

	CFPN-PI（フロモックス®等）	経口	150mg	1日3回	14日							
	CPDX-PR(バナン®等)	経口	200mg	1日2回	14日							
第一選択【重症】	セフォチアム：CTM（パンスポリン®等）	点滴静注	1〜2g	1日3〜4回		添付文書最大4g/日	CTM(パンスポリン®等)	点滴静注	1〜2g	1日3〜4回		添付文書最大4g/日
	セフトリアキソン：CTRX（ロセフィン®等）	点滴静注	1〜2g	1日1〜2回			CTRX（ロセフィン®等）	点滴静注	1回1〜2g	1日2回		
	セフタジジム：CAZ（モダシン®等）	点滴静注	1〜2g	1日3回		添付文書最大4g/日	CAZ（モダシン®等）	点滴静注	1回1〜2g	1日3回		
第二選択【重症】	アミカシン：AMK	筋注/点滴	200〜400mg	1日1回		ペニシリン系併用可．腎機能低下例注意．TDM施行						
	パズフロキサシン：PZFX（パズクロス®等）	点滴静注	500〜1000mg	1日2回								
	LVFX(クラビット®等)	点滴静注	500mg	1日1回								
	TAZ/PIPC(ゾシン®等)	点滴静注	4.5g	1日3回								
	メロペネム：MEPM（メロペン®等）	点滴静注	1g	1日3回								
	ドリペネム：DRPM（フェニバックス®等）	点滴静注	0.5〜1g	1日2〜3回								
	● ESBL 産生菌が疑われるもしくは検出されている場合											
	フロモキセフ：FMOX（フルマリン®等）	点滴静注	1g	1日2〜4回								
	セフメタゾール：CMZ（セフメタゾン®等）	点滴静注	1〜2g	1日3回								
	TAZ/CTLX（ザバクサ®）	点滴静注	1.5g	1日3回		本剤に感受性のある原因菌のみ						
	TAZ/PIPC(ゾシン®等)	点滴静注	4.5g	1日3回								
	MEPM(メロペン®等)	点滴静注	1g	1日3回								
	DPRM（フェニバックス®等）	点滴静注	0.5〜1g	1日2〜3回								

表 4 複雑性腎盂腎炎

	カテーテル非留置例	カテーテル関連尿路感染症（CAUTI：catheter asocciated UTI）
基礎疾患	あり	あり
特徴	複雑性腎盂腎炎とは尿路・全身性基礎疾患を有する患者の腎盂腎炎のこと．基礎疾患とは尿路（前立腺肥大症，前立腺癌，膀胱癌，神経因性下部尿路機能障害，尿道狭窄，尿路結石），もしくは全身の基礎疾患（糖尿病，免疫抑制薬，ステロイド，抗がん剤投与中）を有する．症状は急性単純性に比べ軽いことが多く，臨床症状を有する急性増悪時のみ抗菌薬治療の適応．水腎症，膿瘍形成，ガス産生などを伴う重篤で特殊な病態では迅速かつ的確に診断し，必要に応じて泌尿器科的処置（ドレナージなど）を行う	原因菌としてGNRの頻度が高く，耐性菌が検出されやすい．尿路にカテーテル留置（尿管ステント，尿道留置カテーテル，腎盂カテーテル等）．カテーテル抜去後48時間以内の有症状も含む（尿培 10^3/mL）
推定される起炎菌	GNR：*E. coli*，*Klebsiella* 属，*Citrobacter* 属，*Enterobacter* 属，*Serratia* 属，*Proteus* 属，*P. aeruginosa* など GPC：*Enterococcus* 属，*Staphylococcus* 属など	腸内細菌目（*E. coli*，*Klebsiella* 属，*Serratia* 属，*Citrobacter* 属，*Enterobacter* 属など），*P. aeruginosa* などのブドウ糖非発酵菌．*Enterococcus* 属，*Staphylococcus aureus*，*Candida* 属
症状	症状は急性単純性に比べ軽いことが多いが，全身症状（発熱，CVA tenderness，悪心・嘔吐，敗血症症状）を来たす	自覚症状に乏しいことが多いが，全身症状（上部尿路感染症所見）と局所症状（CVA tenderness，腰痛，急性の血尿，骨盤部不快感等）が出たら加療を
診断・検査	尿沈渣所見：白血球数＞10 個 /HPF，尿培養：細菌数＞10^5/mL，血液検査：CRP，プロカルシトニンの上昇，白血球増多，核の左方移動，その他（敗血症の図 2 参照）	血液検査：CRP，プロカルシトニンの上昇，白血球増多，核の左方移動，その他（敗血症の図 2 参照）．尿培養検査は行う
抗菌薬選択のポイント	各施設や地域における薬剤感受性パターンを認識し，適切な薬剤選択を行う．原因菌の推測が困難で多剤耐性菌が検出される可能性も大きいため，empiric therapy には広域抗菌薬を選択する．Empiric therapy では治療開始 3 日後を目安に効果を判定し，培養結果が判明次第，薬剤感受性試験に基づき薬剤の変更（definitive therapy）をする．解熱などの症状寛解後 24 時間を目処に尿培養感受性結果を参考に，経口抗菌薬に切り替え，合計で 14 日間投与する．	Empiric therapy では施設の感受性パターンを参考に ESBL 産生菌や *P. aeruginosa* に活性をもつ広域抗菌薬を選択．培養結果が出たら de-escalation する．カテーテル抜去が難しく，2 週間以上留置している場合は治療前にカテーテル交換する

推奨抗菌薬	抗菌薬名	投与経路	1回量	投与回数	投与日数	コメント	抗菌薬名	投与経路	1回量	投与回数	投与日数
第一選択	CAZ（モダシン®等）	点滴静注	1～2g	1日3回		添付文書最大4g/日	TAX/PIPC（ゾシン®等）	点滴静注	4.5g	1日3回	7～14日間
	CTRX（ロセフィン®等）	点滴静注	1～2g	1日1～2回			CAZ（モダシン®等）	点滴静注	1～2g	1日4回	7～14日間
							CFPM:（マキシピーム®等）	点滴静注 点滴静注	1～2g	1日3回	7～14日間
第二選択	AMK（アミカシン®）	筋注または点滴静注	200mg	1日1回		ペニシリン系併用可	CPFX（シプロキサン®等）	点滴静注	400mg	1日2回	7～14日間
	PZFX（パズクロス®等）	点滴静注	500～1000mg	1日2回			ゲンタマイシン：GM（ゲンタシン®等）（保険適応外）	筋注又は点滴静注	5mg/kg	1日1回	7～14日間
	LVFX（クラビット®等）	点滴静注	500mg	1日1回			AMK（アミカシン®）	筋注又は点滴静注	15mg/kg	1日1回	7～14日間
	CFPM（マキシピーム®等）	点滴静注	1g	1日3回		添付文書最大4g/日	LVFX（クラビット®等）	点滴静注	500mg	1日1回	7～14日間
	IPM/CS（チエナム®等）	点滴静注	0.5～1g	1日2～3回		添付文書最大2g/日					
	MEPM（メロペン®等）	点滴静注	1g	1日3回							
	DRPM（フェニバックス®）	点滴静注	0.5～1g	1日2～3回							
	●ESBL産生菌が疑われるもしくは検出された場合						●ESBL産生菌が疑われるもしくは検出された場合				
	FMOX（フルマリン®等）	点滴静注	1g	1日2～4回			CMZ（セフメタゾン®等）	点滴静注	1g	1日3回	7～14日間
	CMZ（セフメタゾン®等）	点滴静注	1～2g	1日3回			TAZ/CTLX（ザバクサ®）	点滴静注	1.5g	1日3回	7～14日間
	TAZ/CTLX（ザバクサ®）	点滴静注	1.5g	1日3回			MEPM（メロペン®等）	点滴静注	1g	1日3回	7～14日間
	TAZ/PIPC（ゾシン®等）	点滴静注	4.5g	1日4回		本剤感受性の原因菌のみ					
	MEPM（メロペン®等）	点滴静注	1.5g	1日3回							
	DPRM（フェニバックス®等）	点滴静注	0.5～1g	1日3回							

3 経過観察

- 入院を要するような重症例は敗血症を疑っておく 図 2 〜 図 4.
- 輸液は十分に行う.
- 急性単純性腎盂腎炎で起因菌が GNR, 血液培養陽性を示した場合も症状にあわせ, 2 週間の抗菌薬投与が必要である.

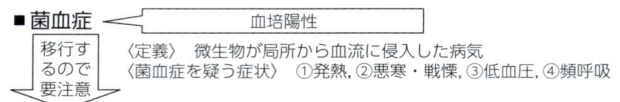

■ 菌血症 ← 血培陽性

〈定義〉 微生物が局所から血流に侵入した病気
〈菌血症を疑う症状〉 ①発熱, ②悪寒・戦慄, ③低血圧, ④頻呼吸

↓ 移行するので要注意

■ 敗血症 ← 血培陰性でも敗血症となり得る!!

〈定義〉 感染によって重篤な臓器障害が引き起こされる状態
〈症状〉 SOFA スコア 2 点以上, まずは qSOFA で評価を

「感染症」あるいは「感染症を疑う状態」
＋ qSOFA 2 点以上

↓

「敗血症」疑

qSOFA	項目	点数
呼吸数	22 回 / 分以上	1
意識	変容	1
血圧	収縮期血圧≦100	1

SOFA：Sequential Organ Failure Assessment
GCS：Glasgow Coma Scale
Bil：ビリルビン
Cr：クレアチニン

SOFA		スコア 0	1	2	3	4
呼吸	PaO_2/FiO_2 (mmHg)	≧400	<400	<300	<200 および 呼吸器補助下	<100 および 呼吸器補助下
循環	平均血圧 (mmHg)	≧70	<70	ドパミン <5μg/kg/ 分 あるいは ドブタミンの併用	ドパミン <5μg/kg/ 分 あるいは ノルアドレナリン ≦0.1μg/kg/ 分 あるいは アドレナリン ≦0.1μg/kg/ 分	ドパミン <15μg/kg/ 分 あるいは ノルアドレナリン >0.1μg/kg/ 分 あるいは アドレナリン >0.1μg/kg/ 分
意識	GCS	15	13〜14	10〜12	6〜9	<6
肝	血漿 Bil 値 (mg/dL)	<1.2	1.2〜1.9	2.0〜5.9	6.0〜11.9	≧12.0
腎	血漿 Cr 値	<1.2	1.2〜1.9	2.0〜3.4	3.5〜4.9	≧5.0
腎	尿量 (mL/ 日)				<500	<200
凝固	血小板 ($\times 10^4/\mu L$)	≧15	<15	<10	<5	<2

図 2 菌血症と敗血症

JCOPY 498-06431

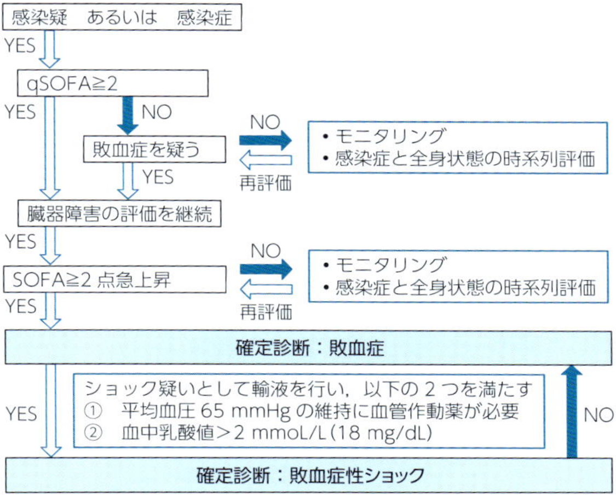

☞ ショックとは？

「腫瘍臓器への需要に対する血液供給量低下」

Skin	皮膚が冷たくしっとりしている
Heart rate	頻脈，微脈
Outer bleeding	外表出血
CRT & Consciousness	CRT＞2 秒，意識の変容
Ketsuatsu	血圧の低下

CRT：Capillary Refill Time，毛細血管充満時間 (末梢血管チェック)
爪部分を 5 秒圧迫して戻る時間をチェック

☞ 敗血症性 SHOCK とは？

敗血症が重症化したもの
輸液蘇生だけは血圧維持ができず，
ノルアドレナリンなどの血管収縮薬を必要とし，
血中乳酸値が 2 mmoL/L (18 mg/dL) を越すもの
↑
一般採血では含まれない．施設によっては計測できない

★尿路性敗血症 (Urosepsis) は UTI あるいは UTI が疑われる状態で
尿培と血液培養が同じ菌種である敗血症

図 3 敗血症と敗血症性ショックの診断の流れ

【JCS】　R：不穏　I：失禁　A：自発性喪失

Ⅰ：刺激なしで覚醒している	
0	意識清明
1	見当識は保たれているが意識清明とは言えない
2	見当識(時・場所・人の認識)障害がある
3	自分の名前・生年月日が言えない
Ⅱ：刺激によって覚醒する	
10	普通の呼びかけで容易に開眼
20	大きな声，または体を揺さぶることで開眼する
30	痛み刺激によってかろうじて開眼する
Ⅲ：刺激しても覚醒しない	
100	痛みに対し払いのける
200	痛み刺激で手足を動かしたり，顔をしかめたりする
300	痛み刺激にまったく反応しない

【GCS】

開眼 (E：Eye)	点数	言語反応 (V：Verbal)	点数	運動反応 (M：Motor)	点数
自発的にまたは普通の呼びかけで開眼	4	見当識が保たれている	5	命令に従って四肢を動かす	6
強く呼びかけると開眼	3	会話は成立するが見当識が混乱	4	痛み刺激に対応して手を払いのける	5
痛み刺激で開眼	2	発語はみられるが会話は成立しない	3	痛み刺激に対し逃避	4
痛み刺激でも開眼しない	1	意味のない発声	2	痛み刺激に対して四肢異常屈曲(除皮質硬直)	3
		発語みられず	1	痛み刺激に対して四肢異常伸展(除脳硬直)	2
				運動みられず	1

- 一般病棟で，日々の意識レベルを評価したい → JCS
- 敗血症や脳疾患等で意識・身体障害の詳細をを評価したい → GCS
- 緊急時，すぐに意識レベルを評価したい → JCS が望ましい
- 簡易的に指示従命を確認したい → GCS　M6 のみの評価を行うことも多い
- 発語不能な場合 → JCS より GCS の方が評価しやすい

図 4 JCS（Japan Coma Scale）と GCS（Glasgow Coma Scale）

- 稀ではあるが複雑性腎盂腎炎の起炎菌が *S. aureus* で，血液培養陽性であった場合，感染性心内膜炎をきたすこともあり，感染管理部と相談の上，長期投与が必要である．

〈青木九里〉

3 尿路感染症

②急性細菌性前立腺炎・精巣上体炎

Point

- 急性細菌性前立腺炎は敗血症へつながる可能性があり，迅速な抗菌薬治療が必要である.
- 血液培養の結果により治療期間を検討するため，培養検査は尿培養，血液培養 2 セットを推奨する.
- 主な起因菌はグラム陰性桿菌で大腸菌の頻度が最も高い.
- 膿瘍形成時は血行性のこともあるため，基礎疾患の有無を検索する.

1 疫学

- 急性細菌性前立腺炎の明確な発生機序は解明されていない.
- もっとも可能性のある経路は感染した尿の前立腺への逆流で，その他に尿道の細菌感染の上行，感染したリンパ系からの伝搬，直腸からの浸潤，血行性の伝播などが考えられる.
- 高齢者に多い.
- 急性精巣上体炎は原因微生物が尿道から精管を上行し，精巣上体に到達することによる．原因微生物としては尿路感染症の原因菌，クラミジア，淋菌などで，若年層（青年層）に多い

2 症状・徴候，検査，治療

- 表 1 に示す.

3 経過観察

- 各々敗血症をきたすことがあるため，前項V-3-①単純性・複雑性尿路感染症の 図 1 ～ 図 4 を参考に治療を行う.
- 血液培養で陽性となった症例は，当院では再度血液培養を施行し陰性を確認している.
- 前立腺，精巣上体炎ともに膿瘍を形成することがある.
- 前立腺膿瘍の診断には経直腸エコーのほか MRI，造影 CT も有用である.
- 前立腺膿瘍は触診時浮動性を認めることが多いが，部位によっては不明なこともある.
- 前立腺膿瘍は経尿道的前立腺膿瘍開窓術もしくは経会陰的，経直腸的に穿刺，ドレナージを適宜行う.
- 精巣膿瘍は精巣上体炎が精巣に波及することで発症する．外科的摘出，ドレナージが必要になる場合がある.
- 稀に他部位の感染が原因で菌血症から前立腺もしくは精巣に膿瘍を形成することがあり，全身検索が必要である.

〈青木九里〉

表1 急性細菌性前立腺炎と急性精巣上体炎の症状・徴候・検査・治療

	急性細菌性前立腺炎	急性精巣上体炎
特徴	医原性（前立腺生検や経尿道的操作後）と非医原性にわけられる．高齢者が多い．急性前立腺炎の 1～2% で重症化し，前立腺膿瘍を併発した場合には外科的（経尿道的または経皮的）ドレナージが必要．	性的活動期の男性では *Neisseria gonorrhoeae*，*Chlamydia trachomatis* を念頭に治療を考える．最近では年齢によらず上記微生物が原因となっていることもあるので詳細な問診が必要である
推定される起炎菌	*E. coli*：65～87%，*P. aeruginosa*：3～13%，*Klebsiella* 属：2～6%，グラム陽性球菌：3～5%，その他：9% 性活動期の青壮年の場合，原因菌は一般細菌だけでなく *Neisseria gonorrhoeae*，*Chlamydia* 属である可能性もある	性的活動期：*Neisseria gonorrhoeae*，*Chlamydia trachomatis*．それ以外：*E. coli* など下部尿路感染の原因微生物
症状	排尿痛，頻尿，尿意切迫感，排尿困難，会陰部不快感，会陰部痛．軽度・中等度は体温 38℃以下，重症感がない，比較的軽微な臨床症状．重症の症状は体温 38℃以上，全身倦怠感，重症感有（V-3-①単純性・複雑性尿路感染症の項を参照），尿閉	陰嚢の腫脹と同部の強い疼痛，発熱（★精索捻転との鑑別に気を付ける．捻転症も時間が経ったものは高熱が出る）．軽症の症状：平熱～微熱，腫大が限局．重症の症状：38℃以上の発熱，腫大・疼痛高度
診断・検査	検尿：膿尿と細菌尿，血液検査：末梢血白血球増多，CRP（C 反応性蛋白）上昇，血沈亢進など．直腸診にて圧痛と熱感のある腫大した前立腺を触知．　前立腺マッサージは菌血症を惹起する可能性が高く禁忌 ★菌血症をすでに呈していることが多いため，血液培養 2 セットを推奨する．	膿尿，血液検査：末梢血白血球増多，CRP 上昇，血沈亢進．尿培養，尿中クラミジア DNA 検査
抗菌薬選択のポイント	原則として注射剤による治療．第 2・3 世代セフェム系薬，βラクタマーゼ阻害薬（BLI）配合ペニシリン系薬，キノロン系薬．薬剤感受性成績により empiric therapy から definitive therapy に切り替える．重症例は症状寛解後経口抗菌薬に変更し，治療期間は合計で 14～28 日	薬剤感受性成績やクラミジアの検査より empiric therapy から definitive therapy に切り替える．重症例は治療期間は合計で 14～21 日

	急性細菌性前立腺炎						急性精巣上体炎					
治療	抗菌薬名	投与経路	1 回量	投与回数	投与日数	コメント	抗菌薬名	投与経路	1 回量	投与回数	投与日数	コメント
第一選択薬【軽症・中等度】	LVFX（クラビット®等）	経口	500mg	1 日 1 回	14 日		LVFX（クラビット®等）	経口	500mg	1 日 1 回	14 日間	
	CPFX（シプロキサン®等）	経口	200mg	1 日 3 回	14 日		CPFX（シプロキサン®等）	経口	200mg	1 日 3 回	14 日間	*Chlamydia* 属には適応なし
	TFLX（オゼックス®等）	経口	150mg	1 日 3 回	14 日		TFLX（オゼックス®等）	経口	150mg	1 日 3 回	14 日間	
	STFX（グレースビット®等）※	経口	100mg	1 日 2 回	14 日	※保険適応外	STFX（グレースビット®等）※	経口	100mg	1 日 2 回	14 日間	※保険適応外

【重症】	CTM (パンスポリン®等)	点滴静注	1～2g	1日3～4回※	3～7日	添付文書最大4g/日 ※投与回数は保険適応外	CTRX (ロセフィン®等)	点滴静注	1～2g	1日1～2回	3～7日	*Chlamydia* 属には適応なし
	CAZ(モダシン®等)	点滴静注	1～2g	1日3回※	3～7日		CZOP (ファーストシン®等)	点滴静注	1g	1日2～3回	3～7日	*Chlamydia* 属には適応なし
	FMOX (フルマリン®等)	点滴静注	1～2g	1日3回※	3～7日							
第二選択薬【軽症・中等度】	スルタミシリン: SBPTC(ユナシン®)※	経口	375mg	1日3回	14～28日	※保険適応外	MINO (ミノマイシン®等)	経口	100mg	1日2回	14日間	
	ST合剤 (バクタ®, バクトラミン®等) ※	経口	2g	1日2回	14日	※保険適応外	CDTR-PI (メイアクト®等) ※	経口	200mg	1日3回	14日間	*Chlamydia* 以外の細菌疑いの場合 ※保険適応外
	● ESBL 産生の *E. coli* 等に対する definitive therapy											
	FOM (ホスミシン®等)	経口	1g	1日3回								
	FRPM(ファロム®等)	経口	200～300mg	1日3回								
【重症】	TAZ/PIPC (ゾシン®等) ※	点滴静注	4.5g	1日3回	3～7日	※保険適応外	SBT/ABPC (ユナシン-S®等) ※	点滴静注	1.5～3g	1日4回	3～7日	※保険適応外
	パズフロキサシン: PZFX (パシル®, パズクロス®)	点滴静注	500mg	1日2回	3～7日	*Chlamydia* 属には適応なし	LVFX (クラビット®等)	点滴静注	500mg	1日1回	3～7日	
	LVFX (クラビット®等)	点滴静注	500mg	1日1回	3～7日		● *Chlamydia* 性が疑われる場合					
							MINO (ミノマイシン®等) ※	点滴静注	100mg	1日2回	3～5日	解熱・陰嚢の腫大が改善したら MINO 経口1回100mg 1日2回, 計14日. ※保険適応外

3 尿路感染症

③慢性前立腺炎

Point

- 前立腺炎は NIH（National Institute of Health）分類で Category Ⅰ～Ⅳに分けられる.
- CaterogyⅢ慢性前立腺炎 / 骨盤痛症候群は日常診療でよく遭遇する疾患の一つである.
- CaterogyⅢは不定愁訴ととらえられることが多いが, 悪性腫瘍や感染症, 間質性膀胱炎との鑑別が必要である.
- CaterogyⅢは確立された診断法, 治療法がなく, 従来行われている治療にはしばしば抵抗を示すことが多い. 医師も患者も根気が必要で, 治療抵抗時は, もう一度, 鑑別診断をきちんと行う.

1 疫学

- 慢性前立腺炎はほとんどの世代の男性にみられ, 高齢者より若年に多いとされている. しかし, 最近では 50 歳以上の男性の罹患率が 50 歳以下の若年者とほぼ同等とであるとも報告されている.
- 慢性前立腺肥大症と前立腺炎に臨床的なオーバーラップを示す報告が増えている.

2 症状・徴候, 検査, 分類, 治療 表1

- Category Ⅰ急性細菌性前立腺炎に関しては, Ⅴ-3-②急性細菌性前立腺炎・精巣上体炎の項を参照.
- Caterory Ⅱは急性細菌性前立腺炎の遷延化から起こることもあるが, はっきりしないこともある.
- CategoryⅡ, Ⅲの診断時は, 画像診断, 前立腺マッサージで得られる前立腺圧出液（expressed prostatic secretion: EPS）の所見からの鑑別も有用である.
- Caterogy Ⅲは 表2 の日本語版 NIH (The National Institute of Health) 慢性前立腺炎問診票を用い, 症状をスコア化する.
- CategoryⅢb では骨盤内血管の問題である場合もあり, エコーなどの画像診断を行い適切な加療を行う 表1.
- 前立腺癌, 膀胱癌, 下部尿管癌, 精嚢腫瘍や膿瘍, 他の骨盤内腫瘍・炎症（憩室炎など）や間質性膀胱炎, 性器ヘルペスや単純ヘルペスとの鑑別が必要である. 筆者は尿道鏡で振子部尿道に水泡を伴っている症例を経験しており, 抗ウイルス薬が著効している.
- 治療法で, 前立腺炎として保険適応が通っているものはセルニルトン, フラボキサート（ブラダロン®）のみであるが, 新ガイドラインでの推奨グレードは C1 である.

表 1 前立腺炎の分類，症状，検査所見および治療

分類		病態	症状	検査所見 EPS*もしくは VB3** 白血球	検査所見 EPS*もしくは VB3** 細菌分離	検査所見 その他 特記すべき所見	治療
Caregory I	急性細菌性前立腺炎	急性	①頻尿 ②残尿感 ③尿意切迫感 ④発熱 ⑤排尿時痛 ⑥時に尿閉 ⑦溢流性尿失禁 など	(＋) 前立腺マッサージは菌血症，敗血症を誘発するので要注意	(＋)	血液・尿検査 炎症所見高値 尿培養，血液培養提出 (前項 急性細菌性前立腺炎参照)	前項 急性細菌性前立腺炎参照
Caregory II	慢性細菌性前立腺炎	慢性	①頻尿 ②残尿感 ③尿意切迫感	＞10〜15 /HPF	(＋)		起炎菌の MIC (最小発育阻止濃度) に合わせ抗菌薬 4〜6 週＋漢方薬*** (1) or セルニルトン 6T 分 3 or フラボキサート 600mg 分 3
Caretory III	慢性前立腺炎 / 骨盤痛症候群		①頻尿 ②残尿感 ③尿意切迫感 ④会陰部痛・骨盤痛 ⑤尿道痛 ⑥肛門痛 ⑦会陰部・骨盤内不快感 など				1. バイオフィルム，培養困難な細菌感染：抗菌薬，ニューキノロン系，テトラサイクリン系，ST 合剤，マクロライド系 2. 高圧排尿：αブロッカー＋抗菌薬，経尿道的尿道狭窄切開術 3. 尿の前立腺への逆流，前立腺液浸潤：アロプリノール 200mg 分 2，抗炎症薬（アセトアミノフェン 600mg 分 3，ロキソプロフェン 180mg 分 3)，5α還元酵素阻害薬（デュタステリド 0.5mg 分 1) 4. 尿流うっ滞：前立腺マッサージ，温熱療法，生活習慣の改善 5. 精神的：カウンセリング
IIIa	炎症性	慢性		＞10〜15 /HPF	(−)		上記 1〜5 の他に 漢方薬*** (1) or セルニルトン 6T 分 3 or フラボキサート 600mg 分 3
IIIb	非炎症性	慢性		≦10〜15 /HPF	(−)	前立腺超音波で前立腺周囲や膀胱周囲に血管拡張を認める→造影 CT：骨盤内動静脈瘻や奇形，骨盤内静脈うっ血症候群	上記 1〜5 の他に漢方薬*** (2) or セルニルトン 6T 分 3 or フラボキサート 600mg 分 3 骨盤内動静脈瘻など：塞栓術 骨盤内静脈うっ滞症候群：漢方薬【25】【105】
Careroty IV	無症候性炎症性前立腺炎	慢性	無症状	≦10〜15 /HPF		前立腺組織生検所見に炎症所見を認める	治療を要さない

* EPS (expressed prostatic secretion: 前立腺圧出液)：直腸内に挿入した示指前立腺表面を直腸の奥から肛門側へ動かしてマッサージを行い外尿道口から出現する液
** VB3 (voiding bladder 3)：前立腺マッサージ後初尿.
***漢方薬：以下，効果があった漢方を記載する．症状が改善すると患者側の薬の飲み忘れがでてくる．薬を中止しても症状の再発がなければフォローは終了する．
【 】は漢方薬の製品番号
(1) II，IIIa 若年者から中高年：【61】桃核承気湯（7.5g/3×)，【105】通導散（7.5g/3×)，【76】竜胆瀉肝湯（7.5g/3×）など
高齢者：【40】猪苓湯（7.5g/3×)，【112】猪苓湯合四物湯（7.5g/3×)，【56】五淋散（7.5g/3×）など
(2) III1b 若年者から中高年：【61】桃核承気湯（7.5g/3×)，【105】通導散（7.5g/3×)，【76】竜胆瀉肝湯（7.5g/3×)，【12】柴胡加竜骨牡蛎湯（7.5g/3×）＋【87】六味丸（7.5g/3×)，【25】桂枝茯苓丸（7.5g/3×）など
高齢者：【7】八味地黄丸（7.5g/3×)，【107】牛車腎気丸（7.5g/3×)，【30】真武湯（7.5g/3×)，【38】当帰四逆加呉茱萸生姜湯（7.5g/3×）など
(男性下部尿路症状・前立腺肥大症診療ガイドライン，よくわかって役にたつ前立腺肥大症のすべて．ベッドサイド泌尿器科学改訂第 4 版より作成)

表 2 日本語版 NIH（The National Institute of Health）慢性前立腺炎問診票

痛みあるいは不快感

1. この 1 週間で，次の場所に痛みや不快感を感じたことがありましたか？

	はい	いいえ
1a. 肛門と睾丸（こうがん）の間（股の間）	□1	□0
1b. 睾丸	□1	□0
1c. 陰茎の先端(排尿に関係なく)	□1	□0
1d. 腰の下，下腹部や膀胱の周囲	□1	□0

2. この 1 週間で，次のようなことがありましたか？

	はい	いいえ
2a. 排尿中の痛みまたは灼熱感	□1	□0
2b. 射精している時あるいは射精後の痛みまたは不快感	□1	□0

3. この 1 週間で，上記のような痛みや不快感をどのくらい感じましたか？

□0 全くない
□1 ほとんどない
□2 ときどき
□3 しばしば
□4 だいたいいつも
□5 いつも

4. この 1 週間で，あなたが感じた痛みまたは不快感の平均を表わすとしたら何点ですか？

□	□	□	□	□	□	□	□	□	□	□
0	1	2	3	4	5	6	7	8	9	10

全く痛くない　　　これ以上はないような痛み

排尿

5. この 1 週間で，尿をしたあとにまだ尿が残っている感じがありましたか？

□0 全くない
□1 5 回に 1 回の割合より少ない
□2 2 回に 1 回の割合より少ない
□3 2 回に 1 回の割合くらい
□4 2 回に 1 回の割合より多い
□5 ほとんどいつも

6. この 1 週間で，尿をしてから 2 時間以内にもう一度しなくてはならないことがありましたか？

□0 全くない
□1 5 回に 1 回の割合より少ない
□2 2 回に 1 回の割合より少ない
□3 2 回に 1 回の割合くらい
□4 2 回に 1 回の割合より多い
□5 ほとんどいつも

症状の影響

7. この 1 週間で，今ある症状のために普段していることを差し控えることがありましたか？

□0 ない
□1 ほんの少し
□2 多少
□3 とても

8. この 1 週間で，症状のことをどのぐらい考えましたか？

□0 ない
□1 ほんの少し
□2 多少
□3 とても

QOL

9. この 1 週間にあなたが感じた症状が変わらずに続くとしたらどう思いますか？

□0 とても満足
□1 満足
□2 ほぼ満足
□3 なんともいえない
□4 やや不満
□5 いやだ
□6 とてもいやだ

領域別スコア

痛み（1a+1b+1c+1d+2a+2b+3+4）＝ ＿＿点

排尿症状（5+6）＝ ＿＿点

QOL への影響（7+8+9）＝ ＿＿点

合計＝ ＿＿点

（髙橋　聡，他. 日泌尿会誌. 2014; 105: 62-5）

3 経過観察

- Caterogy Ⅲは治療に抵抗を示すことが多く，難渋する．
- Caterogy Ⅲでも選択した治療法がヒットした場合，1～2 週間ほどで症状が軽快（疼痛レベル 10 であったものが 8～7 まで低下）し，2 カ月ほどで疼痛レベルが 3～1 まで改善する症例もある．改善を認めなければ，再度，上記鑑別診断が間違っていなかったか検討し，次の治療法を選択するべきである．

4 その他

- Caterogy Ⅲの患者さんは，しばしばドクターショッピングをしていることが多く，同一病院を受診しないことがある．そのため症状が改善したのか否なのか，不明なことがある．

Suggested Readings

①**平尾佳彦，編．よくわかって役に立つ 前立腺肥大症のすべて．永井書店; 2009.**
病態や治療法が詳細に述べられている．

②**高橋　聡，和田耕一郎，公文裕巳，他．日本語版 National Institute of Health Chronic Prostatitis Symptom Index の作成について．日泌尿会誌．2014; 105: 62-5.**
2014 年に日本泌尿器科学会雑誌に NIH 慢性前立腺炎問診票日本語版が発表された．

③**日本泌尿器科学会，編．男性下部尿路症状・前立腺肥大症診療ガイドライン．リッチヒルメディカル; 2017.**
NIH 分類が記載されている．

④**鴨井和実．骨盤内静脈うっ滞症候群（intrapelvic venous congestion syndrome）の発生における内陰部静脈の病的意義．日泌尿会誌．1996; 87: 1214-20.**
旧い文献ではあるが参考になる．

⑤**Suzuki K, Nishimi D, Morioka H, et al. Hematospermia associated with congenital arteriovenous malformation of internal iliac vessels. Int J Urol. 2007; 14: 370-2.**
旧い文献ではあるが参考になる．

〈青木久里〉

3 尿路感染症
④性感染症

Point

- 性感染症 (sexually transmitted infections：STI) は通常，外来感染症である.
- 最近では梅毒が増加傾向となっており，外来で診察・加療する機会が多い．RPR (rapid plasma reagin)，梅毒トレポネーマ抗体検査の診断基準が変更になっているので 図2 を参照する.
- 淋菌，性器クラミジア，尖圭コンジローマ，性器ヘルペスは定点調査では横ばいとなっているが，全数報告となった場合，増加している可能性もある.

1 疫学

- STI を 表1 に示す.
- STI として届け出が必要な疾患は，全数届け出は後天性免疫不全症候群 (AIDS)，梅毒，定点調査は性器クラミジア感染症，淋菌感染症，性器ヘルペス感染症，尖圭コンジローマである．性感染症定点医療機関は全国で約 1,000 カ所が指定されている.
- 梅毒は診察した医師が管轄保健所に 7 日以内に届け出る.

表1 STI の種類（性行為および性行為に類似した行為で感染する疾患）

(1) Human immunodeficiency virus：HIV 感染
(2) *Syphilis*：梅毒
(3) *Neisseria gonorrhoeae*：淋菌
(4) *Chlamydia trachomatis*
(5) Herpes simplex virus (HSV) -Ⅰ,Ⅱ：性器ヘルペスⅠ型，Ⅱ型
(6) *Condyloma acuminatum*
(7) 非淋菌性非クラミジア性性器炎
(8) *Chancroid*：軟性下疳
(9) *Lymphogranuloma inguinale*：鼠径リンパ肉芽腫
(10) *Trichomonas vaginalis*
(11) *Ureaplasma* infection
(12) *Mycoplasma* infection
(13) Hepatitis A
(14) Hepatitis B
(15) Hepatitis C
(16) Cytomegalovirus
(17) Ebstein-Barr virus
(18) Human herpes virus-8
(19) *Molluscum contagiosum*：伝染性軟属腫
(20) Human T-cell leukemia virus：ATL
(21) *Amoeba dysenteriae*：赤痢アメーバ症
(22) *Candidasis*
(23) Others (毛虱，股部白癬，疥癬等)

- 梅毒は2000年以降減少傾向であったが，2011年以降急激に増加している．2022年の梅毒年間総症例数は感染症法施行以降1万例を初めて上回り，2023年はそれを凌ぐ症例数となった．分類や診断など2020年のガイドラインから一部改訂となっている．
- HIV感染の我が国の新規報告は2008年をピークとしている．ちなみにHIV感染およびAIDS患者の新規報告数は2014年1,546例，2016年1,446例，2017年1,398例，2018年1,307例，2019年1,230例，2020年1,096例である．
- 性器クラミジア感染症に関しては，定点報告で2003年以降男女ともに減少傾向であったが2016年から増加しており，その後も増加傾向である．
- 淋菌感染症は定点報告によると2002〜2003年をピークに減少し，2016年からはほぼ横ばいであったが，2020年以降，男女とも増加してきていた．
- 性器ヘルペス感染症は男性では2006年をピークに減少した後，2010年以降は横ばいであった．女性では2005年をピークに減少した後，2010年以降概ね微増傾向であった．
- 尖圭コンジローマは女性では2005年をピークに減少傾向，男性では2005年をピークに減少傾向であったが，2012年からは再び増加傾向である．

2 症状・徴候・検査・治療・経過

- ここでは泌尿器科医として知っておくべき代表的な梅毒，淋菌，性器クラミジア，尖圭コンジローマ，性器ヘルペス，非クラミジア性非淋菌性尿道炎について述べる．

1）梅毒

- 罹患率が増加しているSTIである．
- 梅毒トレポネーマ（*Treponema pallidum*）が皮膚や粘膜より体内に侵入し，その後体内に散布され，侵入局所および中枢神経，全身の各部位に症状が発現する **図1**．
- 梅毒の病型分類は，治療の必要性があるか否かで分けられており，活動性梅毒（治療を要する）と陳旧性梅毒（治療不要）にわけられる．
- 診断は，「詳細な問診」と「梅毒トレポネーマ抗体（*T. pallidum* を抗原とする方法でTPHA，TPPA，TPLA，TP抗体，FTA-ABSなど様々な手法・呼称がある）」と「RPR（非トレポネーマ脂質抗体．梅毒に特異的ではないが，梅毒の活動性の指標となる）」が必要である．病変部位（主に皮膚・粘膜）から滲出液を採取して核酸増幅法（PCR）で確定することが有用であるが，現時点（2025年3月）では保険適応はなく，国立感染症研究所や一部の地方衛生研究所，研究機関等のみで実施可能である **表2** **図2**．
- 治療と効果判定を **表3** に示す．

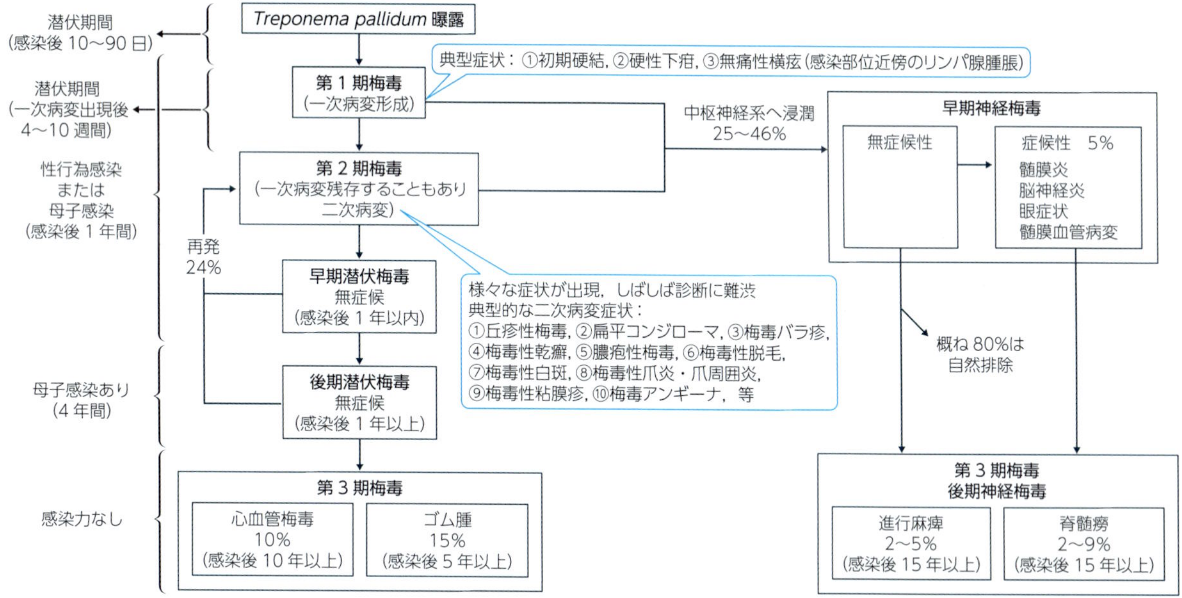

図 1 無治療梅毒の自然経過

表 2 活動性梅毒の診断基準

〔日本性感染症学会, 編. 性感染症診断・治療ガイドライン 2020. 診断と治療社; 2020. p.49; 梅毒の項一部改訂（2023.06.13）一般社団法人 日本性感染症学会: 性感染症診断・治療ガイドライン 2020 梅毒の項, http://jssti.umin.jp/pdf/baidokukaikou_20230620.pdf, 2025/3/31 参照〕

下記の 1 または 2 を満たすものを活動性梅毒と診断する

1. 症状がある症例のうち，以下のいずれかを満たすもの
   ①梅毒トレポネーマ PCR 陽性のもの*[1]
   ②梅毒トレポネーマ抗体・RPR のいずれかが陽性であって*[2]，病歴（感染機会・梅毒治療歴など）や梅毒トレポネーマ抗体・RPR の値の推移から，活動性と判断されるもの*[3]
2. 症状がない症例のうち，梅毒トレポネーマ抗体陽性で，病歴や梅毒トレポネーマ抗体・RPR の値の推移から*[2]，潜伏梅毒と判断されるもの

*[1] 梅毒トレポネーマ PCR 検査の種々の制約で事実上，この基準を満たすケースは少ない　*[2] 梅毒トレポネーマ抗体と RPR は同時測定を原則とする

*[3] 梅毒トレポネーマ抗体・RPR のいずれかが陽性であっても，病歴や梅毒トレポネーマ抗体・RPR の値の推移から活動性がないと判断される場合は，陳旧性梅毒に分類する

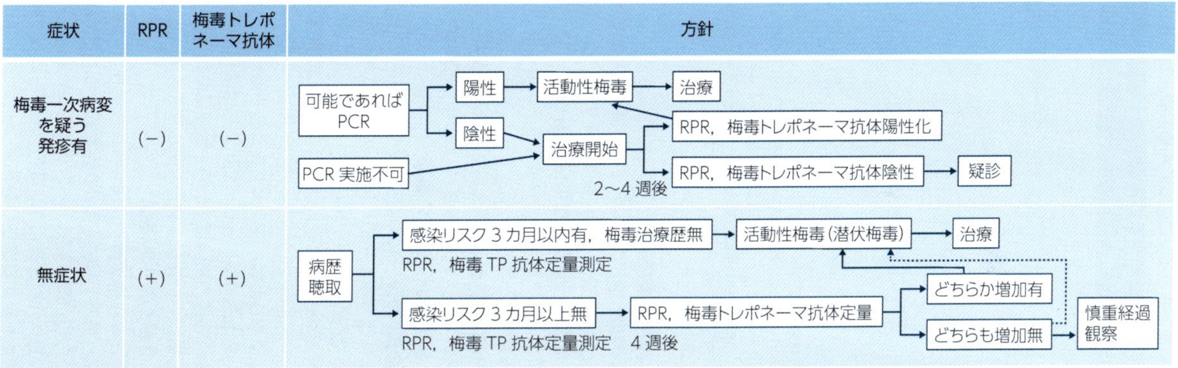

図 2 活動性梅毒の診断基準

表3 ガイドラインに基づく梅毒治療と効果判定

	抗菌薬名	投与経路	投与量	投与回数	投与日数	コメント	副作用
第一選択	アモキシシリン	経口	1回500mg	1日3回	28日間		治療初期の発熱（Jarisch-Herxheimer 反応）と投与8日目ごろから起こりうる薬疹についてあらかじめ説明しておくこと．女性に多い
	ペンジルペニシリン	筋注	1回240万単位	1日1回	1日	早期梅毒	
				週1回	3回	後期梅毒	
第二選択	ミノサイクリン	経口	1回100mg	1日2回	28日間	ペニシリンアレルギーがある場合	
第三選択	スピラマイシン	経口	1回200mg	1日6回	28日間		

【治療効果の判定】
RPRと梅毒トレポネーマ抗体（定量）の同時測定を概ね4週ごとに行う（自動化法が望ましい．施設がどちらを行っているか確認は必要）．1年間はフォローする．
RPRの低下：倍数希釈法では1/4，自動化法では1/2程度の低下が治癒の目安（数カ月かけて低下してくるので，1年はフォローする）．

2）淋菌感染症 表4

- 多剤耐性菌が増えており，治療不成功例も多数報告されている．
- 検査はPCRよりも培養を推奨する．

3）性器クラミジア感染症 表4

- クラミジアの治療はクラミジアのライフスパンが長いため 図3，長期投与が必要とされていた．
- 患者の年齢層が淋菌と同様に若年が多く，薬の飲み忘れが多いため，アジスロマイシン（AZM）の大量単回内服が推奨される．

4）尖圭コンジローマ 表5

- 表5 に示す各々の治療法の再発率は20〜30%であるが，経験上は凍結療法に比べイミキモドクリーム，電気焼灼術のほうが再発率は若干少ないようである．
- イミキモドクリームは，副作用として赤斑，びらん，表皮剥離，浮腫などの刺激症状を起こすため，皮膚以外の部位の塗布はさける．腟などの粘膜に塗布した場合，疼痛を伴うので避ける．
- イミキモドクリームの使用方法は隔日おきに週3回，塗布後6〜10時間後に石鹸で洗い流すため，眠前に塗布し朝，シャワーをしてもらう方法を提案しているが，患者の生活スタイルにもよる．

5）性器ヘルペス 表5

- 診断は，塗抹標本を用いて蛍光抗体法によるHSV（単純ヘルペスウイルス）抗原を証明するのが実際的であるが，感度が悪いこともあり疑いをもったら治療をしていくのが実情である．
- 性器ヘルペスはしばしば再発を繰り返し，頻回に繰り返す患者では精神的苦痛を訴える場合もある．

表 4 淋菌感染症と性器クラミジア感染症

	淋菌感染症	性器クラミジア感染症
起炎微生物	*Neisseria gonorrhoeae*	*Chlamydia trachomatis*
潜伏期間	2〜7日	7〜20日
臨床症状	①男性尿道炎（初期排尿痛，尿道分泌物） ②精巣上体炎 ③子宮頸管炎・骨盤内炎症性疾患（PID） ④咽頭感染 ⑤播種性淋菌感染症（関節炎－皮膚炎症候群，稀に心内膜炎，心膜炎，髄膜炎等） ⑥淋菌性結膜炎（小児および稀に成人） ⑦淋菌直腸感染	①男性尿道炎（軽い初期排尿痛・尿道の瘙痒感） ②精巣上体炎 ③子宮頸管炎・骨盤内感染症 ④咽頭炎 ⑤新生児結膜炎・肺炎 ⑥クラミジア関連性関節炎
診断	①膿の性状：黄白色，膿性 ②膿のグラム染色：グラム陰性双球菌 ③確定診断：グラム染色，培養，核酸増幅法	①膿の性状：漿液性，粘液性 ②膿のグラム染色：染色されない ③確定診断：核酸増幅法（初尿で）
治療（尿道炎）	〈第一選択〉 セフトリアキソン：CTRX（ロセフィン®等）1.0g iv もしくは div 単回投与 〈第二選択〉 スペクチノマイシン：SPCM（トロビシン®等）2.0g im 単回投与	〈第一選択〉 アジスロマイシン：AZM（ジスロマック®）経口 1回1g 単回投与 ドキシサイクリン：DOXY（ビブラマイシン®）経口 1回100mg 1日2回，7日間 〈第二選択〉 クラリスロマイシン：CAM（クラリシッド®）経口 1回200mg 1日2回 7日間 ミノサイクリン：MINO（ミノマイシン®）経口 1回100mg 1日2回 7日間 レボフロキサシン：LVFX（クラビット®）経口 1回500mg 1日1回 7日間 トスフロキサシン：TFLX（オゼックス®）経口 1回150mg 1日2回 7日間 シタフロキサシン：STFX（グレースビット®）経口 1回100mg 1日2回 7日間
その他	1回の性行為による感染伝達率：30%	淋菌性尿道炎におけるクラミジアの合併頻度：20〜30%

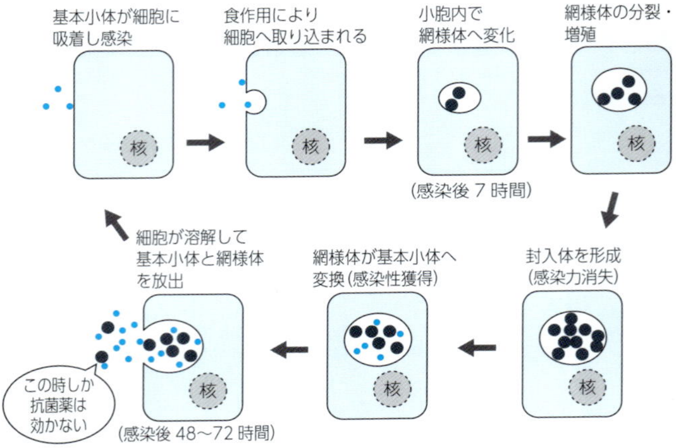

図 3 クラミジアの増殖環

- 再発抑制のため，バラシクロビル（VACV）低用量抑制療法が健康保険で行えるようになり 60～70%の患者では再発を抑制できる.
- 年 10 回以上も再発する患者では，服用中に再発することもあるが，一般的に症状は軽く，VACV を治療量（1 回 500mg，1 日 2 回）に増量し，治癒したら再び抑制療法を始める．抑制療法は 1 年は続けたほうがよい.

6）非クラミジア性非淋菌性尿道炎

- 細菌としては *Mycoplasma genitalium*，原虫としては *Trichomonas vaginalis* の病原性が確立している．2022 年に *M. genitalium* と *T. vaginalis* に対する核酸増幅検査（コバス® TV/MG）が保険適用となったが，非クラミジア性非淋菌性尿道炎においては保険適用外である.
- 非淋菌性尿道炎のなかで検出率の高い *M. genitalium* の薬剤耐性が深刻であり，非淋菌性尿道炎で多用される AZM を含む多系統の抗菌薬への耐性が進行している.
- ウイルスとしては HSV やアデノウイルスなどが原因の 1 つとなるが，免疫クロマトグラフィや核酸増幅検査は保険適用外である.
- 現在推奨されている治療を **表 6** に示す.

表 5 尖圭コンジローマと性器ヘルペス

	尖圭コンジローマ	性器ヘルペス
起炎微生物	human papilloma virus (HPV) 16,18 型	herpes simplex virus 1 型または 2 型
感染経路	直接接触	直接接触，唾液，精液・頸管粘液
潜伏期間	3 週～8 カ月	2～10 日，感染神経節は主に腰仙髄神経節
臨床症状	乳頭状腫瘍，自覚症状は特になし	かゆみや違和感を伴った水疱有痛性の浅い潰瘍
診断	特徴的な疣贅の視診により診断が可能	•外陰部に浅い潰瘍性や水疱性病変を認めた場合は疑う •蛍光抗体法（塗抹標本） •血清抗体による診断：診断には役に立たない 初感染：急性期では陰性，回復期陽転（回復期にならないと診断できない） 再発・非初感染初発：抗体が発症時から検出される（診断には役に立たない）
治療	〈第一選択〉 イミキモドクリーム（ベルセナクリーム®等） 隔日（週 3 回）塗布 最長 16 週まで使用可能 〈第二選択〉 ①凍結療法（液体窒素） ② 80～90% 三塩化酢酸または二塩化酢酸の外用 ③レーザー蒸散術，電気焼灼法，等	初発：アシクロビル（ゾビラックス®等）経口 1 回 200mg　1 日 5 回，5～10 日間 バラシクロビル（バルトレックス®等）経口 1 回 500mg　1 日 2 回，5～10 日間 ファムシクロビル（ファムビル®）　経口 1 回 250mg　1 日 3 回，5～10 日間 重症例：アシクロビル（ゾビラックス®）点滴 1 回 5mg/kg　1 日 3 回（8 時間毎），7 日間 再発：アシクロビル（ゾビラックス®等）経口 1 回 200mg　1 日 5 回，5 日間 バラシクロビル（バルトレックス®等）経口 1 回 500mg　1 日 2 回，5 日間 ファムシクロビル（ファムビル®）　経口 1 回 250mg　1 日 3 回，5～10 日間 再発予防のための抑制療法：バラシクロビル（バルトレックス®等）経口 500mg 分 1．HIV 感染症の成人はバラシクロビル経口 1 回 500mg 1 日 2 回 1 年間継続投与後に投与継続するか検討する．
再発	3 カ月以内に約 25%再発	あり

表 6 非クラミジア性非淋菌性尿道炎の治療

	抗菌薬名	投与経路	投与量	投与回数	投与日数
M. Genitalium が疑われる（*C. trachomatis* 治療失敗例）または *M. Genitalium* の拡散増幅検査の陽性例	DOXY（ビブラマイシン®）	経口	1 回 100mg*	1 日 2 回	7〜14 日間
	MINO（ミノマイシン®）	経口	1 回 100mg	1 日 2 回	7〜14 日間
	STFX（グレースビット®）	経口	1 回 100mg	1 日 2 回	7〜14 日間
	AZM（ジスロマック®）	経口	1 回 1g	1 日 1 回	1 日
	モキシフロキサシン：MFLX（アベロックス®）	経口	1 回 400mg	1 日 1 回	7 日間
M. genitalium の拡散増幅検査陽性の難治例	DOXY	経口	1 回 100mg	1 日 2 回	7 日間
	＋MFLX または STFX	経口	1 回 400mg 1 回 100mg	1 日 1 回 1 日 2 回	7 日間 7 日間
拡散増幅検査で *T. vaginalis* 陽性もしくは沈渣で *T. vaginalis* を確認できた場合	メトロニダゾール：MNZ（フラジール®）	経口	1 回 250mg	1 日 2 回	10 日間

*保険診療では 2 日目以降　1 日 100mg

Suggested Readings

①**JAID/JSC 感染症治療ガイド・ガイドライン作成委員会, 編. JAID/JSC 感染症治療ガイド 2023. 日本感染症学会・日本化学療法学会; 2023.**
p.280-99 に最新詳細な方針が載っているため目を通すことをお奨めする.

②**日本版敗血症ガイドライン 2020（S21-25）.**
こちらも併せて目を通した方がよい.

③**日本性感染症学会, 編. 性感染症診断・治療ガイドライン 2020. 診断と治療社; 2020.**
豊富なアトラスが載っている. STI は視診所見から疑い, 検査診断することが多いため, 目を通しておいてほしい. オンラインで閲覧ができる.

〈青木九里〉

4 尿路結石症

①上部尿路結石（upper urinary tract calculus）

Point

- 尿路結石症のうち上部尿路結石（腎・尿管結石）が約 95%を占める.
- 存在部位の正診率は，単純 CT が最も高い.
- 上部尿路結石ではカルシウム（Ca）（シュウ酸 Ca 結石，リン酸 Ca 結石）結石が 8 割を占める.
- 上部尿路結石に対する積極的治療法は大きさ，部位により異なる.
- サンゴ状結石は無症候であっても積極的治療の適応となるが，症例によっては経過観察を選択することもある.

1 疫学

- 上部尿路結石が約 95%を占める.
- 上部尿路結石の男女比は 2.2：1 で男性優位.
- 2015 年の疫学調査では上部尿路結石の年間罹患率は，人口 10 万人対 138 人.
- 同調査でカルシウム（シュウ酸 Ca 結石，リン酸 Ca 結石）結石の割合は 81.1%であった.

2 症状・徴候

- 結石の移動により多彩な症状を認めるが，代表的なものは疼痛，血尿，結石排出の 3 つ 図 1.
- 自律神経症状（冷汗・悪心・嘔吐・腹部膨満など）や膀胱刺激症状（結石

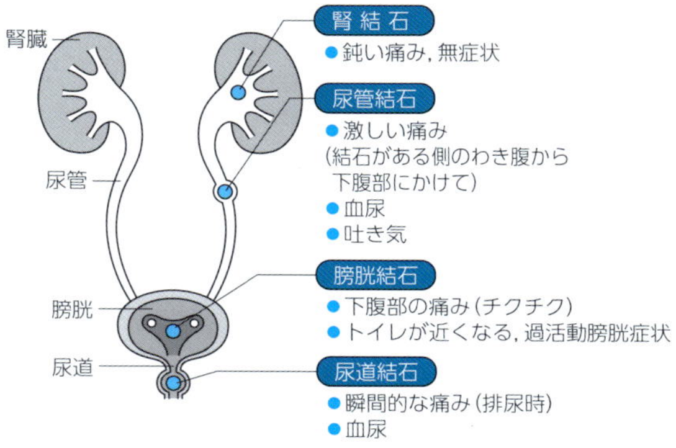

図 1 尿路結石の諸症状（日本ケミファ株式会社．患者向けパンフレット「尿路結石症．診断から治療まで」より改変）

が尿管膀胱移行部付近まで下降した場合)，尿路感染を併発した場合は発熱を認める.
- 肋骨脊柱角叩打痛は，非特異的で認めないこともある.

3 診断のための検査

- 病歴聴取
  - 薬歴を含む（アセタゾラミド，ステロイド，活性型ビタミン D_3 製剤，カルシウム製剤，尿酸排泄促進薬，ケイ酸アルミン酸マグネシウム，インジナビルなどが結石形成に関与する).
- 家族歴
  - シスチン尿症，adenine phosphoribosyltransferase 欠損症，原発性高シュウ酸尿症，腎尿細管性アシドーシスの一部に遺伝性あり.
- 身体学所見
- 検尿
  - 膿尿があれば尿培養を追加.
- 血液生化学
  - クレアチニン，尿酸，カルシウム，リンなどを評価.
- 単純 CT
  - 3mm 以上の結石であれば，低線量 CT（low-dose CT）は通常の CT と同様の診断率が得られる.
- 腹部超音波検査（US）
- 腹部単純 X 線撮影（KUB）
- 排泄性尿路造影（IVU）
  - 造影剤アレルギー，重篤な甲状腺疾患，気管支喘息，多発性骨髄腫，重篤な心機能障害，腎機能障害のある患者には禁忌.

*存在部位の正診率は，単純 CT>IVU>KUB>US の順に高い

4 病型分類

存在部位，形状，X 線透過性，結石成分などにより分類される.

- 存在部位
  - 上部尿路結石（腎結石，上・中・下部尿管結石）
  - 下部尿路結石（膀胱結石，尿道結石）
- 形状
  - サンゴ状結石（腎盂と腎杯に連続する形態の結石 **図 2**）
  - 非サンゴ状結石
- X 線透過性
  - X 線非透過性結石
    - ▹ シュウ酸 Ca 結石，リン酸 Ca 結石，リン酸マグネシウムアンモニウム（MAP）結石が X 線非透過性結石である.
    - ▹ MAP は淡い陰影を示すことがある.
    - ▹ シスチン結石は淡いすりガラス状の辺縁平滑な陰影を示す.
    - ▹ 酸性尿酸アンモニウム結石も淡い陰影を示す.

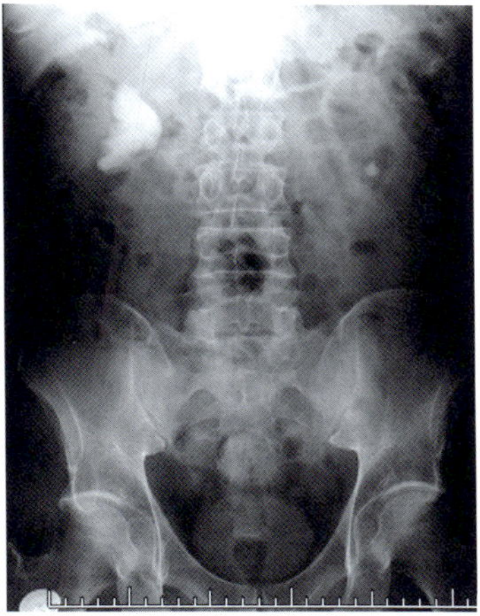

図 2 完全サンゴ状結石の腹部単純X線所見
KUB 上，右腎に 52×35mm のサンゴ状結石を認める．
左腎には 10×10mm の非サンゴ状結石を認める．

・X 線透過性結石
▹ 尿酸結石，キサンチン結石，2,8- ジヒドロキシアデニン結石は X 線透過性結石である．

- 結石成分
  - ・カルシウム結石（シュウ酸 Ca 結石，リン酸 Ca 結石）
  - ・尿酸結石
  - ・感染結石（MAP 結石もしくは struvite）
  - ・シスチン結石

5 各病型における注意点

- 10mm 未満の尿管結石は保存的治療の適応がある **表 1**．
- 尿管結石は症状発現後 1 カ月以内に自然排石しない場合は、積極的な治療介入を検討する．
- 腎結石は経過観察の適応があるが **表 2**，半年毎の病状評価が望ましい．
- 上部尿路結石に対する積極的治療法は大きさ，部位により異なる **図 3~5**．
- サンゴ状結石は無症候であっても積極的治療の適応となるが，高齢者や寝たきり患者で全身状態が不良で手術リスクが高い場合は経過観察も選択肢の 1 つである．
- X 線透過性結石の一部（尿酸結石，シスチン結石など）は結石溶解療法の適応となる．

表 1 尿管結石における保存的治療の適応

- 長径で 9～10mm，短径で 5～6mm までの結石
- 結石が通過不能な尿路狭窄がない
- 長期嵌頓が疑われない
- 緊急処置が必要な結石合併症がない
- 結石合併症が生じた際に問題となる他疾患や身体的状態がない

表 2 腎結石における経過観察の適応

- 10mm 未満の X 線非透過性の腎杯結石
- 水腎症・疼痛・尿路感染・腎機能障害などを伴わない
- 増大傾向を認めない

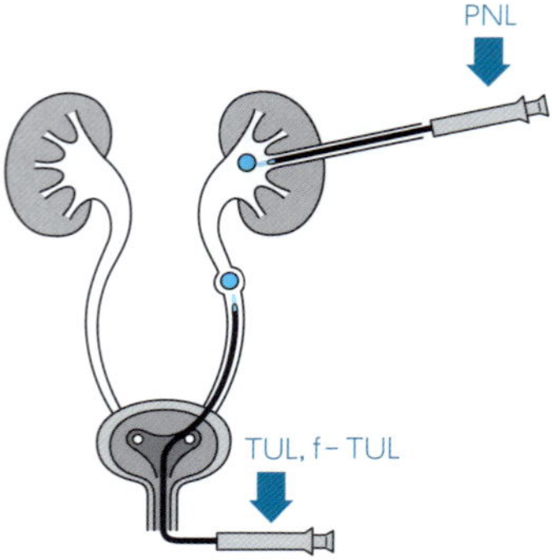

図 3 上部尿路結石に対する内視鏡治療（日本ケミファ株式会社．患者向けパンフレット「尿路結石症．診断から治療まで」より）

TUL：経尿道的腎尿管結石破砕術
f-TUL：軟性腎盂尿管鏡を用いた経尿道的腎尿管結石破砕術
PNL：経皮的腎結石破砕術

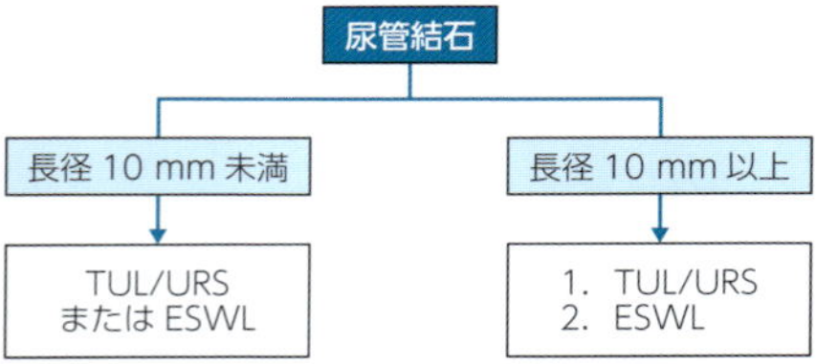

図 4 尿管結石の治療方針のアルゴリズム〔日本泌尿器科学会，日本尿路結石症学会，日本泌尿器内視鏡・ロボティクス学会，編．尿路結石症診療ガイドライン 2023 年版．医学図書出版; 2023 ©日本泌尿器科学会〕

〔解説〕

① 自然排石が期待できる尿路結石を有する患者に対して，一定期間，保存的治療（経過観察や排石促進療法）の実施を推奨する．

② ESWL（体外衝撃波結石破砕術）と TUL おのおのの治療効果と合併症について，患者に十分説明し，選択する．

③ 治療抵抗性の尿管結石が疑われる場合には，経皮的アプローチによる TUL や開放手術も考慮する．

④ 高度肥満患者に対しては，TUL を第一選択とする．

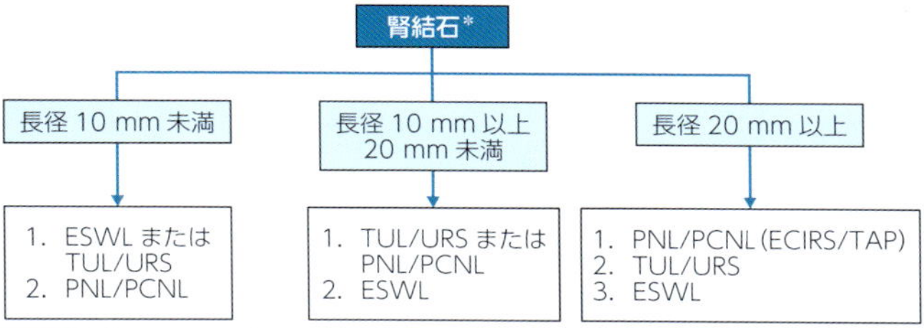

図 5 腎結石の治療方針のアルゴリズム〔日本泌尿器科学会, 日本尿路結石症学会, 日本泌尿器内視鏡・ロボティクス学会, 編. 尿路結石症診療ガイドライン 2023 年版. 医学図書出版; 2023 ©日本泌尿器科学会〕

* 2023 年版 尿路結石症診療ガイドラインでは, 無症候性のサンゴ状結石を有する患者に対して, 条件付きで“経過観察しないこと”を, また, ECIRS（経皮・経尿道的同時内視鏡手術）の症例経験が豊富, またはトレーニングを受けた術者 / 指導者がいる施設, かつ周術期合併症を含めた周術期管理を熟知している施設において ECIRS を行うことを推奨している.

〔解説〕

①長径 10mm 未満の腎結石で積極的治療の対象となりうる症例は, 症状のある結石, 増大傾向にある結石, 尿路閉塞を起こしている結石, 尿路感染・ウロセプシスを合併した結石, 複数結石, 結石を形成しやすい基礎疾患に起因する結石, 尿路の形態異常に伴う結石, 患者の職業的・社会的理由, 患者の希望等の条件を有する症例である.

②尿管鏡で到達困難な下腎杯結石などは PNL を考慮する.

③長径 20mm 以上の腎結石に対する第一選択は PNL（ECIRS）だが, 結石や患者の状況に応じて TUL を考慮する. ただし TUL は段階的治療を要する可能性がある. 一方, ESWL の治療成功率は, PNL・TUL に比べ劣るため, 特殊な条件でない限り ESWL を選択することは推奨しない.

④開放手術・腹腔鏡手術はこれらの治療手段が困難な場合に考慮する. ただし, 2024 年において腹腔鏡手術は保険適用外である.

6 治療

保存的治療, 積極的治療に大別される.

1）保存的治療

- 飲水励行による尿量増加
  - 1 日尿量 2L 以上が目標.
- 疼痛管理
  - 非ステロイド性抗炎症薬（NSAIDs）を主に用いる.
  - 腎機能低下症例には慎重投与, アスピリン喘息患者には禁忌.
  - 効果が不十分な場合にはオピオイド受容体部分作動薬や抗不安薬などを使用する.
  - 妊娠中の患者の疼痛緩和にはアセトアミノフェンが推奨される.

  (投与例)

  ジクロフェナクナトリウム坐剤 25～50mg 1 回 1 個を 1 日 2 回まで.

  アセトアミノフェン 1 回 325～650mg 内服, 1 日 4,000mg まで.
- 薬剤による結石排石促進療法（medical expulsive therapy：MET）
  - 2023 年版尿路結石症診療ガイドラインでは「尿管結石を有する患者に対して, 結石の排出促進を目的として, 薬物（α_1 遮断薬）の投与を実施することを, 条件付きで推奨する」とされているが, 本邦では尿管結石に対する保険適応はない.

(投与例)

タムスロシン 0.2mg　1日1回

- 結石溶解療法
  - ・薬物的溶解が可能な結石成分（尿酸，シスチンなど）に限定される.
  - ・尿管結石では非嵌頓例に限られる.
  - ・特定物質との化学反応を利用する方法とpHによる解離度を利用する方法がある.
  - ・前者としてはシスチン結石におけるチオプロニンがあげられる.
  - ・後者としては尿酸結石およびシスチン結石に対するクエン酸Na・クエン酸K合剤があげられる.
  - ・尿pHが7を超えるとリン酸Ca結石の発生が懸念されるため，尿pHの定期的なモリタニングとpH値に基づく投与量調節が必要である.

(投与例)

チオプロニン錠 400～2,000mg　1日4回

最大1回500mgまで，小児の最大量は1日40mg/kg

クエン酸Na・クエン酸K合剤 2～6g　1日3回

2）積極的治療

- 体外衝撃波結石破砕術(extracorporeal shock wave lithotripsy：ESWL)
  - ・妊婦，出血傾向を伴う症例，抗凝固療法中の症例は原則禁忌.
  - ・長径10mm以上20mm未満の腎結石に対しても，医療環境のため，TULが行えない施設では，ESWLが選択される場合がある．2023年版尿路結石症診療ガイドラインでは，「それぞれの治療を説明した上で，最終的には患者の意思決定を尊重すべき」としている.
- 経尿道的腎尿管結石破砕術（transurethral lithotripsy：TUL)
  - ・硬性尿管鏡によるr-TULと軟性腎盂尿管鏡によるf-TULがある.
  - ・手術時間が90分以上に及ぶと重篤な合併症の発症率が高くなる.
  - ・アクセスシースによる尿管虚血に関連した尿管狭窄が1.4%存在する.
  - ・抗血栓薬継続のTULは，周術期脳心血管系合併症の減少に不確実な部分を含む．結石除去率に影響がない一方で，軽度の出血性合併症が増加する傾向があるため，抗血栓薬の継続または中断の利益と不利益を十分説明して施行する.
- シングルコースの尿管鏡については，Ⅲ-6尿管鏡の項を参照.
- 経皮的腎尿管結石破砕術（percutaneous nephro-uretero-lithotripsy：PNL)
  - ・妊婦，出血傾向を伴う症例，抗凝固療法中の症例は原則禁忌.
  - ・20Fr以下の細径腎盂鏡を用いるmini-PNLやTULを同時に行う経皮・経尿道的同時内視鏡手術（endoscopic combined intra renal surgery：ECIRS）が普及してきている.

7 経過観察

- 治療効果判定は，治療後 6 週間以内に行う.
  - ・判定には KUB と US または KUB と IVU の組み合わせを用いるか，単純 CT を用いる.
  - ・成功の判定
    - ▹ 尿管結石の残石なし（完全排石）または腎結石の残石 2mm 以下かつ閉塞解除（水腎症の改善）したもの.
- 初発かつ成功例
  - ・定期的な経過観察は不要だが，5 年再発率が 45％と非常に高いことに留意し，飲水指導と基礎疾患および結石成分分析に基づいた食事指導を十分に行う.
  - ・治療標的となった結石以外にも上部尿路に結石を有する症例，高尿酸血症や糖尿病，メタボリック症候群など結石の原因となりうる基礎疾患を有する症例，ステロイドやビタミン D 製剤，カルシウム製剤などの薬物投与を受けている症例では，再発例に準じた経過観察を考慮する.
  - ・感染結石の症例に関しては，3 カ月から 6 カ月毎の通院と尿検査，6 カ月毎の US，KUB を考慮する.
- 再発例
  - ・成功例
    - ▹ 6 カ月から 1 年毎の通院と尿検査.
    - ▹ 1 年毎の US，KUB.
  - ・閉塞解除が行われているが，3mm 以上の腎結石を有する症例.
    - ▹ 3 カ月から 6 カ月毎の通院と尿検査.
    - ▹ 6 カ月毎の US，KUB.
- 再発を繰り返す症例についてはサイアザイドやクエン酸製剤などの再発予防薬の投与を検討する.

Suggested Readings

①日本泌尿器科学会，日本泌尿器内視鏡学会．日本尿路結石症学会，編．尿路結石症診療ガイドライン．3 版．医学図書出版；2023.
尿路結石症の診断・治療についてエビデンスに基づき記載されている.

②伊藤晴夫，正井基之，赤倉功一郎，編．図説 新しい尿路結石症の診断・治療．1 版．メジカルビュー社；2009.
尿路結石症の診断・治療について実臨床に即した形で記載されている.

〈矢野　仁〉

4 尿路結石症

② 下部尿路結石 (lower urinary tract calculus)

Point

- 膀胱結石が大部分を占める.
- 膀胱結石は膀胱出口部閉塞や神経因性下部尿路機能障害などに続発している場合が多く，膀胱結石の治療に際しては，基礎疾患の治療や尿路管理法も検討する必要がある.
- 尿道カテーテル長期留置中にカテーテルトラブルを繰り返す場合には，膀胱結石の存在を疑う必要がある.
- 腫瘍表面の石灰化を膀胱結石と診断しないように注意する.
- 後部尿道結石は膀胱内に戻して膀胱結石として治療した方が安全である.

1 疫学

- 下部尿路結石は尿路結石症の 4～5%を占め，男性ではカルシウム（Ca）結石が 70%程度，女性では感染結石が約半数である.
- 大部分が膀胱結石であり尿道結石は 1%未満である.

2 症状・徴候

- 膀胱結石自体は無症状のことも多く，膀胱出口部閉塞や再発性尿路感染症の精査中に発見されることが多い.
    - 過活動膀胱症状や慢性前立腺炎様の症状を訴えることもあるので，過活動膀胱や慢性前立腺炎の診断に際しては鑑別診断に加えるべきである.

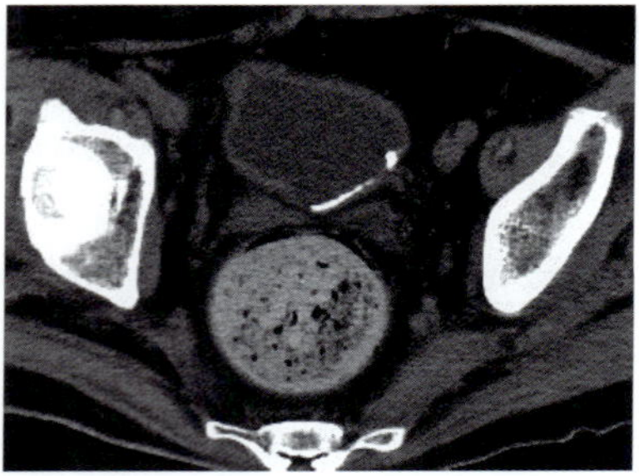

図 1 発熱精査の単純 CT で偶然に発見された膀胱結石
大きな前立腺肥大症も合併していた.

JCOPY 498-06431

・尿道カテーテル長期留置症例において，頻回の閉塞，再発性尿路感染症，繰り返す血尿，カテーテル自然抜去などを認めた場合には膀胱結石の存在を疑って膀胱鏡あるいは単純 CT などをチェックする必要がある **図 1**．皿形の結石が多数あるような場合であっても，超音波や腎尿管膀胱部単純撮影（KUB）では発見しづらいことがある．

- 尿道結石は，急性尿閉あるいは突然の排尿困難で受診することが多い．
  ・稀に慢性前立腺炎様の症状の原因になっていることがあり注意が必要である．

3 診断のための検査

- 尿検査，超音波検査，膀胱鏡を行う．尿道結石を疑って KUB を撮影する場合には尿道まで含めるように依頼する必要がある．尿道カテーテル長期留置に合併した膀胱結石の診断には単純 CT も有効である．
  ・膀胱結石は通常，器質的な膀胱出口部閉塞や神経因性下部尿路機能障害，膀胱憩室などの基礎疾患，尿道カテーテル長期留置，骨盤内手術（迷入した縫合糸や尿路を縫合した糸を核とする結石），長期臥床などの原因を有する．そのような患者で持続する血尿や膿尿，再発性尿路感染症を認めた場合には，上記の検査を実施することが肝要である．
  ・腫瘍表面の石灰化を膀胱結石と診断しないようにするために，超音波検査と膀胱鏡実施時には結石の可動性を確認することが重要である．膀胱鏡では膀胱結石の裏側の粘膜が正常であることもきちんと確認する．

4 治療

- 膀胱結石
  ・膀胱結石に対する積極的治療は以前では開創手術が主流であったが，1990 年に入ってから内視鏡手術が導入され，近年では内視鏡手術が多くの症例で行われている．膀胱結石に対する積極的治療には主に経尿道的膀胱砕石術，膀胱切石術，経皮的膀胱砕石術，体外衝撃波砕石術（ESWL）がある．なお，わが国の診療報酬では，経皮的膀胱砕石術と ESWL は適用外治療となることに留意する **図 2**．
- 尿道結石
  ・後部尿道結石
    ▹ 尿道カテーテル，尿道ブジー，膀胱鏡などで膀胱内に戻し，膀胱結石として治療する．
  ・前部尿道結石
    ▹ 尿道損傷をきたさぬように治療する．平滑な結石や小さな結石ではミルキングによる排石や内視鏡下の抽石を試みてもよいが，大きな結石や表面が不整な結石ではレーザーなどによる砕石を考慮する．レーザーなどによる砕石が困難と判断された場合には尿道切開による切石が選択肢となるがそのようなことは稀である．

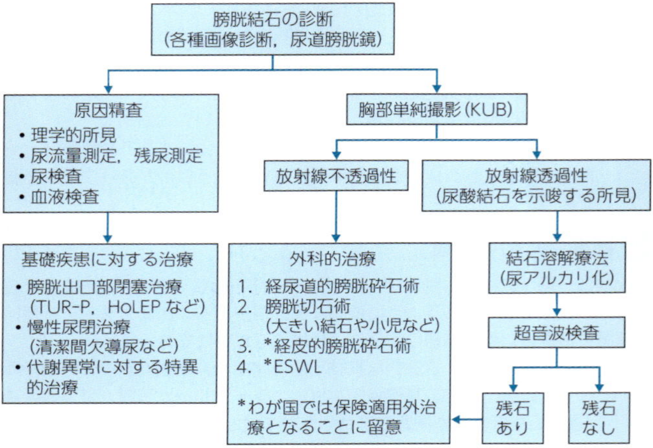

図 2 膀胱結石に対する積極的治療の考え方

〔European Association of Urology. EAU guidelines on urolithiasis（https://uroweb.org/guidelines/urolithiasis）accessed on Dec 5, 2022 より引用改変〕

TUR-P：経尿道的前立腺切除術

HoLEP：ホルミウム－ヤグレーザー前立腺核出術

5 経過観察

- 結石の原因となっている基礎疾患などの改善が困難場合には，半年毎に尿検査，超音波検査などによる経過観察を考慮する．

Suggested Readings

①**日本泌尿器科学会，日本泌尿器内視鏡学会．日本尿路結石症学会，編．尿路結石症診療ガイドライン．3 版．医学図書出版；2023.**
尿路結石症の診断・治療についてエビデンスに基づき記載されている．

〈矢野　仁〉

5 下部尿路機能障害

①過活動膀胱（overactive bladder：OAB）

Point

- ► 過活動膀胱とは，尿意切迫感を必須症状として，昼間頻尿，夜間頻尿を通常伴い，切迫性尿失禁の有無は問わない症状症候群である．
- ► 症状症候群とは，症状の集合体（様々な症状の組み合わせ）であり，それだけでは正確な診断にならない，明確な原因が同定できない機能的異常を指す．通常の診察（病歴聴取，身体所見，その他の適切な検査）で，感染，新生物，代謝および内分泌などの明らかな局所の病態が完全に除外されていることが前提である．
- ► 治療を優先すべき原疾患を鑑別するために「基本評価」を実施する．
- ► 治療上は，膀胱出口部閉塞（bladder outlet obstruction：BOO）を合併しないOABと合併したOAB〔男性：前立腺肥大症（benign prostatic hyperplasia：BPH）合併，女性：骨盤臓器脱（pelvic organ prolapse：POP）合併〕に分けて治療方針を決定する．
- ► 患者との共同意思決定（shared decision making）により，3次治療までのプロセスを短縮化する方向性も検討されている．

1 疫学

- OABの有病率は，20歳台以上では11.9%（男性13.9%，女性9.8%），40歳台以上では13.8%（男性16.6%，女性11.0%）で加齢とともに増加．
- OAB-wetは69.8%（男性64.3%，女性77.6%）で加齢とともに増加．

2 症状・徴候

- 尿意切迫感がキーシンプトム．
  - 尿意切迫感は，1. 突然起こり，2. トイレに行くことを後回しにできない，ことを特徴とする異常な尿意感覚である．
- 尿意切迫感の原因を 表1 に示す．

3 診断に必要な検査

- 下記の検査で，OAB症状の原因となっている疾患が同定され，かつその原疾患の治療が優先されると判断された場合には，原因疾患の精査・治療を優先．
- 原疾患が不明だが少なくとも重篤な疾患はないと判断される場合には，症状症候群としてのOABの治療を開始．
- 問診：下部尿路症状，既往歴，併存疾患，服薬歴など．
  - 過活動膀胱症状スコア（OABSS 表2）も用いる．治療前後での最小臨床重要差（minimally important clinical difference：MID）は3

表 1 尿意切迫感の原因

	原因	説明	コメント
末梢性	筋原性 (myogenic)	除神経由来の排尿筋機能障害 → 平滑筋の電気的結合異常 → 排尿筋の同期的収縮 → 排尿筋過活動 (DO)	UUI が多い
	尿路上皮原性 (urotheliogenic)	尿路上皮 / 上皮下組織の機能不全（自律性収縮）→ 求心神経活動亢進 → 尿意切迫感，頻尿．DO は明らかでないことあり	UUI は少ない
	尿道原性 (urethrogenic)	尿道抵抗↓ or 尿道内圧変動 → 尿の近位尿道への流入 → 尿道膀胱反射の活性化 → DO	体位変換時，腹圧時の UUI
中枢性	神経原性 (supraspinal) (brain OAB)	大脳あるいは脳幹における膀胱知覚や随意排尿に関する情報処理の異常．障害部位によって尿意切迫感が DO に関連する場合（前頭前野の脱不活）としない場合（帯状回の賦活）とがある	明らかな NLUTD を認めないもの

NLUTD: neurogenic lower urinary tract dysfunctions, DO: detrusor overactivity, UUI: urgency urinary incontinence（切迫性尿失禁）

表 2 過活動膀胱症状スコア（OABSS）

以下の症状がどれくらいの頻度でありましたか．この 1 週間のあなたの状態にもっとも近いものを，ひとつだけ選んで，点数の数字を○で囲んで下さい．

	症状	頻度	点数
1	朝起きた時から夜寝るときまでに，何回くらい尿をしましたか	7 回以下	0
		8～14 回	1
		15 回以上	2
2	夜寝てから朝起きるまでに，何回くらい尿をするために起きましたか	0 回	0
		1 回	1
		2 回	2
		3 回以上	3
3	急に尿がしたくなり，がまんが難しいことがありましたか	なし	0
		週に 1 回より少ない	1
		週に 1 回以上	2
		1 日に 1 回くらい	3
		1 日 2～4 回	4
		1 日 5 回以上	5
4	急に尿がしたくなり，がまんできずに尿をもらすことがありましたか	なし	0
		週に 1 回より少ない	1
		週に 1 回以上	2
		1 日に 1 回くらい	3
		1 日 2～4 回	4
		1 日 5 回以上	5
		合計点数	

診断基準：尿意切迫感スコア（質問 3）が 2 点以上，かつ OABSS 合計スコアが 3 点以上
重症度判定：軽症 5 点以下，中等症 6～11 点，重症 12 点以上
(Homma Y, et al. Urology. 2006; 68: 318-23)

点以上の低下である.

・Patient-reported outcome（PRO）の評価：妥当性が検証された日本語訳のある疾患特異的な PRO の指標として OAB-q（overactive bladder questionnaire）がある．治療前後の MID は 10 点以上の増加である.

- 高齢者の OAB はフレイルや認知機能低下とも関連しており，治療の際にはフレイルや認知機能の評価が望まれるとされる.
  - ・フレイルの診断ツールとして，①日本語版 Cardiovascular Health Study 基準，②簡易フレイルインデックス，認知機能診断ツールとして，(1) HDS-R（改訂長谷川式認知症スケール），(2) Mini-Cog，(3) MoCA（Montreal Cognitive Assessment），(4) DASC-21（地域包括ケアシステムにおける認知症アセスメントシート），(5) MMSE（ミニメンタルステート検査），(6) ABC-DS（ABC 認知症スケール）などがある（①，(1)，(2)，(5)は I－1全身状態の評価の項を参照）.
  - ・蓄尿症状，排尿症状，排尿後症状を一通り問診することが肝要.
  - ・夜間頻尿が主体，有意な排尿症状，尿閉の既往が認められた場合にはその精査が先決.
  - ・膀胱痛などの間質性膀胱炎・膀胱痛症候群（IC/BPS）を疑わせる症状にも注意が必要.
  - ・骨盤部の手術や放射線照射の既往を有する場合には安易に OAB と診断しない.
  - ・歩行障害や麻痺などを伴う神経障害（既往を含め）を認める場合には神経因性下部尿路機能障害に準じた診療が必要.
- 尿検査：血尿，膿尿が認められた場合にはその精査が先決.
  - ・顕微鏡的血尿：中高年以上の男性，喫煙歴，ベンゼンや芳香族アミンへの曝露，膀胱刺激症状，鎮痛剤多用，骨盤部放射線照射歴，シクロホスファミド治療歴，肉眼的血尿の既往などは尿路上皮癌のリスク因子．顕微鏡的血尿を認める患者での尿路悪性腫瘍の有病率は 0.2～5.2% である（II－1血尿の項を参照）.
- 残尿測定：有意な残尿（100mL 以上）が認められないことを確認（排尿症状を認める患者や高齢患者では 50mL 以上としてもよい）.
- 下腹部診察：慢性尿閉で充満した膀胱の有無.
- 直腸診，前立腺特異抗原（PSA）（男性）：前立腺疾患の評価．下部尿路症状を契機に前立腺癌が診断される率は 4.4%.
- 台上診（女性）：女性骨盤底障害（pelvic floor disorders）の診断のため，台上診は必須である（V－5－⑦ Urogynecology の項を参照）.
- 排尿日誌：日常生活における膀胱容量の評価の他，水分摂取過剰による多尿の鑑別に有用（II－7下部尿路症状・排尿日誌の項を参照）.
- 腎膀胱前立腺超音波検査：膀胱尿管移行部付近の下部尿管結石，膀胱内病変，膀胱変形や壁肥厚，膀胱周囲の病変，前立腺疾患（男性），尿道憩室（女性）などの評価．診断に迷うときには CT や MRI なども考慮.

4 病型

- 以下の分類があるが，実臨床上は病型によって治療方針が大きく異なるわけではない.
  (1) 神経因性 OAB と非神経因性 OAB（特発性 OAB）
  ・神経因性 OAB：大脳や脊髄の疾患による明らかな神経障害に起因する OAB．神経因性下部尿路機能障害に準じた診療を行う．なお，完全型脊髄障害で尿意切迫感を感じないような神経因性下部尿路機能障害を神経因性 OAB とするのは誤り.
  ・非神経因性（特発性）OAB：大部分の OAB はこちらに該当．生活習慣病，BOO（BPH，POP），加齢，生活習慣病（高血圧，代謝異常）などに伴う酸化ストレスの関与，血管内皮機能障害，自律神経系の亢進，全身・局所の炎症，マイクロバイオームの異常などが原因となるもの.
  (2) OAB-dry と OAB-wet
  ・OAB-dry：失禁のない OAB.
  ・OAB-wet：失禁のある OAB．実臨床上，治療を希望して来院する OAB の大部分はこちらであろう.

5 治療

1）生活指導を含めた行動療法（1 次治療）

- 生活指導：体重減少，運動，禁煙，食事・アルコール・飲水指導，便秘の治療.
- 膀胱訓練：定時排尿や徐々に排尿間隔を延長させる方法がある．後者は超音波補助下で定時的に膀胱内尿量を測定し，排尿に適した尿量に達したときにトイレ誘導する．自覚症状の改善率が 51% との報告あり.
- 骨盤底筋訓練：OAB に対する効果としては，仙髄排尿中枢へのネガティブフィードバックを介することが想定されている．女性では 1 週間当たりの尿失禁回数が 80% 減少，6 カ月後も半数で効果が持続していたとする報告あり．日本排尿機能学会などの学術団体が骨盤底筋訓練のハンズオンセミナーを開催している.
- 薬物療法との併用も有益.

2）薬物療法（2 次治療 表 3）

- 第Ⅲ相臨床試験の対象者の大部分が女性かつ 60 歳前後であることは念頭におくべきである．実臨床上は，この年齢層よりも高齢の患者が多い．ポリファーマシー，抗コリン薬の認知機能に与える影響，総抗コリン負荷，フレイル，心血管系並存疾患などの事項を十分に考慮した上で薬物療法を行うべき.

①女性，前立腺肥大症のない男性の OAB

- β_3 受容体作動薬は，抗コリン薬と比較して有効性は同等であり，抗コリン作用に基づく口内乾燥などの有害事象を回避できる可能性があるため，最近では β_3 受容体作動薬が第一選択薬として使用されることが多くなっている.

表 3 過活動膀胱の治療薬

	一般名	用量・用法
β_3受容体作動薬	ビベグロン	50mg を 1 日 1 回食後経口投与
	ミラベグロン	50mg を 1 日 1 回食後経口投与
抗コリン薬	イミダフェナシン	1 回 0.1mg を 1 日 2 回朝食後および夕食後に経口投与 1 回 0.2mg を 1 日 2 回まで増量可
	オキシブチニン	1 回 2～3mg を 1 日 3 回経口投与
	オキシブチニン経皮吸収型製剤	貼付剤（オキシブチニン 73.5mg/ 枚）を 1 日 1 回 1 枚を下腹部または大腿部のいずれかに貼付
	ソリフェナシン	5mg を 1 日 1 回経口投与　1 日 10mg まで増量可
	フェソテロジン	4mg を 1 日 1 回経口投与　1 日 8mg まで増量可
	プロピベリン	20mg を 1 日 1 回経口投与　20mg を 1 日 2 回まで増量可

- β_3受容体作動薬を優先すべき状況は，65 歳以上の高齢者においては，認知機能障害を生じやすい中枢神経疾患を有する患者，フレイルや軽度認知機能障害の患者，併用薬の総抗コリン負荷が高い患者，男性患者であり，また，年齢に関わらず明らかな認知機能障害を認める患者である.
- 高齢者，特にフレイル症例に対しては常用量の 1/3～1/2 量から開始するなどの対応を検討.
- 認知症に対する中枢性コリンエステラーゼ阻害薬と抗コリン薬の併用の是非に関しては依然として明確な結論は得られていない.
- 投与前後で残尿測定を必ず実施.
- 閉経後の女性で，台上診にて会陰部粘膜の萎縮性変化が強ければエストロゲン腟錠の投与も選択肢になりうる.

β_3受容体作動薬 表 4

- 作用機序：排尿筋の弛緩の強化の他に膀胱求心路にも作用している可能性がある.
- ミラベグロンには大規模市販後調査などの実臨床下における豊富なエビデンスがある.
- ミラベグロンには CYP2D6 阻害作用があるが，ビベグロンは CYP（シトクロム P450）酵素に対する影響がなく，そのため薬物相互作用がほとんどみられないとされている.

抗コリン薬 表 5

- 作用機序：常用量では膀胱求心路に対する作用＞排尿筋への作用と考えられている.
- 投与に当たっての注意点
  - 緑内障：開放隅角緑内障，外科的治療を施行された閉塞隅角緑内障は禁忌ではない.
  - 認知症：複数の横断研究で OAB 治療に用いられる抗コリン薬が認知症のリスクを上昇させる可能性が示唆されている．このため 65 歳以上の高齢者に抗コリン薬を使用する場合には，薬物の物理化学的特性（分子サイズが大きく，脂溶性が低く，イオン化度が高く，P 糖タンパ

表 4 β_3作動薬の本邦で実施された第Ⅲ相臨床試験における効果（ベースラインとの差）と主な有害事象（薬剤名は五十音順）

	ビベグロン 50mg	ミラベグロン 50mg
平均年齢，歳	58.7	58.3
排尿回数 / 日	−2.1	−1.7
排尿回数＜8/ 日，%	32	32
尿意切迫感回数 / 日	−2.3	−1.9
尿意切迫感消失，%	29	39
切迫性尿失禁回数 / 日	−1.4	−1.0
尿禁制，%	56	51
1 回排尿量，mL	+34	+24
口内乾燥，%	1.4	2.6
便秘，%	1.6	3.4
動悸，%	NA	0.3
頻脈，%	NA	0.3
高血圧，%	0	0.3
尿閉，%	0	0

表 5 抗コリン薬の本邦あるいはアジアで実施された第Ⅲ相臨床試験における効果（ベースラインとの差）と主な有害事象（薬剤名は五十音順）

	IMI 0.2mg (0.4mg まで増量可)	OXY-パッチ	SOL 5mg (常用量)	SOL 10mg	Feso 4mg (常用量)	Feso 8mg	Prop 20mg (40mg まで増量可能)
平均年齢，歳	57.7	55.4	60.4	59.9	57.2	59.8	56.6
排尿回数 / 日	−1.5	−1.9	−1.9	−2.2	−1.2	−1.3	−1.9
排尿回数 ＜8/ 日，%	NA	NA	29	37	NA	NA	NA
尿意切迫感回数 / 日	53%の低下 (ベースライン: 17.6 回 / 週)	−1.9	−2.4	−2.8	−1.7	−1.7	−2.8
尿意切迫感消失，%	NA	NA	33	37	NA	NA	NA
切迫性尿失禁回数 / 日	1 週間当たり 69%の低下 (ベースライン: 17.6 回 / 週)	−1.1	−1.5	−1.5	−1.4	−1.4	−1.2
尿禁制，%	NA	NA	56	60	NA	NA	NA
1 回排尿量，mL	+19	+23	+36	+44	+23	+33	+35
口内乾燥，%	32	6.5	17	34	28	50	20
便秘，%	12	0.7	11	19	5	11	6.2
尿閉，%	0	0	0	0	0	0	0

IMI: イミダフェナシン，OXY パッチ: オキシブチニン貼付剤，SOL: ソリフェナシン，Feso: フェソテロジン，Prop: プロピベリン，NA: not available

ク質の基質）と高齢者を対象とした臨床試験の両面から認知機能に対して安全と考えられる抗コリン薬の投与が望ましいとされる.
・イミダフェナシン，ソリフェナシン，フェソテロジンなどは尿中へ排泄された薬剤が，尿路上皮細胞のムスカリン受容体の阻害を介して効果の一部を担っている可能性が示唆されている.
・オキシブチニンやプロピベリンの抗カルシウム作用がどの程度効果に貢献しているかは明確でない.

- 常用量で効果が認められなかった場合，増量すると効果が認められる場合がある（イミダフェナシン，ソリフェナシン，フェソテロジン，プロピベリン）.
- オキシブチニン貼付剤では口内乾燥や便秘といった抗コリン性有害事象が低率．ただし，貼付部位反応が30%以上で認められるため，貼付部位のローテーションなどの対策を適切に行う必要がある.
- 薬物の交替療法は一定の有効性と安全性を示すと考えられるが，3次治療が保険診療で行えるようになっているので，漫然とした交替療法の継続は必ずしも望ましいとは言い難い.

β_3受容体作動薬＋抗コリン薬

- 大部分のエビデンスはソリフェナシンとミラベグロンの併用療法に基づくものである.
- 相乗的な有害事象は生じず相加的な効果が期待でき，また，抗コリン薬の増量よりも有効，既治療例で有効と考えられている.

② BPH に伴う OAB

- 前立腺肥大症が OAB の原因と考え，まずは前立腺肥大症の治療薬を投与（V-5-⑤前立腺肥大症の項を参照）.
- OAB 症状が残存した場合には 2 つの考え方があろう.

（1）保存的治療を継続：前立腺肥大症治療薬にβ_3受容体作動薬あるいは抗コリン薬を追加.
・少量（常用量の 1/2 程度）から追加．常用量への増量は慎重に.
・尿閉（1～2%）が生じるのは投与後 1～2 カ月以内が多いとされるのでその期間は残尿増加などに注意．増量した際には要注意.
・本邦で，ある程度の規模の臨床試験の成績が報告されているのは，プロピベリン（TAABO 試験），ソリフェナシン（ASSIST 試験），イミダフェナシン（ADDITION 試験，GOOD NIGHT 試験），ミラベグロン（MATCH 試験，CONTACT 試験）などである.

（2）外科的閉塞解除で高圧排尿による膀胱への負荷をなくし排尿筋過活動の改善を期待.
・経尿道的前立腺切除術施行症例の 50 ～75% に排尿筋過活動（DO）の合併が認められるとされ，術後 2～12 カ月の時点で，DO 消失は 57.1～83%，新規 DO 発生は 10% とされる．当院におけるホルミニウムレーザー核出術後の 1 年目での OAB 消失率は 65 歳未満，65～74 歳，75 歳以上でそれぞれ 75.0%，79.2%，75% であった.
・OAB 症状が残存したら（閉塞が解除されているので），排尿筋低活動の合併がなければ，前立腺肥大症のない OAB として慎重に治療を検討.

③女性混合性尿失禁

- 切迫性成分が優位な場合: OAB 治療薬による治療を優先.
- 腹圧性成分が優位な場合: 尿道内圧測定を含めた尿流動態検査 (UDS) などの精査を実施の上で腹圧性尿失禁 (SUI) 手術を検討してもよい.

④ POP に伴う OAB

- 前立腺肥大症同様 2 つの考え方があろう.
  (1) 保存的治療で改善を期待: OAB 治療薬投与.
    ・OAB 治療薬を投与する場合には, 尿排出障害の有無に注意が必要であり, 残尿量の増加や尿閉に注意を払う必要がある. POP に伴う過活動性膀胱患者に関する抗コリン薬, β_3 受容体作動薬の報告は非常に少ないのが現状である.
    ・ペッサリー: POP を正常な解剖学的な位置に修復し BOO を解除することで OAB 症状が改善することが知られている.
  (2) 外科的治療で POP を改善させ OAB 症状の改善を期待.
    ・POP 手術によって 75～83% の症例で OAB 症状の消失～改善が期待できる.
    ・OAB 症状が残存したら排尿筋低活動などに注意しつつ OAB 治療薬を投与.

3) 干渉低周波療法

- 非侵襲的電気刺激療法としては唯一保険適応. 3 週に 6 回を限度とし, その後は 2 週に 1 回を限度とされている.
- 作用機序: 皮膚電気抵抗の低い 2 つの異なる中周波電流を交差させるように流し位相差により生じる低周波で標的組織に対する電気刺激を行う. 陰部神経求心路, 尿道周囲横紋筋や骨盤底筋への直接・間接刺激, 交感神経トーヌス亢進など.
- 効果: 切迫性尿失禁症例において尿禁制が 20～50%, 改善が 54～91%.

4) 難治性 OAB に対する治療 (3 次治療)

- 難治性 OAB の定義: 行動療法および抗コリン薬や β_3 受容体作動薬を含む薬物療法を単独ないしは併用療法として, 少なくとも 12 週間の継続加療を行っても抵抗性である場合.
- 医師と患者間のコミュニケーション不足による排尿生理や OAB の病態, 治療効果や有害事象に関する認識の不一致, 患者の治療遵守意欲を高めるための指導不足, 不十分な原因疾患の鑑別などが, 難治化の主因の場合がある. 原因疾患としては泌尿器科的治療が可能な BOO を見落とさないことが肝要である.
- 本邦では以下の治療が保険適応となっている. 欧米では近年, 埋め込み型の脛骨神経刺激療法も注目を集めている.

①磁気刺激療法 (女性, OAB-wet のみ)

- 治療回数は 1 週間に 2 回まで, 6 週間を限度に算定可能. ただし, 6 週間を 1 コースとして, 1 年間に 2 コースまでが限度となる.
- 作用機序: 表面電気刺激に比べて十分な電流が標的とする神経に到達すると同時に骨盤底筋に対する直接効果も強く, 排尿筋過活動の消失や膀胱容量の増加は表面電気刺激に比べて良好.
- 効果：切迫性尿失禁例において尿禁制が 20〜25%，改善が 50〜85%.

②仙骨神経刺激療法（sacral neuromodulation：SNM）

- 植込み型排尿・排便制御用スティミュレーター（仙骨神経刺激装置）に関する適正使用基準（http://japanese-continence-society.kenkyuukai.jp/images/sys/information/20170330123952-EABF7FFF825E82EEEA43237D39EE93947AA82AA895194D69229D3439576FC72C.pdf）に準じて実施する必要がある.
- 作用機序：陰部神経求心路を刺激することによる，中枢神経系の下部尿路機能関連領域の再構築と考えられているが詳細はまだ不明である．OAB のほか，便失禁にも保険適応があり，欧米では非閉塞性慢性尿閉に対する治療にも用いられている.
- SNM の機種：最近では MRI 対応，充電式デバイスも選択可能となっている.
- 方法：Ⅰ期目（試験刺激）は透視下に通常，第 3 仙骨孔（S3）にリード挿入を行い，7〜14 日間の試験期間で効果判定を行う．有効症例にはⅡ期目として刺激装置の埋め込みを行う.
- 治療成績：米国で実施された 5 年間の前向き試験（InSite 試験. J Urol. 2017; 199: 229-36: 91% が女性）において，explanation された対象者を含む検討では，OAB と尿失禁に対する奏効率はそれぞれ 67%，64%，尿禁制率が 38% であった．Explanation された対象者を除外した集団では，OAB と尿失禁に対する奏効率はそれぞれ 82%，76%，尿禁制率が 45% であった．OAB-q の変化は全てのドメインと健康関連生活の質で 30〜45 ポイントと MID を大きく上回る改善が示された.
- 有害事象：上記の試験では，undesirable change in stimulation（22%），疼痛（15%），感染（2.6%），外科的介入は有害事象への対応が 30.9%，バッテリー交換が 33.5%，permanent explanation は 19.1%（有害事象によるものは 11.0%）.
- 最近の系統的レビュー（Urol Int. 2022; 106: 323-43）においても，有効性と有害事象に関する予測因子は明確ではないとされている.

③ A 型ボツリヌス毒素（BoNT-A）膀胱壁内注入療法

- 過活動膀胱・神経因性膀胱に対するボツリヌス療法適正使用指針（http://japanese-continence-society.kenkyuukai.jp/images/sys/information/20210412175051-A77C5635487F5038C1A2E5939CE5604151BD17C1128DB274AC89A450C62FDA7E.pdf）に準じて実施する必要がある．清潔間欠導尿を要する可能性に関しては十分に説明し納得しておいてもらう必要がある.
- 作用機序：アセチルコリンを貯留するシナプス小胞は，SNARE タンパク（synaptobrevin，SNAP-25，syntaxin から構成される）によってシナプス部分の細胞膜と膜融合を生じアセチルコリンがシナプス間隙に放出される．ボツリヌス毒素は重鎖がシナプス部分の細胞膜上の受容体（synaptic vesicle protein 2）に結合し，エンドサイトーシスによって取り込まれる．エンドソームから放出されたボツリヌス毒素の軽鎖（LC）は SNAP-25 タンパクの標的部位を切断し，SNARE タンパクの形成を阻害する．その結果，シナプス小胞と細胞膜との膜融合が起こらずアセチルコリンの放出が阻害される（chemical denervation）．この他の機序として，求心路への作用もあると考えられている．

- 方法：特発性 OAB に対しては，ボツリヌス毒素 100 単位を 10mL に溶解（10 単位 /mL）し，膀胱三角部や膀胱頂部に注入することがないよう，注入部位は膀胱三角部から少なくとも 1cm 上および膀胱頂部から約 3cm 下まで離し，1cm 間隔で膀胱壁内（排尿筋内，深さ 2mm）に 0.5mL（5 単位 /1 カ所）ずつ 20 カ所注入する（合計 100 単位）．麻酔方法は施設により様々であるが，当院では 4% キシロカイン® 100mL を注入 15 分前に膀胱内に投与し疼痛コントロールは良好である．予防的抗菌薬として国内第Ⅲ相臨床試験では，治療の 1～3 日前までに抗菌薬（筋弛緩作用を有するためアミノグリコシド系を除く）の投与を開始し，治療後 1～3 日間継続使用している．当院では治療当日から計 5 日間抗菌薬内服としており，術後尿路感染症の発症リスクは 7.1% と低率である．
- 効果の持続は 8～9 カ月とされ，追加投与は可能であるが投与間隔は 12 週以上とする必要がある．
- 治療成績：男性約 25% を含む 12 週間の国内第Ⅲ相臨床試験（Int J Urol. 2020; 27: 227-34）では尿失禁回数は 3.4 回減少，50% 以上の尿失禁回数の減少が 58%，尿禁制率が 19%，OABSS は 3.4 点低下，treatment benefit scale での改善以上が 57% であった．
- 有害事象：上記の試験では尿路感染症（膿尿＋細菌尿）が 12.9%，尿閉（250mL≦残尿量＜350mL＋有症状 or 350mL≦残尿量）が 5.6%，清潔間欠導尿実施が 5.6%．
- 効果不良 / 有害事象の予測因子を **表 6** に示した．

表 6 BoNT-A: 効果不良 / 有害事象の予測因子

効果不良：8.8～93.2%（効果不良の定義はまちまち） ・男性，年齢，フレイル ・排尿筋過活動時の最大排尿筋圧＞110cmH₂O，線維化による低コンプライアンス膀胱（＜10 mL/cmH₂O）と低膀胱容量（＜100mL），男性膀胱出口部閉塞（BOOI＞40cmH₂O）
清潔間欠導尿：15.7%（6.2～43.8%，清潔間欠導尿の導入基準はまちまち） ・男性，年齢，フレイル，子宮摘除 ・残尿＞100mL，膀胱容量，最大尿流量，排尿筋収縮力低下（女性：PIP1≦50cmH₂O，男性：BCI≦120cmH₂O），男性膀胱出口部閉塞（BOOI＞40cmH₂O）
尿路感染症：7.9%（14,3～34.2%，尿路感染症の診断基準はまちまち） ・女性，男性で前立腺切除歴なし，清潔間欠導尿 ・排尿筋収縮力（女性）

BCI: bladder contractility index, BOOI: bladder outlet obstruction index, PIP: projected isovolumetric detrusor pressure
(Eur Urol Focus. 2021; 7: 1448-67; Urology. 2008; 71: 455-9; 2020; 135: 32-7; J Urol. 2006;176: 177-85; 2020; 176: 177-85; NAU. 2015; 34: 675-8; BJU Int. 2008; 103: 630-4)

6 経過観察

- 4〜12 週の治療を行っても改善が認められない場合には，OAB 症状の原因となっている疾患の有無を再検討すべき．
- 症状が安定していれば，下部尿路症状の問診（必要なら OABSS），残尿測定を 3〜6 カ月毎に実施．必要に応じて尿検査などを追加．
- OAB 症状が自然寛解する場合があることも知られており，薬物療法の継続に関して適宜患者と相談することも必要．
- 難治性過活動膀胱の治療前後は，下部尿路症状の問診（OABSS，OAB-q，排尿日誌），尿流測定，残尿測定を 3〜6 カ月毎に実施．必要に応じて尿検査（特にボツリヌス毒素膀胱壁内注入療法後早期）などを追加．

Suggested Readings

①**日本排尿機能学会，日本泌尿器科学会，編．過活動膀胱診療ガイドライン作成委員会．過活動膀胱診療ガイドライン 第３版．リッチヒルメディカル; 2022.**

ガイドラインながら解説もかなり詳細で充実しており，OAB 全般にわたって勉強するのに最適の書物である．

②Cameron AP, Chung DE, Dielubanza EJ, et al. The AUA/SUFU Guideline on the Diagnosis and Treatment of Idiopathic Overactive Bladder. J Urol. 2024; 212: 11-20.

AUA/SUFU の最新版のガイドラインである．

③Mitsui T, Sekido N. Masumori N, et al. Prevalence and impact on daily life of lower urinary tract symptoms in Japan: Results of the 2023 Japan Community Health Survey（JaCS 2023）. Int J Urol. 2024; 31: 747-54.

本邦における下部尿路症状の有病率や QOL への影響に関しての実態を把握することを目的とした日本排尿機能学会による疫学調査が約 20 年ぶりに実施された．

〈澤田喜友，関戸哲利〉

5 下部尿路機能障害

②夜間頻尿（nocturia）

Point

- 有症状率が最も高い下部尿路症状である.
- 様々な要因が関与しうる.
- 膀胱蓄尿機能障害と夜間多尿のどちらが（あるいは双方が）原因となっているのかを，排尿日誌を用いて検討する.
- 生活指導を含めた行動療法が治療の基本である.
- 膀胱蓄尿機能障害に対しては，その原因となっている疾患に対する治療も検討する.
- 男性の夜間多尿に伴う夜間頻尿に対してはデスモプレシンが選択肢になる.

1 疫学

- 臨床的に問題となる夜間頻尿を 2 回以上の就寝中の排尿回数とした場合，その有症状率は，男女それぞれ，20 歳台で 14%，11%，40 歳台で 21%，15%，60 歳台で 31%，14%，80 歳台で 59%，39% で加齢とともに上昇する.
- 日常生活に最も影響がある下部尿路症状として夜間頻尿は最も高率（35.9 %）とされる.

2 症状・徴候

- 国際禁制学会の定義によれば，夜間睡眠中（入眠時から起床時までの主要睡眠時間帯）に排尿のために 1 回以上起きなければならないという愁訴であるが，臨床的には 2 回以上を夜間頻尿とする場合が多い．なお，厳密には，就床時から起床時までの時間が「夜間」と定義され，この間の排尿回数は夜間排尿回数（nighttime urinary frequency）と呼ばれ，夜間睡眠中排尿回数（nocturia）とは区別される.

3 診断のための検査

- 夜間頻尿は多因子によって生じることが知られている **図 1**．国際禁制学会では鑑別の一助として，これらの要因に関する項目を含めた問診票の使用も提案している **表 1**.
- この他にも，SCREeN（sleep，cardiovascular，renal，endocrine neurological．Eur Urol Focus. 2022; 8: 89-97） **図 2** などが提唱されている.
- 下部尿路機能障害に対して一般に行われる，下部尿路症状や既往歴，併存疾患，投与薬剤〔夜間多尿に関連する薬剤として，利尿薬，選択的セロトニン再取り込み阻害薬（SSRI），カルシウム拮抗薬，リチウム，ナトリウ

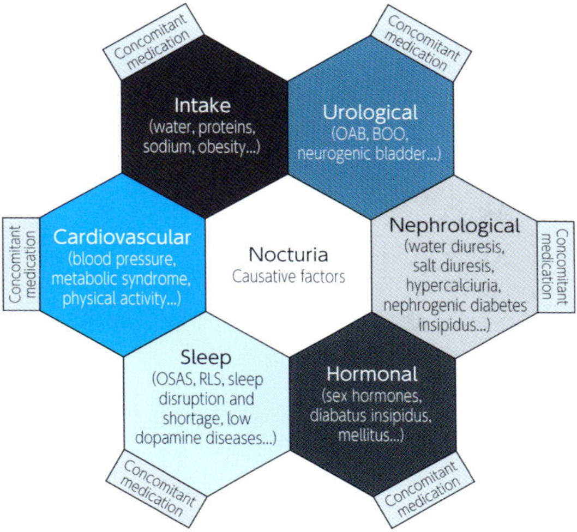

図 1 夜間頻尿に関与する因子
(Everaert K, et al. Neurourol Urodyn. 2018; 37: S46-S59)
OAB: overactive bladder
BOO: bladder outlet obstraction
OSAS: obstructive sleep apnea syndrome
RLS: restless leg syndrome

ム・グルコース共輸送体 2（SGLT-2）阻害薬，テトラサイクリンなどがある〕を含めた問診，身体理学所見（高齢女性では必要なら台上診を含む），血液・尿検査，残尿測定，腎膀胱前立腺超音波検査などは必須である．

- 問診
  - ▹ 床に入っている時間が長すぎるという場合もあるので，就床（寝）時刻と起床時刻も問診すべき．
  - ▹ 睡眠時無呼吸症候群（睡眠時呼吸障害）の合併に留意する必要があり，日中の眠気やだるさ，家族からの就寝中の状態の情報は必須である．疑わしい場合には専門外来への紹介を考慮．睡眠時無呼吸症候群による夜間多尿に対しては CPAP（持続陽圧呼吸療法）が有効であるとする報告が多い（夜間排尿回数：－2.3 回，夜間尿量：－183mL）．
  - ▹ 日本語訳のある QOL（生活の質）質問票としては N-QOL がある（巻末資料 10 参照）．
- 身体理学所見：下腿浮腫の診察は必須である．
  - ▹ 浮腫の原因は「水」ではなく「塩水」であり，塩分過剰の可能性が高いことを認識しておくべきである．
    - ✓ 浸透圧調節系は抗利尿ホルモンが水分の出納により血清ナトリウム濃度を調節する．一方，容量調節系はレニン・アンジオテ

表1 夜間頻尿患者に対する質問票

TANGO-SF screening questionnaire Place a tick ☑ next to each statement which is TRUE/ CORRECT for you.		
	My ankles, feet or legs swell during the day.	CARDIO / METABOLIC
	I take fluid tablets (e.g. furosemide).	
	I have kidney disease.	
	I take tablets to control my blood pressure.	
	I often get dizzy when standing up.	
	I have high blood sugar OR diabetes.	
	My blood sugar levels are difficult to keep stable.	
	I have 5 hours or less sleep per night.	SLEEP
	I would describe my sleep quality as bad.	
	It takes me longer than 30 minutes to fall asleep at night.	
	I have difficulty staying asleep at night because of my bladder.	
	I often experience pain at night.	
	I have been told I snore loudly OR stop breathing at night.	
	I need to get up to pass urine within 3 hours of going to sleep.	URINARY TRACT
	I experience a sudden urge to urinate on most days.	
	I have a bladder urgency accident once a week or more.	
	I often need to strain or push to start urinating.	
	I have an enlarged prostate gland. (MALES ONLY)	
	In general, I would say that my health is not good.	WELLBEING
	I have trouble staying awake while driving, eating or during social activities.	
	I have had a fall in the last 3 months.	
	I don't look forward to things with as much enjoyment as I used to.	

(Everaert K, et al. Neurourol Urodyn. 2018; 37: S46-S59; Bower WF, et al. BJU Int. 2017; 119: 933-41)

ンシン系などがナトリウムの出納により細胞外液を調節する．このため，浮腫（細胞外液過剰）は水分過剰ではなくナトリウム過剰と考えられる．

▹ Rostral fluid shift という概念が提唱されている **図3**．夜間多尿の原因となることはもちろん，高齢者の睡眠時無呼吸症候群の一因としても注目を集めている **図4**．この現象は顕性の浮腫がなくても生じる．

▹ 高齢者で夕方位に覚醒状態で下肢挙上を指導することは許容範囲と思われるが，就寝時に下肢挙上を指導することは，rostral fluid shift の観点に立てば安全とは言い切れない．

・血液・尿検査：肝機能や腎機能障害，栄養状態の評価の他，推定塩分摂取量の評価を実施すべきである．夜間頻尿の患者では循環器疾患である高血圧，心不全，および虚血性心疾患が合併する可能性が高い．

▹ 夜間多尿症例では脳性ナトリウム利尿ペプチド（BNP）測定を考慮

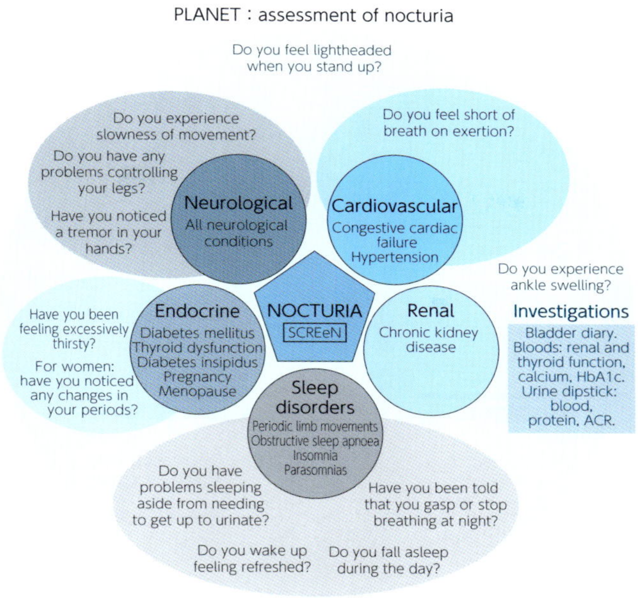

図 2 Medical conditions that can cause nocturia, with screening questions and initial investigations.

ACR: urine albumin : creatinine ratio, PLANET: Planning Appropriate Nocturia Evaluation and Treatment, SCREeN: Sleep medicine, Cardiovascular, Renal, Endocrine, and Neurology.

(Smith M, et al. Eur Urol Focus. 2022; 8: 89-97)

してもよい．BNP が 100pg/dL 以上あるいは心不全の既往のある患者では 200pg/dL 以上の患者では循環器専門医への紹介を検討.

- 推定塩分摂取量は以下の式を用いて評価する（Tanaka T, et al. J Hum Hypertens. 2002; 16: 97-103).
  24-h Na excretion [mEq/day] = 21.98 (NaS÷CrS÷10×Pr.UCr24)$^{0.392}$, NaS: Na concentration in spot urine [mEq/L], CrS: Cr concentration in spot urine [mg/dL], Pr.UCr24: Predicted 24-h urinary Cr excretion [mg/day] = −2.04×age [years] + 14.89×body weight [kg] + 16.14×height [cm] − 2244.45
  Estimated salt excretion (g/day) = 24-h Na excretion÷17
- 残尿測定：近年，nocturnal post-void residual urine といった用語も提唱されており，日中よりも夜間に残尿量が多い患者がいる可能性が示唆されているが，夜間の残尿測定は現実的ではなく，診断・治療は依然として今後の課題である．なお，低活動膀胱に合併

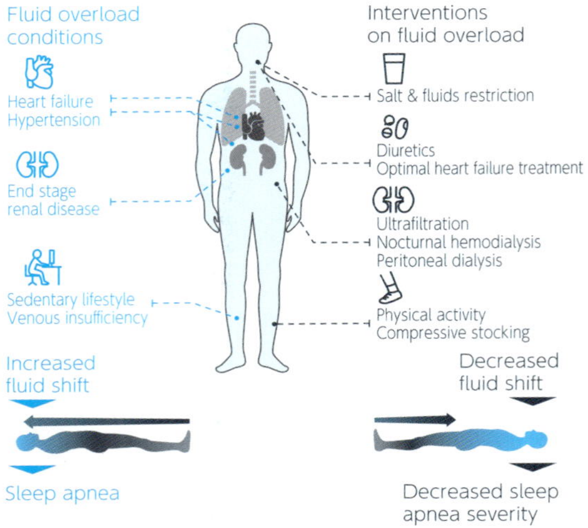

図 3 Rostral fluid shift (Sleep Medicine Reviews. https://doi.org/10.1016/j.smrv.2018.07.008)

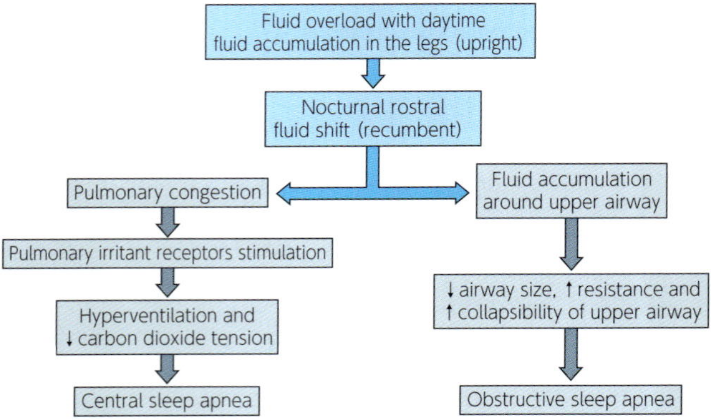

図 4 Rostral fluid shift と睡眠時無呼吸症候群との関係
(Sleep Medicine Reviews. https://doi.org/10.1016/j.smrv.2018.07.008)

【夜間多尿症例の排尿日誌】

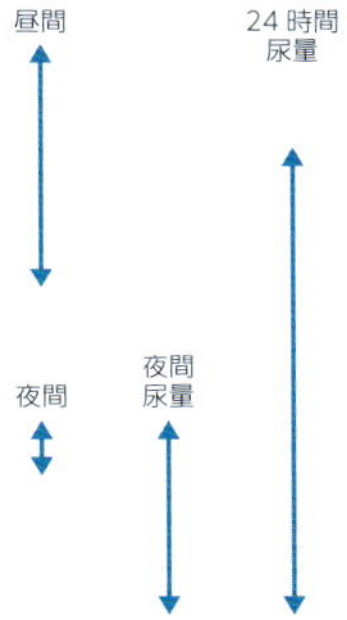

記載日1月3日　　　　　　　昼間の排尿に関して以下に記載して下さい
起床時間：6時25分　　　　尿失禁を認めた場合には○を記入して下さい
　　　　　　　　　　　　　就寝前には必ず排尿して下さい

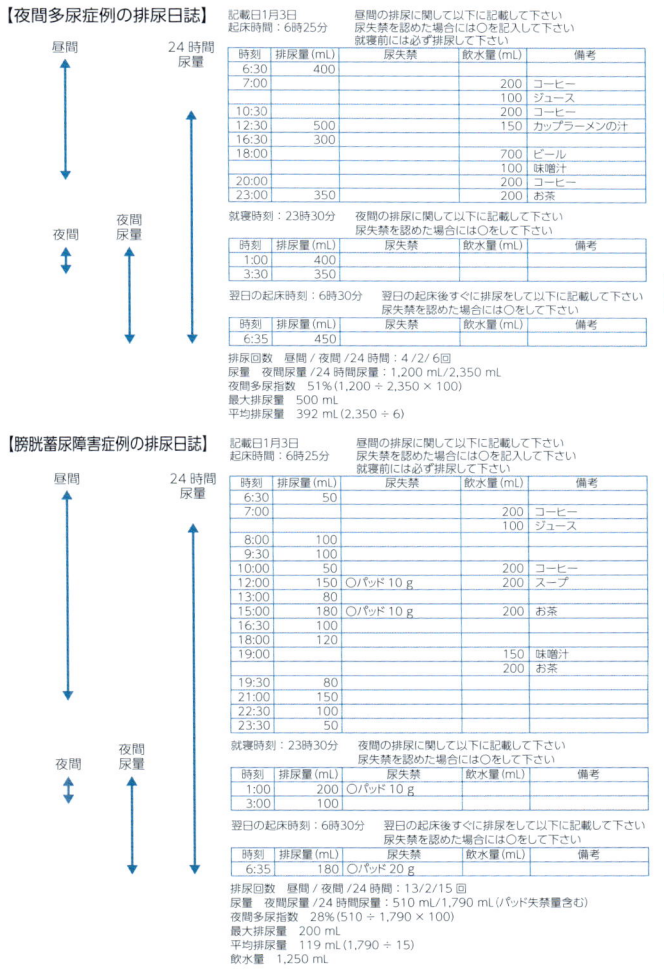

時刻	排尿量 (mL)	尿失禁	飲水量 (mL)	備考
6:30	400			
7:00			200	コーヒー
			100	ジュース
10:30			200	コーヒー
12:30	500		150	カップラーメンの汁
16:30	300			
18:00			700	ビール
			100	味噌汁
20:00			200	コーヒー
23:00	350		200	お茶

就寝時刻：23時30分　　夜間の排尿に関して以下に記載して下さい
　　　　　　　　　　　尿失禁を認めた場合には○をして下さい

時刻	排尿量 (mL)	尿失禁	飲水量 (mL)	備考
1:00	400			
3:30	350			

翌日の起床時刻：6時30分　　翌日の起床後すぐに排尿をして以下に記載して下さい
　　　　　　　　　　　　　　尿失禁を認めた場合には○をして下さい

時刻	排尿量 (mL)	尿失禁	飲水量 (mL)	備考
6:35	450			

排尿回数　昼間 / 夜間 /24 時間：4 /2/ 6回
尿量　夜間尿量 /24 時間尿量：1,200 mL/2,350 mL
夜間多尿指数　51% (1,200 ÷ 2,350 × 100)
最大排尿量　500 mL
平均排尿量　392 mL (2,350 ÷ 6)

【膀胱蓄尿障害症例の排尿日誌】

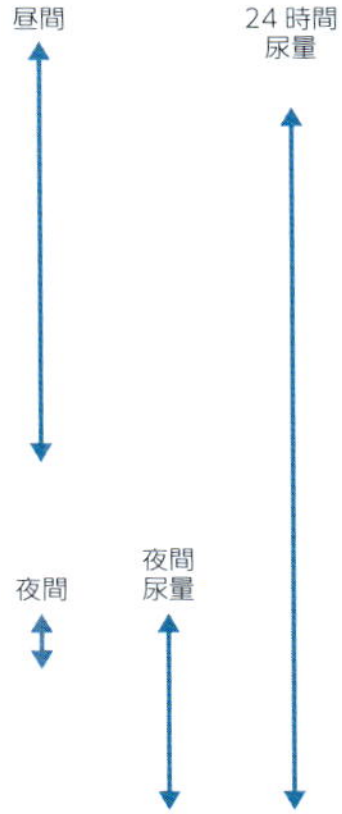

記載日1月3日　　　　　　　昼間の排尿に関して以下に記載して下さい
起床時間：6時25分　　　　尿失禁を認めた場合には○を記入して下さい
　　　　　　　　　　　　　就寝前には必ず排尿して下さい

時刻	排尿量 (mL)	尿失禁	飲水量 (mL)	備考
6:30	50			
7:00			200	コーヒー
			100	ジュース
8:00	100			
9:30	100			
10:00	50		200	コーヒー
12:00	150	○パッド 10 g	200	スープ
13:00	80			
15:00	180	○パッド 10 g	200	お茶
16:30	100			
18:00	120			
19:00			150	味噌汁
			200	お茶
19:30	80			
21:00	150			
22:30	100			
23:30	50			

就寝時刻：23時30分　　夜間の排尿に関して以下に記載して下さい
　　　　　　　　　　　尿失禁を認めた場合には○をして下さい

時刻	排尿量 (mL)	尿失禁	飲水量 (mL)	備考
1:00	200	○パッド 10 g		
3:00	100			

翌日の起床時刻：6時30分　　翌日の起床後すぐに排尿をして以下に記載して下さい
　　　　　　　　　　　　　　尿失禁を認めた場合には○をして下さい

時刻	排尿量 (mL)	尿失禁	飲水量 (mL)	備考
6:35	180	○パッド 20 g		

排尿回数　昼間 / 夜間 /24 時間：13/2/15 回
尿量　夜間尿量 /24 時間尿量：510 mL/1,790 mL (パッド失禁量含む)
夜間多尿指数　28% (510 ÷ 1,790 × 100)
最大排尿量　200 mL
平均排尿量　119 mL (1,790 ÷ 15)
飲水量　1,250 mL

図 5 膀胱蓄尿障害と夜間多尿における排尿日誌と用語説明

表 2 排尿日誌から算出される夜間頻尿に関係する指標

Term	Definition	Clinical application
24-h urine volume	Total volume voided over 24h	24-h urine volume>40mL/kg is diagnostic of global polyuria
NUV *	Total volume of urine voided during the night, including the first morning void	Alternative definitions of NP: ・Nocturnal urine production rate > 90mL/h ・NUV >0.9mL/min ・NUV >6.4mL/kg
MVV	Largest single voided volume over 24h, day or night (Thus representative of bladder capacity)	Low MVV indicaters reduced global bladder capacity
Ni *	Ni=NUV/MVV	Ni >1 suggests nocturia due to mismatch between production and capacity during sleep
ANV	Number of nocturnal voids, excluding first morning void	Accurate measure of nocturnal frequency (superior to questionnaires)
PNV	PNV=Ni−1	Used to determine nocturnal bladder capacity
NBCi	NBCi=ANV−PNV	NBCi>0 indicates reduced nocturnal bladder capacity
NPi	NPi=NUV/ (24h urine volume)	Npi>20~33% diagnostic of NP (age dependent)

* An NUV exceeding bladder capacity, or a Ni>1, leads to nocturia. ANV: actual number of nightly voids, MVV: maximum voided volume, NBCi: nocturnal bladder capacity index, Ni: nocturia index, NP: nocturnal polyuria, NPi: nocturnal polyuria index, NUV: nocturnal urine volume, PNV: predicted number of nightly voids.

用語説明

- 24h urine volume（24 時間尿量）: 24 時間の尿量をすべて合計した尿量．採尿は，通常は起床後 2 回目の排尿から開始し，翌朝の起床後初回排尿までを合計する
- NUV（夜間尿量）: 就寝してから起床するまでの尿量（主要睡眠時間に産生される総尿量）．したがって，就寝前の最後の尿は含まれず，翌朝の起床後初回排尿は含まれる
- NPi（夜間多尿指数）: 24 時間尿量のうち夜間尿量の割合．（夜間尿量 /24 時間尿量）×100（%）で算出される．若年者で 20% 以上，65 歳以上で 33% 以上で夜間多尿と診断
- MVV（最大排尿量）: 1 回の排尿で排出される最も多い尿量
- Ni（夜間頻尿指数）: 夜間尿量÷最大排尿量．1.5 以上で夜間多尿
- ANV（夜間排尿回数）: 就床から離床までの排尿回数．翌朝の起床後初回排尿は含まない
- PNV（予測夜間排尿回数）: 夜間排尿指数−1．最大排尿量で夜間に毎回排尿するとした場合の夜間排尿回数
- NBCi（夜間膀胱容量指数）: 夜間排尿回数−予測夜間排尿回数．1.3 以上で夜間膀胱容量低下

（Dani H, et al. Nat Urol Rev. 2016; 13: 573-83）

する蓄尿症状として，夜間頻尿は男性で51%，女性で46%で認められ，さらに，夜間頻尿を認める女性では排尿筋低活動（DU）を63%と高率に認めたとする報告もあり，膀胱蓄尿機能障害だけではなく尿排出機能障害も夜間頻尿に関与する可能性がある．

- 排尿日誌が必須である．
  - 多尿，夜間多尿，膀胱蓄尿機能障害の鑑別に現時点では排尿日誌に勝る評価法はない **図5**．
  - 多尿の定義は24時間尿量が40mL/kgを超える場合．
  - 夜間多尿の定義は夜間多尿指数によるものと夜間尿産生量によるものとがあり，通常，前者が用いられる．
    - ▹ 夜間多尿指数（nocturnal polyuria index：NPi)：<35 y/o：>20%，>65 y/o：>33%，35～65 y/o：20%+2% every 5 y/o
    - ▹ 夜間尿産生量(nocturnal urine production：NUP．こちらは様々な定義がある)：>90mL/hr（こちらが用いられることが多い)，>76mL/hr，>0.9mL/min，>1.3mL/min，>10mL/kg（覚えやすくて便利)，>6.4mL/kg
  - これ以外にも **表2** のような指標が排尿日誌から算出可能である．

4 病型

病型は以下の通りである．全ての病型で潜在的に睡眠障害が関与する可能性は念頭におくべきである．

- 多尿による夜間頻尿: 多飲，糖尿病や尿崩症などが含まれる．
- 夜間多尿による夜間頻尿
  - 夜間多尿をきたす病態は，原発性夜間多尿〔バソプレッシン（抗利尿ホルモン：ADH)〕の分泌低下あるいは，腎におけるADHの反応性低下など）と続発性夜間多尿（心機能障害，腎機能障害，睡眠時無呼吸症候群など）に分類される．前者は就寝後早期に一過性に尿量が増える水利尿，後者は起床時にかけて尿量が増加した状態が維持されるナトリウム利尿が主体である．なお，ナトリウムなどの電解質利尿の他に非電解質利尿もあり，例えば，尿素の排出は就寝後早期に増加する．
- 膀胱蓄尿機能障害による夜間頻尿
  - 膀胱蓄尿機能障害には膀胱容量が低下する場合，残尿の増加により機能的膀胱容量が低下する場合がある．疾患としては過活動膀胱，間質性膀胱炎 / 膀胱痛症候群，男性においては前立腺肥大症，女性においては骨盤臓器脱などが原因となる．
- 夜間多尿と膀胱蓄尿機能障害が合併するとより重症の夜間頻尿をきたすことが知られている．
- 睡眠障害に関して：不眠があるから夜間頻尿になるのか，夜間頻尿があるから不眠になるのかは患者背景によって異なるが，両者が悪循環をきたすことはどの患者でも共通している．入眠困難や中途覚醒は加齢などの睡眠構築が原因で生じることも多いが，糖尿病，Parkinson病，レストレスレッグス症候群（むずむず症候群)，睡眠時無呼吸症候群（SAS）などが関与している場合もある．難治性の睡眠障害と考えられる場合には睡眠障害の専門医への紹介を検討する．

5 治療

- 多尿，夜間多尿が主因の場合にはその原因の精査，治療も検討すべきである．
- 生活指導を含めた行動療法：夜間頻尿に対する治療の基本となる．適切に行うことで 1〜1.5 回程度の排尿回数の減少が期待できる．
  - ・塩分制限：高血圧治療ガイドライン 2019 によれば，「6g/ 未満を目標とした減塩により有効な降圧が得られ，心血管イベントの抑制が期待できる」とされ，減塩目標値として 6g/ 日未満が推奨されている．一方，9.2g/ 日以上の塩分摂取量は夜間頻尿の独立したリスク因子であることが示されている．塩分制限は夜間多尿を伴う夜間頻尿患者に対して行う価値があるが，夜間頻尿の改善のためにどの程度の塩分摂取量まで落とすべきかは明確でない．
  - ・飲水指導：適切な尿量は 20〜25mL/kg/ 日（<30mL/kg/ 日），適切な水分摂取量は体重の 2〜2.5% という数値が示されている．
    - ▹ アルコールやカフェインの摂取制限
  - ・室温管理（特に冬季，25〜26℃＋加湿）
  - ・運動療法（夕方〜夜，20〜30 分程度）
  - ・弾性ストッキング着用：国内 RCT にて（日本排尿機能学会雑誌. 2022; 33: 210）日中の膝丈弾性ストッキングやハイソックスの着用は夜間の排尿回数を減少（1.42 回 vs. 1.57 回）させ， 生活の質を上げる可能性が示唆されている．
    - ▹ 夕方の下肢挙上（30 分程度？：明確な挙上の角度や時間は確立していない）
  - ・睡眠障害に対する行動療法：①就寝前の飲水を控える，②就寝前 3〜4 時間のアルコールやカフェイン類（コーヒー，紅茶，日本茶，炭酸飲料など）は避ける，③就寝前 1 時間，中途覚醒時の喫煙は避ける，④就寝 1 時間前から部屋の照明を暗くして，音楽，香り（アロマ）などリラックスできるような環境を作る，⑤昼間に日光を浴びる（交感神経刺激による覚醒作用，夜間のメラトニン分泌量増加），⑥朝一定の時刻に起床する，⑦規則正しい食事習慣，特に朝食が重要，⑧入床 1〜2 時間前に入浴（40〜41℃で約 20 分）する，あるいは足浴（40℃で約 20 分間），⑨昼食後に約 30 分の昼寝を行う（午後 3 時以降は行わない），⑩夕方に軽い運動を行う．
- 薬物療法
  - ・膀胱蓄尿機能障害（過活動膀胱，前立腺肥大症）に対しては，それぞれの疾患に対する薬物療法を考慮する．
    - ▹ 過活動膀胱治療薬（抗コリン薬あるいは β_3 受容体作動薬）：夜間排尿回数が－0.09〜－0.24 回，HUS (hours of undisturbed sleep) が＋30〜＋86 分程度．
    - ▹ 前立腺肥大症治療薬（α_1 遮断薬，PDE5 阻害薬）：夜間排尿回数が

−1.4〜＋0.3 回程度.

・夜間多尿

▹ V_2 受容体作動薬: 低用量デスモプレシン (DDAVP) が男性の特発性夜間多尿に伴う夜間頻尿に対して保険適応を有する. 1 日 1 回就寝前にデスモプレシン 50μg を投与する. 低ナトリウム血症の発症リスクの高い症例 (高齢者, 腎機能低下, 低体重など) では 25μg から開始. 食事は服用の 2〜3 時間前までに済ませ, 服用 8 時間後 (起床時) までは口渇なければ飲水を避けることを指導する. また, 体液・電解質平衡を悪化させる疾患時 (感染症, 発熱, 胃腸炎など) には一旦中止するように指導する.

✓もともとは 100〜400μg の錠剤での臨床試験が行われ, 有効性は示されたものの, 特に高齢者での低ナトリウム血症が問題となった. このため, 10〜100μg の口腔内崩壊状で改めて臨床試験が行われ, 有効性および高齢者での安全性が証明された経緯がある. このため, 夜間多尿に伴う夜間頻尿に対しては低用量 DDAVP が使用される. なお, 本邦では認可されていないが, 欧米では女性に対して 25μg が認可されている. いずれにしても夜尿症に対する用量とは大きく異なる点に注意が必要.

✓作用機序: 腎集合管細胞に分布するバソプレシン V_2 受容体を活性化して水の再吸収を促進し (抗利尿作用), 就寝前に服用することにより夜間尿量を減少させる.

✓禁忌: ①低ナトリウム血症患者またはその既往あり, ②習慣性または心因性多飲症, ③心不全またはその既往歴あるいは疑いがある, ④利尿薬による治療を要する体液貯留またはその既往歴, ⑤抗利尿ホルモン不適合分泌症候群, ⑥中等度以上の腎機能障害 (Ccr 50mL/min 未満), ⑦サイアザイド系利尿薬とその類似薬, ループ利尿薬を投与中, ⑧副腎皮質ステロイド薬 (注射薬, 経口剤, 吸入薬, 注腸剤, 坐薬) 使用中.

✓治療効果: 国内第Ⅲ相試験 (Low Urin Tract Symptoms. 2020; 12: 8-19) において, 男性では夜間排尿回数は 25μg と 50μg でそれぞれ 0.96 回, 1.21 回減少, 夜間尿量は 226mL, 268mL 減少, HUS は 93.4 分, 117.6 分延長した. また, N-QOL を用いた検討で, 他覚的効果は 1 週間以内に認められるのに対して QOL への効果は 8〜12 週以降になることが示されている.

✓有害事象: 前述の臨床試験における低ナトリウム血症は 25μg 群では認められず, 50μg 群の 65 歳以上のみで認められた (2.8%).

✓経過観察: ①投与開始前に血清ナトリウム値測定, ②投与後あるいは増量後 3〜7 日, 1 カ月, およびその後は定期的に血清ナトリウム値の測定, ③血清ナトリウム値 135mEq/L 未満を認めた場合は一度投与中止, ④水中毒を疑う症状・所見 (倦怠感, 頭痛, 悪心, 嘔吐など, 下腿浮腫の出現・増悪, 体重増加が＋2kg/3 日）が認められた場合は直ちに投与中止し血清ナトリウムを測定.

▹ 利尿薬：ループ利尿薬（主として浮腫の改善効果），サイアザイド系利尿薬（主として塩分排泄効果）に関しては複数の小規模な臨床試験が存在するものの有効性，安全性に関しては確立していない.

・睡眠障害（成書参照）：入眠困難や中途覚醒に対してエスゾピクロン（ω1 受容体への親和性が低いシクロピロロン系睡眠薬），さらに早朝覚醒を伴う場合にはスボレキサント（オレキシン受容体作動薬），夜間頻尿が先行したと考えられる場合にはラメルテオン（メラトニン受容体作動薬）などが用いられる場合がある.

Suggested Readings

①**日本排尿機能学会, 日本泌尿器科学会, 編. 夜間頻尿診療ガイドライン作成委員会. 夜間頻尿診療ガイドライン. 第 2 版. リッチヒメディカル; 2020.**
夜間頻尿の原因として，多尿，夜間多尿，下部尿路機能障害の治療に加え，不眠の治療についても解説されている.

②Everaert K, Hervé F, Bosch R, et al. International Continence Society consensus on the diagnosis and treatment of nocturia. Neurourol Urodyn. 2019; 38: 478-98.
国際禁制学会のコンセンサスステートメント．夜間頻尿が様々な要因によって生じることを意識した内容になっている.

〈澤田喜友，関戸哲利〉

5 下部尿路機能障害
③低活動膀胱/排尿筋低活動 (underactive bladder/ detrusor underactivity: UAB/DU)

Point

- 国際禁制学会による症状症候群としての UAB の暫定的な定義は,「尿勢低下, 遷延性排尿（排尿遅延）および腹圧排尿で特徴づけられ, 残尿感はある場合とない場合があり, ときに蓄尿症状を伴う」である.
- UAB は原則的には DU を反映する症状症候群と考えられている.
- DU の病態には種々の原因による排尿筋の収縮障害に加え, 尿道の弛緩不全も関与している.
- 臨床的な DU の診断には, 国際禁制学会が提唱する症状を認め, 尿流測定, 残尿測定, 膀胱排尿効率（bladder voiding efficiency: BVE）で異常所見を認め, 症状とこれらの他覚的所見を説明しうる膀胱出口部閉塞が認められないことが必要である.
- 慢性尿閉状態であっても高リスク慢性尿閉でなければ, 監視療法も選択肢となりうる.
- 薬物療法としては α_1 遮断薬が第一選択薬と考えられる.

1 疫学

- UAB の明確な有症状率は不明であるが, 日本排尿機能学会が 2023 年に実施した下部尿路症状に関する疫学調査によれば, 尿勢低下, 排尿遅延, 腹圧排尿の全てを有する 20 歳以上の対象者の割合は, 男性は約 9%, 女性は約 4% であり, 加齢に伴って有症状率は上昇する.
- DU に関しては, 18 歳以上の男性で 9～48%, 20 歳以上の女性で 12～45% とされる.

2 症状・徴候

- UAB の症状症候群としての国際禁制学会の定義は以下の通りである.
  - 尿勢低下, 遷延性排尿（排尿遅延）および腹圧排尿で特徴づけられ, 残尿感はある場合とない場合があり, ときに蓄尿症状を伴う. 蓄尿症状は, 昼間頻尿, 夜間頻尿, 膀胱充満感減弱, 尿失禁など多彩であり, かつ, 有症状率が高い. 蓄尿症状を生じる機序は多様であるが, しばしば有意な残尿と関係する.
- 過活動膀胱（OAB）と UAB とを合併する場合には, “coexistent overactive-underactive bladder（COUB）” という用語も提唱されている.
- 神経因性下部尿路機能障害の原因となりうる神経障害, 糖尿病の有無に注意.

3 診断に必要な検査

- 妥当性のある UAB 質問票はないが国際前立腺症状スコア（IPSS）などを

用いる価値はある.

- 尿検査: 尿糖の有無に注意する. 顕微鏡的血尿や膿尿を認めた場合にはその原因検索が必要.
- 身体理学所見: 膀胱出口部閉塞の鑑別のために前立腺腫大の有無（男性），病期Ⅲ以上の骨盤臓器脱の有無（女性）をチェック.
- 会陰部神経学的所見: 神経因性下部尿路機能障害のスクリーニングとして，肛門周囲知覚，肛門トーヌス，外肛門括約筋随意収縮，肛門反射，球海綿体筋反射を評価する.
- 腎膀胱前立腺超音波検査: 水腎症（水腎症を認める場合には高圧の慢性尿閉を念頭におく），膀胱変形，膀胱壁肥厚（明確なカットオフ値は確立されていない），前立腺体積（30～40mL 以上では膀胱出口部閉塞の存在を念頭におく），前立腺膀胱内突出長（10mm を超える場合には膀胱出口部閉塞の存在を念頭におく）などの有無を評価する.
- 前立腺特異抗原（PSA）測定（男性）: 排尿症状を呈するような進行前立腺癌の鑑別目的.
- 尿流測定と残尿測定
  - 基本評価として必ず行う.
  - 最大尿流量低下のカットオフ値は一般的には 10～15 mL/s 未満とされる. しかし，腹圧排尿パターンを認めることもあり，そのような場合には最大尿流量が正常範囲のこともある点に注意が必要.
  - 尿流測定波形上，男性においては，鋸歯状間欠的波形あるいは鋸歯状持続的波形は DU を示唆する所見とされる **図 1**.
  - 残尿量は，排尿前の膀胱内尿量に依存するのでカットオフ値を決めることは難しい. 一般的には 50～150mL 以上を有意な残尿ありと判断する.
- BVE
  - 排尿前の膀胱内尿量の影響を受けにくい.
  - 以下の式で算出される.

  BVE（%）＝[排尿量（mL）÷〔排尿量（mL）＋残尿量（mL）〕]×100

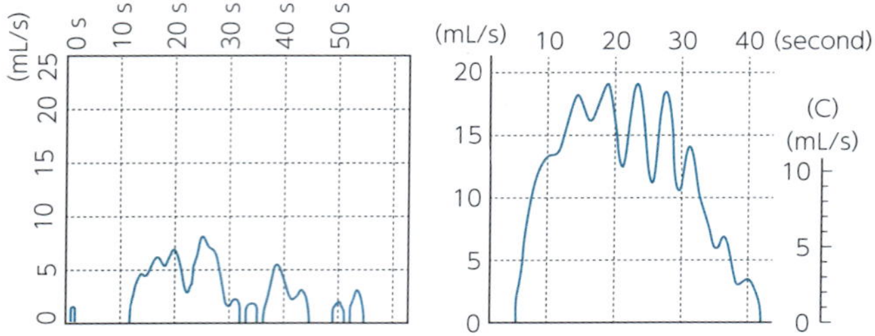

図 1 **鋸歯状間欠的波形**（右: Matsukawa Y, et al. Int J Urol. 2023; 30: 907-12）と**鋸歯状持続的波形**（左: Wada N, et al. Low Urin Tract Symptoms. 2021; 13: 361-5）

・カットオフ値は確立されていないが，90% 以下が異常，60〜75% 以下では DU の可能性がかなり高くなる．

- その他の検査
  ・以上の基本評価で UAB/DU が疑われた場合には初期治療を開始してよいと考えられる．一方，病態の詳細な解明が必要と考えられる場合や初期治療に対する効果が不十分な場合には，尿流動態検査，膀胱尿道鏡などの侵襲的検査も必要である．
  ▹ 尿流動態検査では，内圧尿流検査（pressure-flow study：PFS）による DU と膀胱出口部閉塞の鑑別が重要である．**表 1** に示す PFS 上の DU の診断に際しては，本来，膀胱出口部閉塞を認めないことが前提条件ではある．しかし，実臨床上は膀胱出口部閉塞があってもこの診断基準が用いられる．
  ▹ 国際禁制学会による DU の定義は，「通常，尿流量の低下を伴う排尿筋圧の低下または収縮時間の短縮で，排尿時間が延長したり，正常な時間内では膀胱を空にできなくなったりする」であるが，具体的な数値は提示されておらず，**表 1** の診断基準を参考に診断する場合が多い．

4 病型分類

- 初期診療における DU の臨床的診断基準
  ・UAB は症状症候群であり国際禁制学会の暫定的な定義に基づいて診断する．

表 1 PFS 上の DU の診断基準

男性	PIP（BCI）＜100cmH_2O & BVE＜90% or PdetQmax＜30〜45cmH_2O & Qmax＜12〜15mL/s
女性	PIP＜30cmH_2O or PdetQmax＜10〜30cmH_2O & Qmax＜10〜15mL/s & BVE＜90%

PIP（projected isovolumetric detrusor pressure）＝bladder contractility index（膀胱収縮力指数：BCI）or detrusor contraction index（DCI）
男性：PIP5＝PdetQmax＋5 x Qmax（若年では 5 の代わりに 2.5?）→ ＜100，弱い（weak）；≧100，正常（normal）；＜50 を very weak，＞150 を strong として PIP5 の結果をさらに細分化することについてのコンセンサスは得られていない．
女性：PIP1，PdetQmax＋1 x Qmax（30〜75 が正常範囲）
PdetQmax：最大尿流時排尿筋圧，Qmax：最大尿流量

表 2 初期診療における DU の臨床的診断基準

1. 国際禁制学会作業部会が提唱する UAB の症状群を有する〔特に，尿勢低下，遷延性排尿（排尿遅延）および腹圧排尿といった排尿症状と，しばしば膀胱充満感減弱〕
2. 最大尿流量＜12mL/ 秒，残尿量＞100mL
3. 膀胱排尿効率＜90%
4. 男性においては IPP＜10mm かつ / または PV＜30mL，女性においては有意な骨盤臓器脱を認めない（膀胱瘤の病期≦Ⅱ）

IPP：前立腺膀胱内突出（長），PV：前立腺体積

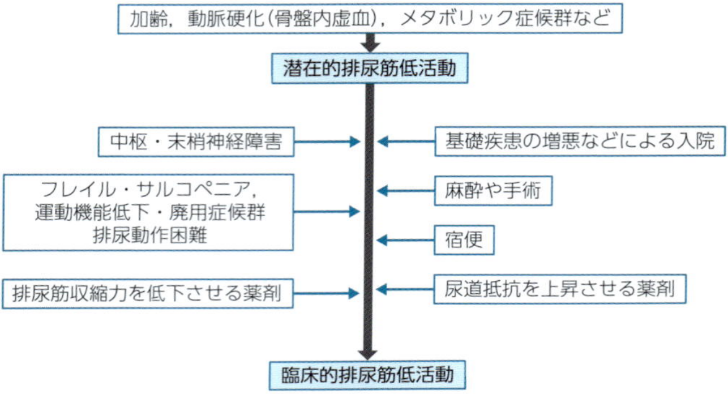

図 2 高齢者における臨床的 DU の発生機序

表 3 高リスク慢性尿閉を示す所見

画像検査	
	水腎・水尿管
	膀胱結石
血液・尿検査	
	ステージ 3 慢性腎臓病 (CKD)
	反復性症候性尿路感染
	尿路性敗血症
症状・兆候	
	会陰部皮膚変化を伴う尿失禁
	仙骨部褥瘡を伴う尿失禁

(Stoffel JT, et al. J Urol. 2017; 198: 153-60 より改変)

・実臨床上は, UAB が反映している DU に対する治療が重要である. このため, PFS を用いずに初期診療の現場で DU を診断する基準が多数報告されている. **表 2** の基準は日本排尿機能学会が提唱した基準であり, DU の診断に際して参考となりうる. なお, 本改訂版執筆現在, この基準の検証作業が進行中である.

- 病型分類は, 神経因性, 筋原性, 医原性, 特発性などの分類が提唱されているが, 確立されていない. Point で述べたように, DU の病態には, 排尿筋収縮の障害に加えて尿道の弛緩不全も関与する点に注意が必要である.
- 高齢者においては, **図 2** に示すように, 個々の要因のみでは臨床的な DU に至らなくとも, いくつかの要因が累積して臨床的 DU に至る場合がありうる点に留意する必要がある.
- 慢性尿閉の分類として, 高リスクと低リスクという分類が提唱されている **表 3**.

5 治療 表 4

- 監視療法: 残尿量が多くても高リスク慢性尿閉を示唆する臨床所見を認めず, 症状が軽症で半年以内の導尿の既往がないような場合には, 監視療法

表 4 UAB/DU に対する治療

治療法	内容	特徴
行動療法	定時排尿法，2 回排尿法	•経験的に指導される場合がある
	(膀胱) 搾り出し排尿	•用手圧迫排尿 (Crede 法) と腹圧排尿 (Valsalva 法) がある •高圧で効率不良な尿排出に陥る危険があり推奨されない
薬物療法	•「低活動膀胱」と「排尿筋低活動」は傷病名に登録されていない点に注意 •重症の排尿筋低活動に対する効果は期待できない	
	副交感神経作動薬	•ムスカリン受容体作動薬とコリンエステラーゼ阻害薬がある •有効性の明確な根拠に乏しい •コリン作動性クリーゼなどの有害事象に注意が必要である •尿道の弛緩不全を悪化させる可能性→α_1 遮断薬の併用を考慮
	α_1 遮断薬	•副交感神経作動薬よりも推奨度は高いと考えられている
導尿	清潔間欠導尿， カテーテル留置	•導尿を要する残尿量の基準は確立されていない •清潔間欠導尿の方が尿路合併症を防止する観点から望ましい •カテーテル留置を選択する場合には，尿道合併症あるいは男性精路合併症回避の観点から恥骨上膀胱瘻カテーテル留置も検討
外科的治療	仙骨神経刺激療法，経尿道的膀胱内電気刺激療法，細胞療法，膀胱部分への体外衝撃波療法，detrusor myoplasty，膀胱出口部に対する手術，A 型ボツリヌス毒素尿道括約筋内注入	•膀胱出口部に対する手術以外は本邦で認可されていない

(つまり経過観察) も選択肢になりうる．

- 行動療法：定時排尿，二段排尿など．用手圧迫排尿 (Crede 排尿) や腹圧排尿 (Valsalva 排尿) は推奨されない．
- 薬物療法
  - UAB/DU の病態には排尿筋の収縮障害に加えて尿道弛緩不全も関与している．現時点では薬物療法によって排尿筋収縮の改善を図ることのハードルは高く，尿道の弛緩不全を緩和して BVE の改善を期待する治療が選択される場合が多い．
  - 副交感神経作動薬 (用法用量などはⅤ-5-④神経因性下部尿路機能障害の項の**表 6** を参照)
    - ▹ ベサネコールとジスチグミンは古くから使用されており，過活動膀胱や前立腺肥大症治療薬のようなエビデンスレベルの高い治験は実施されていない．系統的レビューやメタ解析で選択される研究の大部分も，非高齢者を対象とした術後尿閉の予防や治療，産後尿閉の治療に関するものである．このため，多くの UAB/DU の治療対象年齢となる高齢者におけるエビデンスは極めて乏しい．

▹ 副交感神経作動薬単独療法の効果は良好といえず，α_1 遮断薬との併用療法を検討する.

・α_1 遮断薬（用法用量などはV-5-④神経因性下部尿路機能障害の項の **表6** を参照）

▹ 高齢男性では下部尿路選択的な α_1 遮断薬であるタムスロシン，ナフトピジル，シロドシンのいずれかを用いる方が有害事象の観点からは安全である.

▹ 女性ではエブランチルのみが使用可能である．起立性低血圧などの有害事象に十分注意して少量から開始し，必要な場合にのみ慎重に増量する.

- 清潔間欠導尿：自排尿可能な UAB/DU 症例において，どの位の残尿量から間欠導尿を導入すべきかについての明確な基準はない．残尿量は有意であるが症候性尿路感染を散発的にしか起こさず腎障害（腎機能障害・上部尿路障害）も認めない高齢 UAB/DU 症例においては間欠導尿を導入することの利点・欠点を慎重に検討すべきである.
- カテーテル留置：可及的に避けるべきである．どうしてもカテーテル留置を選択せざるを得ない場合には，恥骨上膀胱瘻カテーテル留置の選択肢を一度は検討すべきである.
- 外科的治療
  ・男性の膀胱出口部閉塞に対する手術に関しては，内圧尿流検査で膀胱出口部閉塞があり，排尿筋無収縮でなければ効果が期待できる.

Suggested Readings

①**特集：決定版!! 低活動膀胱 / 排尿筋低活動の State of the Art. 泌尿器外科. 2021; 34: 811-52.**
最近のこの分野での知見がコンパクトにまとめられている.

②Yoshida M, Sekido N, Matsukawa Y, et al. Clinical diagnostic criteria for detrusor underactivity: A report from the Japanese Continence Society working group on underactive bladder. Low Urin Tract Symptoms. 2021; 13: 13-6.
初期診療における DU の臨床的診断基準の根拠が述べられている.

③Stoffel JT, Peterson AC, Sandhu JS, et al. AUA White Paper on Nonneurogenic Chronic Urinary Retention: Consensus Definition, Treatment Algorithm, and Outcome End Points. J Urol. 2017; 198: 153-60.
AUA が提案した慢性尿閉に対する治療指針である.

〈関戸哲利〉

5 下部尿路機能障害
④神経因性下部尿路機能障害 (neurogenic lower urinary tract dysfunction)

Point

- 神経因性下部尿路機能障害（neurogenic lower urinary tract dysfunction：NLUTD）とは，下部尿路（膀胱，尿道，骨盤底筋）の機能を司る中枢・末梢神経の障害に起因する下部尿路機能障害（lower urinary tract dysfunction：LUTD）を指す．
- NLUTDと診断するためには，以下の（1）～（4）が必要である．ただし，慢性的な経過を辿る神経障害の場合には（3）の判定は難しいことも多い．
  - （1）明らかな神経障害が存在．
  - （2）その神経障害から予測されるLUTDと各種検査所見から得られたLUTDの所見が一致．
  - （3）神経障害とLUTDの時間的関係に矛盾がない．
  - （4）LUTDの主因として他の泌尿器科的疾患（前立腺肥大症，尿道狭窄，骨盤臓器脱，膀胱憩室，膀胱結石など）の可能性が低い．
- LUTDの精査，尿路管理法の決定のためには，尿流動態検査（urodynamic study：UDS）が有用である．
- 随意排尿のリスクが高いと判断された場合には，清潔間欠導尿（clean intermittent catheterization：CIC）が第一選択の尿路管理法となる．

1 疫学

- 各種の中枢・末梢神経障害におけるNLUTDの頻度を **表1** に示す．

表1 各種の中枢・末梢神経障害におけるNLUTDの頻度

疾患	NLUTDの頻度
脳血管障害	20～50%
パーキンソン病	40～70%
多発性硬化症	50～90%
脊髄損傷	約100%
脊柱管狭窄症	約50%
二分脊椎	90～97%
糖尿病（ニューロパチーあり）	75～100%
骨盤内悪性腫瘍根治術	8～57%

（Drake MJ, et al. Neurogenic urinary and faecal incontinence. In: Abrams P, et al, editors. Incontinence. 5th ed. EAU-ICUD; 2013. p.827-1000）

2 症状・徴候

- 原疾患による症状，徴候に加え，NLUTD のタイプ（後述）別に蓄尿症状，排尿症状，排尿後症状を様々な頻度で伴う．

3 診断に必要な検査

- 病歴
  - 下部尿路症状，神経障害による症状，既往歴，家族歴，服薬歴．
  - NLUTD 特異的な症状質問票として神経因性膀胱症状スコア（neurogenic bladder symptom score：NBSS）（巻末資料 15 を参照）の標準版と短縮版がある．
  - 脊髄障害に伴う NLUTD 特異的な生活の質の質問票として Qualiveen30（巻末資料 16 を参照）がある．
  - 清潔間欠自己導尿実施中の対象者（NLUTD には限定されない）に特異的な質問票として，間欠自己導尿患者に対する QOL 質問票（日本語版 Intermittent Self-catheterization Questionnaire：J-ISC-Q）（巻末資料 17 を参照）がある．
- 会陰部神経学的所見
  - 肛門周囲知覚（S3～S5）
  - 肛門括約筋トーヌス（anal sphincter tonus，内肛門括約筋活動も関与）
  - 外肛門括約筋（EAS）の随意的収縮（supraspinal center の機能）
  - 肛門反射（S2-5; 陰部神経→陰部神経; 陰部神経機能）
  - 球海綿体筋反射〔bulbocavernous reflex（BCR）; S2-4; 陰部＋骨盤神経→仙髄排尿中枢→陰部神経; 仙髄排尿中枢機能〕
  - 咳反射（Th6-L1 →脊髄内を上行; 腹筋の収縮による EAS 活動）
- 腰仙部皮膚所見：脊髄係留症候群（tethered cord syndrome：TCS）が疑われる場合には腰仙部皮膚の異常な毛髪，皮膚陥凹（dimple），皮下腫瘤，血管腫，臀裂の偏移などの異常の有無を確認．
- 尿検査
  - 血尿を認めた場合には膀胱結石などの鑑別が必要．
  - 膿尿を認めた場合には尿培養もチェック．
- 腎機能評価
  - 血清クレアチニン，推算糸球体濾過量（eGFR）
  - 腎機能障害の早期診断にはシスタチン C とその eGFRcys が有用．
- 排尿（導尿）日誌
  - 排尿回数や機能的膀胱容量などの評価．
  - CIC 施行例では導尿回数，導尿時刻，導尿間隔の評価手段として有用．
- 残尿測定
  - 自排尿症例では必須．
- 尿流測定
  - 自排尿かつ尿流測定計への排尿が可能であれば必須．

- 超音波検査
  - ・水腎症，腎瘢痕，膀胱変形，膀胱壁肥厚，膀胱結石，前立腺肥大症などの診断.
- 尿流動態検査（UDS）
  - ・NLUTD では症状や神経学的所見から推測される LUTD と実際の LUTD との間に乖離を認めることがしばしばある．このため，LUTD の精査目的に可能な限り UDS の実施を考慮すべき.
  - ・尿路管理法の決定にも有用な情報を提供しうる検査.
  - ・尿路管理法の決定に際しては尿路合併症のリスクの判定が重要である．この観点から UDS の結果を単純化すると **図 1** の通りである.
    - ▷ **図 1A** の蓄尿相の Competent outlet には正常尿道閉鎖機構が含まれ，Incompetent outlet には尿道括約筋不全，無抑制括約筋弛

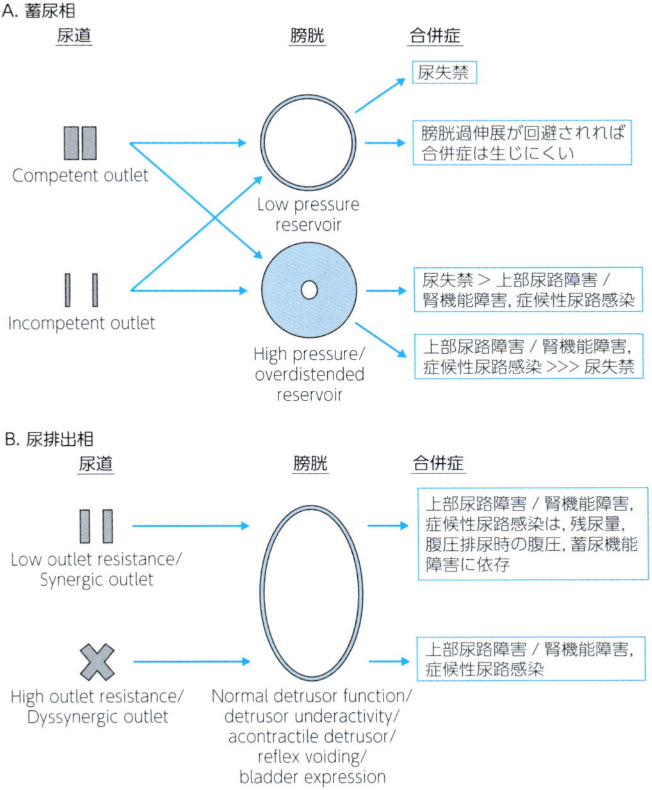

図 1 UDS 上の尿道と膀胱の所見と NLUTD に伴う合併症との関係
(榊原隆次, 編. 神経因性膀胱ベッドサイド. 改訂第 2 版. 中外医学社; 2023. p.40-61 より改変)

緩が含まれる. High pressure/overdistended reservoir には高圧かつ / または持続する排尿筋過活動，低コンプライアンス膀胱が含まれる. Low pressure reservoir にはこれ以外が含まれる.

▹ 図 1B の尿排出相の Low outlet resistance/Synergic outlet には正常尿道機能が含まれ，High outlet resistance/Dyssynergic outlet には排尿筋括約筋協調不全，非弛緩性尿道括約筋が含まれる. 尿排出相での合併症のリスクは，事実上，尿道側の因子で規定される. つまり，膀胱側の因子が，正常排尿筋機能，排尿筋低活動，排尿筋無収縮，反射性排尿（reflex voiding），膀胱搾り出し排尿（bladder expression，用手圧迫排尿や腹圧排尿）のどれであっても High outlet resistance/Dyssynergic outlet の場合には合併症のリスクが高い. 一方，Low outlet resistance/Synergic outlet の場合には，残尿量や腹圧排尿時の腹圧の程度，蓄尿機能障害の有無などの因子に左右される.

・透視下に実施すると形態的な異常を同時に診断可能.

・手間暇のかかる検査ではあるが，有益な検査とする秘訣は以下の通りである（Ⅲ-18尿流動態検査の項も参照）.

▹ 時間的・精神的余裕をもって実施する.

▹ 当該神経障害で生じる LUTD を教科書などで事前に調べておく.

▹ 検査によって回答すべき urodynamic questions を明確にしておく.

▹ 気合いを入れて行う.

▪ 膀胱尿道造影

・膀胱変形のグレードは小川分類に従う 図 2. グレードⅡ以上では上部尿路障害のリスクが高まる.

・膀胱尿管逆流，膀胱憩室，膀胱頚部開大（bladder neck incompetence），尿道括約筋不全（intrinsic sphincter deficiency：ISD），排尿筋括約筋協調不全や非弛緩性括約筋，前立腺内造影剤逆流（intraprostatic reflux）などの診断が可能である.

・UDS と同時施行した方が得られる情報量は多くなる.

▪ 腎シンチ

・腎機能障害や上部尿路障害が認められる場合に実施.

▪ 膀胱尿道鏡

・膀胱尿道の器質的異常の精査が必要な場合.

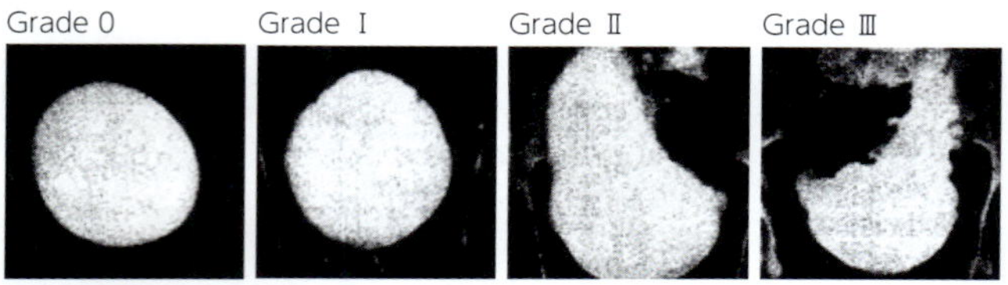

図 2 膀胱変形に関する小川分類（Ogawa T. Urol Int. 1991; 47 Suppl 1: 59-62）
Grade 0：円形ないし楕円形で膀胱壁は平滑. Grade Ⅰ：円形または楕円形であるが膀胱壁の軽度の乱れを認めるもの. Grade Ⅱ：軽度の仮性憩室を伴うもの. Grade Ⅲ：高度の仮性憩室を伴ういわゆる松かさ様膀胱.

4 病型分類 表2，図3

表2 NLUTD の病型分類と代表的な下部尿路機能障害

分類	膀胱（排尿筋）		尿道（括約筋）		膀胱知覚
	蓄尿相	尿排出（排尿）相	蓄尿相	尿排出（排尿）相	
核上型・橋上型	•排尿筋の不随意収縮である排尿筋過活動を認める． •排尿筋過活動の出現時に尿道括約筋は尿禁制を維持するために活動を亢進させるが持続せず，尿道括約筋の弛緩に伴い尿失禁が生じる．	•脳血管障害の急性期には排尿筋無収縮を呈する場合がある． •排尿筋の収縮強度や収縮の持続が障害される排尿筋低活動が認められる場合がある．	•前頭葉の病変などで尿道括約筋の不随意の弛緩である無抑制括約筋弛緩を認める場合がある．この場合には無抑制括約筋弛緩に続いて排尿筋過活動を生じ尿失禁に至る場合が多い．	•排尿筋と括約筋との協調関係は維持される． •痙性や bradykinesia に関連する括約筋の弛緩不全が認められる場合もある．	•尿意切迫感や膀胱知覚過敏を認める． •障害部位によっては膀胱知覚はあっても尿意としての表出ができなくなる場合もある．
核上型・橋下型	•排尿筋の不随意収縮である排尿筋過活動を認める． •完全型の脊髄障害（蓄尿相と尿排出相の区別がつかない）では，膀胱の高圧状態や尿失禁の程度には，排尿筋括約筋協調不全の重症度も関与する．	•排尿筋の収縮強度や収縮の持続が障害される排尿筋低活動が認められる場合が多い．つまり，排尿筋低活動を伴う排尿筋過活動を呈する場合が多い． •尿排出相での膀胱の高圧状態の程度，尿流量，残尿量には，排尿筋収縮力と持続の障害の程度，および排尿筋括約筋協調不全の重症度が関与する．	•完全型の脊髄障害（蓄尿相と尿排出相の区別がつかない）では，排尿筋過活動出現時に尿道括約筋の不随意収縮である排尿筋括約筋協調不全が認められる．	•尿道括約筋の不随意収縮である排尿筋括約筋協調不全が認められる． •T10 以上の脊髄障害では，膀胱頚部～近位尿道平滑筋の協調不全（排尿筋膀胱頚部協調不全）を認める場合がある．	•完全型の脊髄障害では膀胱知覚は欠如する． •不完全型の脊髄障害では，障害の程度に応じて膀胱知覚はある程度保たれ，尿意切迫感や異常膀胱知覚（腹部膨満感，自律神経症状，痙性など），膀胱知覚過敏を認める．
核・核下型	•膀胱の伸展性の低下である低コンプライアンス膀胱が認められる場合がある． •膀胱の伸展性低下のために，低圧での蓄尿ができず，蓄尿相で膀胱の高圧状態が生じる．高圧状態や尿失禁の程度には，尿道括約筋不全の重症度も関与する． •膀胱の伸展性の低下は認められず，膀胱知覚低下や欠如により低圧のまま膀胱過伸展状態を呈する場合もある． •膀胱過伸展や尿失禁の程度には，尿道括約筋不全の重症度も関与する．	•排尿筋の収縮強度や収縮の持続が障害される排尿筋低活動や排尿筋の収縮が起こらない排尿筋無収縮を認める． •排尿筋低活動が重症な場合や排尿筋無収縮では，ほぼ腹圧に依存した尿排出になる． •尿排出相での膀胱の高圧状態の程度，尿流量，残尿量には，どの程度の腹圧をどれ位の時間かけるかと非弛緩性尿道括約筋の重症度が関与する．	•尿道の閉鎖不全である尿道括約筋不全を認める場合がある． •重症の尿道括約筋不全では，低コンプライアンス膀胱あるいは体動時の腹圧負荷による膀胱内圧上昇で高度の尿失禁が生じる． •尿道括約筋不全がポップオフバルブの働きをし，尿失禁が重症な反面，著明な高圧蓄尿や膀胱過伸展に至らないで済む場合もある．	•尿道括約筋の弛緩不全である非弛緩性尿道括約筋を認める場合がある． •膀胱頚部～近位尿道平滑筋の弛緩不全も合併する場合が多いと考えられている．	•完全型の仙髄障害あるいは末梢神経障害では膀胱知覚欠如を認める． •不完全型の仙髄障害あるいは末梢神経障害では，障害の程度に応じて膀胱知覚はある程度保たれ，異常膀胱知覚（腹部膨満感など），膀胱知覚低下を認める．

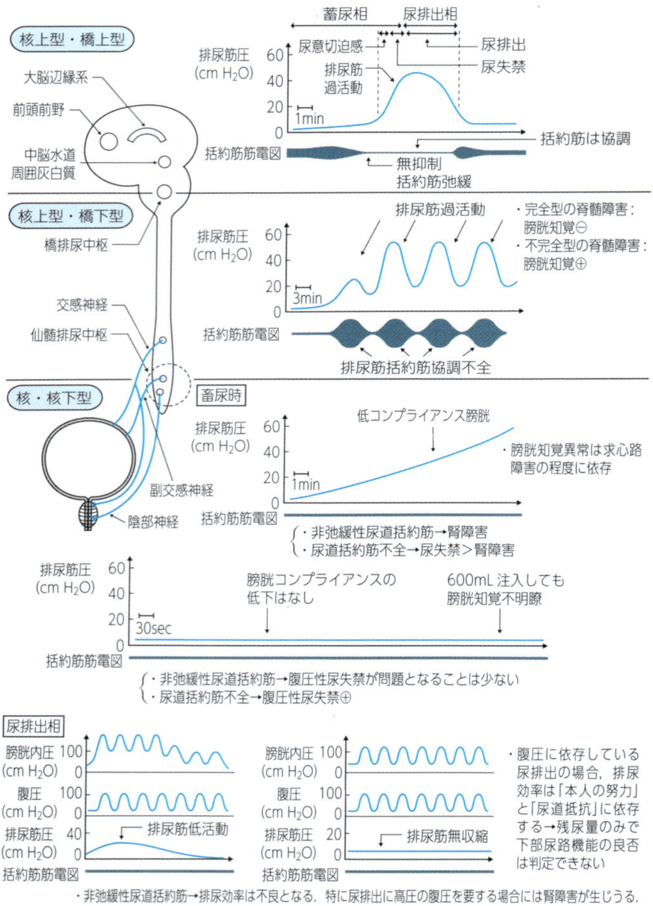

図 3 NLUTD の病型分類と典型的な尿流動態検査所見
(関戸哲利. 泌尿器外科. 2021; 34: 274-87)
核上型・橋下型 NLUTD は完全型障害の尿流動態所見を記載．不完全型では，尿排出相において排尿筋低活動と排尿筋括約筋協調不全が認められる場合が多い．
腎障害には上部尿路障害と腎機能障害を含む．

5 各病型における注意点

1) 核上型・橋上型 NLUTD

- 蓄尿時には排尿筋過活動を呈する一方，尿排出時には排尿筋の収縮障害である排尿筋低活動を呈する場合がある（detrusor overactivity with detrusor underactivity：DODU）.

- DODU の頻度は，多発脳梗塞，パーキンソン病，アルツハイマー病などで 10～20%.
- 神経症状と NLUTD の発生時期
  - ・多系統萎縮症（multi-system atrophy：MSA）では NLUTD で初発する場合があり．MSA 全体で 20%，パーキンソニズムを主体とする MSA-P で 24%，小脳性運動失調を主体とする MSA-C では 14%.
  - ・正常圧水頭症，レビィ小体型認知症，血管性認知症，前側頭葉型認知症では比較的早期から.
  - ・パーキンソン病では神経症状の進行とパラレル.
  - ・アルツハイマー病では疾患が進行してから.
- 脳血管障害（大脳）
  - ・急性期には大脳ショック（cerebral shock）による排尿筋無収縮を少なくとも半数程度で呈する ➡ 尿道カテーテル抜去後には必ず残尿測定を行い尿排出障害の有無を評価.
  - ・NLUTD をきたすのは大脳の前半分に病変がある場合で片麻痺症例に多く，運動障害の程度と相関.
  - ・NLUTD の所見としては，排尿筋過活動が約 70%，特に前頭葉病変では尿道括約筋の不随意の弛緩（無抑制括約筋弛緩）が約 40%.
  - ・一方，男性で 35%，女性で 43%の症例で尿排出時に排尿筋低活動が認められるとする報告もあり尿排出機能障害にも注意が必要．排尿筋括約筋協調不全様の所見も 14% に認められ尿排出機能障害の要因となりうる.
  - ・脳梗塞と脳出血とを比較すると，脳梗塞の方が排尿筋過活動が多く排尿筋低活動が少ない.
- パーキンソン病
  - ・NLUTD の所見としては，排尿筋過活動（40～90%），DODU（10～20%），尿排出時の尿道括約筋弛緩の遅れ（10～40%）などが認められる.
  - ・100mL を超える残尿が認められることは稀で，MSA との鑑別点.
- MSA
  - ・副交感神経に関しては核・核下型障害による排尿筋低活動（60～80%）の方が核上型障害による排尿筋過活動（40～60%）よりも多い.
  - ・陰部神経に関しては核上型障害の方が多く，排尿筋括約筋協調不全が高頻度（50～100%）に認められる.
  - ・100mL を超える残尿を約半数の症例で認め，パーキンソン病との重要な鑑別点.
- 認知症における排尿筋過活動
  - ・アルツハイマー病や認知症を伴うパーキンソン病において 40～50%.
  - ・レビィ小体型認知症，血管性認知症，正常圧水頭症では 90～95%.

2）核上型・橋下型 NLUTD

- 脊髄障害の急性期（脊髄ショック，spinal shock）には，排尿筋無収縮を呈する.

- 慢性期になると，横断型の脊髄障害（脊髄損傷，横断性脊髄炎，脊髄血管障害など）では，蓄尿時に排尿筋過活動（頚胸髄損傷ではほぼ100%，腰髄損傷では約60%）を認め，排尿筋括約筋協調不全（頚髄損傷で約55%，胸髄損傷で約90%，腰髄損傷で約30%）を認める．
- 尿排出相では排尿筋低活動を認めることが多く，核上型・橋下型NLUTDはDODUをきたす代表的病態である．
- 完全型の脊髄障害では尿意は認められないが，不完全型の障害では障害の程度に応じて尿意が認められる．
- 自律神経過緊張反射（autonomic dysreflexia：AD）
  - ・高位（主としてT6以上）の脊髄障害で注意が必要．
  - ・麻痺域の刺激（膀胱や直腸の充満が85%）がT5～L2由来の交感神経を刺激して腸管や下肢血管を収縮させ，静脈還流が増加し高血圧をきたす（200mmHg以上になることも珍しくない）．一方，非麻痺域では，頚動脈や動脈弓の圧受容体を介する迷走神経反射により脈拍低下と血管拡張が生じるが，麻痺域にはこの抑制が伝わらず，高血圧が持続する緊急性のある病態．
  - ・高血圧，徐脈，発汗＋紅潮＋頭痛が3主徴．
  - ・基線から20～40mmHg以上の血圧上昇をもって診断．
  - ・最悪の場合，痙攣，意識障害，頭蓋内出血，不整脈を生じ致命的な事態に至る．
  - ・この反射に遭遇した場合には，患者を座位として着衣を緩め，可及的速やかな刺激の除去を行う．
  - ・重篤なAD発作時には集中治療室での循環動態のモニターが必要となる場合もある．
  - ・重症のADを頻繁に生じる場合には，尿路管理法の見直しを行う．
- 多発性硬化症
  - ・中枢神経系に時間的・空間的多発性をもって脱髄性病変を引き起こす疾患．
  - ・多発性硬化症，視神経脊髄炎スペクトラム障害（neuromyelitis optica spectrum disorder：NMOSD），MOG（myelin oligodendrocyte glycoprotein）抗体関連疾患などが含まれる．
  - ・NLUTDの責任病巣としては脊髄の病変が主体．
  - ・排尿筋過活動が53～62%，排尿筋過活動＋排尿筋括約筋協調不全が25～43%．
  - ・橋病変が存在すると排尿筋低活動（約25%）を呈する．
- 頚髄症
  - ・頚椎症，後縦靱帯骨化症，黄色靱帯骨化症，頚椎ヘルニアなどによる慢性的圧迫に起因する病態．
  - ・排尿筋過活動が16～73%，排尿筋括約筋協調不全が0～36%，排尿筋低活動が0～43%．
  - ・可逆的な脊髄症の段階では排尿筋低活動が認められ，より進行すると頚髄損傷同様に排尿筋過活動＋排尿筋括約筋協調不全が認められる．
- 急性散在性脳脊髄炎（acute disseminated encephalomyelitis：

JCOPY 498-06431

ADEM)

・原因不明の中枢神経系の炎症性脱髄性疾患で，脳炎と脊髄炎の症状・徴候を示す.

・NLUTD の責任病巣は主に頚胸髄であると考えられているが，脊髄円錐部の場合もある.

・排尿筋過活動が 20～60%，排尿筋低活動・無収縮が 10～20%.

- ヒト T 細胞白血病ウイルス（human T-cell leukemia virus type I: HTLV-1）関連脊髄症（HTLV-1 associated myelopathy：HAM)

・HTLV-1 が関与する慢性進行性の痙性対麻痺．本邦では西日本に多いが，大都市圏への移動のために首都圏や近畿でも多い．HTLV-1 キャリアの約 0.3% で発症.

・歩行障害，下肢感覚障害，下部尿路機能障害が三大初発症状.

・排尿筋過活動が 28～100%，排尿筋低活動が 0～66%，排尿筋括約筋協調不全が 34～80%.

3）核・核下型 NLUTD

- 蓄尿時には膀胱の伸展性不良のために低圧蓄尿ができず，蓄尿に伴って膀胱内圧が右肩上がりに上昇する低コンプライアンス膀胱を呈する場合がある.

・低コンプライアンス膀胱では，蓄尿時の膀胱内圧が 40cmH_2O を超える場合，高率に上部尿路障害をきたす.

- 尿意の障害は，末梢神経障害の程度によって様々であるが，副交感神経が完全に障害されていても交感神経機能が残存している場合には，腹部膨満感などの代償尿意を知覚しうる.
- 尿排出時には排尿筋の収縮障害（排尿筋低活動や排尿筋無収縮）を認める.
- 尿道機能障害を合併する場合も多いが，尿道の閉鎖不全（尿道括約筋不全）が主体となる場合と弛緩不全（非弛緩性尿道括約筋）が主体となる場合がある.

・前者では蓄尿時の障害（尿失禁），後者では尿排出時の障害（機能的膀胱出口部閉塞）が問題となる.

・非弛緩性尿道括約筋が高度な症例で膀胱搾り出し排尿〔bladder expression: 用手圧迫排尿（Crede 排尿）・腹圧排尿（Valsalva 排尿)〕を実施すると，高圧で効率の悪い腹圧排尿となり腎障害（腎機能障害・上部尿路障害）のリスクが高まる．このため，尿路管理法として腹圧排尿を選択する場合には，UDS を行い腹圧排尿の安全性を評価する必要がある.

- 緊急性がある病態として，急性馬尾症候群（cauda equina syndrome: CES，腰椎椎間板ヘルニア症例の 1～5%，好発部位は L4/5, L5/S1）がある.

・CES は腰背部痛，会陰部知覚障害，片側あるいは両側坐骨神経痛，下肢筋力低下，機能性排尿排便障害を主徴とする病態である.

・完全 CES（会陰部知覚麻痺±無痛性急性完全尿閉，CESR）と不完全 CES（尿意の障害・不完全尿閉と会陰部知覚不完全麻痺，CESI）に分類される.

・CESI では発症後 48 時間以内の減圧手術が推奨される.
・CESR でも早期の減圧手術を行った方が NLUTD の経過は良い.

▪ 糖尿病
・膀胱充満知覚の低下,膀胱容量の増大,排尿筋収縮力低下を 3 主徴とする NLUTD として報告(diabetic cystopathy,約 40%).
・その後,排尿筋過活動も高率(～61%)に認められることが明らかとなっている.

▪ 二分脊椎
・脊髄髄膜瘤では,腰髄から仙髄に病変を有する割合が 93%と多く,合併する水頭症や脊椎変形などの影響もあり核・核下型と核上型 NLUTD の双方の所見を呈する場合が少なくない **表3**.このため,LUTD の精査と適切な尿路管理法決定のために(透視下)UDS が必須.
・若年成人における LUTD の原因として,二分脊椎の類縁疾患である脊髄係留症候群による NLUTD があることは知っておく必要がある.

▪ 骨盤部悪性腫瘍根治術後
・神経温存術式や腹腔鏡下あるいはロボット補助下手術の普及に伴い,骨盤部悪性腫瘍根治術後の重症 NLUTD は 11～38%まで減少.
・恥骨後式前立腺摘除術においても,排尿過活動＋尿道括約筋不全が 6～60%,排尿筋低活動＋排尿筋過活動が 6～59% で認められる.
・骨盤部悪性腫瘍手術後の NLUTD では周術期の放射線治療が LUTD をさらに悪化させる場合がある.特に,神経非温存手術と周術期放射線治療の両者を受けた症例では,NLUTD の精査目的に UDS を考慮すべきである.

▪ 腰部脊柱管狭窄症などの慢性馬尾障害
・排尿筋低活動が 20～40%,排尿筋無収縮が 10～54%,排尿筋過活動が 10～30%.

▪ Meningitis retention syndrome(MRS)
・無菌性髄膜炎の症状・徴候に加え尿閉を伴い,軽度の錐体路徴候以外の神経学的な異常を認めず,脳脊髄 MRI や神経伝導速度などの検査でも有意な異常を認めない病態.

表 3 脊髄髄膜瘤での UDS 所見

透視下の尿流動態検査所見の分類		膀胱機能		
		低活動＝高圧になりにくい(排尿筋収縮なし,低コンプライアンス膀胱なし)	過活動＝高圧になりやすい(高圧の排尿筋収縮あり,低コンプライアンス膀胱あり)	正常
尿道機能	低活動＝尿道抵抗が低い(尿道括約筋不全)	23.4%	10.6%	－
	過活動＝尿道抵抗が高い(排尿筋括約筋協調不全,非弛緩性尿道括約筋)	13.8%	45.2%	－
	正常	－	－	6.9%

(関戸哲利.腎臓内科・泌尿器科.2016; 4: 346-54 より改変)

・ADEM の最軽症型で，下部尿路機能に関与する神経が選択的に障害される病態との説もある．
・排尿筋無収縮や非弛緩性尿道括約筋閉塞を認めるが，3 週間前後で自然寛解する場合が多い．

▪ ヘルペス感染
・原因としては，帯状疱疹ウイルスが単純ヘルペスウイルス（陰部ヘルペス）よりも多い．
・NLUTD が生じるのは，帯状疱疹の 3～4%，陰部ヘルペスでは極めて稀．
・帯状疱疹ウイルスでは仙髄後根や後根神経節の炎症，単純ヘルペスウイルスでは仙髄の髄膜炎や脊髄炎が NLUTD の機序．
・仙髄支配領域のデルマトームに特徴的な皮疹が認められるので，尿閉患者では初期評価として外陰部の視診が必須．
・尿閉時には排尿筋無収縮を呈するが，抗ウイルス薬の投与と CIC によって 4～8 週間で寛解することが多い．

6 治療

1）NLUTD における診療の流れ

▪ NLUTD の診療アウトカムは，腎障害（腎機能障害・上部尿路障害）と症候性尿路感染に代表される尿路合併症の防止，次いで生活の質に直結する尿失禁の改善である．困窮度の高い下部尿路症状への対処も重要である 図 4．

▪ NLUTD を 表 4 中の所見を有する高リスク NLUTD とこれらの所見を有さない低リスク NLUTD に分ける．簡潔に述べると，膀胱の高圧・過伸展をきたしやすいタイプが高リスク NLUTD である．これを踏まえて，図 5 を参考に尿路管理法や薬物療法を検討する．

2）NLUTD における尿路管理法 表 5

▪ 尿路管理法の立案にあたっては「安全な蓄尿と尿排出（排尿）（下記条件）」かを検討する必要がある．
・蓄尿時排尿筋圧 ＜40cmH$_2$O
・高圧排尿なし（≒有意な機能的膀胱出口部閉塞なし）
・残尿 ＜100mL
・膀胱変形 ≦グレード I
・膀胱尿管逆流なし

▪ 随意排尿が安全でないと考えられた場合の標準的尿路管理法は CIC である（Ⅳ－10 清潔間欠導尿の項も参照）．

▪ 尿道カテーテル留置，恥骨上膀胱瘻カテーテル留置（膀胱瘻），尿路変向術は最後の手段である．
・尿道カテーテル留置を選択する際には，恥骨上膀胱瘻カテーテル留置の方が長期的な観点からベターか否か，十分に検討．
・恥骨上膀胱瘻カテーテルの挿入（造設）に際しては，膀胱容量が少ない症例，自律神経過緊張反射を認める症例など，十分な膀胱充満を行うことが難しい場合には，麻酔下で開腹恥骨上膀胱瘻カテーテルの挿

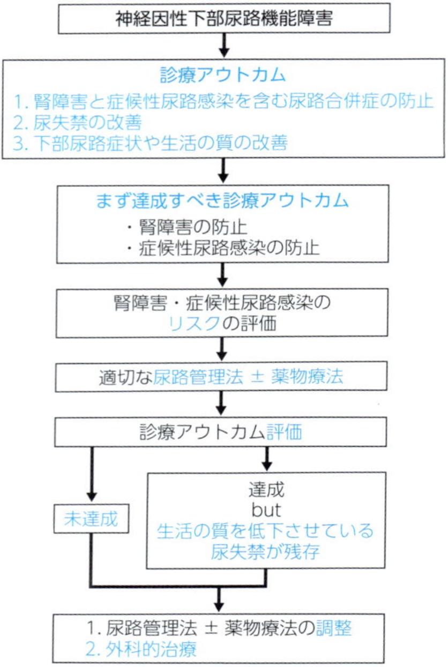

図 4 NLUTD の診療の流れ (山本新吾, 他編. 泌尿器科診療の掟. 中外医学社; 2024. p.152-63)

表 4 高リスク NLUTD の所見

リスク因子	蓄尿相	尿排出相
下部尿路の高圧環境	蓄尿相で高圧の膀胱内圧をきたす以下の機能異常 •高圧かつ持続する排尿筋過活動 ＋排尿筋括約筋協調不全 •低コンプライアンス膀胱 ＋尿道括約筋不全が軽度～認められない場合*	尿排出相で尿道抵抗が高い（＝機能的膀胱出口部閉塞）ことにより高圧の膀胱内圧をきたす以下の機能異常 •尿道の弛緩不全 •排尿筋括約筋協調不全 •非弛緩性尿道括約筋
膀胱過伸展	•膀胱知覚低下あるいは欠如 ＋無抑制括約筋弛緩や尿道括約筋不全が軽度～認められない場合*	
多量の残尿		多量の残尿 → 蓄尿相での高圧環境や過伸展の増悪因子 以下の機能異常が多量の残尿の原因 •排尿筋低活動や無収縮 •尿道の弛緩不全，排尿筋括約筋協調不全，非弛緩性尿道括約筋

*核・核下型 NLUTD では尿道括約筋不全が軽度～認められない場合もある．この場合，膀胱が高圧あるいは過伸展状態になっても尿道がポップオフバルブとして機能せず，膀胱の高圧あるいは過伸展状態が持続するので注意が必要である．
(山本新吾, 他編. 泌尿器科診療の掟. 中外医学社; 2024. p.152-63)

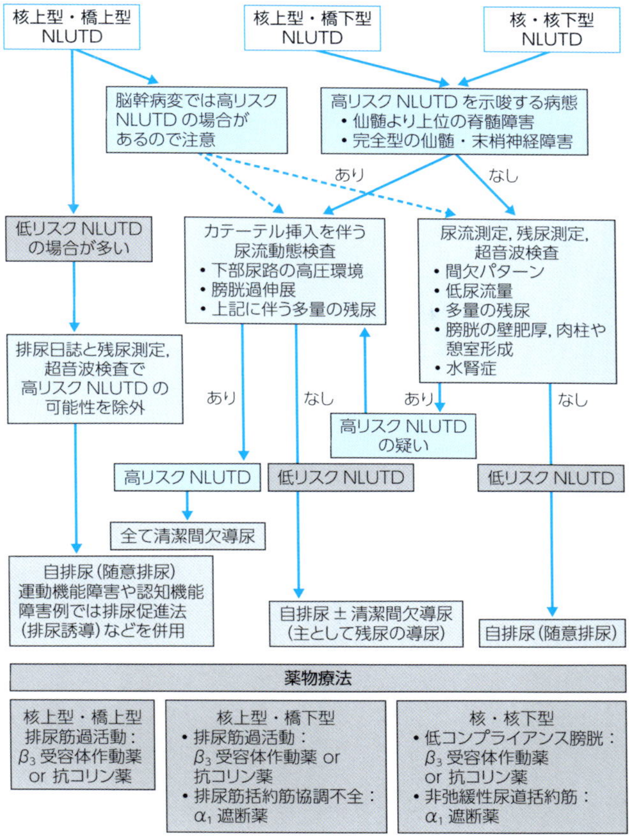

図 5 NLUTD の分類別・リスク別の治療法
実際の診療の流れにはこれ以外の様々な要因も含まれるので，個々の症例毎に適切な尿路管理法±薬物療法を検討することが重要である．
（山本新吾，他編．泌尿器科診療の掟．中外医学社; 2024. p.152-63）

入（造設）を行う．

3）病型別の排尿管理法の要点

①核上型・橋上型 NLUTD

- MSA や中等度以上の認知機能障害あるいは有意な残尿を有する症例以外は，神経因性過活動膀胱として非神経因性過活動膀胱と同様の治療．
- 薬物療法：β_3 受容体作動薬や抗コリン薬など **表 6**．
- 運動機能障害や認知機能障害に対しては，排尿誘導（排尿促進法や定時排尿），自宅のバリアフリー化，排尿しやすい着衣の使用などの行動療法や環

表 5 NLUTD における尿路管理法

尿路管理法		適応	備考
自排尿			・自排尿が認められることと安全な蓄尿と尿排出が達成されていることはイコールではない点に留意する必要がある.
随意排尿（voluntary voiding)		・安全と考えられる蓄尿と尿排出（排尿）が可能な NLUTD ・蓄尿時排尿筋圧が 40cmH_2O 以下 ・高圧排尿なし ・残尿が 100mL 以下 ・小川分類による膀胱変形のグレードが 1 以下 ・膀胱尿管逆流なし	・排尿反射を誘発するための刺激を必要とせず，また，Crede 法あるいは Valsalva 法などが主体ではない，随意的な尿道弛緩と膀胱収縮による排尿が可能な場合. ・正常とまで行かなくとも，安全な蓄尿と尿排出が可能な場合. ・運動機能障害・認知機能障害例では，随意排尿による排尿自立を獲得させるために排尿誘導（排尿促進法）などを併用する必要がある.
反射性排尿（reflex voiding, 失禁排尿，おむつ排尿）	脊髄→脳幹→脊髄反射によるもの	核上型・橋上型 NLUTD ・脳血管障害に伴う高次脳機能障害などのために尿意を表出できない上に，運動機能障害・認知機能障害などの観点から排尿誘導（主として排尿促進法）が現実的でない患者. ・尿意の表出はできないが，過伸展になる前に尿道の弛緩と膀胱の収縮を伴う排尿反射が生じておむつ内に排尿でき，残尿量は許容範囲で上部尿路障害や腎機能障害，症候性尿路感染を生じるリスクが低い（= 低圧）と判断される場合.	・排尿日誌＋残尿測定による評価が必須であるが，反射性排尿の場合，おむつ交換時に膀胱内尿量測定器で測定している尿量は，必ずしも「残尿」とは言えない点に注意が必要.
	脊髄反射によるもの	核上型・橋下型 NLUTD ・頚髄損傷男性で，経尿道的括約筋切開術を行いコンドーム型集尿器による管理が可能な症例に対して限定的に考慮. ・本人あるいは介護者による恥骨上部などの刺激により排尿筋収縮（排尿筋過活動）を誘発して排尿する場合と (reflex voiding with triggering，失禁排尿ではない場合あり）と，刺激は行わず排尿筋過活動が生じた場合にそのまま排尿する場合（こちらは失禁排尿）とがある.	・排尿筋過活動に同期して排尿筋括約筋協調不全を認めるため，高圧排尿となる場合が多く，経尿道的括約筋切開術が通常必要となる. ・排尿筋過活動の圧と持続がある程度あることも必要条件. ・原則的には反射性排尿ではなく清潔間欠導尿を選択すべき.

膀胱搾り出し排尿（bladder expression）	•用手圧迫排尿（Crede 排尿） •腹圧排尿（Valsalva 排尿）	核・核下型 NLUTD •蓄尿相では重症の尿失禁を生じない程度の尿道括約筋不全，尿排出相では高圧で効率の悪い腹圧排尿とならないような非弛緩性尿道括約筋閉塞という，程よい尿道機能障害の場合にのみ適応となる（実際にはそのような理想的な状況になる頻度は低い）．	•非弛緩性括約筋閉塞が軽度の場合のみ選択． •原則的には膀胱搾り出し排尿ではなく清潔間欠導尿を選択すべき． •低コンプライアンス膀胱に伴う蓄尿相での高圧環境，高圧蓄尿や高圧排尿に伴う膀胱尿管逆流を認める場合には禁忌． •骨盤底障害の発生などに留意する必要あり．
カテーテルを用いる管理法			
清潔間欠導尿（clean intermittent catheterization）		•完全尿閉あるいは不完全尿閉 •自排尿が安全でない NLUTD	•自排尿が認められても，安全な蓄尿と尿排出の観点から，清潔間欠導尿を選択すべき患者がいる点に留意する必要がある． •低圧で蓄尿しているうち，かつ，過伸展になる前に，低圧で，残尿なく導尿することが基本である．このため，膀胱蓄尿機能障害の状態に見合った 1 回導尿量と導尿回数（間隔）を設定し，その後は，導尿日誌を用いて，導尿時刻や水分摂取量を調整する必要がある． •根拠もなく水分摂取を励行する指導はしてはならない． •在宅においては清潔間欠「自己」導尿でないと長期的な継続は困難である．この観点からは，自己導尿の必要性と手技，導尿回数（間隔）を理解可能な認知機能を有し，手指の巧緻性と座位保持の機能が保たれていることが必要である． •清潔間欠自己導尿の受け入れとアドヒアランスには，医療従事者による指導・教育，適切な経過観察が重要である． •各種カテーテル〔再利用型，使い捨て（非親水性あるいは親水性）〕の選択は患者選好，導尿困難の有無，症候性尿路感染の頻度などで決定する． •夜間多尿あるいは外出時に導尿ができないことによる高圧蓄尿や膀胱過伸展への対策としては，間欠式バルーンカテーテルの使用が考慮される．
カテーテル留置（indwelling catheterization）	•尿道カテーテル留置（indwelling urethral catheterization） •恥骨上膀胱瘻カテーテル留置（suprapubic catheterization）	•清潔間欠導尿が実施困難な場合の最終手段である．	•尿道合併症などを回避する観点から，恥骨上膀胱瘻カテーテル留置（膀胱瘻）も検討すべきである．特に，頚髄障害症例では実生活上での尿路管理に要する時間を短縮するための手段として選択される場合が少なくない． •尿道カテーテル留置においては，尿道合併症の発生に十分に留意する必要がある．

表6 NLUTD に対する薬物療法

対象となる機能障害	一般名			投与量	備考
排尿筋過活動 低コンプライアンス膀胱	抗コリン薬	神経因性膀胱に保険適応があるもの	オキシブチニン経口剤	1回2〜3mgを1日3回	・(注): フェソテロジンは，体重25 kg超の小児の「神経因性膀胱における排尿管理」のみに適応がある．つまり神経因性膀胱での保険適応は「体重25 kg超の小児のみ」である点に注意. ・オキシブチニン経口剤は，認知機能障害への危惧から高齢者へは投与しないことが勧められる. ・その他の抗コリン薬についても，高齢者においては服用薬の総抗コリン負荷を考慮して投与の是非や投与量を検討すべきである. ・フェソテロジンは，トルテロジンのプロドラッグであり，活性代謝産物への代謝にCYP2D6を必要とせず，安定した活性代謝産物の血中濃度が得られる. ・オキシブチニン経口剤，プロピベリン，イミダフェナシン，ソリフェナシン，トルテロジン，フェソテロジンを用いたNLUTDを対象とした臨床研究がある. ・低コンプライアンス膀胱に対する有用性は排尿筋過活動に対する有用性ほどには十分なエビデンスが存在しない.
			プロピベリン	20mgを1日1回. 1日2回まで増量可	
			フェソテロジン（注）	4mgを1日1回. 1日8mgまで増量可	
			イミダフェナシン	0.1mgを1日2回. 0.2mgを1日2回まで増量可	
		過活動膀胱のみに保険適応があるもの	オキシブチニン経皮吸収製剤	1枚を1日1回	
			ソリフェナシン	5mgを1日1回. 1日10mgまで増量可	
			フェソテロジン	4mgを1日1回. 1日8mgまで増量可	
	β_3受容体作動薬	過活動膀胱のみに保険適応があるもの	ミラベグロン	50mgを1日1回	・過活動膀胱治療薬としては抗コリン薬と同等の効果が報告されている．NLUTDにおける排尿筋過活動や低コンプライアンス膀胱に対する有効性・安全性が複数の系統的レビューで報告されている.
			ビベグロン	50mgを1日1回	・NLUTDにおける有効性・安全性のエビデンスもいくつか報告されている.

排尿筋低活動	コリン作動薬	神経因性膀胱に保険適応があるもの	ベタネコール	1日30～50mg（成分量），1日3～4回に分服	•ムスカリン受容体作動薬である． •NLUTDでの有効性・安全性は確立されていない． •作用持続時間が短いので，内服後2時間以内に排尿させるなどの工夫が必要である． •膀胱頚部閉塞や排尿筋括約筋協調不全のある患者への投与は禁忌である．
			ジスチグミン	5mgを1日1回	•コリンエステラーゼ阻害薬である． •NLUTDでの有効性・安全性は確立されていない． •尿路の器質的閉塞や排尿筋括約筋協調不全のある患者への投与は禁忌である． •高齢者や腎機能障害患者ではコリン作動性クリーゼの出現に十分な注意が必要である．
排尿筋括約筋協調不全 非弛緩性尿道括約筋	α_1遮断薬	神経因性膀胱に保険適応があるもの	ウラピジル	15mgを1日2回．30mgを1日2回まで増量可	•尿路選択性はないので起立性低血圧などの有害事象に注意が必要である．
		前立腺肥大症のみに保険適応があるもの	タムスロシン	0.2mgを1日1回	•諸外国ではNLUTDに対して最も検討されたα_1遮断薬の1つである． •諸外国での常用量は0.4mgと本邦よりも高用量である点には注意が必要である．
			ナフトピジル	50mgを1日1回．75mgまで増量可	•本邦で実施された小規模な臨床研究で，NLUTDへの有用性・安全性が評価され，排尿筋収縮があり残尿量が300mL未満の症例で有効な可能性が示唆された．
			シロドシン	4mgを1日2回	•小規模な臨床研究で，NLUTDへの有用性・安全性が評価されている．

境調整も重要.

- 薬物療法不応例や有害事象で継続困難な場合には,難治性神経因性過活動膀胱(あるいは神経因性膀胱)として,尿排出機能障害の有無を慎重に評価した上で,A型ボツリヌス毒素膀胱壁内注入療法が選択肢となる(現時点では成人のみ).
  - 「過活動膀胱」では100単位,「神経因性膀胱」では200単位を注入する点に注意が必要である.

②核上型・橋下型 NLUTD

- 可能な限り(透視下)UDSを施行し,高リスクNLUTDか低リスクNLUTDか **表4** を把握した上で,尿路管理法(随意排尿,随意排尿 + CIC,全てCICなど)を決定.
- 自己導尿に関しては,男性ではC6以下,女性では胸髄障害以下でないと実施困難.
- 排尿筋過活動に対しては,β_3受容体作動薬や抗コリン薬が用いられる **表6**.
- 排尿筋括約筋協調不全に対しては,随意排尿を選択した場合,尿道抵抗の低下効果を期待してα_1遮断薬を使用する場合あり **表6**.
  - 高齢男性では下部尿路選択的なα_1遮断薬であるタムスロシン,ナフトピジル,シロドシンのいずれかを用いる方が有害事象の観点からは安全と考えられる.
  - 女性ではエブランチルのみが使用可能である.起立性低血圧などの有害事象に注意して少量から開始し,必要な場合には慎重に増量する.
- 薬物療法不応例や有害事象で継続困難な場合には,A型ボツリヌス毒素膀胱壁内注入療法が適応となる.自排尿例では尿排出機能障害の有無を慎重に評価した上で実施する必要がある.ただし,核上型・橋下型NLUTDでは,多くの場合,自己導尿症例が対象となるので「神経因性膀胱」として200単位を注入する場合が多い.排尿筋過活動が低容量から生じる症例,自律神経過緊張反射を認める症例では入院の上,麻酔下での投与も考慮.
- 最大限の保存的治療を行っても高圧の排尿筋過活動による腎障害(上部尿路障害や腎機能障害),反復性症候性尿路感染,尿失禁などの改善が得られない場合:腸管利用膀胱拡大術などを検討.

③核・核下型 NLUTD

- 低コンプライアンス膀胱に非弛緩性尿道括約筋閉塞を合併している場合には,CICの導入+上下部尿路に対する厳重な経過観察.
- 尿道括約筋不全を認める症例では,尿失禁の対処を検討.
- 低コンプライアンス膀胱に対しては,排尿筋過活動に対するのと同じ薬剤を使用 **表6**.
- 排尿筋低活動に対する,ムスカリン受容体作動薬(ベタネコール)やコリンエステラーゼ阻害薬(ジスチグミン)はエビデンスの確立した治療法とはいえない.
  - 軽度の排尿筋低活動であればある程度の効果が期待できるが,重度の排尿筋低活動や排尿筋無収縮症例では効果が期待できない.
- 非弛緩性括約筋に対しては尿道抵抗の低下を期待してα_1遮断薬が用いら

れる 表6.

- 高齢男性では下部尿路選択的なα_1遮断薬であるタムスロシン，ナフトピジル，シロドシンのいずれかを用いる方が有害事象の観点からは安全と考えられる.
- 女性ではエブランチルのみが使用可能である. 有害事象に注意して少量から開始し，必要な場合には慎重に増量する.

- 排尿筋低活動には非弛緩性括約筋を合併している場合も多く，ムスカリン受容体作動薬あるいはコリンエステラーゼ阻害薬を投与する場合には，α_1遮断薬の併用を考慮.
- 最大限の保存的治療を行っても低コンプライアンス膀胱による腎障害（上部尿路障害や腎機能障害），反復性症候性尿路感染，尿失禁などの改善が得られない場合：腸管利用膀胱拡大術などを検討.
- 尿道括約筋不全に伴う重度の尿失禁：膀胱頚部筋膜スリング手術，膀胱頚部形成術，人工尿道括約筋植え込み術，膀胱頚部閉鎖術と腹壁導尿路造設術などの尿失禁防止術を検討. 低コンプライアンス膀胱を合併している場合には，腸管利用膀胱拡大術の必要性を十分に検討.

6 経過観察

- 尿路管理法が CIC
  - 問診，尿検査：1〜3 カ月
  - 導尿日誌：3〜6 カ月
  - 腎機能評価，超音波検査：6〜12 カ月
  - （透視下）UDS：必要時〔症候性尿路感染反復，腎障害（腎機能障害・上部尿路障害）や尿失禁の出現・悪化時〕
    - ▹ 横断性の脊髄障害や脊髄係留症候群では診断後（受傷後）2 年程度までは 6〜12 カ月. 以後は必要時.
    - ▹ UDS 所見に基づいて薬物療法の開始や変更を行った場合には，3〜6 カ月後に UDS で効果を確認する.
- 尿路管理法が自排尿
  - 問診，尿検査，残尿測定：3〜6 カ月
  - 腎機能評価，超音波検査，尿流測定：6〜12 カ月
  - UDS：必要時〔症候性尿路感染反復，腎障害（腎機能障害・上部尿路障害）や尿失禁，残尿の出現・悪化，尿流量の低下や尿流パターンの悪化時〕
  - 随意排尿ではなく用手圧迫排尿・腹圧排尿が主体の自排尿例や，本来 CIC の適応であるにもかかわらず CIC の導入に納得せず，自排尿を継続している症例に関しては注意深い経過観察が必要.
- 核上型・橋上型 NLUTD でいわゆる神経因性過活動膀胱としてよい症例に関しては，過活動膀胱症例と同様の経過観察を行う. ただし，残尿測定の実施を 6〜12 カ月毎に考慮する.

Suggested Readings

①日本排尿機能学会　パーキンソン病における下部尿路機能障害診療ガイドライン作成委員会, 編. パーキンソン病における下部尿路機能障害診療ガイドライン. 中外医学社; 2017.

代表的な核上型・橋上型 NLUTD であるパーキンソン病による NLUTD に関して，その診断や排尿管理法に関して up-to-date な内容が記載されている.

②日本排尿機能学会 / 日本脊髄障害医学会 / 日本泌尿器科学会　脊髄損傷における下部尿路機能障害の診療ガイドライン作成委員会, 編. 脊髄損傷における下部尿路機能障害の診療ガイドライン［2019 年版］. 中外医学社; 2019.

代表的な NLUTD である脊髄損傷後の NLUTD に関するガイドラインであり，up-to-date な内容が記載されている.

③日本排尿機能学会 / 日本泌尿器科学会, 編. 二分脊椎に伴う下部尿路機能障害の診療ガイドライン. リッチヒルメディカル; 2017.

小児 NLUTD の代表である二分脊椎による NLUTD に関して，up-to-date な内容が記載されている.

④Ginsberg DA, Boone TB, Cameron AP, et al. The AUA/SUFU Guideline on Adult Neurogenic Lower Urinary Tract Dysfunction: Diagnosis and Evaluation. J Urol. 2021: 206: 1097-105 および The AUA/SUFU Guideline on Adult Neurogenic Lower Urinary Tract Dysfunction: Treatment and Follow-up. J Urol. 2021: 206: 1106-13.

Practical なガイドラインであり Diagnosis and Evaluation の NLUTD risk stratification flowchart は一見の価値がある.

〈関戸哲利〉

5 下部尿路機能障害

⑤前立腺肥大症(benign prostatic hyperplasia：BPH)

Point

- 下部尿路症状の問診，国際前立腺症状スコア（IPSS），IPSS-QOL，直腸診，尿検査，前立腺特異抗原（PSA），尿流測定，残尿測定，前立腺体積計測で重症度を含めた診断を行う．
- 一次治療としてはα_1遮断薬あるいはホスホジエステラーゼ5（PDE5）阻害薬による治療が勧められる．
- 大きな肥大症では5α還元酵素阻害薬の追加を検討する．
- 残存する過活動膀胱症状に対しては，閉塞が強くないと考えられる場合において，β_3受容体作動薬あるいは抗コリン薬の追加を検討する．
- 閉塞解除のための手術の時機を失しないように留意する．
- ロボット制御下高速水噴射による切除術，水蒸気治療，前立腺吊り上げ術などの新たな手術法が登場している．
- 神経因性下部尿路機能障害などの合併が疑われる複雑な症例に対しては，術前に膀胱内圧測定・内圧尿流検査（pressure flow study：PFS）を実施すべきである．

1 疫学

- BPHとは，前立腺の良性過形成による良性前立腺腫大（benign prostatic enlargement：BPE）を認め，これによる膀胱出口部閉塞（bladder outlet obstruction：BOO）と下部尿路症状（lower urinary tract symptoms：LUTS）を伴う病態である 図1．
- どのような基準を用いるかによって有病率が異なる．
- IPSS>7，IPSS-QOL ≧3，前立腺体積（PV）>20〜30mL，最大尿流量（Qmax）<10〜15mL/s，残尿（PVR）>50mLを組み合わせると，55〜59歳で1〜10%，60〜64歳で2〜22%，65〜69歳で3〜22%，70

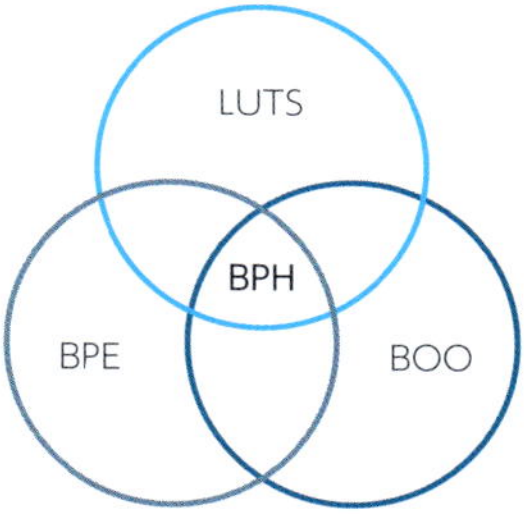

図1 いわゆるHald's ringとして知られるBPHの病態

〜74 歳で 8〜28%.

2 症状・徴候

- 有症状率は，排尿終末時尿滴下，尿勢低下，排尿途絶，遷延性排尿（排尿遅延），残尿感といった排尿症状と排尿後症状が上位を占める．一方，困窮度でみると，排尿後尿滴下，切迫性尿失禁，夜間の尿失禁，原因不明の尿失禁，尿意切迫感といった，蓄尿症状〔過活動膀胱（OAB）症状〕と排尿後症状が上位を占める．
- 一般的には困窮度の高い症状のみを訴える．このため，患者が訴えた症状を含め，LUTS は一通り系統的に問診すべき．
- 急性尿閉（AUR）に関しては，MTOPS 研究（IPSS≧8, Qmax≦15mL/s）のプラセボ群で，4.5 年間の経過観察中，2%で生じた．

3 診断に必要な基本評価

(1) LUTS の系統的な問診，既往歴，服薬歴など
- OAB 症状が強い場合には，大脳疾患の既往，大脳疾患を疑わせる歩行障害，認知機能障害などに注意．
- 排尿症状に関しては，症状のみで低活動膀胱（UAB）/ 排尿筋低活動（DU）との鑑別は不可能だが，UAB/DU の原因となりうる腰部脊柱管狭窄症などの腰椎疾患，糖尿病性神経障害などに注意．

(2) IPSS と IPSS-QOL, OAB 症状スコア（OABSS）（V-5-①過活動膀胱の項，巻末資料 1，2 を参照）

(3) 直腸診
- 弾性硬，表面整の腫瘤として触知．硬結がないことを確認．大きさに関しては超音波による計測の方が信頼性が高い．
- 肛門周囲知覚，肛門括約筋トーヌス，肛門括約筋随意収縮，肛門反射，球海綿体筋反射などの lower sacral neurological findings を評価し，これらが低下している場合には，LUTS の原因として BOO のみならず DU が関与している可能性を考える．

(4) 尿検査

(5) PSA
- 前立腺癌のスクリーニングの他，5α還元酵素阻害薬（あるいはステロイド性抗アンドロゲン薬）を投与する場合には投与前値の評価として必要．
- いくつかの研究では PV の代替指標，あるいは AUR などの危険因子になることが報告されているが，確立されたカットオフ値はない．

(6) 超音波検査
- 水腎症などの上部尿路障害の有無．
- 膀胱壁肥厚，肉柱形成，憩室，結石などの有無．
  - 超音波推定膀胱重量（ultrasound-estimated bladder weight: UEBW=[π×3/4×(膀胱外面の半径)^3]−[π×3/4×膀胱面の半径]^3]，膀胱壁厚（bladder wall thickness: BWT），排尿筋厚（detrusor wall thickness: DWT，外膜と粘膜の高エコー層に挟まれた低エコーライン．BOO の膀胱壁への影響の評価としては BWT より

も正確）．使用するプローベや測定時の膀胱内尿量が標準化されているとは言い難い．

・UEBW：半径を 3 乗するので少しの誤差で結果が大きく変わり再現性に問題あり．

▹ 35g で BOO に対する感度 85%，特異度 87%，陽性的中率 88%，陰性的中率 84%．体表面積補正すべきかについての結論は出ていない．

・BWT：≧5mm で BOO に対する感度 55～65%，特異度 59～91%，陽性的中率 88%，陰性的中率 63%．

・DWT：250mL 以上の蓄尿量，恥骨上 7.5MHz プローベ使用，横断像で膀胱前壁の DWT 測定．≧2mm で BOO に対する感度 64～92%（中央値 83%），特異度 68～97%（中央値 93%），陽性的中率 66～96%（中央値 91%），陰性的中率 75～86%（中央値 85%）．5 研究の統合解析における AUC は 0.90．なお，≦1.23mm＋膀胱容量 >445mL は全例が DU であったとする報告あり．

▪ 前立腺体積〔prostate volume：PV（全体，移行部）〕，膀胱内前立腺突出長（intravesical prostatic protrusion：IPP **図 2**），その他の前立腺病変の評価．

・PV>40mL で 7 研究の統合解析における感度 54%，特異度 76%，AUC 0.68．

・IPP：150～250mL の蓄尿量下に評価．Grade Ⅰ（<5mm），Ⅱ（5～10mm），Ⅲ（>10mm）．

・BOO の予測としては 10mm が用いられることが多く，BOO に対する感度 46～80%（中央値 68%），特異度 65～92%（中央値 75%），陽性的中率 70～94%（中央値 74%），陰性的中率 46～79%（中央値 69%）．10 研究の統合解析における AUC 0.79．

（7）尿流測定，残尿測定

▪ 所見の信頼性を高めるためには複数回実施すべきであるが現実的とはいえない．

▪ 150mL 以上の排尿量が推奨されている．

・ICS-BPH 研究では 150mL 未満の排尿量の対象者の 72%，150mL 以上の対象者の 56%で BOO が認められたとしており，150mL 未満の排尿を評価不能として一律に切り捨てるべきではない．

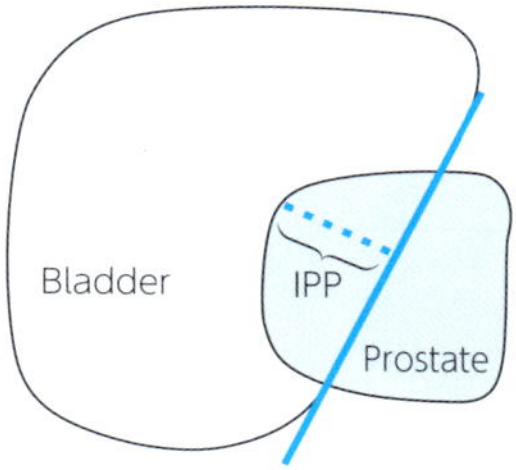

図 2 IPP
(Rieken M, et al. Minerva Urol Nefrol. 2017; 69: 548-55)

- Qmax がもっとも頻繁に用いられる指標である.
  - ▹ BOO の予測としては 10mL/s をカットオフ値とした場合，BOO に対する感度 29〜100%（中央値 68%），特異度 37〜100%（中央値 71%），陽性的中率 38〜100%（中央値 74%），陰性的中率 47〜100%(中央値 68%). 15 研究の統合解析における AUC 0.70.
- 有意な残尿は，水力学的にみると minimum urethral opening pressure (Pmuo) がかなり高いか（=高グレード BOO），排尿筋の収縮力や持続が不十分か，その双方の存在を示唆する（Ⅲ-18尿流動態検査の項を参照）→いずれの場合も有意な BOO があればその解除を検討すべきであり，有意な残尿が持続する場合には内圧尿流検査（PFS）を実施する.
  - ・BOO の予測としては 50mL をカットオフ値とした場合，8 研究の統合解析における感度 53%，特異度 68%，AUC 0.66.

4 診断，治療方針の決定に必要な選択的評価

- 排尿日誌：OAB 症状，夜間頻尿が主体の場合（Ⅱ-7下部尿路症状・排尿日誌の項を参照）.
- 膀胱内圧測定と PFS〔カテーテル挿入を伴う尿流動態検査（UDS），URA 以外はⅢ-18尿流動態検査の項を参照〕
  - ・BOO の確実な診断が行える唯一の検査.
  - ・詳細な下部尿路機能の評価が必要な場合に実施．多くは，手術適応の判断.
  - ・BOO の有無は Pmuo で判断．排尿終末時付近の排尿筋圧である．シェーファーノモグラム上では Pmuo>30cmH_2O で BOO と診断.
    - ▹ シェーファーノモグラムの閉塞のグレードは，Pmuo で分類されている.
    - ▹ PdetQmax と Qmax から Pmuo を推定するのが bladder outlet obstruction index（BOOI）と URA．BOOI は直線で，ICS-PFS plot nomogram 上では BOOI>20cmH_2O で intermediate BOO，>40cmH_2O で moderate BOO，>80cmH_2O で severe BOO と診断．一方，URA は曲線で，URA=projected Pmuo=

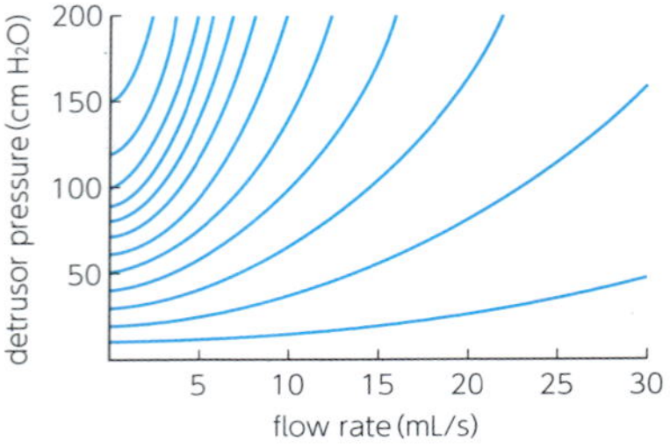

図 3 URA のノモグラム
(Griffiths DJ, et al. Neurourol Urodyn. 1989; 8: 17-27)

$[(1+4dQ^2Pdet)^{1/2}-1]/(2dQ^2)$, $d=3.8\times10^{-4}$, $>29cmH_2O$ で BOO **図3**.

・排尿筋機能としては，蓄尿相では膀胱容量，膀胱コンプライアンス，排尿筋過活動（DO）など，尿排出相では収縮力〔bladder contractility index（BCI）*や watts factor（WF)〕，残尿量などを評価.

*最新の ICS-PFS plot nomogram 上では detrusor contraction index（DCI）

- 軟性膀胱尿道鏡
  ・内服治療による効果不十分時，手術前の評価：尿道狭窄，膀胱頚部硬化症，前立腺部尿道の kissing や延長・前傾，中葉肥大，膀胱の肉柱形成，膀胱憩室，膀胱結石，膀胱腫瘍などに注意.

5 病型・リスク分類

- 確立された病型・リスク分類はないが，重症度判定に関して日本オリジナルの基準がある **表1**.
- BPH は進行性の疾患であるので，治療法決定や経過観察に際して，この基準は判断材料の一つになりうる.
- 様々な臨床試験の結果から前立腺肥大症の進行や薬物療法の失敗に関与す

表1 Standard criteria for severity of individual domains and overall severity in BPH

A) Symptom	Severity	I-PSS		
	Mild	0-7		
	Moderate	8-19		
	Severe	20-35		
B) Function	Severity	Qmax		Residual urine
	Mild	≧15mL/s	and	<50mL
	Moderate	≧5mL/s	and	<100mL
	Severe	<5mL/s	or	≧100mL
C) Anatomy	Severity	Prostate volume		
	Mild	<20mL		
	Moderate	<50mL		
	Severe	≧50mL		
D) QOL	Severity	QOL index in I-PSS		
	Miid	0，1		
	Moderate	2，3，4		
	Severe	5，6		
E) Overall	Severity	Number of evaluation items estimated as		
		Mild	Moderate	Severe
	Mild	4	0	0
	Moderate	any	≧2	0
		any	any	≧1
	Severe	any	any	≧2

(Homma Y, et al. Int J Urol. 1996: 3: 261-6 より改変．Overall に関しては軽症を mild が 3 or 4 項目，中等症が 0 or 1 項目，重症を重症が 2～4 項目，中等症はそれ以外とする分類法もある)

るベースラインのリスク因子がいくつか報告されている.
- 概ね一致しているのは「高齢（e.g.,≧70 歳）で症状が重症（e.g., IPSS が重症）で PV が大きく（e.g., ＞30〜40mL）尿勢が不良（e.g., Qmax ＜12mL/s）」である.

6 治療

1）経過観察（監視療法）

- BOO による症状や合併症を認めない場合.

2）行動療法

- メタボリック症候群に対する行動療法に準じた生活指導（肥満者への減量指導，運動，食事指導，禁煙など）.

3）薬物療法

- 最初に用いる薬剤は α_1 遮断薬あるいは PDE5 阻害薬である.
- α_1 遮断薬 **表 2**
  - 作用機序: 前立腺部〜膀胱頸部の平滑筋弛緩，下部尿路血流改善など.
  - 下部尿路選択的な α_1 遮断薬を用いる **表 5**.
    - ▹ 高齢者ではふらつきに対する注意は通常以上に必要.
  - タムスロシンは欧米での常用量は 0.4mg（0.8mg まで増量可），日本は 0.2mg．欧米からの臨床研究の報告に関してはこの点に留意する必要あり.
  - ナフトピジルは添付文書上，「25mg から開始し，効果不十分な場合に 1〜2 週間の間隔をおいて 50〜75mg に漸増」となっている.
  - 受容体選択性が効果にどれ位寄与するかは明確でない．ただし，性機能障害には影響するとされ，ナフトピジルでは IIEF が改善，シロドシンでは 80％無射精，タムスロシンとナフトピジルでは無射精はなく，精液量減少がそれぞれ 20％，7.1％.
  - 術中虹彩緊張低下症（IFIS，成書参照）．白内障などの眼科手術時に問題となるため，α_1 遮断薬投与中の患者が眼科を受診する際にはその旨を眼科医に告知するように指導.
- PDE5 阻害薬 **表 2**
  - 作用機序：前立腺部平滑筋弛緩，下部尿路血流改善，求心神経の興奮性低下など.
  - 投与禁忌: 硝酸薬または一酸化窒素（NO）供与薬投与中，リオシアグト投与中，不安定狭心症，NYHA Ⅲ度以上の心不全，コントロール不良の不整脈，血圧＜90/50mmHg or＞170/100mmHg，最近 3 カ月以内の心筋梗塞，最近 6 カ月以内の脳梗塞・脳出血，重症の腎機能あるいは肝機能障害.
  - α_1 遮断薬との併用療法は単独療法より有効とされるが心血管相互作用には十分な注意が必要.
- 5α還元酵素阻害薬 **表 3**
  - 作用機序:5α還元酵素阻害による前立腺細胞内のジヒドロテストステロン濃度低下→前立腺縮小.
  - 国内臨床試験は PV≧30mL 以上が対象となっている．CombAT 試験

表2 α1遮断薬とPDE5阻害薬の効果と有害事象

	TAM (1)	NAF (2) 25mg	NAF (3) 50mg	NAF (4) 75mg	SIL (1)	TAD (5)	α1B + TAD add-on (6)
用法・用量	1回 0.2mg, 1日1回	1回 25mg, 1日1回	1回 50mg, 1日1回	1回 75mg, 1日1回	1回 4mg, 1日2回	1回 5mg, 1日1回	
選択性	α1a ≫d	α1a<d			α1a	PDE5阻害薬	
IPSS	−6.8	−4.5	−5.9	−6.2	−8.3	−6.0	−5.6
IPSS voiding subscore	−4.8	−2.5	−3.7	−3.4	−5.8	−4.0	NR
IPSS storage subscore	−2.1	−2.2	−2.4	−2.7	−2.5	−2.0	NR
QOL	−1.4	−0.9	−1.3	−1.6	−1.7	−1.1	NR
Qmax, mL/s	2.6	<70 y/o: 0.5 ≧70 y/o: 1.0 PV <30mL: 0.4 ≧30mL: 1.2	2.1	2.1	1.7	1.2	8.7
PVR, mL	NR	NR	−13.6	−13.0	NR	0	−11.1
BOOI, cmH_2O (7, 8)	−14.27	NR	−16.47		−30.45	−16.6	NR
PdetQmax, cmH_2O (7, 8)	−7.25	NR	−12.88		−16.46	−10.9	NR
Qmax, mL/s (7, 8)	1.95	NR	3.40		3.00	2.9	NR
射精障害	1.6%	NR	NR	3.2%	22.3%	NR	9.5%
めまい, ふらつき	7.3%	1.3%	2.2%	2.9%	5.1%	NR	1.9%
軟便, 下痢	3.6%	1.3%	NR	NR	9.1%	NR	NR
頭痛	NR	NR	NR	NR	NR	2.9%	4.8%

TAM: tamsulosin, NAF: naftopidil, SIL: silodosin, TAD: tadalafil, α1B: α-blocker, NR: not reported

1. BJU Int. 2006: 98: 1019-24, at 12wk
2. Int J Urol. 2006: 13: 932-8, at 4wk
3. BJU Int. 2005: 96: 581-6, at 12wk
4. J Urol. 2016: 197: 452-8, at 12wk
5. Int J Urol. 2014: 21: 670-5, at 12wk
6. World J Urol. 2022: 40: 2063-70, at 12 wk, SIL vs. TAD vs. SIL+TAD
7. Eur Urol. 2016: 69: 1091-101
8. World J Urol. 2019: 37: 867-72, at 12mo

注）本邦からの報告を中心として作成．組み入れ・除外基準は試験毎に異なる．タムスロシンとナフトピジルに関しては，本邦で第Ⅲ相臨床試験が実施された当時は妥当性のあるIPSSの和訳がなく，評価指標に組み入れられていない．このため，その後の報告から作成．

も同様である.

・PSA は 6 カ月以降，測定値を 2 倍して投与前値と比較.

▹ 投与前値と比較して上昇傾向を認める場合，あるいは投与後の nadir から上昇傾向を認める場合には MRI による精査・前立腺生検を考慮.

▪ ステロイド性抗アンドロゲン薬 **表 3**

▹ 作用機序: 前立腺細胞へのテストステロン取り込み阻害，アンドロゲン受容体とジヒドロテストステロンの結合阻害，視床下部–下垂体–性腺系の抑制による血中テストステロン低下→前立腺縮小.

▹ 添付文書上,「投与期間は 16 週間を基準とし，効果が得られない場合には漫然と投与を継続しないこと」とされている.

▪ 生薬系薬剤

・作用機序：抗炎症作用など.

・エビプロスタット，セルニルトン，パラプロストなどがある．詳細は成書参照.

・エビプロスタットのみの投与 (4〜6 週) では，ΔIPSS は－0.4，ΔIPSS voiding subscore は 0.0，Δstorage subscore は－0.4，ΔQOL は 0.0，ΔBOOI は－10.8cmH_2O，ΔPdetQmax は－10.2cmH_2O，ΔQmax は＋0.5mL/s，ΔPVR は－5.3mL であった（Int J Urol. 2004; 11: 501-9).

▪ OAB 症状が残存した場合（BPH/OAB）の薬物療法 **表 4**

・薬物療法としては，β_3 受容体作動薬あるいは抗コリン薬を少量から add-on.

▹ 特に投与開始後 1〜2 カ月は残尿量増加などに注意.

・**表 4** に示すとおり，PV が 30mL 前後，Qmax が 12〜15mL/s，PVR が 30mL 以下程度の BPH/OAB に対しての（大部分は短期の）安全性と有効性が示されているに過ぎない点には留意すべきである.

4）外科的治療

▪ 閉塞の解除という観点では最も有効な治療法.

・手術適応の決定に PFS は有用である.

▹ PFS 上で BOO があれば DU があってもある程度の改善は期待できる．ただし，高齢，BCI（DCI）低値，排尿筋無収縮，DO 合併は効果不良の予測因子とされる．13 研究のメタ解析（経過観察中央値 6 カ月）では，ΔIPSS は－13.26，ΔIPSS-QOL は－2.41，ΔQmax は 5.87mL/s．排尿筋収縮力も改善するとの報告が多い.

▹ DO を 30〜80％に伴い，術後に 40〜70％で消失，10％で新規 DO の発生を認める．BOO が存在し排尿筋収縮力が正常な場合には術前 DO があっても症状の改善は良好と考えられている.

▪ 適応：AUR・急性細菌性前立腺炎・肉眼的血尿の反復，膀胱結石，有意な残尿の原因となっている膀胱憩室の合併，薬物療法の効果が不十分など.

▪ 手術時期：BPH に伴う BOO は慢性進行性疾患であり，先述の BPH の進行や薬物療法失敗の予測因子を有する患者においては，膀胱機能の悪化が認められる前に閉塞解除の手術を検討すべきである．確かに，BPH には有

表3 デュタステリドとステロイド性抗アンドロゲン薬の効果と有害事象

	DUT (0.5mg) + TAM (0.4mg) (1)	DUT (0.5mg) (1)	TAM (0.4mg) (1)	CMZ (3) 50mg	Allylestre-nol (5) 50mg
AUR/BPH-related surgery	6.5%	1.9%	10.7%	NR	NR
BPH clinical progression#	18.7%	17.9%	33.0%	NR	NR
IPSS	−6.4	−4.9	−2.3	−4.34	−5.4
IPSS voiding subscore	NR	NR	NR	−2.75	NR
IPSS storage subscore	NR	NR	NR	−1.59	NR
QOL	−1.8	−1.5	−1.0	−1.23	−1.7
Qmax, mL/s	1.9	1.6	0.3	1.96 *	2.4
PVR, mL	NR	NR	NR	NR	−25.4
PV	−29.9%	−30.2%	0.7%	−25%	−16.3%
BOOI, cmH_2O (7, 8)	−12.9	−23.0	NR	NR	NR
PdetQmax, cmH_2O (7, 8)	−12.4	−19.4	NR	NR	NR
Qmax, mL/s (7, 8)	1.0	1.8	NR	NR	NR
PSA	NR	−46.1% (2)	NR	−57.6% (4)	−27.4% (6)
ED	7%	5%	4%	NR	NR
逆行性射精	4%	0%	<1%	NR	3.9%
リビドー低下	7%	2%	<1%	NR	NR
めまい	4%	2%	<1%	NR	NR
乳房痛	2%	0%	0%	NR	NR
肝酵素上昇	NR	NR	NR	0.9%	2.3%

DUT: dutasteride, TAM: tamsulosin, CMZ: chlormadinone, NR: not reported

1. Int J Urol. 2012: 19: 1031-35, at 48mo, TAM の用量は本邦未承認量
2. Int J Urol. 2009: 16: 745-50, including TAM users, at 52wk
3. Adv in Urol. 2013: ID 584678, 8 pages, including α-blocker ± anticholinergic users, at 48wk
4. 泌尿紀要. 2011: 67: 177-83, at 16wk
5. 泌尿紀要. 2002: 48: 269-73, at 16wk
6. 泌尿紀要. 2006: 52: 527-30, at 4mo
7. Int J Urol. 2014: 21: 826-30, at 12mo
8. Neurourol Urodyn. 2013: 32: 1123-7, at 24wk, DUT add-on

IPSS ↑ ≧4, recurrent urinary tract infection, urosepsis, AUR/BPH-reated surgery, incontinence, renal insufficiency

* at 16wk

注）本邦からの報告を中心として作成．組み入れ・除外基準は試験毎に異なる．

表 4 BPH/OAB に対する β_3 受容体作動薬あるいは抗コリン薬の add-on 治療

		TAM 0.2mg +							TAD 5mg +
		MIRA (1) 50mg	Prop (2) 10mg	Prop (2) 20mg	SOL (3) 2.5mg	SOL (3) 5mg	IMI (4) 0.2mg	DUT (0.5mg) + IMI (0.2mg) (5)	MIRA (6) 50 mg
Baseline	PV, mL	30.9	NR	NR	33.8	34.6	35.6	44.6	32.1
	Qmax, mL/s	14.7	12.0	11.8	13.5	14.5	12.6	11.7	12.7
	PVR, mL	18.3	29.9	30.6	18.8	16.9	15.0	22.3	32.0
尿意切迫感 / 日		−2.46	NR	NR	−2.18	−2.36	−1.7	−0.99	−1.41
排尿回数 / 日		−1.27	−1.89	−1.20	−1.27	−1.06	Day: −1.4 Night: −0.4	−0.82	−1.04
切迫性尿失禁 / 日		−0.75	NR	NR	−1.08	−1.05	−1.1	−0.31	−0.64
1 回排尿量, mL		13.2	NR	NR	NR	NR	NR	24.2	7.0
OABSS		−2.78	NR	NR	−3.2	−3.1	−4.2	−2.97	−2.78
IPSS		−4.25	NR	NR	−3.5	−3.1	−5.4	−4.47	NR
IPSS voiding subscore		−1.93	NR	NR	−0.9	−0.4	−1.1	−2.08	NR
IPSS storage subscore		−2.29	NR	NR	−2.3	−2.4	−3.7	−2.40	NR
QOL		−1.18	NR	NR	−1.1	−1.1	−1.6	−1.48	NR
Qmax, mL/s		NR	NR	NR	−0.74	−0.66	0.53	2.88	0.21
PVR, mL		2.72	NR	NR	13.19	22.59	4.89	17.2	−3.57
排尿困難		0.4%	0%	1%	NR	3.2%	NR	NR	1.1%
PVR >100mL		NR	24%	24%	NR	NR	NR	NR	NR
PVR >50mL		NR	NR	NR	2.9%	6.1%	NR	NR	NR
尿閉		0%	0%	1%	0%	1.9%	0%	0%	0%

Prop: propiverine, SOL: solifenacin, IMI: imidafenacin, MIRA: mirabegron, DUT: dutasyeride
1. MATCH. Eur Urol Focus. 2020: 6: 729-37, at 12 wk, **Exclusion**: PVR>100mL, Qmax<5mL/s
2. TAABO. LUTS. 2011: 3: 29-35. at 12wk, **Exclusion**: PVR>100mL. Qmax<5mL/s
3. ASSIST. Urology. 2011: 78: 126-33, at 12wk, **Exclusion**: PVR>50mL, Qmax<5mL/s
4. ADDITION. Urology. 2013: 82: 887-93, at 12wk, **Exclusion**: PVR >50mL
5. DIrecT. LUTS. 2019: 11: 115-21, at 52wk, **Exclusion**: PVR>100mL, Qmax<5mL/s
6. CONTACT. NAU. 2020: 39: 804-12, at 12wk, **Exclusion**: PVR>150mL, Qmax<5mL/s

注）本邦からの報告を中心として作成. 組み入れ・除外基準は試験毎に異なる.

効な薬物療法があるので内科的治療でかなり粘れるが，手術が必要そうなBPHと判断した場合には，手術が勧めにくくなる年齢あるいは状況になる前に手術に関する共同意思決定をした方がよい．

- 術式：術式に関しては成書参照．根治的手術としては，経尿道的（transurethral）な切除（resection），核出（enucleation），蒸散（vaporization）がある．
  - 核出と蒸散に関してはバイポーラーシステムによるenucleation with bipolar system（TUEB），マッシュルーム状電極によるelectro-vaporization（TUEVP），ホルミウムレーザーによる核出（HoLEP）あるいはツリウムレーザーによる核出・蒸散〔ツリウムレーザーの術式名に関しては現時点でも若干の混乱があり，切除（ThnLRP），核出（ThuLEP），蒸散（ThuVAP），蒸散＋切除（ThuVARP），蒸散＋核出（ThuVEP）などの用語がある〕，532nmレーザー選択的蒸散（PVP）や接触式（半導体）レーザー蒸散（CVP）などが施設の状況に応じて実施されている．いくつかの術式では射精機能を温存する取組もなされている．
  - イメージガイド下かつロボット制御下高速水噴射による切除（aquablation）も認可されており，「前立腺肥大症（Benign prostatic hyperplasia）に対する経尿道的前立腺切除術に使用されるAQUABEAMロボットシステムの適正使用指針」も示されている（https://www.urol.or.jp/lib/files/other/guideline/aquabeam_use_guidance.pdf）**表5**．
  - BPHと前立腺癌のいずれも手術適応がある場合，ロボット補助下根治的前立腺摘除術（RALP）は双方の根治治療となりうる．RALPの安全性が向上している昨今の状況下でBPHに対する上記の外科的治療を行う場合には，臨床的に有意な前立腺癌の存在を否定しておくことは重要であろう．
  - これらの治療法が困難な患者に対しては，経尿道的な最小侵襲外科治療（minimally invasive surgical therapy：MIST）として，前立腺吊り上げ術（prostatic urethral lift：PULあるいは通称UroLift）と水蒸気治療（water vapor therapy：WAVEあるいは通称Rezum）が選択肢となる **表5**．それぞれ，「前立腺肥大症（Benign prostatic hyperplasia）に対する経尿道的前立腺吊り上げ術に使用されるUroLiftシステムの適正使用指針」（https://www.urol.or.jp/lib/files/other/guideline/UroLift_use_guidance_2202.pdf），「経尿道的水蒸気治療に関する適正使用指針」（https://www.urol.or.jp/lib/files/other/guideline/rezum_use_guidance.pdf）に準じて実施する必要がある．
  - この他に外来軟性膀胱鏡下に特殊な手術機器なしで実施可能な治療〔前立腺部ステント（e.g. iTIND）など〕も欧米では行われている **表5**．これらの治療をPULやWAVEと区別してtrue MIST（tMIST）と呼ぶ場合もある．

表5 Aquablation, Rezum, UroLift, iTIND の効果と性機能への影響

	RCT	f-up, mo	PV, mL	median lobe	IPSS ↓	QOL ↓	Qmax ↑, mL/s	PVR ↓, mL	Surgical re-Tx	Sexual AEs
Aquablation		24~36		yes	64~75%	67~76%	52~55%		2~4.3%	Anejaculation rare: 11%
	WATER	36	30~80		22.9 → 8.0: −14.4	4.8 → 1.6: −3.4	9.4 → 20.6: +11.2	97 → 45: −52	4%	
	WATER II	36	80~150		23.3 → 6.5: −16.3	4.6 → 1.1: −3.3	8.7 → 18.5: 9.8	131 → 51: −80	3%	
Rszum	REZUM II	60	30~80	yes	48% 22.0 → 11.1	45% 4.1 → 2.2	49% 9.9 → 14.0		4.4%	minimal sustained ED or retrograde ejaclation
UroLift	LIFT	60	up to 100	no	35% 22.2 → 14.5	50% 4.6 → 2.5	50% 7.9 → 11.08		13.6%	minimal sustained ED or retrograde ejaclation
iTIND	MT-06	12	25~75	yes	41% 21.64 → 12.69: −9.25	46% 4.51 → 2.45: −1.90	41% 8.42 → 11.93: +3.52	57.62 → 58.67: −0.16	4.7%	minimal sustained ED or retrograde ejaclation

(Uro Clin N Am. 2022; 49: 11-22; Urology. 2022; 165: 268-74; J Urol. 2021; 206: 715-24; CJU. 2017; 24: 8802-13; Urology. 2021; 153: 270-6)

7 経過観察

- 監視療法：少なくとも年 1 回程度の IPSS，PV 測定，尿流測定，残尿測定，PSA 測定．
- 薬物療法：再診時に問診，半年～年 1 回程度の IPSS，PV 測定，尿流測定，残尿測定，PSA 測定．
- 外科的治療：血膿尿改善までは 2 週～1 カ月毎に問診，尿検査，術後 3 カ月，6 カ月，9 カ月，12 カ月，以後半年～年 1 回程度の IPSS，PV 測定，尿流測定，残尿測定．PSA 測定も年 1 回程度実施．

Suggested Readings

①**日本泌尿器科学会，編．男性下部尿路症状・前立腺肥大症診療ガイドライン．リッチヒル・メディカル; 2017.**
病態から治療までコンパクトにまとまっており大変勉強になる．2020 年と 2023 年にアップデート版がホームページに掲載されている．

②Lerner LB, McVary KT, Barry MJ, et al. Management of Lower Urinary Tract Symptoms Attributed to Benign Prostatic Hyperplasia: AUA GUIDELINE PART II-Surgical Evaluation and Treatment. J Urol. 2021: 206: 818-26, Erratum in: 2022: 207: 743, 2022: 208: 939, 2022: 207: 743.
本邦では未承認の術式を含めて，実践的な観点からわかりやすくレビューされている．

〈関戸哲利〉

5 下部尿路機能障害
⑥男性原発性膀胱頸部硬化症（閉塞）(primary bladder neck contracture or obstruction: PBNC, PBNO)

Point

- 良性前立腺腫大（前立腺肥大症）を伴わない下部尿路症状を有する男性において鑑別する必要性が高い病態である．
- 特に，下部尿路症状かつ／または慢性前立腺炎の症状を訴える 50 歳台以前の男性においては常に念頭に置く必要がある．
- 診断には，尿流動態検査と排尿時膀胱尿道造影が有用である．
- 根治的治療は，経尿道的膀胱頸部切開術である．

＊女性の PBNC/O はⅤ-5-⑦ Urogynecology の項を参照．

1 病態

- 発生機序は未解明であるが，先天的な要因や前立腺の炎症などによる膀胱頸部の神経筋異常が想定されている．
- 尿道狭窄のような「針穴状に器質的に狭窄している」というより「組織学的あるいは機能的な原因で開大が不良」という方が実態を表している．

2 疫学

- 正確な有病率は不明だが，55 歳以下で慢性の尿排出障害の原因精査目的に尿流動態検査を施行された患者の 33～45% で PBNC/O が認められる．

3 症状・徴候

- 下部尿路症状，慢性前立腺炎症状が代表的な症状である．
- 下部尿路症状は排尿症状のみならず蓄尿症状（過活動膀胱症状を含む）も認められる．
- 特に 50 歳台以前の男性においては，神経因性下部尿路機能障害，難治性過活動膀胱，小さな前立腺肥大症，慢性前立腺炎と安易に診断する前に本疾患の鑑別が必須である．

4 診断に必要な検査

- 症状の程度（それぞれの症状用の質問票），尿検査（尿路感染などの鑑別），PSA 測定（前立腺癌の鑑別），超音波検査（良性前立腺腫大の鑑別，膀胱結石，膀胱変形や上部尿路障害の有無の評価），尿流測定と残尿測定（尿排出機能全般の評価）．
- 膀胱尿道鏡は尿道狭窄の鑑別に必要である．前立腺部尿道の腹側への屈曲（前傾），特に膀胱頸部 6 時方向のせり上がり状の所見などが認められる場合もあるが，特異的な所見とは言えない．
- 確定診断には尿流動態検査（膀胱内圧測定・内圧尿流検査）と排尿時膀胱尿道造影の両方が必須である．

・内圧尿流検査では高圧低尿流または正常圧低尿流，さらには低圧低尿流（排尿筋低活動の合併による？）まで幅がある．排尿筋圧（Pdet）≧20cmH_2O & 最大尿流量（Qmax）≦15mL/s，Qmax＞15mL/s の場合には Pdet＞50cmH_2O などを提唱している報告もあるが確立していない．
・後ろ向き検討では平均 Pdet 110cmH_2O（30〜200）& 平均 Qmax 9.1mL/s（0〜15），平均 Pdet 52.5cmH_2O & 平均 Qmax 10.6mL/s などの報告がある．
・前立腺肥大症による膀胱出口部閉塞の診断に用いられる基準（V－5－⑤前立腺肥大症の項を参照）がそのまま適用可能かは明確ではない．
・排尿時膀胱尿道造影は診断に必須の検査で，尿排出相での膀胱頸部の開大不全が確定診断に必要である．尿流動態検査と同時に施行可能であれば透視下尿流動態検査として実施してもよい．
・膀胱頸部の開大不全に明確な定義はないが，当院では下記の Tojo らの報告に基づき 6mm 未満で PBNC/O の可能性が高いと判断している．

5 治療

- 経過観察：症状や機能障害が重症ではない場合．
- 薬物療法：尿路選択的なα_1遮断薬が第一選択となる（V－5－⑤前立腺肥大症の項を参照）．しかし，厳密には適応外使用となるので説明と同意が必要である．30〜60% の奏効率とされるが，大規模臨床試験は行われておらず，長期効果も不明である．
- 外科的治療：経尿道的膀胱頸部切開術が根治的治療となる．尿管口付近から膀胱頸部 5 時と 7 時を通り verumontanum のレベルまで切開を行う．2 時，10 時を切開する流派もある．
  ・合併症としての逆行性射精は両側切開で 27〜100%，片側切開で 0〜35% 程度とされる．両側切開の場合，verumontanum より 5〜10mm 近位までに切開を止めることも重症の逆行性射精の防止に有用とされる．
  ・症状の改善は約 80% で認められ，Qmax も 9.1mL/s から 26.1mL/s 程度への改善が期待できる．

Suggested Readings

①Sussman RD, Drain A, Brucker BM. Primary bladder neck obstruction. Rev Urol. 2019; 21: 53-62.
最近のレビューである．
②Tojo M, Yasuda K, Yamanishi T, et al. Relationship between bladder neck diameter and hydraulic energy at maximum flow. J Urol. 1994; 152: 144-9.
現在は本邦では実施不可能と思われる 5-microtiptransducer を用いて，PBNC/O による水力学的なエネルギー損失を論じた画期的な報告であり一読の価値がある．

〈関戸哲利〉

5 下部尿路機能障害

⑦ Urogynecology（Female urology）

⑦-1．腹圧性尿失禁（stress urinary incontinence：SUI）

Point

- ► 腹圧負荷時のみ漏れるという点が重要.
- ► ストレステスト陽性で診断.
- ► 骨盤底筋訓練と中部尿道スリング手術が治療の中心.

1 疫学

- 成人女性の尿失禁患者における SUI の有病率は 10〜39%．混合性尿失禁（mixed urinary incontinence：MUI）は 7.5〜25%，切迫性尿失禁（urgency urinary inconinence；UUI）は 1〜7%.
- 軽症を含めると 70 歳以上の女性の SUI の有病率は 30〜40%.
- 危険因子：加齢，肥満，出産回数，経腟分娩歴など.

2 症状・徴候

- 労作時または運動時，もしくはくしゃみまたは咳の際に，不随意に尿が漏れる.

3 診断に必要な検査

- 問診
  - ・尿失禁の契機，量（パッドの大きさや溢れることがあるか等），回数，出産歴，月経の状況，既往歴など.
  - ・症状質問票や生活の質（QOL）質問票として，ICIQ-SF，IIQ，I-QOL などがある（巻末資料 4，7，8 を参照）.
  - ・骨盤部手術の既往歴は尿道外尿失禁を疑う糸口となる場合があり重要. ストレステスト（後述）陰性，切迫性尿失禁症状もなく尿が漏れ出てくる時には尿道外尿失禁の鑑別が必要.
- 台上診
  - ・骨盤臓器脱を含めた異常の有無の評価.
  - ・ストレステスト：膀胱充満状態で「咳と同時に外尿道口から尿失禁が生じ，咳終了時に尿失禁は消失」をもって陽性と判断．砕石位で行っても失禁がなければ立位で実施.
  - ・骨盤底筋群の収縮の評価：示指と中指を挿入して肛門挙筋を収縮させて収縮力を評価 図1 表1．収縮力以外にも収縮の持続や反復収縮可能かなども評価.

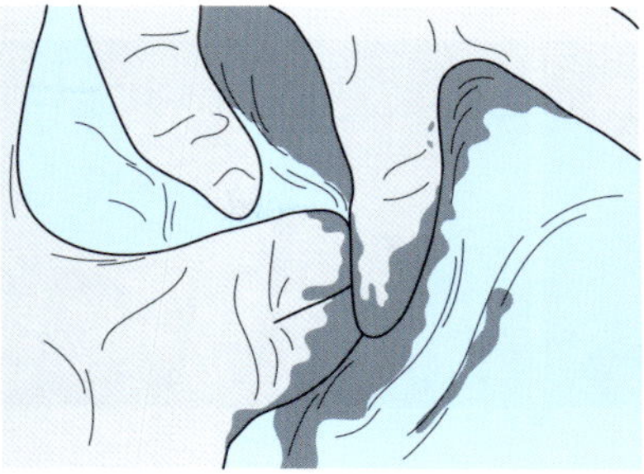

図1 骨盤底筋収縮力の評価
(Raz S, et al. editors. Female Urology 3rd ed. Elsevier 2008. p.314 より改変)

表1 Oxford grading scale

0	収縮なし
1	かすかな収縮あり
2	弱い収縮あり
3	挙上を伴う中等度の収縮あり
4	挙上を伴う良好な収縮あり
5	挙上を伴う強い収縮あり

- 尿検査: 血尿や膿尿などを認めた場合にはその精査・治療が先決.
- 残尿測定: 尿排出障害のスクリーニングとして必須.
- 排尿日誌
  - 必須とはいえない.
  - 多尿が腹圧性尿失禁を増悪させている場合があるので, 昼間・夜間頻尿を伴う場合には, 膀胱容量の評価, 24 時間パッドテストを兼ねて排尿日誌の実施を考慮.
- パッドテスト
  - 必須とはいえない.
  - 陰性の場合, 尿失禁が誘発される動作を繰り返して再検する.
  - 治療前後の推移を評価したい場合などには行う価値がある.
  - 国際失禁会議の勧告では 1 時間パッドテストで 1g 以上, 24 時間パッドテスト (自宅でパッド重量が測定できない場合には ZipLoc などに入れて密封して持参) 4g 以上が陽性.
  - 女性下部尿路症状診療ガイドライン上は, 1 時間パッドテストで 2g 以下は禁制, 2〜5g が軽度, 5〜10g が中等度, 10〜50g が高度, 50g 以上が極めて高度.
  - 国際的な勧告である Incontinence 7th edition では 1g 以下を禁制とする. 1〜10g が軽症, 11〜50g が中等症, 50g 以上が高度.
- 尿流測定
  - 必須とはいえない.
  - 排尿症状や有意な残尿を認める場合には実施を考慮.
- Q-tip テスト

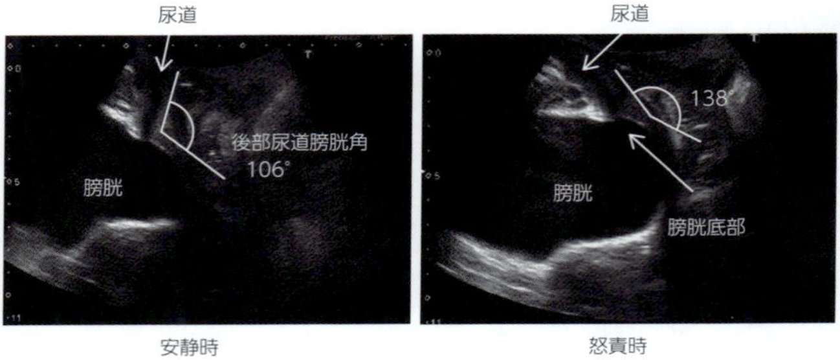

図 2 **経会陰式超音波検査による後部尿道膀胱角の評価**
後部尿道膀胱角（正常 90°〜100°）の怒責による開大，尿道の回転性移動，内尿道口の漏斗状開大を認める．外来診察室で簡便に評価可能であり，放射線被曝なく後部尿道膀胱角の測定が可能．

- 尿道に綿棒を挿入し腹圧をかけてもらい，綿棒の傾きが水平位から 30°以上を過可動と判定する．
- 慣れれば視診でも評価可能．

▪ 経会陰式超音波検査 **図 2**
- 意義：尿道過可動の評価が可能（Q-tip テストは疼痛を伴う）．
- 所見：後部尿道膀胱角の開大，尿道の回転性移動，膀胱頚部の下降，内尿道口の漏斗状開大など．

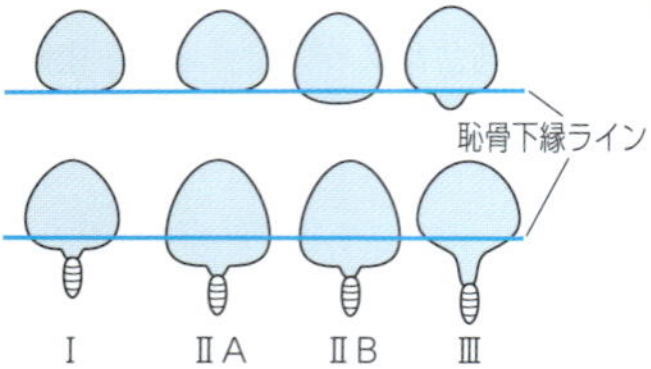

TYPE	頚部の状態		頚部の位置	失禁
0	安静 腹圧	閉鎖 開大	I or Ⅱに同じ //	なし
I	安静 腹圧	閉鎖 開大	恥骨下縁以上 <2cm の下降	あり
ⅡA	安静 腹圧	閉鎖 開大	恥骨下縁以上 ≧2cm の下降	あり
ⅡB	安静 腹圧	閉鎖 開大	恥骨下縁以上 下降	あり
Ⅲ	安静	開大		重力で失禁

鎖膀胱造影正面像の Blaivas タイプ分類

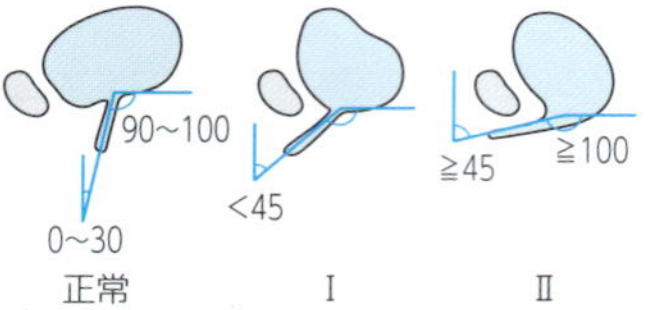

	後部尿道膀胱角	上部尿道傾斜角
正常	90〜100	0〜30
Type I	≧100	<45
Type Ⅱ	≧100	≧45

鎖膀胱造影側面像の Green タイプ分類

図 3 Blaivas 分類と Green 分類
（上図：Blaivas JG, et al. J Urol. 1988; 139: 727-31. 下図：Green JH Jr. Am J Obstet Gynecol. 1975; 122: 368-400）

- Dynamic MRI（動的 MRI）（図 8 参照）
  - ・尿道の過可動，膀胱頚部の漏斗状変化など．
- （鎖）膀胱造影 図 3
  - ・以前はよく使用されていたが現在はあまり施行されていない（以下のいずれの病型に対しても中部尿道スリング手術が実施されるため）．代わりの画像検査としては経会陰式超音波検査や動的 MRI など．
  - ・中部尿道スリング手術が普及する以前は，尿道過可動（urethral hypermobility：UH）→膀胱頚部吊り上げ術，尿道括約筋不全（intrinsic sphincter deficiency：ISD）→膀胱頚部筋膜スリング手術といった時代もあった．当時は経会陰式超音波検査などが普及しておらず，画像検査としてはこれがほぼ唯一の検査法であった．
  - ・正面像で Blaivas 分類（Type Ⅱが UH，Type Ⅲが ISD），側面像で Green 分類を評価．
- 尿道内圧測定：術前評価として必要と考えられる場合に実施（Ⅲ－18尿流動態検査の項を参照）．
- （透視下）尿流動態検査〔(video-) urodynamic study：UDS〕：術前評価として必要と考えられる場合に実施．腹圧下漏出時圧（ALPP），咳や体位変換に伴う排尿筋過活動の有無，排尿筋収縮力，膀胱出口部閉塞の有無などを評価（Ⅲ－18尿流動態検査の項を参照）．

4 病型

- 尿道過可動（UH）：前腟壁の正常な尿道支持機構の破綻．
- 尿道括約筋不全（ISD）：尿道粘膜・粘膜下組織，平滑筋性尿道括約筋，陰部神経支配の横紋筋性尿道括約筋などの尿道閉鎖機能の障害．
- （鎖）膀胱造影の所で述べた通り，UH と ISD の区別が試みられていた時代があるが，実際には明確な線引きが難しく，現在は昔ほどにはこの鑑別は言われなくなってきている．ただし，一般的に ISD の方が重症で治療成績が不良．

5 治療

- 生活指導を含む行動療法
  - ・減量，禁煙，労働条件の改善（重いものを持たないなど），刺激物の摂取制限（カフェインなど），飲水制限，便秘治療．
- 骨盤底筋訓練（pelvic floor muscle training：PFMT）
  - ・トレーナーの良否が成績を左右する面は否めない．経会陰超音波などを用いたバイオフィードバックを考慮する 図 4．
  - ・遅筋系の訓練法と速筋系の強化法がある．両者を組み合わせた訓練を行う．
  - ・緩徐な強い収縮弛緩（遅筋系）
    - ▹ 肛門・腟・尿道をゆっくり，その時点で一番強くしめられる所までしめる → 一番しまった所で 6～8 秒間しめたままにして，ゆっくり開く．
    - ▹ 8～12 回を 1 セットとして 1 日 3 セット，最低でも 2 日に 1 回，

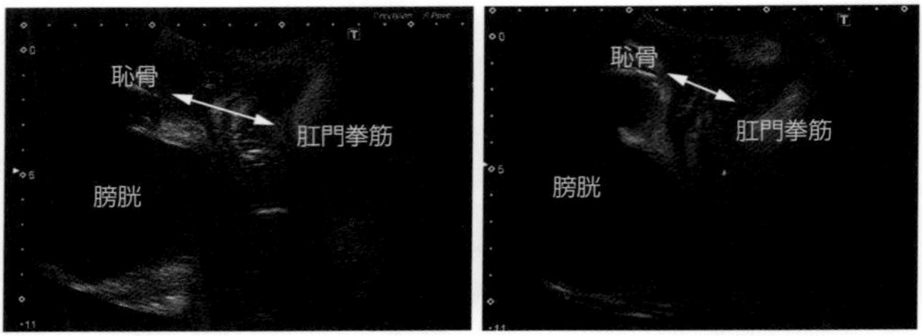

安静時　　膣のすぼめ動作時（PFMTの筋収縮時）

図 4 経会陰式超音波を用いた肛門挙筋収縮の評価
膣のすぼめ動作をすると肛門挙筋が恥骨方向に動く様子が観察でき，バイオフィードバックに有用である.

少なくとも 4〜5 カ月継続.
- ▹ 骨盤臓器脱に対する PFMT は主にこちらを用いる.
- ・最大収縮力までを素早く行い緩徐に弛緩（速筋系).
  - ▹ 腹圧性尿失禁に対する PFMT では速筋系を重視した方がベターである .
- ・“ナック” も重要 → 腹圧が加わる直前に収縮させるような収縮のタイミングのコツを習得させる.

- 薬物療法：本邦では β_2 受容体作動薬であるクレンブテロールのみが使用可能.
  - ・クレンブテロール：40〜60 μg/day
    - ▹ 単独療法を目的とするものではなく，PFMT の補助的な位置付け. 漫然と投与することは避ける.
    - ▹ 作用機序：疲労した尿道固有横紋筋の速筋成分に対する陽変力作用

表 2 TVT 手術と TOT 手術

	TVT 手術	TOT 手術
術式選択時の検討事項	•ISD を疑う重症尿失禁では TVT を選択	•恥骨裏の高度の癒着があっても対応可能なため開腹歴などあれば TOT を選択
利点	•ISD が疑われる重症尿失禁でも効果が期待できる	•閉鎖孔を通すため膀胱穿刺などのリスクが少ない •術後排尿困難が少ない
欠点	•膀胱誤穿刺や稀だが重篤な腸管損傷，大血管損傷などの合併症がありうる	•客観的尿禁制効果が TVT より若干劣る
自覚的成功 / 他覚的成功, %	92%/92%	87%/89%
主な合併症, %	膀胱穿孔（2.7〜5.4%） 骨盤内血腫（0.7〜1.9%） 腸管損傷，閉鎖神経損傷 尿管損傷など（頻度不明）	術後大腿部痛（6.4〜12%） 膣壁損傷（0.6%） 膀胱穿孔（0.4%） 尿道損傷（0.08〜0.1%）

など.

- 外科的治療
  - ・中部尿道スリング手術〔TVT（tension-free vaginal tape）あるいはTOT（transobturator tape）手術〕が標準術式である **表2**.
  - ・メッシュ合併症が懸念される症例（自己免疫疾患や骨盤放射線治療後など）では筋膜スリング手術を検討.
    - ▹ 治癒率はTVTと同等. ISDにも適応あり.
    - ▹ 腹直筋筋膜や大腿筋膜張筋を採取し使用する.

6 経過観察

- PFMT
  - ・経会陰超音波などを用いたバイオフィードバックを3カ月毎に実施，パッドテスト，質問票による評価（6カ月毎）.
- 中部尿道スリング手術
  - ・術後2週間，1カ月，3カ月，6カ月，1年，その後1年毎に尿流測定，残尿測定，下部尿路症状の質問票による評価.

⑦-2 骨盤臓器脱（pelvic organ prolapse：POP）

Point

- ► 下部尿路症状を有する高齢者ではPOPの存在を念頭におき，治療効果が不十分の場合は台上診を行う.
- ► 診断は問診と台上診による．評価の方法はpelvic organ prolapse quantification system（POP-Q）で行う.
- ► 骨盤底筋訓練はPOPに特異的な症状や下部尿路症状の改善に有効である.
- ► ペッサリーの自己着脱は有効かつ安全な治療法である.
- ► 術式は，本邦では経腹メッシュ手術である腹腔鏡下仙骨腟固定術（laparoscopic sacrocolpopexy：LSC），ロボット支援腹腔鏡下仙骨腟固定術（robot-assisted sacrocolpopexy：RSC）がメインであるが，不適応の場合には経腟メッシュ（tension-free vaginal mesh：TVM）手術や腟閉鎖術を実施する.

1 疫学

- 腟膨隆感（vaginal bulging）を指標としたPOPの有病率は4～12.2%.
- 無症状を含む解剖学的な定義を用いる場合には最大50%に増加.
- 下垂部位では前腟壁脱＞後腟壁脱＞腟尖部脱の順に多い.
- POP手術の推定生涯リスクは7～11%.

2 症状・徴候

- 腟膨隆感に加え，下部尿路機能障害，排便機能障害，性機能障害，QOLの低下を引き起こす.

- POP の特異的症状は腟膨隆感および下垂感であり，stage Ⅱ以上の POP に対する感度は 84%，特異度は 94%.
- 多彩な症状を呈するために，患者が症状を的確に伝えられない，特に腟膨隆感を何と表現してよいかわからない場合も多い.
- 問診で入浴時や排尿時・排便時に外陰部にピンポン玉のようなものが触れるかなどと聞くとわかりやすい.
- 高齢女性で下部尿路症状や排便に関する症状の訴えがあった場合には台上診を考慮すべきである.
- POP 時に増悪する pelvic pressure，low（sacral）backache などの症状も重要.
- POP に関連した過活動膀胱（OAB）症状の有病率は，質問票による横断研究で 22.5～36.8%，病院受診者を対象とした研究で 16～88% との報告あり.
- 危険因子
  - 分娩回数，加齢，肥満（BMI 25 以上），便秘，慢性閉塞性肺疾患（気管支喘息など），子宮摘出，過重負荷，女性ホルモン低下など.
  - 産科的危険因子としては鉗子分娩，経腟分娩，分娩第 2 期の遷延（標準時間＋1 時間として経産婦では 2 時間以上，初産婦では 3 時間以上），巨大児（4,500g 以上），初産母体年齢若年（25 歳未満）など.

3 診断に必要な検査

- 台上診：POP の評価は POP-Q に尽きる **表 3** **図 5**．総合的に判断して POP-Q の代替となる画像検査は現時点ではない.
  - 過小評価にならず POP を再現できるように午後の診察にする，診察待ちの時間には座位ではなく立位や歩行してもらうなど考慮．膀胱を充満させ尿道の過可動などがないかも診察する.
  - それでも POP が再現できない場合には自宅で有症状時に写真を撮像してくるよう指示.
  - 処女膜遺残を同定（これが基準点で 0 とする）→ L 字鉤で後腟壁を圧排し腹圧負荷（いきませる）→ Aa, Ba, C を測定 → 前腟壁を圧排して腹圧負荷 → Ap, Bp, D を測定 → 鉤を抜去して gh, pb を測定 →

表 3 骨盤臓器脱の国際的に統一された評価基準

Aa：前腟壁の正中で外尿道口から 3cm の部分
Ba：Aa から C の間で最も突出した部分
C：子宮口
D：後腟円蓋（子宮摘除後の場合．記載しない，**図 5A** 右を参照）
Ap：処女膜痕から 3cm の後腟壁正中部分
Bp：Ap から C の間で最も突出した部分
gh：外尿道口の中心から後腟壁の処女膜痕の中央までの距離
pb：gh の下端から肛門中央部までの距離
tvl：正常の位置における腟の奥行き

(Bump RC, et al. Am J Obstet Gynecol. 1996; 175: 10-7 より改変)

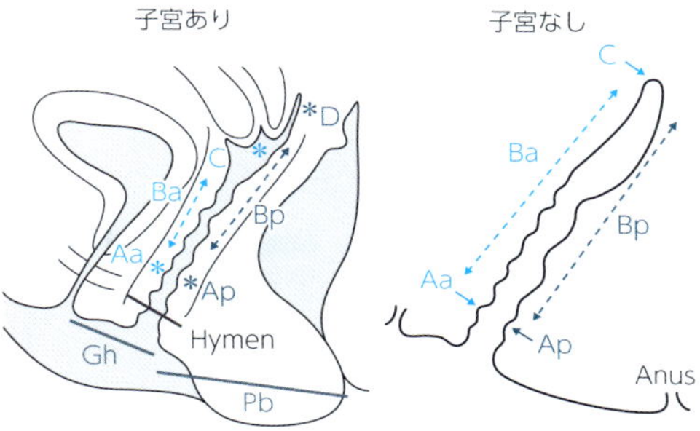

図 5A POP-Q の評価基準点と距離

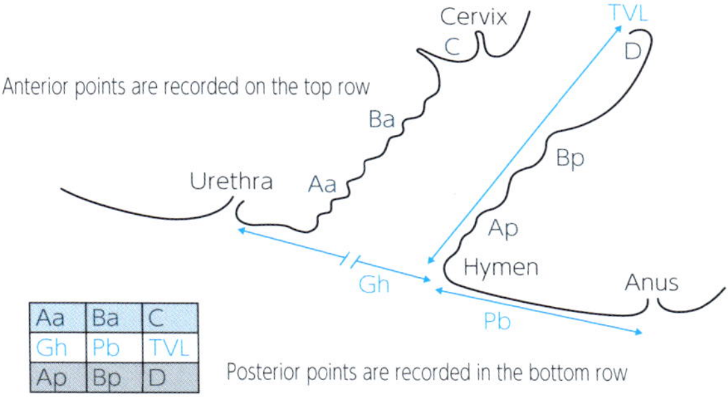

Aa	Ba	C
Gh	Pb	TVL
Ap	Bp	D

図 5B 3×3 グリッド

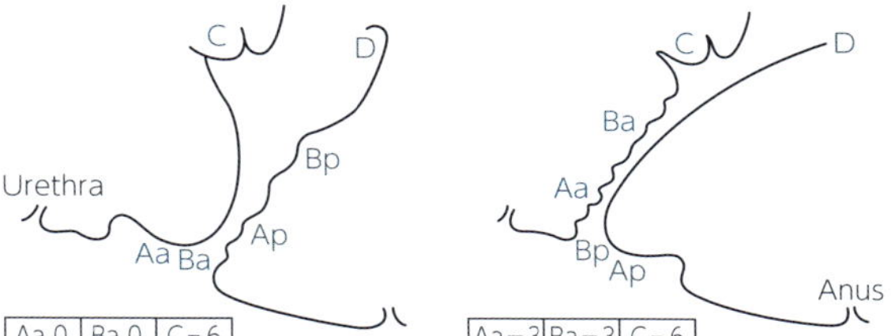

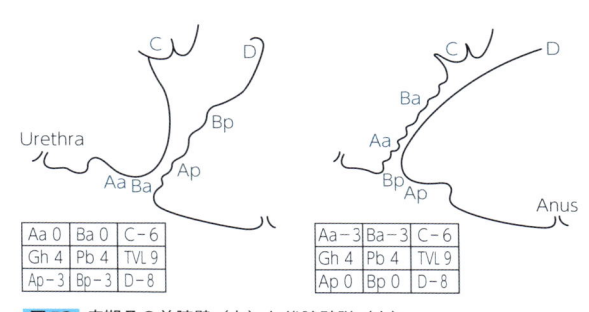

Aa 0	Ba 0	C −6
Gh 4	Pb 4	TVL 9
Ap −3	Bp −3	D −8

Aa −3	Ba −3	C −6
Gh 4	Pb 4	TVL 9
Ap 0	Bp 0	D −8

図 5C 病期Ⅱの前腟壁（左）と後腟壁脱（右）

立位で腹圧負荷して最終的な病期判定 **図 6**.

▹ 病期Ⅲ： ＋1cm＜Aa/p, C, D, Ba/p＜tv l−2cm → つまり完全には eversion していない.

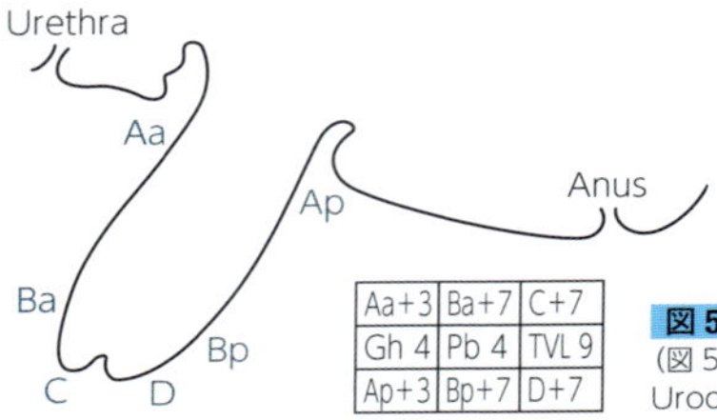

Aa+3	Ba+7	C+7
Gh 4	Pb 4	TVL 9
Ap+3	Bp+7	D+7

図 5D 病期Ⅳの POP
(図 5A～D: Madhu C, et al. Neurourol Urodyn. 2018; 37: S39-43)

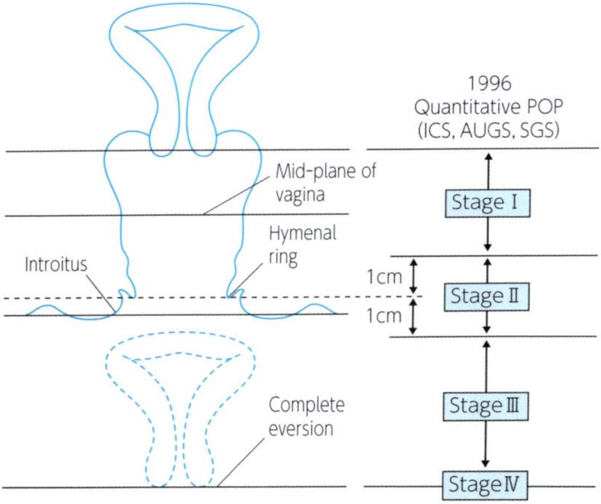

図 6 POP の病期
(Wein J, et al, editors. Campbell-Walsh Urology. 10th ed. Elsevier; 2012. p.1898 より改変)

▹ 病期Ⅳ: tv l−2cm ≦Ba/p, C, D.
- 子宮頸部（C）の脱出がうまく再現できない時は L 字鈎で前後腟壁を圧排して胎盤鉗子で C を把持し牽引する.

▪ 症状質問票
- CLSS, IPSS, OABSS, ICIQ-SF などの妥当性のある下部尿路症状質問票の他, POP に特異的なものとして P-QOL, PISQ-IR の日本語版がある（巻末資料 1, 2, 4, 5, 11, 12 を参照）.

▪ 尿検査: 血尿や膿尿などを認めた場合にはその精査・治療が先決.

▪ 尿流測定・残尿測定: 尿排出機能障害のスクリーニングとして実施すべき.

▪ 排尿日誌: 必須とはいえない.
- 過活動膀胱症状を認める場合には実施すべきである.

▪ 経会陰式超音波検査 **図 7**
- 膀胱瘤の観察が容易.
- 子宮摘出後の腟脱の場合の小腸瘤の有無を判別しやすい.

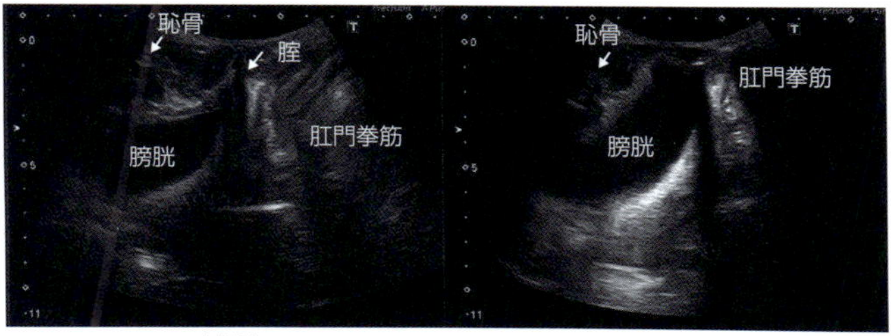

図 7 **経会陰式超音波検査による膀胱瘤の評価**
努責時には膀胱が恥骨を超え，前腟壁側からプローブに接するところまで下降している．外来診察室で施行可能で，膀胱瘤の評価として簡便かつ有用な検査法である．

- 腎膀胱超音波検査：水腎症の有無の診断
  - 高度子宮脱では子宮動脈が尿管を下方へ牽引し，これによる通過障害で水腎症となることがある．
- （鎖）膀胱造影
  - 必須とはいえない．
  - 膀胱頚部の位置や膀胱瘤の評価として実施されていたが，膀胱・尿道の位置関係以外の情報は乏しいことや放射線被曝の問題，dynamic MRI で得られる情報が多いことから，必要性をよく検討した上で実施．
  - 尿失禁の再発や混合性尿失禁を併発している場合には実施を考慮．
- Dynamic MRI（動的 MRI，**図 8**）
  - 必須とはいえないが，膀胱，子宮，直腸の解剖学的な関係が把握でき，骨盤内軟部組織の障害部位なども評価できるため有用（J Magn Reson Imaging. 2018; 47: 1155-70 に非常にわかりやすいレビューがある）．
  - 注意点
    - ▹ 検査は脱を再現しやすい夕方に実施し，ほどよく蓄尿された状態で行う．仰臥位で強い怒責ができるように，検査前に十分な説明と怒責の練習が必要．
    - ▹ 尿漏れを心配し強い怒責をしないことがあるので，尿失禁用パッドを装着させる．
    - ▹ 複数回怒責を行うことにより，過小評価になることを防ぐことが可能．
    - ▹ 写真だけ見るとまるで立位で検査しているように見えるが，実際には仰臥位で検査をしていることに注意が必要．
    - ▹ オープン MRI では直立姿勢で撮像可能なことから，臥位での撮像より正確に評価可能．
  - 検査所見の分類方法
    - ▹ MRI 画像上の評価基準線として以下のものがある．
      - ✓ Pubococcygeal line（PCL）：恥骨下縁と最下位の尾骨関節を

結んだ線で，骨盤底（pelvic floor/levator plate）を反映する基準線．検者によって尾骨側の基準点の取り方が微妙に異なり注意が必要．

✓H line **図 8A**，**表 4A**：恥骨下縁から肛門直腸角まで引いたライン．肛門挙筋裂孔の前後径に相当（正常≦6cm）．

✓M line **図 8A**，**表 4A**：H line の肛門直腸角側から PCL に引いた垂線．Levator plate の下降の程度を反映（正常≦2cm）．

✓Sacrococcygeal inferior pubic point line（SCIPP）：恥骨下

表 4A H line と M line による骨盤底弛緩の重症度分類

グレード	H line	M Line
軽度	6～8cm	2～4cm
中等度	8～10cm	4～6cm
重度	＞10cm	＞6cm

（Khatri G, et al. Magn Reson Imaging Clin N Am. 2017; 25: 457-80）

表 4B PCL を用いた膀胱瘤，子宮脱，小腸瘤の重症度分類（“rule of three”）

グレード	PCL から最下垂部までの垂直距離
軽度	1～3cm
中等度	3～6cm
重度	＞6cm

（Khatri G, et al. Magn Reson Imaging Clin N Am. 2017; 25: 457-80）

表 4C MPL を用いた膀胱瘤，子宮脱，小腸瘤の重症度分類

病期	MPL から最下垂部までの垂直距離
0	上方＞3cm
1	上方 1～3cm
2	MPL の上下 1cm 以内
3	下方＞1cm
4	完全脱

（Khatri G, et al. Magn Reson Imaging Clin N Am. 2017; 25: 457-80 より作成）

表 4D 直腸瘤の重症度分類

グレード	直腸前壁の膨隆
軽度	＜2cm
中等度	2～4cm
重度	＞4cm

（Khatri G, et al. Magn Reson Imaging Clin N Am. 2017; 25: 457-80 より作成）

縁と第 5 仙骨下端を結ぶ線，PCL と比べて検者による差が生じにくい．

✓Mid-pubic line（MPL）：恥骨の正中矢状線で MRI 上での処女膜のおおよその位置（POP-Q の基準点）を同定可能．この基準線を用いた病期分類と POP-Q による病期分類は（当然のことながら）相関するとの報告あり．

▹ 膀胱瘤，子宮脱，小腸瘤の重症度は PCL（rule of three）あるいは MPL を基準線として評価する **表 4B, C** **図 8B, C**.

▹ 直腸瘤は，安静時の直腸前壁の位置（≒肛門管前壁の位置）から怒責時に直腸前壁が膨隆した距離を前後径で測定し評価 **表 4D** **図 8D**.

✓肛門直腸角は安静時には 104〜127°.

- 造影 CT：腎膀胱超音波検査で水腎症が認められた場合には，閉塞原因の診断や尿管の走行把握などの目的で排泄相を含めた造影 CT の実施を検討する．
- （透視下）UDS：術前評価として必要と考えられる場合に実施．排尿筋過

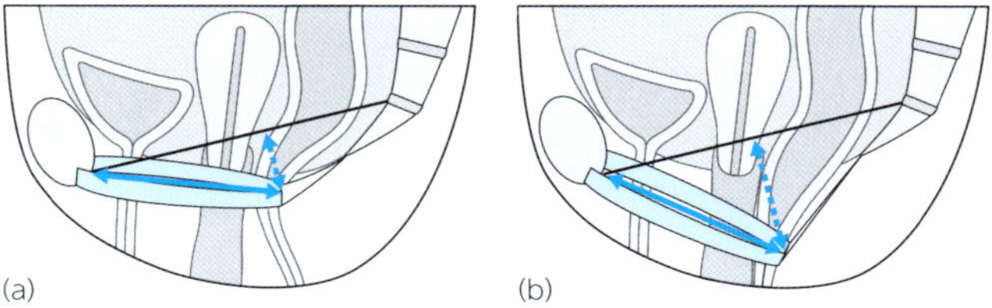

図 8A MRI における骨盤底弛緩の評価
黒が PCL，青が H line，点線が M line.
(a) が正常，(b) が骨盤底弛緩の状態．H および M line の距離が延長している．
(Kobi M, et al. J Magn Reson Imaging. 2018; 47: 1155-70 より改変)

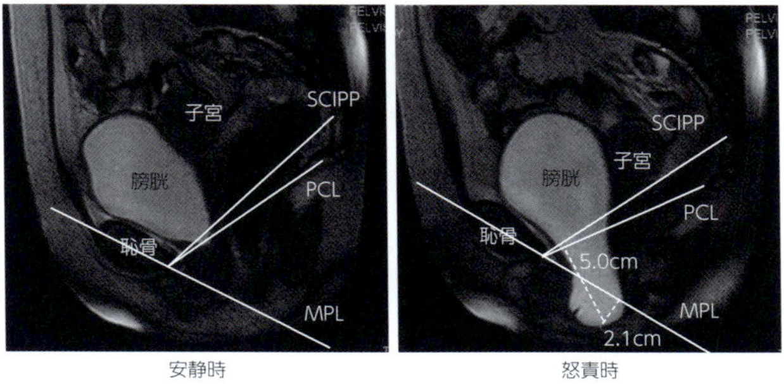

図 8B Dynamic MRI での膀胱瘤の評価
PCL から膀胱最下垂部までの垂直距離＝5.0cm で「中等度」と診断される．
MPL から膀胱最下垂部までの垂直距離＝下方 2.1cm で「病期 3」と診断される．
膀胱のみならず随伴して下垂している子宮の動きも明瞭に把握できる点が有用である．

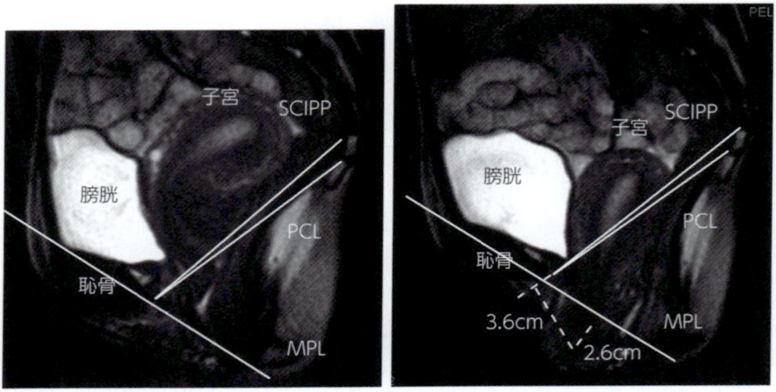

安静時　　怒責時

図 8C Dynamic MRI での子宮脱の評価
PCL から子宮頸部下端までの垂直距離＝3.6cm で「中等度」と診断される.
MPL から子宮頸部下端までの垂直距離＝下方 2.6cm で「病期 3」と診断される.
本症例では膀胱の下垂をほとんど伴わないことが明瞭に把握できる.

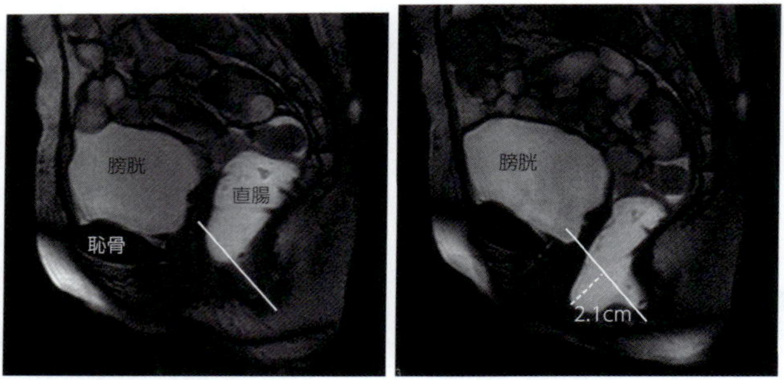

安静時　　怒責時

図 8D Dynamic MRI での直腸瘤の評価
肛門管前壁ライン（安静時の直腸前壁ラインの推定位置）から膨隆している直腸前壁までの垂直距離＝2.1cm で「中等度」と診断される.
本症例では膀胱の下垂をほとんど伴わないことが明瞭に把握できる.
なお，直腸瘤の評価に際しては超音波用のゼリー 50mL を直腸内に注入して実施.

活動，排尿筋低活動や膀胱出口部閉塞の精査．Occult SUI の診断目的に POP をガーゼなどでパッキングして還納し，ALPP などを評価することの有用性に関しては結論が出ていない.

- 婦人科へのコンサルテーション：婦人科的な疾患，特に婦人科癌がないことを確認してもらう.

4 病型

- 病期分類は **図 6** の通り.
- 下垂臓器名による病型：膀胱瘤，子宮脱，直腸瘤，小腸瘤
- 下垂部位による病型：前腟壁脱，腟尖部脱，後腟壁脱

・子宮がない場合には腟断端脱

5 治療

- 生活指導を含めた行動療法：減量，便秘治療など．
  - ・サポート下着（フェミクッション® 図9，骨盤底サポーター 図10）：臓器脱をクッションやサポーターで支えるため脱出を防ぐことができ，疼痛や下垂感などの自覚症状の改善が得られる．
  - ・サポート下着があわない場合には吸水パットを丸めて下着に装着し脱出を防ぐ方法などで対応．
  - ・手術やペッサリー使用困難症例や手術待機症例に使用．
- 骨盤底筋訓練（⑦-1．腹圧性尿失禁の項を参照）
  - ・病期Ⅰ～Ⅲでは POP に伴う症状の改善効果を認めるが病期の改善（down-staging）は困難．ペッサリーの有無で効果に違いはなし．
- ペッサリー療法
  - ・保存的療法の 1 つで POP 悪化を防ぐ効果は証明されていないが，POP に特異的な症状や POP による下部尿路症状（lower urinary tract smptoms：LUTS）は軽減しうる．
- 外来で開始可能．

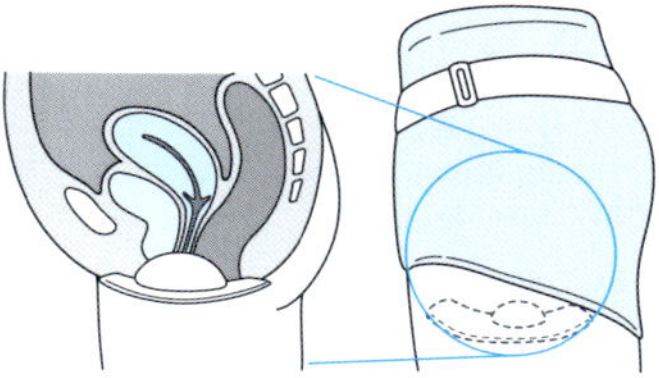

クッション・ホルダー・サポーターの装着イメージ

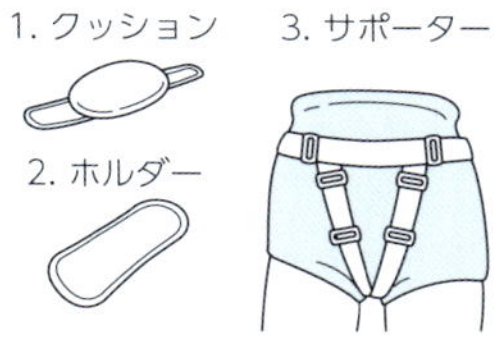

図9 サポート下着（フェミクッション®）
（http://www.urogyne.jp/p01.html より改変）

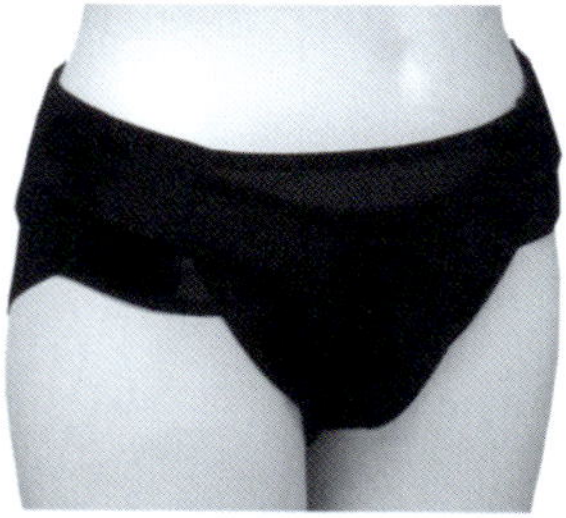

図10 サポート下着（骨盤底サポーター）
（https://medical-taskforce.com/item/details25/）

- 効果：POP に特異的な症状や LUTS の改善.
- 有害事象：腟壁びらん，出血，帯下増加，瘻孔形成など.
- 適応：POP 特異的症状がある，または POP に伴う LUTS のある POP 患者．手術を希望しない症例や内科疾患により手術困難な症例，待機的に手術予定の症例など.
- 重症 POP による尿閉や水腎水尿管に伴う腎機能悪化や尿路感染症併発時にも緊急的に使用する場合あり.
- サイズや形が至適と思われるペッサリー **図 11,12** を挿入後 10〜15 分歩行，階段昇降，トイレに座ってもらうなど腹圧負荷がかかる動作を実施させ，脱落がないか確認（ペッサリーフィッティング）.
- 欧米では自己着脱が一般的である．本邦では欧米ほど普及していないが有害事象予防のため自己着脱を指導すべきである.
  - ▹ 自己着脱時の挿入，抜去方法
    - ✓体位は片足を台に乗せる，しゃがむ，臥位（両膝を立てる），側

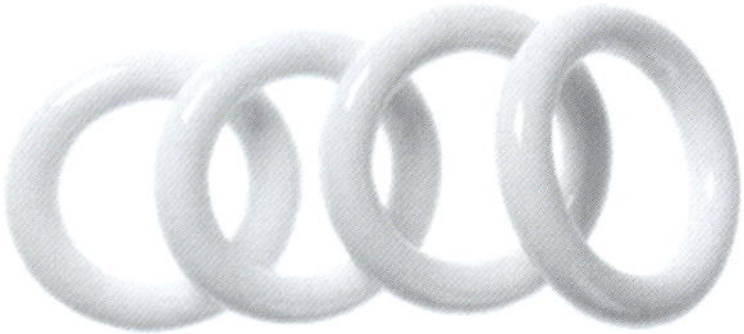

図 11 実臨床で使用可能なペッサリーの写真
(https://coopersurgicalfertility-jp.com/products/wallace-ring-pessary/，http://www.fuji-medical.co.jp/new.html)

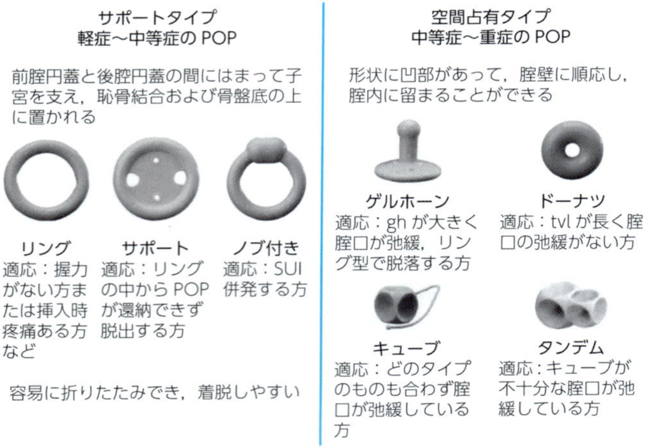

サポートタイプ
軽症〜中等症の POP
前腟円蓋と後腟円蓋の間にはまって子宮を支え，恥骨結合および骨盤底の上に置かれる
リング
適応：握力がない方または挿入時疼痛ある方など
サポート
適応：リングの中から POP が還納できず脱出する方
ノブ付き
適応：SUI 併発する方
容易に折りたたみでき，着脱しやすい
空間占有タイプ
中等症〜重症の POP
形状に凹部があって，腟壁に順応し，腟内に留まることができる
ゲルホーン
適応：gh が大きく腟口が弛緩，リング型で脱落する方
ドーナツ
適応：tvl が長く腟口の弛緩がない方
キューブ
適応：どのタイプのものも合わず腟口が弛緩している方
タンデム
適応：キューブが不十分な腟口が弛緩している方

図 12 POP の重症度によるペッサリーの選択方法
(http://www.fuji-medical.co.jp/new.html)

臥位（片足を立てる）などで実施.

✓ペッサリーをぬるま湯で湿らせる，またはペッサリーの先端部に潤滑ゼリーを塗り陰唇を開き腟口に当てて腟内に収める.

✓抜去はリングに指をかけて引き出す．困難な場合にはリングに紐をつけ，紐を下に引っ張る方法もある．紐は毎日交換することを推奨.

▪ 外科的治療

・手術の種類は非メッシュ手術とメッシュ手術に分けられる **表5**.

・本邦での手術適応となる POP の多くは 2023 年の国際失禁会議勧告のアルゴリズム **図13** 中の“apical support（骨盤内の要石に相当する子宮頸部の安定化）”の流れに該当.

・Apical support により再手術率が有意に低下することは周知されている.

・術式としては腹腔鏡手術以前では開腹仙骨腟固定術（abdominal sacrocolpopexy: ASC）が知られていたが，侵襲性の高さからあまり普及せず，主に経腟的な手術が行われていた.

・本邦では経腟的な非メッシュ手術の十分な教育体制が整備されていないことから LSC あるいは RSC が選択されることが多い.

・本邦においては，このアルゴリズム **図13** 上の ASC（開腹仙骨腟固定術）が LSC あるいは RSC に該当.

・RSC の利点は骨盤の最深部に位置する肛門挙筋，子宮頸部に固定するメッシュの運針操作が LSC と比較して容易であり術者の負担を軽減することが可能な点である.

・RSC の欠点は触覚がないため過度な牽引や腸管圧迫に注意が必要.

・RSC のレビューおよびメタ分析では客観的な治癒率は 84〜100%，主観的な治癒率は 92〜95% であり，開腹手術への移行率は 1% であり，メッシュ露出は 0〜8%，再手術率は 3.3% であり LSC と同等の成績.

・LSC/RSC 術後の高度 SUI 症例において，メッシュ張力が過度となった場合，膀胱鏡で膀胱頸部の開大および三角部から後壁中央に索状の隆起を認める報告あり（central road）.

・経腟メッシュ（TVM）手術は周辺臓器の損傷やメッシュの露出などの合併症が問題視され米国では禁止．本邦では合併症の発生率が比較的低いが，実施件数は減少.

・TVM 手術の適応:LSC/RSC の体位である頭低位困難な高齢者で 2 時

表5 非メッシュ手術とメッシュ手術

	非メッシュ手術	メッシュ手術
種類	腟式子宮全摘術＋腟壁形成術，腟閉鎖術など	経腹メッシュ手術：腹腔鏡下仙骨腟固定術，ロボット支援腹腔鏡下仙骨腟固定術，経腟メッシュ（TVM）手術
利点	手術時間が短い	再発率が低い
欠点	再発率が高い	メッシュ露出などの合併症がある.

5 下部尿路機能障害

表 6 LSC，RSC，TVM 手術の主要合併症と頻度

	LSC	RSC	TVM 手術
主な合併症，%	膀胱損傷（2.0%），腸管損傷（1.2%），異常出血（1.1%），直腸損傷（0.4%），腟損傷（0.4%）など	ほぼ LSC と同等だが出血量は RSC の方が少ない	膀胱損傷（1.6%），尿管損傷（0.11%），直腸損傷（0.31%），腟壁メッシュ露出（2.8%）など

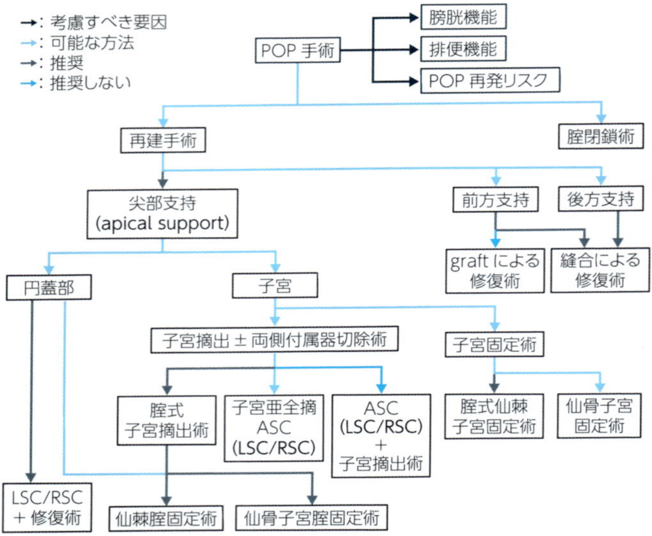

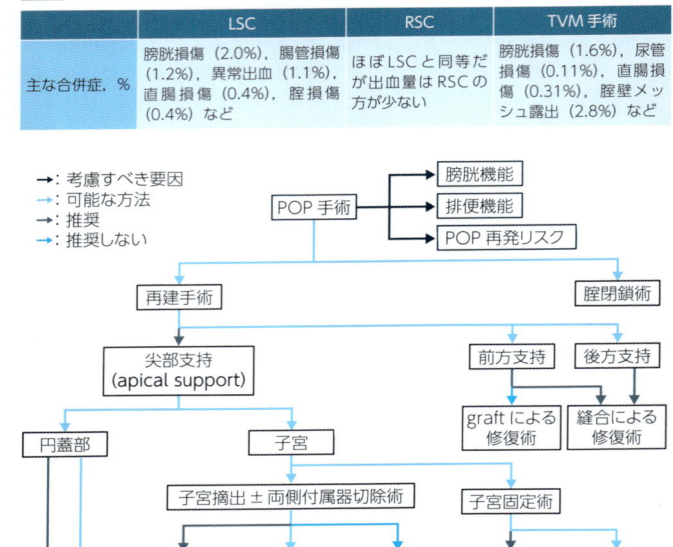

図 13 2023 年国際失禁会議の勧告アルゴリズム
(https://www.ics.org/Publications/ICI_7/Incontinence-7th-Edition-15-03-2024.pdf より改変)

間以内の短時間手術が望ましい膀胱瘤主体の POP．子宮頸部（C 点）が POP-Q で 0 以上に下垂している症例が望ましい（術後メッシュ露出のリスクが高くなる傾向があるため）．

- メッシュ手術の主要合併症と頻度は **表 6** 参照．
- 腟閉鎖術：Lefort 手術（部分腟閉鎖術），完全腟閉鎖術がある．性交のない高齢者に適応．Lefort 手術は子宮温存のまま実施可能だが子宮腟部の観察が不能となるため子宮頸癌の発生には注意．小腸瘤が重症な症例では再発率が高い．
- POP に明らかな SUI が合併する場合
  - ▹ 一期的に POP の修復術と尿失禁防止術（TOT or TVT 手術）を併施すべきという考え方と，POP の修復術のみを行って術後に SUI が残存するなら二期的に尿失禁防止術を追加すべきとする考え方があった．現在 ACOS や ICS などのガイドラインでは一期的に実施

することが推奨されているが，患者の状態やリスクを考慮して決定することが重要．

・Occult SUI について
　▹ 問診や質問票上 SUI がないとされても POP を還納させてストレステスト（Barrier test）を行い，SUI あれば occult SUI と診断する．
　▹ 明らかな SUI 合併例と同様，一期的な尿失禁防止術の実施が推奨されているが患者の状態やリスクを考慮して決定することが重要．

・https://www.ics.org/complication では，POP 手術に伴う合併症のコーディングが可能．

6 経過観察

- ペッサリー自己着脱：6 カ月毎に内診，質問票による下部尿路症状などの確認．
- ペッサリー非自己着脱：2〜3 カ月毎に内診，質問票による下部尿路症状などの確認．
- LSC/RSC：術後 2 週間，1 カ月，3 カ月，6 カ月，1 年，そこから 1 年毎に内診，質問票による下部尿路症状などの確認など．
- TVM 手術：術後 2 週間，1 カ月，3 カ月，6 カ月，1 年，そこから 1 年毎に内診，質問票による下部尿路症状などの確認．
- 腟閉鎖術：術後 2 週間，1 カ月，3 カ月，6 カ月，1 年，そこから 1 年毎に内診，質問票による下部尿路症状などの確認．

⑦-3　尿道憩室（urethral diverticula：UD）

Point

► 再発性尿路感染症例では鑑別疾患として念頭におくべきである．
► 診断には MRI が有用である．
► 治療は経腟的尿道憩室切除術がすすめられる．

1 疫学

- 30〜60 歳台に好発．有病率は 1〜6%．下部尿路症状を訴える患者の〜10%．
- UD を有する 20% に尿道の手術，拡張術，分娩時外傷の既往があるとの報告あり．
- 大部分が後天性で periurethral gland が発生母地．
- 憩室癌の発生頻度は不明．

2 症状・徴候

- 3D' s：dysuria（排尿痛，55%），postvoid dribbling（排尿後尿滴下，27%），dyspareunia（性交時痛，16%）が有名だが，UD に特異的な症状はなし．20% は無症状．

- 再発性尿路感染症が40%程度で認められ，尿路感染症を繰り返す女性ではUDを鑑別診断にあげる必要あり.
- 憩室感染により増大すると尿閉をきたす場合もある.

3 診断に必要な検査

- 台上診
  - 前腟壁の腫瘤：圧迫で外尿道口から膿が流出することあり.
- 尿検査，尿培養
- 尿流測定，残尿測定
- 超音波検査
  - 経腹：大きなものでは容易に診断可能であるが小さなものは診断困難.
  - 経腟：経腹より診断には優れる.
  - 経会陰：感度が95%という報告もある.
- MRI：現時点でUD診断のgold standardであり，部位，大きさ，性状が詳細に評価可能.
- 排尿時膀胱尿道造影
  - 排尿時に正面像，側面像を撮像．憩室内に造影剤が流入すれば憩室の存在診断が可能であるが，情報量はMRIに劣る.
  - 以前，診断に用いられていたdouble-balloon catheterは現在入手不可能.
- 膀胱尿道鏡：UDの開口部やその他の病変の合併の精査.
- 尿道内圧測定，尿流動態検査：尿失禁や尿排出障害を伴う患者の術前検査として，特にSUI手術追加の判断材料の一つとして実施される場合がある．透視下尿流動態検査であれば憩室内の液体の貯留，憩室の大きさ，形状も同時に観察可能.

4 病型

- 確立された病型分類はない.
- 形態的分類：simple/saddle bag/circumferential
- L/N/S/C3分類
  - L：location（proximal, mid, distal urethra, w or w/o extension beneath bladder neck）
  - N：number（single, multiple）
  - S：size（cm）
  - C1：Configuration（single, multiloculated, saddle shaped）
  - C2：Communication（proximal, mid, distal urethra）
  - C3：Continence（SUIの有無）

5 治療

- 経腟的尿道憩室切除術
  - 無症状の場合は積極的治療の適応はなし．また手術を希望しない場合にも抗菌薬投与などで経過観察となる場合もあるが憩室内に数～6%悪性腫瘍を合併していることがあるとの報告もある.

・憩室がより近位にあり，複雑なものでは術後 SUI のリスクが高い．
・再発例や形が複雑なもの，サイズが大きいものにはマルチウスフラップ（次項⑦-4 参照）が使用されることが多く，再発率が低下するとされる．

⑦-4. 膀胱腟瘻（vesicovaginal fistula：VVF）

Point

- 先進国では医原性（特に子宮摘出後）が最多である．
- 診断には台上診，膀胱鏡，造影 CT を行う．
- 外科的治療としては経腟アプローチが好まれる傾向にある．

1 疫学

- 先進国では 90% が婦人科手術（良性疾患に対する子宮摘出術が 60〜75%，悪性疾患に対する子宮摘出術が 30%）に起因．
- 10%が放射線照射，悪性腫瘍，尿失禁手術などに用いた異物などが原因．
- 〜12%で尿管腟瘻を合併するので見逃さないこと．

2 症状・徴候

- 持続的な尿失禁が，術後 7〜14 日目をピークに通常 1 カ月以内に出現．

3 診断に必要な検査

- 台上診
  - ・腟前壁，子宮摘除症例では腟断端を含めて十分に観察．
  - ・瘻孔の有無が不明の場合には，膀胱内にインジゴカルミン入りの生理食塩水を 200〜300mL 程度注入して，青い色素の流出を確認．
    - ▹ 色素の流出が明らかでない場合には，腟内にガーゼを至適な枚数つないで挿入した後に立位とし，腹圧をかけるあるいは歩行をさせて奥側に挿入されたガーゼの青染の有無を評価．
    - ▹ 有意な腹圧性尿失禁を有する場合には，外尿道口から流出した色素でガーゼが汚染される場合があるので，汚染されない部位にガーゼを挿入することと，抜去に際して汚染されないようにすることが重要．
    - ▹ 腟からの漏出液を採取しクレアチニン値を検査することで尿と診断できる．
- 膀胱鏡
  - ・瘻孔は膀胱三角部〜後三角部に多く存在（先進国における VVF はほとんどが子宮摘出後のため）．
  - ・膀胱鏡時に腟から air を入れると瘻孔の場所が同定できることがある．
  - ・瘻孔が未成熟の場合には浮腫性変化が著明で瘻孔が同定できない場合も多い．

- ・瘻孔が多発している可能性を念頭に検査を行うことも重要である.
- ・瘻孔の数や大きさ，尿管口や膀胱頚部と瘻孔との位置関係は，修復術の術式決定に際して重要な情報となる．尿管口からの尿流出や膀胱頚部の形態も含めてよく観察.
- ・悪性腫瘍が関与する瘻孔形成が疑われる場合には，生検を要する病変の有無を評価.

- 超音波検査
  - ・尿管狭窄や閉塞による水腎症のスクリーニングとして必須.
  - ・水腎症が認められた場合には逆行性腎盂造影が必要.
- 膀胱造影
  - ・放射線被曝を伴うために，CT を実施するようであれば必須の検査とはいえない.
  - ・膀胱充満時に正面像だけでなく側面像を撮影すること，特に，瘻孔が小さい場合には，充満時のみならず排尿時および排尿後（あるいはドレナージ後）の撮影も必要.
- 造影 CT（Ⅲ-12 膀胱造影の項を参照）
  - ・排泄相を含めた CT は，膀胱鏡と共に VVF 診断上，最も有益な検査である.
  - ・排泄相まで確認し尿管腟瘻がないことを確認する.
  - ・瘻孔の診断のみならず，瘻孔以外の病変の有無，上部尿路の状態，膀胱と周囲臓器の関係など得られる情報が多い.
- MRI
  - ・T2 強調画像で瘻孔の診断が可能.

4 病型

- 医原性 VVF に関しては，確立された病型分類はない.
  - ・単純性（小さく単発で放射線治療の既往なし)，複雑性（中等度以上の大きさ，放射線照射後，多発，再発）などの報告がある.
    - ▹ 大きさ：小（0.5cm 以下)，中（0.6～2.4cm)，大（2.5cm 以上)

5 治療

- 尿道カテーテル留置
  - ・適応：術後 3 週未満，尿漏出が徐々に減少，瘻孔が細長く 10mm 以内の瘻孔など.
  - ・不適応：放射線照射による瘻孔，瘻孔周囲が瘢痕化，術後 6 週間以上，大きさが 3cm 以上など
  - ・閉鎖率は 0～100% と幅があり明確ではない. 10mm 以内の瘻孔では 13±23%.
  - ・自然閉鎖の可否は，カテーテル留置後 2 週程度までで評価する.
- 外科的治療
  - ・成功率は 58～100%.
  - ・6 週から 3 カ月以内の局所の炎症が治まった可及的早期に行われる傾向にある.

・4週以内，3カ月以内に外科的治療を実施した両者の成功率に差はないとの報告あり.
・経腹的アプローチと経腟的アプローチがあるが，経腟的アプローチの方が好まれる傾向にある.
・成功率は経腟的手術では90.8%，経腹的手術では83.9%という報告あり.
・経腟的アプローチが可能かどうかは尿管口との位置関係が重要であり，瘻孔が尿管口から5mm以上離れていれば経腟的アプローチは可能.
・経腟的アプローチでは，マルチウスフラップ（大陰唇内の血流豊富な脂肪組織を遊離，膀胱壁と腟壁の間に置換し組織充填に利用）が使用可能という利点がある.
・マルチウスフラップは大きな瘻孔や再発例，放射線照射後で血流障害があり瘻孔周辺組織の線維化がきわめて強い際に検討.
・術後合併症にはSUI（尿道近位に瘻孔がある場合など）等.

⑦-5. 産後尿閉（post-partum urinary retention：PPUR）

Point

- ► post-partum urinary retentionという概念があることを知っておく必要がある.
- ► 本邦，イギリス，フランス，オーストラリアなどでは近年，硬膜外麻酔による無痛分娩の増加（本邦では2007年に全分娩の2.6%であったが，2016年には全分娩の6.1%）に伴い，PPUR発生も増加傾向にある.

1 疫学

- 顕性尿閉が0.2～4.9%，不顕性尿閉が9.7～37%，持続的尿閉が0.05～0.07%とされるが正確な頻度は不明である.
- 硬膜外麻酔（排尿反射抑制），分娩第1期や2期の延長（胎児頭による陰部神経や骨盤神経の圧迫），第2度以上の会陰裂傷，膀胱過伸展，腟や会陰部浮腫や血腫による尿道圧迫などが原因として想定されている.
- 危険因子：硬膜外麻酔，器械分娩，会陰切開，初産，出生体重＞3,500gなど.

2 症状・徴候

- 確立された診断基準はない.
  - ・顕性尿閉：出産後（帝王切開の場合は尿道留置カテーテル抜去後）6時間経過時点で膀胱内尿量が400～600mLであるにも関わらず排尿が認められない場合.
  - ・不顕性尿閉：膀胱排尿効率＜50% or 残尿量＞150mL.

3 治療

- 膀胱過伸展を避けるため，6 時間以上排尿のないまま放置しないことが重要.
- 疼痛対策，会陰部の浮腫対策，歩行，排泄介助，便秘予防，時間排尿（3～4 時間毎）.
- 必要に応じて尿道カテーテル留置（1～3 日程度）や清潔間欠導尿.
  - ・顕性尿閉：72 時間以内に 30～100%が改善.
  - ・不顕性尿閉：2～5 日以内に 96～100%以上が正常化.

⑦-6. 原発性膀胱頸部閉塞 (primary bladder neck obstruction：PBNO)

Point

- ► 女性尿排出障害の原因の一つとして鑑別にあげる必要がある.
- ► 診断には透視下尿流動態検査が必須である.
- ► 治療としては α_1 遮断薬投与や経尿道的膀胱頸部切開術がある.

1 疫学

- 下部尿路症状を訴える女性の<1～3%，膀胱出口部閉塞と診断された女性の 9～16%.
- 膀胱頸部レベルの機能的閉塞と考えられている.

2 症状・徴候

- 排尿症状が優位な下部尿路症状，尿閉で受診する場合もある.

3 診断に必要な検査

- 透視下尿流動態検査：高圧の排尿筋収縮を認めるにも関わらず膀胱頸部が開大しないことで診断される.
- 下部尿路機能障害の原因となる神経障害を否定することが必要.

4 治療

- α_1 遮断薬（本邦ではウラピジルなど）：50～60%である程度の改善が認められるとされる.
- 経尿道的膀胱頸部切開術：成功率は 76～100% という報告あり．合併症には VVF，SUI，尿道狭窄など.
- 清潔間欠導尿：尿閉あるいは多量の残尿を認める場合.

⑦-7. Fowler 症候群

Point

► 若年女性の尿閉の原因として名称くらいは知っておくべきである.

1 疾患概念

- 英国の神経内科医であるFowlerが1988年に若年女性の尿閉の原因として報告した症候群である.
- 外尿道括約筋の原因不明の活動亢進により尿道求心路の活動が亢進し, 膀胱充満知覚低下, 膀胱容量増加, 排尿筋収縮障害が生じるとされる.

2 症状・徴候

- 外尿道括約筋筋電図で complex repetitive discharge と decelerating burst という特徴的な所見を呈することで診断される (詳細は成書参照).
- 導尿時の疼痛が強く, 抜去時の gripping sensation も本症候群の特徴の一つとされる.

3 治療

- 仙骨神経刺激療法 (本邦では保険適応はない)

Suggested Readings

①日本排尿機能学会, 日本泌尿器科学会, 編. 女性下部尿路症状診療ガイドライン. 第2版. リッチヒルメディカル, 2019.
②Athanasiou S, Cheon C, Gomelsky A, et al, editors. Incontinence. 7th ed. ICS-ICUD; 2023. p.1293-328.
③Antosh D, Baessler K, Cheon C, et al, editors. Incontinence. 7th ed. ICS-ICUD; 2023. p.1727-848.
④EAU guideline Non-neurogenic Female LUTS. https://uroweb.org/guidelines/non-neurogenic-female-luts
⑤高橋　悟, 荒井陽一, 山本新吾, 他編. Urology Surgery Next 6: 尿失禁・女性泌尿器科手術. メジカルビュー社; 2020.

〈金野　紅, 関戸哲利, 監修: 嘉村康邦〉

5 下部尿路機能障害
⑧女性性機能障害(含　閉経関連尿路性器症候群)
(female sexual dysfunction including genitourinary syndrome of menopause: GSM)

Point

- 女性の約40%が性的問題を抱えており，12%が性的問題による苦痛やパートナーとの関係悪化に悩んでいる．
- 外来診療では，挙児を目的としてワギニスムスを主訴に受診する女性が多い．
- 女性性機能障害は多因子性疾患であるため，治療には身体的および精神的なアプローチに加え，パートナーとの関係性にも留意する必要がある．
- GSM（閉経関連尿路性器症候群）は，性器症状，性機能障害，下部尿路症状を呈する．エストロゲン局所投与により，性機能障害だけでなく下部尿路症状の改善も期待できる．

1 疫学

- 女性の約40%が性的問題を抱えており，12%（女性全体の8人に1人）が性的問題による苦痛やパートナーとの関係悪化に悩んでいると報告されている．
- 女性に最もよくみられる性的問題は性欲低下であるが，外来診療では性交疼痛，特にワギニスムス（疼痛などによる挿入困難）の症例が多い．

2 症状

- 性機能障害は，「性的問題が再発性または持続性に生じ，苦痛や対人関係の問題を引き起こしていること」と定義されている．
- 主な症状には，性欲の低下，腟の潤滑が不十分，オーガズムに達しない，性交疼痛（性行為時の痛み）がある．
- これらの症状を一つだけ自覚することは少なく，多くの場合は複数の症状が併存している．

3 診断に必要な検査

- 病歴：発症時期，関連しそうな因子をできるだけ特定することは，適切な治療介入において重要である．月経状況，パートナーとの関係性も確認する．
- 問診票：Female Sexual Function Index（FSFI）**表1** が最も標準的な女性性機能障害の問診票である．また，うつ病のスクリーニングとして，Self-Rating Questionnaire For Depression（SRQ-D）など用いてうつ状態を評価する．
- 既往歴・併存疾患：精神疾患，尿失禁，便失禁，閉経関連尿路性器症候群(genitourinary syndrome of menopause：GSM)，骨盤痛，骨盤臓器

表1 Female Sexual Function Index（FSFI）日本語版

以下の質問はすべて，パートナーがいなかったり，性行為がなかった場合でも答えられる形式になっております．また，ここで「性行為」とは膣性交だけでなく，愛撫，前戯，マスターベーションなども含みます．

質問をよくお読みになり，性行為がなかった場合は，適宜，「性行為がなかった」「挿入を試みなかった」に○をつけてください．また，ところどころに用語の説明がありますので，ご参照ください．

「性欲」や「性的な関心」とは，セックスをしたいという気持ちや，パートナーの性的求めを受け入れたいという気持ちや，セックスについて考えたり空想したりすることです．

1. ここ3カ月，どのくらいの頻度で性欲または性的な関心を感じましたか．	1. ほとんどあるいはまったく感じなかった 2. 何度か感じた 3. 時々感じた 4. 大半感じた 5. ほぼ常にあるいは常に感じた
2. ここ3カ月，あなたの性欲または性的な関心はどの程度だったと思いますか．	1. とても弱いあるいはまったくなかった 2. 弱かった 3. 中程度だった 4. 強かった 5. とても強かった

「性的な興奮」とは，身体面と精神面の両方を含めた興奮の感覚です．これには性器が熱くなったりうずいたりするような感覚，性器の潤い，あるいは筋肉の収縮が含まれます．

3. ここ3カ月の性行為において，あなたはどのくらいの頻度で性的に興奮しましたか．	0. 性行為がなかった 1. ほとんどあるいはまったくなかった 2. 何度か興奮した 3. 時々興奮した 4. 大半興奮した 5. ほぼ常にあるいは常に興奮した
4. ここ3カ月の性行為において，あなたの性的な興奮はどの程度だったと思いますか．	0. 性行為がなかった 1. とても弱いあるいはまったくなかった 2. 弱かった 3. 中程度だった 4. 強かった 5. とても強かった
5. ここ3カ月，性行為によって自分が性的に興奮するだろうと，どのくらい思っていましたか．	0. 性行為がなかった 1. あまりあるいはまったく思っていなかった 2. 少し思っていた 3. まあ思っていた 4. 強く思っていた 5. 非常に強く思っていた
6. ここ3カ月の性行為による性的な興奮について，どのくらいの頻度で満足しましたか．	0. 性行為がなかった 1. ほとんどあるいは一度も満足しなかった 2. 何度か満足した 3. 時々満足した 4. 大半満足した 5. ほぼ常にあるいは常に満足した
7. ここ3カ月の性行為の間，どのくらいの頻度で膣が潤いましたか．	0. 性行為がなかった 1. ほとんどあるいは一度も潤わなかった 2. 何度か潤った 3. 時々潤った 4. 大半潤った 5. ほぼ常にあるいは常に潤った

（次頁につづく）

表1 つづき

8. ここ3カ月の性行為の間，どのくらい膣が潤いにくかったですか.	0. 性行為がなかった 1. 非常に潤いにくかったあるいはまったく潤わなかった 2. とても潤いにくかった 3. 潤いにくかった 4. やや潤いにくかった 5. 潤いにくいと感じなかった
9. ここ3カ月，性行為が終わるまで膣の潤いが保たれる頻度はどのくらいでしたか.	0. 性行為がなかった 1. ほとんどあるいは一度も保たれなかった 2. 何度か保たれた 3. 時々保たれた 4. 大半保たれた 5. ほぼ常にあるいは常に保たれた
10. ここ3カ月，性行為が終わるまで膣の潤いを保つことはどのくらい難しかったですか.	0. 性行為がなかった 1. 非常に難しかったあるいはまったく維持できなかった 2. とても難しかった 3. 難しかった 4. やや難しかった 5. 難しくなかった
「性的な刺激」にはパートナーとの前戯，自分自身による刺激（マスターベーション），性的な空想を含みます.	
11. ここ3カ月，性的な刺激または性交があったときに，どのくらいの頻度でオルガズムに達しましたか.	0. 性行為がなかった 1. ほとんどあるいは一度も達しなかった 2. 何度か達した 3. 時々達した 4. 大半達した 5. ほぼ常にあるいは常に達した
12. ここ3カ月，性的な刺激または性交があったときに，オルガズムに達するのはどのくらい難しかったですか.	0. 性行為がなかった 1. 非常に難しかったあるいはまったく達しなかった 2. とても難しかった 3. 難しかった 4. やや難しかった 5. 難しくなかった
13. ここ3カ月，性行為または性交の間，ご自身のオルガズムにどのくらい満足しましたか.	0. 性行為がなかった 1. とても不満だった 2. やや不満だった 3. 満足と不満が半々だった 4. やや満足した 5. とても満足した
以下の質問は，性行為の有無に関わらず，性的な関係について，どのくらい満足していらっしゃるかをお答えください.	
14. ここ3カ月，性行為の間のパートナーとの感情的な親密度についてどのくらい満足しましたか.	★ パートナーがいない 0. 性行為がなかった 1. とても不満だった 2. やや不満だった 3. 満足と不満が半々だった 4. やや満足した 5. とても満足した

（次頁につづく）

表1 つづき

15. ここ3カ月，パートナーとの性的関係（性行為がない場合も含めます）について，どのくらい満足しましたか．	★ パートナーがいない 1. とても不満だった 2. やや不満だった 3. 満足と不満が半々だった 4. やや満足した 5. とても満足した
16. ここ3カ月，性生活全般（性行為がない場合も含めます）にどのくらい満足しましたか．	1. とても不満だった 2. やや不満だった 3. 満足と不満が半々だった 4. やや満足した 5. とても満足した
17. ここ3カ月，腟への挿入の間，どのくらいの頻度で不快感や痛みがありましたか．	0. 挿入を試みなかった 1. ほぼ常にあるいは常にあった 2. 大半あった 3. 時々あった 4. 何度かあった 5. ほとんどあるいは一度もなかった
18. ここ3カ月にわたって，腟への挿入が終わったあとに，どのくらいの頻度で不快感または痛みがありましたか．	0. 挿入を試みなかった 1. ほぼ常にあるいは常にあった 2. 大半あった 3. 時々あった 4. 何度かあった 5. ほとんどあるいは一度もなかった
19. ここ3カ月，腟への挿入の間や終わったあとの不快感または痛みは，どの程度でしたか．	0. 挿入を試みなかった 1. とても強かった 2. 強かった 3. 中程度だった 4. 弱かった 5. とても弱かったあるいはまったくなかった

（Takahashi M, et al. J Sex Med. 2011; 8: 2246-54）

脱，子宮筋腫，子宮内膜症，骨盤内手術，脊椎疾患，慢性疼痛，糖尿病，心血管疾患，腎不全は性機能へ影響を与える可能性がある．

- 服薬歴：抗うつ薬（特に選択的セロトニン再取り込み阻害薬）は女性性機能と関連している．その他，経口避妊薬，β遮断薬，アロマターゼ阻害薬などの薬剤も性機能障害の一因となる可能性がある．
- 身体検査
  - 内診台の上で外性器の発達，色や形態の異常（発赤，萎縮，尿道カルンクル，骨盤臓器脱など）がないか肉眼的に観察する．
  - 触診は本人の了承を得てから行う．
  - まずは下腹部や大腿など陰部から少し離れた部位から触診を開始する．触診する前にこれから触診する部位を伝え，了承を得た上で触診する．
  - 少しずつ腟口へ近づき，最終的には腟内の触診を行う．
  - 触診による疼痛の訴え，筋緊張の有無などを確認する．
  - 触診に対する恐怖感を抱いている症例が多いため，可能な範囲での触診にとどめる．無理に身体の診察を行わないことが肝要である．治療が進み，信頼関係が構築された後に再び身体の診察を試みる．
- 血液検査：必要に応じて行う．他院で既に検査されている場合は実施不要

5 下部尿路機能障害

である．テストステロン，エストラジオールなどの性ホルモン検査は，現在では性機能障害の評価にはあまり有用でないと考えられている．

- 子宮がん検診，子宮内膜症などの婦人科疾患の有無について，最近 1 年以内に婦人科で診察を受けていない場合は婦人科受診を勧める．

4 病型・リスク分類

- 女性性機能障害の分類
  - ・精神疾患の診断・統計マニュアル（Diagnostic and Statistical Manual of Mental Disorders：DSM）第 5 版により次のように分類されている
    - ①性的関心 / 興奮障害
    - ②オーガズム障害
    - ③性器・骨盤痛 / 挿入障害（例：ワギニスムス，GSM）
    - ④物質 / 薬剤誘発性性機能障害
    - ⑤特定の理由による性機能障害（例：性嫌悪）
    - ⑥特定の理由のない性機能障害
- ワギニスムス：骨盤底筋の過緊張などにより，腟への挿入が困難になる状態．未完成婚や不妊症の原因となることがあり，しばしば大きな問題となる．この症状は，挿入時の痛みに対する不安や恐れ，過去の経験が背景にあることが多く，恐怖による回避反応と考えられている．
- GSM：閉経に伴うエストロゲンなどの性ホルモン低下によって生じる性器や下部尿路の症状と定義されている．①性器症状（外陰・腟の乾燥感，痛みなど），②性機能障害（腟潤滑の減少，性交疼痛など），③下部尿路症状（残尿感などの膀胱知覚過敏症状，尿中白血球増多など）を呈する．鑑別診断として硬化性苔癬が挙げられる．外陰部の白色化，硬化性病変を認めた場合は，硬化性苔癬を疑い，皮膚科への紹介を検討する．
- 性嫌悪：性的パートナーとの性的接触に対する持続的または反復的な極端な嫌悪および回避と定義されている．著しい苦痛または対人関係の困難を引き起こし，パニック症状（動悸，発汗，震え，吐き気など）を伴うこともある．パートナーへの不信感が背景にあることが多い．

5 治療

- 女性性機能障害は多因子性疾患であるため，身体的および心理的なアプローチに加え，パートナーとの関係を改善させるアプローチが必要である
- 性機能障害と関連する併存疾患（うつ病，尿失禁，便失禁，骨盤臓器脱など）が未治療であれば，まずはその疾患の治療を優先する．
- 初期治療（非薬物療法）
  - ①性教育：性反応，性器の解剖などを説明する．鏡を用いて自分の性器を見ること，触れることで不安や恐怖心の軽減が期待できる．
  - ②ライフスタイルの変更：ストレスや疲労は性欲低下に大きく影響する．睡眠時間の確保，労働時間の調整，育児や家事の支援を受けることで性欲の改善が期待できる．その他，運動，ヨガなどによるリラクゼーションも効果的と考えられている．

③性生活の工夫：定期的な「デートの夜」を設ける，カップルの寝室のドアに鍵をかける，体位の工夫，器具（iroha®など）を使用する．

④薬剤性の性機能障害が疑われる場合は，処方医へ薬剤変更あるいは中止が可能か相談する．

⑤性交疼痛があれば，腟潤滑剤や保湿剤を使用する．

⑥骨盤底筋過緊張状態によりワギニスムスが生じていれば，性教育，腟ダイレーターの挿入練習，骨盤底筋の適切な弛緩のための骨盤底筋訓練などを行う．

⑦必要ならセックスセラピー，カップルセラピーを紹介する．

- 2 次治療（薬物治療）：非薬物治療で改善がみられなかった場合，薬物治療を検討する．

①血管運動神経症状（のぼせ，火照り，発汗など）と性機能障害がある場合：錠剤，ジェル，パッチなどによるホルモン補充療法（全身へのエストロゲン投与）が選択肢となる．ただし，血栓症などの有害事象のリスクがあるため，治療は婦人科専門医へ依頼，相談が望ましい．

②閉経後女性の血管運動神経症状を伴わない性交疼痛の場合：GSM の治療を行う．非薬物治療の腟潤滑剤や保湿剤を使用して十分な改善が得られない場合は，腟錠によるエストロゲン局所投与（エストリール®腟錠，ホーリン®腟錠）を行う．腟錠は血中エストロゲン値を上昇させないと報告されており，全身投与で生じる血栓症などのリスク増加は報告されていない．エストロゲン局所投与によって，性機能だけでなく，下部尿路症状の改善も期待できる．最初の 2～4 週間は毎日投与し，その後は週 1～2 回投与を行う．腟レーザーや高周波デバイスも開発されているが，安全性や有効性は十分確立されていない．

③ホスホジエステラーゼ（PDE）5 阻害薬：一般的には女性への効果が証明されていない．しかし，選択的セロトニン再取り込み阻害薬の使用により性機能障害が生じている閉経女性に対しては，PDE5 阻害薬が性的興奮やオーガズムを改善させたという報告がある．

6 経過観察

- 女性性機能障害の治療は複雑であり，治療方法に試行錯誤を要することが多い．そのため，性機能が改善するまでに時間を要することが多い．1～3 カ月毎に定期的に診察を行い，患者と相談しながら治療方法を適宜変更することが望ましい．
- パートナーの理解や協力が重要であるため，治療状況によってはパートナーと共に受診することを勧める．

〈尾崎由美〉

5 下部尿路機能障害

⑨間質性膀胱炎・膀胱痛症候群 (interstitial cystitis/bladder pain syndrome: IC/BPS)

Point

- ► IC/BPS は膀胱に関連する慢性の膀胱部の疼痛，圧迫感または不快感があり，尿意亢進や頻尿などの下部尿路症状を伴い，混同しうる疾患がない状態の総称である．
- ► 他の疾患を除外した上で診断する．
- ► 2019 年の IC/BPS 診療ガイドラインではハンナ潰瘍からハンナ病変の表現となっている．
- ► 膀胱鏡でハンナ病変があるものを間質性膀胱炎（ハンナ型）としている．
- ► 点状出血や拡張後粘膜出血（mucosal bleeding after distension: MBAD）は臨床的意義は低いとされている．
- ► IC（ハンナ型）と BPS は異なる病態と考えられている．

1 疫学

- 日本における治療中の IC 患者数は約 4,500 人（0.004%：全人口の 10 万人あたり 4.5 人）と推定されている．
- IC/BPS の日本における罹患率または示唆する状態の頻度は 0.01〜2.3% の範囲で，女性は男性の約 5 倍である．

2 症状・徴候

- 過知覚膀胱症状（hypersensitive bladder symptoms）
  - ・膀胱に関連する慢性の骨盤部の疼痛，圧迫感または不快感で，尿意亢進や頻尿などの下部尿路症状．
- 膀胱痛
  - ・特に蓄尿時膀胱痛．排尿後は軽減もしく改善する．膀胱痛のためうつ症状をきたす患者もいる．膀胱痛を訴えない症例もある．
- 下腹部・骨盤部・会陰部・尿道の痛みや不快感
- 性交痛，腰痛

3 診断に必要な検査

- 他疾患を除外した上で IC/BPS と診断する **表 1** **図 1**．

  ①問診：ガイドラインにも記載されている質問票を利用する **図 2**．

  ②身体所見

  ③排尿日誌：1 回尿量の低下，排尿回数の増加を認める．

  ④膀胱鏡：他疾患を除外する．

  ・特徴的な所見：最大膀胱容量の低下，血管の増生，ハンナ病変，瘢痕．

  ・ハンナ病変はびらん性の病変で病変表面は平滑で，乳頭状ではない．

JCOPY 498-06431

表 1 間質性膀胱炎と似た症状を呈する代表的疾患

膀胱疾患	前立腺・尿道疾患	尿路性器感染症	婦人科疾患	その他
•過活動膀胱 •神経因性下部尿路機能障害 •膀胱癌(膀胱上皮内癌もあるので要注意) •膀胱結石 •放射線膀胱炎 等	•前立腺肥大症 •前立腺癌 •尿道憩室 •尿道狭窄 •慢性前立腺炎 等	•細菌性膀胱炎 •膀胱結核(無菌性膿尿の時に疑う) •尿道炎	•子宮内膜症(異所性子宮内膜症に注意) •子宮筋腫(巨大子宮筋腫は膀胱を圧迫) •腟炎 •更年期障害	•心因性頻尿 •多尿 •憩室炎による結腸膀胱瘻 •癌の浸潤による膀胱直腸瘻など •骨盤内静脈うっ滞症候群 •骨盤内うっ血症候群

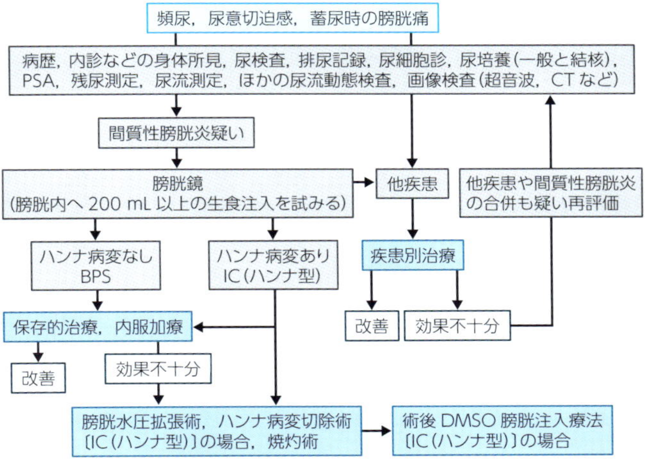

図 1 当施設における間質性膀胱炎の診断のための流れ

組織片や血液が付着していることもある．病変部には正常の毛細血管構造は認められず，血管がもつれた糸のように網状に増生している．水を少量入れただけで観察する．

・拡張後の MBAD（五月雨状の出血）や点状出血の臨床的意義は低いとされている．

・外来での膀胱鏡では膀胱内に十分な水量を注入することができず（疼痛のため），所見を認めないこともある．

⑤尿流動態検査：尿流測定，残尿測定，膀胱内圧測定（膀胱の知覚過敏）．

⑥超音波・CT：泌尿器科以外の疾患を否定．

IC/BPS の症状と問題に関する質問

下の質問は、あなたが間質性膀胱炎かどうか参考にするためのものです。
最もあてはまる回答の数字に○を付け，その数字の合計を一番下に書いて下さい。

間質性膀胱炎　症状スコア	間質性膀胱炎　問題スコア
この 1 か月の間についてお答え下さい	この 1 か月の間では，以下のことでどれくらい困っていますか
質問 1．急に我慢できなくなって尿をすることが，どれくらいの割合でありましたか	質問 1．起きている間に何度も尿をすること
0　全くない 1　5 回に 1 回の割合より少ない 2　2 回に 1 回の割合より少ない 3　2 回に 1 回の割合くらい 4　2 回に 1 回の割合より多い 5　ほとんどいつも	0　困っていない 1　ほんの少し困っている 2　少し困っている 3　困っている 4　ひどく困っている
質問 2．尿をしてから 2 時間以内に，もう一度しなくてはならないことがありましたか	質問 2．尿をするために夜起きること
0　全くない 1　5 回に 1 回の割合より少ない 2　2 回に 1 回の割合より少ない 3　2 回に 1 回の割合くらい 4　2 回に 1 回の割合より多い 5　ほとんどいつも	0　困っていない 1　ほんの少し困っている 2　少し困っている 3　困っている 4　ひどく困っている
質問 3．夜寝てから朝起きるまでに，ふつう何回，尿をするために起きましたか	質問 3．急に尿を我慢できなくなること
0　0 回 1　1 回 2　2 回 3　3 回 4　4 回 5　5 回かそれ以上	0　困っていない 1　ほんの少し困っている 2　少し困っている 3　困っている 4　ひどく困っている
質問 4．膀胱や尿道に痛みや焼けるような感じがありましたか	質問 4．膀胱や尿道の焼けるような感じ，痛み，不快な感じ，押される感じ
0　全くない 2　たまたま 3　しばしば 4　だいたいいつも 5　ほとんど常に	0　困っていない 1　ほんの少し困っている 2　少し困っている 3　困っている 4　ひどく困っている
○を付けた数字の合計点：	○を付けた数字の合計点：

図 2 IC/BPS の質問票（日本間質性膀胱炎研究会，日本泌尿器科学会，編．間質性膀胱炎・膀胱痛症候群診療ガイドライン．リッチヒルメディカル；2019 ©日本間質性膀胱炎研究会，日本泌尿器科学会）

PUF 症状スコア〔骨盤部痛（P），尿意切迫感（U），頻尿（F）〕の日本語訳（試案）

あなたの感じていることにもっとも近いものを選んで，○を付けて下さい。

		0	1	2	3	4	症状スコア	問題スコア
1	朝起きてから夜寝るまでに，何回くらい尿をしますか	3～6	7～10	11～14	15～19	20～		
2a	夜寝てから朝起きるまでに，何回くらい，尿をしますか	0	1	2	3	4～		
2b	夜間に尿をするために起きることは，問題ですか	問題でない	少し	中くらい	とても			
3	現在，性交渉がありますか（あり，なし）	"あり" の方は，4a に進んで下さい "なし" の方は 5 に進んで下さい						
4a	性交渉の時や後に，痛みや不快な症状がありますか	ない	時に	しばしば	いつも			
4b	痛みを感じるので，性交渉を避けますか	ない	時に	しばしば	いつも			
5	膀胱部や骨盤部（膣，下腹部，尿道，会陰部，睾丸，陰嚢など）に痛みがありますか	ない	時に	しばしば	いつも			
6	尿をした後に，すぐまたしたくなりますか	ない	時に	しばしば	いつも			
7a	痛みの程度は，普通どれくらいですか	ない	少し	中くらい	とても			
7b	痛みが，わずらわしいことがありますか	ない	時に	しばしば	いつも			
8a	尿を我慢できない感じの程度は，普通どのくらいですか	ない	少し	中くらい	とても			
8b	尿を我慢できない感じが，わずらわしいことがありますか	ない	時に	しばしば	いつも			
		症状スコア（1，2a，4a，5，6，7a，8a）＝						
		問題スコア（2b，4b，7b，8b）＝						
		合計（症状スコア＋問題スコア）＝						

図 2 つづき（日本間質性膀胱炎研究会，日本泌尿器科学会，編．間質性膀胱炎・膀胱痛症候群診療ガイドライン．リッチヒルメディカル; 2019 ©日本間質性膀胱炎研究会，日本泌尿器科学会）

4 治療

1）保存的治療

- ストレス緩和（ストレスで悪化することが多いため）
- 骨盤内外筋膜マッサージ（骨盤底筋の過緊張の緩和）
- 食事療法 表2
- 膀胱訓練（有効なこともある）

2）内服治療

①三環系抗うつ薬：アミトリプチリン（トフラニール®）10mg 分1 眠前

②抗ヒスタミン薬：ヒドロキシジン（アタラックスP®）25mg 分1 眠前，シメチジン 800mg 分2

③抗アレルギー薬：スプラタスト（アイピーディ®）300mg 分3，モンテルカスト（オノン®）5mg 分1 眠前

④鎮痛薬：ガバペンチン，プレガバリン，トラマドール，アセトアミノフェンやセレコキシブの投与（鎮痛薬は思ったより効果が得られないことが多い）

⑤漢方治療：ガイドライン上は記載がないが，BPS に効果を認めることがある．

・当帰芍薬散（ツムラ 23）7.5g 分3

表2 IC/BPS の食事療法

下記はあくまでも目安であり，食事の影響は個人差がかなり大きい．注意して食べてみて，振り返ってみることで自分にあった食べ物を見つけていくことである．食べた後に痛みが増強する場合には，尿を希釈するために十分な水をとる．

避けたい食材	摂取して問題ないとされている食材
✓熟成チーズ(白カビ系・青カビ系のチーズ，チェダーチーズなど) 神経伝達物質であるノルアドレナリンの放出を促進し，血管を収縮させる作用のある「チラミン」を多く含んでいるため. ✓大豆，枝豆，そら豆 大豆に含まれる「フェニルアラニン」は，神経伝達物質を生成する必須アミノ酸で，膀胱粘膜の神経を過敏にする恐れがあるため. ✓酸味，酸性の強いもの（柑橘類，クランベリー，炭酸飲料，酢） ✓刺激物（わさび，唐辛子，胡椒やカレー粉，生姜，からしなどの香辛料） ✓カフェインを多く含むもの（コーヒー，紅茶，玉露のお茶） ✓ライ麦パン，サワードパン ✓アルコール（ワイン，ビール） ✓カリウムを多く含む食品：タマネギ，キュウリ，トマト，シイタケなどの生野菜，バナナ，ぶどう・もも・ネクタリン・パイナップル・プラム・ザクロ・いちご	✓乳製品（フローズンヨーグルト / カッテージチーズ / モッツァレラチーズ / ホワイトチョコ / 牛乳） ✓野菜（熟したトマト / 他） ✓果物（ナシ / ブルーベリー / 他） ✓炭水化物（米 / ライ麦パン・サワードパン以外のパン / スパゲッティ / いも類 / 肉 / 魚（ただし，青魚・かつお・まぐろは食べすぎてはだめ） ✓ナッツ類（アーモンド / カシューナッツ / 松の実）

（大岡均至．女性間質性膀胱炎症例に対する補完代替医学療法としての dietary manipulation について．日泌尿会誌．2016; 107: 177-83 より）

・当帰芍薬散（ツムラ 23）7.5g 分 3＋芎帰膠艾湯（ツムラ 77）7.5g 分 3）
・五淋散 7.5g 分 3

3）膀胱水圧拡張術

- 腰椎もしくは全身麻酔下で行う．
- 生理食塩水を恥骨上 80cmH_2O の高さから自然落下させ膀胱内にできる限り充満させる．
- 膀胱内へは 800～1,000mL 以上は注入しない．
- 注入後は 3～5 分把持し膀胱を拡張させ，排液する．これを 3，4 回繰り返す．
- 診断のための膀胱生検は膀胱破裂のリスクがあるため最後に行ったほうがよい（ただし，ガイドラインでは水圧拡張前生検に関する膀胱破裂の根拠はないとされている）．

4）経尿道的ハンナ病変切除術＋焼灼術

- 焼灼術のみより，病変を切除するほうがよいとされている．

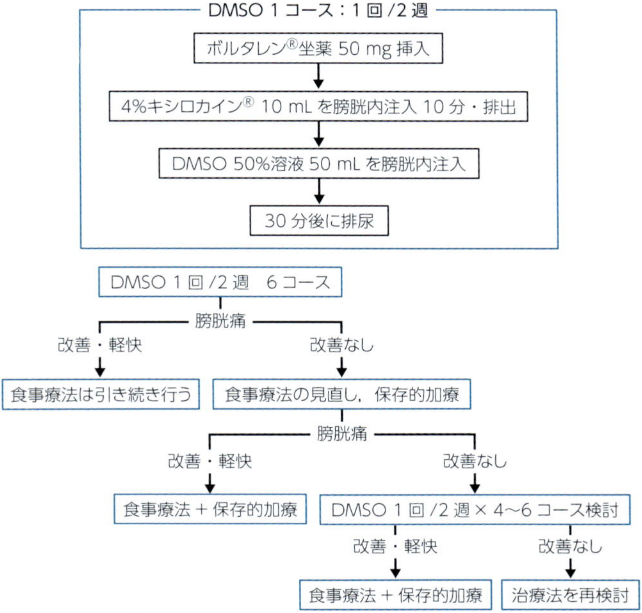

• キシロカイン® 5 分の注入では DMSO 注入時の刺激症状が出現するため 10 分注入のほうが軽減するようである
• 注入時の膀胱刺激，ニンニク臭・味を感じることがある
• 白内障を合併した報告もあるため定期受診は必要
• DMSO の保険適応は 6 コースであることにも留意

図 3 DMSO の使用方法

5）膀胱内注入療法

- DMSO（dimethyl sulfoxide）膀胱注入療法 図3.

5 経過観察

- 間質性膀胱炎は再発率が高い.
- 治療中も膀胱痛が出現することがある.
- 再発時は，食事療法などを再度見直し，またストレスからも悪化することがあるため，環境整備などを考える.
- DMSO膀胱注入の膀胱癌の発がん性についてはヒトにおいての報告は今のところない．マウスの実験では発がんプロモーションの効果があると報告されている.

Suggested Readings

①**日本間質性膀胱炎研究会, 日本泌尿器科学会, 編. 間質性膀胱炎・膀胱痛症候群診療ガイドライン. リッチヒルメディカル; 2019.**
2007年のICに関する診療ガイドラインから2019年にIC/BPSガイドラインが刊行され，さらに2021年に治療法がアップデートされている．ICのハンナ病変の特徴的膀胱鏡所見の写真も載っている．繊細な診断方針，治療方針も記載されているので目を通しておいた方がよいであろう.

〈青木九里〉

6 男性機能障害

①不妊症（infertility）

Point

- 不妊症の原因の約 50%は男性側にあるので，男性因子の精査は必要である.
- 男性不妊症の原因の約 80%は造精機能障害である.
- 男性不妊症の最低限の検査項目は，問診・外陰部の診察・超音波検査・精液検査・内分泌検査である.
- 2022 年 4 月より不妊治療が保険適用になった.

1 疫学

- 挙児を希望するカップルの約 15%が不妊であり，不妊カップルの約 50%は男性側に原因がある.
- 男性不妊症の原因は，82.6%が造精機能障害，13.5%が性機能障害，3.9%が精路通過障害である.
- これまで男性因子の精査が十分に行われず，安易に生殖補助医療（assisted reproductive technology：ART）が選択されてきた.
- 男性不妊症を治療することにより，タイミング法や，人工授精，ART の成績までも改善することがわかってきている.

2 症状・徴候

- 他院や婦人科で精液検査を施行し，異常を指摘されてから受診するケースが最も多い.
- 男性不妊症の精査目的で受診するケースもある.
- 勃起障害や，腟内射精障害などの性機能障害を主訴に受診するケースもある.

3 診断に必要な検査

1）問診

- 男性不妊症の診断に必要な項目 **表 1**

2）外陰部の診察

- 臥位の状態で，陰茎および陰嚢，恥毛の発育状態を確認する.
- 触診にて精管の有無，精巣および精巣上体を確認する．精巣の大きさはオーキドメーターを用いて測定する.
- 立位にて精索を触診し，精索静脈瘤の有無を確認する．精索静脈瘤の程度は 3 段階に分類される **表 2**.

3）陰部超音波検査

- 7.5MHz 表在型プローブを用いて行う.
- 精索静脈瘤が疑われるときは，カラードプラーを用いて腹圧時での血液の

表1 男性不妊症の診断に必要な問診項目

- 未婚，既婚，離婚，再婚
- 現病歴→結婚期間，いつから挙児を希望か，妻の婦人科受診歴について
- 既往歴
- 外傷・手術
- 薬物→フィナテリド，デュタステリド内服の有無
- タバコ・アルコール
- 性歴→初めての性交渉の年齢
- 夢精初発
- 自慰開始時期，方法，現在の頻度
  →床にこすりつけるなどしていないか
- 初交の相手
- 妻，年齢
- 性行為協力度，性交痛の有無
- 性交回数（月）
- 身長・体重

表2 Dubin と Amelar の grade 分類

Grade 1：立位 Valsalva 負荷（腹圧負荷）で触診可能となる.
Grade 2：立位で容易に触診可能
Grade 3：陰嚢，精索の視診のみで診断可能

表3 精液所見の正常下限値

精液量	1.4mL
総精子数（液量×濃度）	39×10^6
精子濃度	16×10^6/mL
総運動率	42%
前進運動率	30%
生存率	54%
正常形態率	4%

（WHO laboratory manual for the examination and processing of human semen. 6th ed. WHO; 2021）

逆流を確認する.

4）精液検査

- 禁欲期間は 2 日以上 5 日以内が望ましい.
- 自宅採取よりも院内採取が望ましい.
- 回数は 2 回以上が望ましい.
- WHO マニュアル 2021 における正常下限値 **表3**.

5）内分泌検査

- プロラクチン（PRL），黄体化ホルモン（LH），卵胞刺激ホルモン（FSH），テストステロン（T），エストラジオール（E2）を測定する.

6）その他

- 染色体検査として，G バンド法を行う.
- 無精子症に関しては無精子症因子（azoospermia factor：AZF）検査を行う.

- 抗精子抗体の測定を行う.

4 病型・リスク分類

- 精液所見による解釈を示す 表4.

1）特発性乏精子症，精子無力症

- 男性不妊症の中で最も多くを占めているが，確立された治療は存在しない.
- 経験に基づいた治療が行われているケースが多い.

2）精索静脈瘤

- 静脈血が腎静脈から内精索静脈へ逆流するために，蔓状静脈叢が怒張，うっ血をきたした状態で，左側に多い.
- 静脈血のうっ滞による陰嚢内温度の上昇にて造精機能障害が指摘されている.
- 外科的治療は，内精索静脈を結紮切断することで，よりスムーズな血流を施し，うっ血を改善させることである.

3）閉塞性無精子症

- 精巣における造精機能は問題がないが，精路の閉塞，または精管形成不全により無精子症をきたす.
- FSH 値は正常を示す.

4）非閉塞性無精子症

- 精巣での造精機能が全く欠けているか，もしくはごくわずかでしか精子が作られていない状態で無精子症をきたす.
- FSH 値は高値を示す.

5）勃起障害，射精障害

- 男性不妊症における勃起障害はストレスが原因による心因性によるものが多い.
- 射精障害は，腟内射精障害，脊髄損傷に伴うもの，逆行性射精が原因となる.

表4 精液所見の解釈方法

	精子濃度	運動率
正常	16×10⁶/mL ↑	42% ↑
乏精子症	16×10⁶/mL ↓	42% ↑
精子無力症	16×10⁶/mL ↑	42% ↓
乏精子症・精子無力症	16×10⁶/mL ↓	42% ↓
無精子症	0/mL	0%
高度乏精子症	<500 万 /mL	

5 治療

1）特発性乏精子症，精子無力症

- 非内分泌療法として，補中益気湯，カリジノゲナーゼ，ビタミン E を用いる．内分泌療法として，クロミフェンを用いる.

2）精索静脈瘤

- 内鼠径輪から上で行う高位結紮術と，下で行う低位結紮術に大きく分類される．
- 顕微鏡下低位結紮術が多く行われている．

3）閉塞性無精子症

- 精巣内精子採取術（conventional testicular sperm extraction: conventional TESE）を行う．
- 精路再建術を行う．

4）非閉塞性無精子症

- 顕微鏡下精巣内精子採取術（microdissection TESE: micro TESE）を行う．

5）勃起障害，射精障害

- 勃起障害では PDE（ホスホジエステラーゼ）5 阻害薬を用いる．
- 腟内射精障害では行動療法を行うが治療に難渋するケースが多い．
- 射精障害，逆行性射精にはイミプラミンを使用する（20mg/ 日 夕食後あるいは眠前に連日内服）. 20mg/ 日で効果がない時は 10mg ずつ増量する．

6 生殖医療に関する診療報酬上の注意点に関して

- 2021 年 11 月に日本生殖医学会の監修・編集による生殖医療ガイドラインが発刊され，2022 年 4 月より，体外受精を含めた不妊治療が保険適用となり，男性不妊症に対する検査や治療も大部分で保険適用となった．
- 「乏精子症における精子形成の誘導」として，造成機能障害に対するクロミフェンクエン酸塩が保険適用となった．クロミフェンクエン酸は，視床下部でのエストロゲン受容体に内因性エストロゲンと競合的に結合し，フィードバック機構を介して，ゴナドトロピン放出ホルモン（GnRH）を分泌させ，その結果，下垂体から卵胞刺激ホルモン（FSH）と黄体形成ホルモン（LH）が分泌され精巣に働き造精機能の亢進が期待される．
- 無精子症に対する「Y 染色体微小欠失検査」が保険適用となった．これは，Y 染色体長腕遠位側にある AZF 欠失解析であり，AZFa，AZFb，AZFc の欠失の有無を調べる．
- 閉塞性無精子症に対する TESE が保険適用となった．
- 非閉塞性無精子症に対する micro TESE が保険適用となった．
- 勃起障害（ED）が原因となる男性不妊症に限り，PDE5 阻害薬であるシルデナフィルクエン酸とタダラフィルの先発品が保険適用となった．しかし，処方に際して施設基準が設けられており，泌尿器科において経験年数が 5 年以上であること，服用から遡り 6 カ月以内に，一般不妊治療管理料や生殖補助医療管理料に係る医学的管理を受けていることなどが必須である．なお 1 カ月につき 4 錠までの処方制限が設けられている．

7 がん患者の妊孕性温存

- 2024 年 12 月に「小児・AYA 世代がん患者等の妊孕性温存に関する診療ガイドライン 2024 年 12 月改訂 第 2 版」が発刊された．
- 妊孕性温存を希望する男性がん患者は，がん治療医を含むヘルスケアプロバイダーと生殖医療専門医の連携による早期の支援が推奨されている.

- 男性がん患者に対するがん治療は造精機能に深刻な影響を与えるため，妊孕性温存が推奨される．精子の凍結保存は，マスターベーションによる採取が一般的だが，困難な場合はマスターベーション補助具や精巣内精子採取術（TESE）が検討される.
- 化学療法や放射線治療は造精機能に不可逆な障害を及ぼす可能性があり，精子凍結は治療開始前に行うことが推奨される.
- 挙児希望のある無精子症および射精困難な男性がん患者に対して，エビデンスの不確実性を十分に説明した上で治療開始前に TESE を行うことを推奨する.
- Onco-TESE の定義は，精巣腫瘍がみられる精巣から精子を採取することを指す場合と，精巣腫瘍に限らずがん治療前の男性がん患者から精子を採取することを指す場合がある．前者は，AUA/ASRM ガイドラインや EAU ガイドラインで用いられ，後者は，日本癌治療学会のガイドラインで用いられている.
- 小児のがん患者や未成年の場合は，本人および親権者の同意を得て，精子の凍結保存を行う．思春期前後の小児がん患者で，マスターベーションが行うことができない場合は TESE を検討する．成人に達した時点で，本人の凍結保存の継続の意思を確認する.
- 思春期前の小児がん患者では，TESE による精巣組織の凍結が選択肢としてあるが，ヒトでの有効性は未確立である（J Assist Reprod Genet. 2023; 40: 2755-67）.
- 妊孕性温存療法の費用は一部公的助成が受けられ，2021 年から助成制度が拡充された.
- がん治療後の妊娠に際しては，遺伝毒性のある薬剤の影響を回避するため，最終投与日から一定の避妊期間が求められる（詳細は「生殖医療ガイドライン」を参照）.
- 凍結精子の利用に関しては，精子利用率は約 8%～10%前後と決して高くないが，破棄率も 16%と低い（Reprod Biomed Online. 2016; 33: 29-38）．これは，将来的に利用を見込んでいる場合や自らの配偶子が凍結されている安心感が，がん治療中の QOL に繋がっていることが推察される.

1）がん治療での精巣への影響

- 性腺毒性をきたす治療のリスク分類表を示す **表 5**．治療に関連して無精子症になるリスクを，低リスク，中間リスク，高リスクに分類している．特にシクロホスファミド，アルキル化薬，白金製剤は造精機能への影響が強く，シクロホスファミドは「$\geq$8,000mg/m^2」で無精子症が遷延・永続するとされ，シスプラチン（CDDP）は「>600mg/m^2」が高リスクとなっている **表 5**.
- 放射線治療に関して，精巣照射に関して成人男性は「>2.5Gy」，小児は「$\geq$6Gy」で高リスクとなる．頭蓋照射では，「$\geq$40Gy」で高リスクとなっており，ゴナドトロピン（LH および FSH）の分泌低下が起こり，低ゴナドトロピン性性腺機能低下症（male hypogonadotropic hypogonadism: MHH）が生じる可能性が高い **表 1**.

表 5 性腺毒性をきたす治療のリスク分類

男性（治療関連による無精子症になるリスク）			低リスク	中間リスク	高リスク
化学療法	-		<4,000mg/m^2	−	≧4,000mg/m^2
化学療法	Cyclophosphamide equivalent dose（CED）		<4,000mg/m^2：約 90% は精液所見正常	−	≧4,000mg/m^2：精子運動性低下 ≧8,000mg/m^2：無精子症が遷延・永続
化学療法	薬剤別	アルキル化薬	CED 参照		
化学療法	薬剤別	白金製剤		CDDP <600mg/m^2	CDDP >600mg/m^2
化学療法	薬剤別	白金製剤		CBDCA L-OHP	
化学療法	薬剤別	アントラサイクリン		DXR IDR DNR MIT	
化学療法	薬剤別	代謝拮抗薬	6-MP MTX Flu	Ara-C GEM	
化学療法	薬剤別	ビンカアルカロイド	VCR VBL		
化学療法	薬剤別	その他	ETP BLM Act-D MMC		
化学療法	レジメン別		ABVD，CHOP，COP	BEP 2〜4 サイクル	BEACOPP：>6 サイクル 骨肉腫治療 ユーイング肉腫治療
化学療法＋放射線治療					アルキル化薬＋骨盤照射 アルキル化薬＋精巣照射
化学療法＋放射線治療					TMZ＋頭蓋照射 BCNU＋頭蓋照射
造血幹細胞移植					BU＋CPA Flu＋L-PAM
造血幹細胞移植					アルキル化薬＋全身照射
放射線治療	全身照射				○
放射線治療	頭蓋照射				≧40Gy
放射線治療	骨盤照射				○
放射線治療	精巣照射		<0.7Gy 放射性ヨウ素（I-131）	1〜6 Gy	成人男性　>2.5Gy 小児　≧6Gy

- チロシンキナーゼ阻害薬，モノクロナール抗体，免疫チェックポイント阻害薬については，ヒトに対する性腺毒性に関するエビデンスは乏しい．チロシンキナーゼ阻害薬は，造精機能障害を引き起こす可能性はあるが，報告では精巣機能は可逆的であることが示されている．モノクローナル抗体は，精巣機能への有害な副作用のメカニズムに関する情報はない．免疫チェックポイント阻害薬は，精巣毒性に対する影響についての情報がほとんどなく，生殖機能障害のリスクを評価した臨床研究もないので，性腺毒性のリスクは不明である．

2）外科的治療による妊孕性に与える影響

- 神経温存を伴わない後腹膜リンパ節郭清術により，逆行性射精などの射精障害が生じる．膀胱全摘・尿路変向術や根治的前立腺全摘術により，精路通過障害による射精障害となる．

Suggested Readings

①日本生殖医学会，編．生殖医療の必修知識 2023．杏林社；2024.
不妊症に関して詳細に書かれている．
②日本泌尿器科学会，編，日本生殖医学会，後援．男性不妊症診療ガイドライン 2024 年版．メディカルレビュー社；2024.
③日本生殖医学会，編．生殖医療ガイドライン．杏林社；2021.
④日本癌治療学会，編．小児・AYA 世代がん患者等の妊孕性温存に関する診療ガイドライン 2024 年 12 月改訂 第 2 版．金原出版；2024.

〈小林秀行〉

6 男性機能障害

②精索静脈瘤（varicocele）

Point

- 精索静脈瘤が触知可能で，精液所見が不良な症例，特にグレード 2 以上が手術療法にて妊孕性の改善が期待できる．
- 顕微鏡下低位結紮術が最も低侵襲で手術成績が良好であるが，マイクロサージェリーの熟練を要する．
- 陰嚢痛の原因が精索静脈瘤に起因することがあり，手術療法にて改善する症例もあるが疼痛が消失しないこともあり慎重に対応する．

1 疫学

- 内精静脈に血液が逆流し精索内の蔓状静脈叢が怒張・うっ血をきたした状態である．
- 精索静脈瘤が精子濃度や運動率の低下を起こす原因は明らかではないが，血液のうっ滞による精巣温度の上昇，静脈圧上昇に伴う精巣内の低酸素状態，精巣内酸化ストレスの上昇などが起因している．
- 解剖学的に左側に多く，両側例は 10%程度である．
- 健常者でも 15～20%にみられ，男性不妊症における精索静脈瘤の割合は約 30%である．

2 症状・徴候

- 男性不妊症を契機に発見される場合は，多くは無症状である．
- 陰嚢違和感や陰嚢痛がみられる場合がある．

3 診断に必要な検査

- 陰部の視診および触診にて診察し，後述する Dubin と Amelar の grade 分類を用いる．
- 補助的な検査として，陰嚢超音波検査で拡張した静脈径（3.0mm 以上）**図 1** と，カラードプラ超音波検査で Valsalva 下での逆流の有無 **図 2** を確認する．

4 病型・リスク分類

- Dubin と Amelar の grade 分類で分類される．グレード 3：立位で拡張した静脈瘤が確認できる，グレード 2：立位で触れる，グレード 1：立位 Valsalva 法で触れる．
- グレード 2 以上で，精液所見に異常を認める症例を手術適応とする．
- 精索静脈瘤を触知できないが，超音波検査で静脈の拡張を認めるものを subclinical varicocele と呼ぶ．

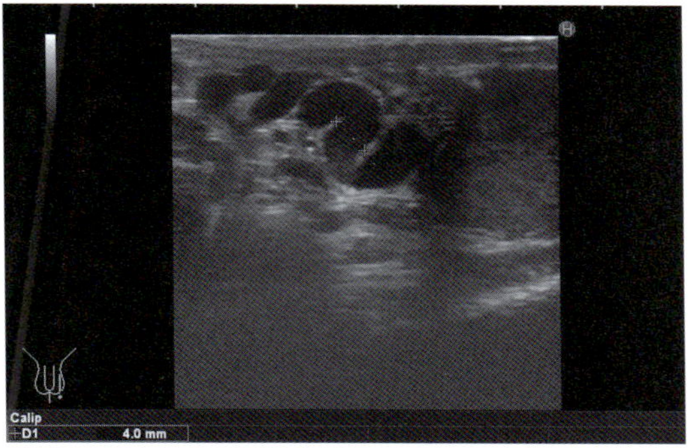

図 1 陰嚢超音波検査にて拡張した静脈を認める

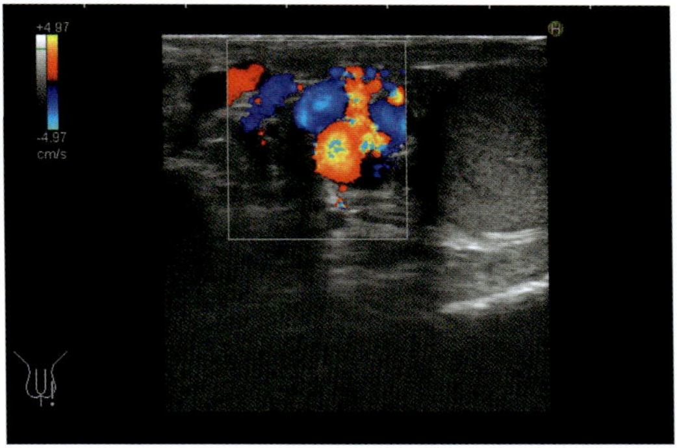

図 2 カラードプラ超音波検査にて静脈血の逆流を確認できる

5 治療

- 精索静脈瘤が触知可能で，精液所見が不良な症例，特にグレード 2 以上が治療の恩恵が高いと考えられる．
- 薬物療法に関してのエビデンスは存在しない．
- 手術療法は，精巣静脈を結紮し逆流を改善させる．結紮する位置により高位結紮術，低位結紮術に大別される．高位結紮術は，開放手術と腹腔鏡手術に分類され，低位結紮術は通常，手術用顕微鏡を用いて行われる．
- 顕微鏡下低位結紮術には，subinguinal と inguinal アプローチがある．Subinguinal アプローチは外鼠径輪の尾側で行う方法であり，inguinal アプローチは鼠径管を開放して行う方法である．
- 最も多く行われているのは subinguinal アプローチである．処理する静脈数が多いので，マイクロサージェリーに対する熟練を要する．
- 内精静脈の塞栓術は再発率が高いため，一部の施設で行われているのみである.

- Subclinical varicocele は，手術によって精液所見が改善される見込みはあるものの，妊娠率を改善させるエビデンスは乏しく，積極的に治療は推奨されない.

6 経過観察

- 手術拒否の場合は，サプリメントを中心とした抗酸化療法を行う.
- 妻年齢が高く，体外受精（IVF）や顕微授精（ICSI）などの生殖補助医療（ART）を急ぐ場合に手術療法が選択されないケースがある.

7 その他

- 非閉塞性無精子症に合併した精索静脈瘤の治療
  - 精索静脈瘤に対する手術療法を行うことで，射出精液内に精子が認められる報告や，非閉塞性無精子症で行う顕微鏡下精巣内精子採取術（micro TESE）での精子採取率が向上する報告がある.
- 陰嚢痛と精索静脈瘤
  - 陰部の疼痛や違和感で精索静脈瘤が診断されることがある.
  - 陰嚢痛は，精巣上体炎や精巣腫瘍，時には尿路結石の場合もあるので，基礎疾患の鑑別は重要である.
  - 原因不明の慢性陰嚢痛では，まず最初に精索静脈瘤が見られるかどうかの精査が重要である.
  - 疼痛が主訴による精索静脈瘤に関しては，術後に疼痛が残る可能性も十分に説明し，手術療法を行う.
- 慢性陰嚢痛に対する手術療法として顕微鏡下精索除神経術（microsurgical denervation of spermatic cord：MDSC）を行うことがある.

Suggested Readings

①日本泌尿器科学会，編，日本生殖医学会，後援．男性不妊症診療ガイドライン 2024 年版．メディカルレビュー社; 2024.
②特集 男性不妊症を知る．泌尿器科．2020; 5.

〈小林秀行〉

6 男性機能障害

③勃起障害（erectile dysfunction：ED）

Point

- ► ED は加齢現象ではなく治癒可能な疾患である.
- ► 本人の訴えばかりでなく，相手の状況（年齢，性行為を希望しているかなど）を十分聴取することが大切.
- ► 相手の気持ちを思いやる愛情が大切であることを伝える.

1 定義

- ED とは満足な性行為を行うのに十分な勃起が得られないか，または（and/or）維持できない状態が持続または（or）再発することとされている.

2 分類

- 器質性，心因性，混合性の 3 つに分類される.

3 有病率

- 2024 年の最新の調査では日本人の約 3 人に 1 人（1400 万人），30.9% が ED であると示された.
- 20 歳台の有病率は 50 歳台とほぼ同等の 26% 位である点は留意が必要. 30～40 歳台は 20% 以下で，その後は年齢とともに上昇する.
- 日本における ED 有病率を **図 1** に示す.

4 リスクファクター

- 加齢，糖尿病，肥満 / 運動不足，心血管疾患 / 高血圧，喫煙，テストステロン低下，慢性腎臓病 / 下部尿路症状，神経疾患，手術 / 外傷，うつなど

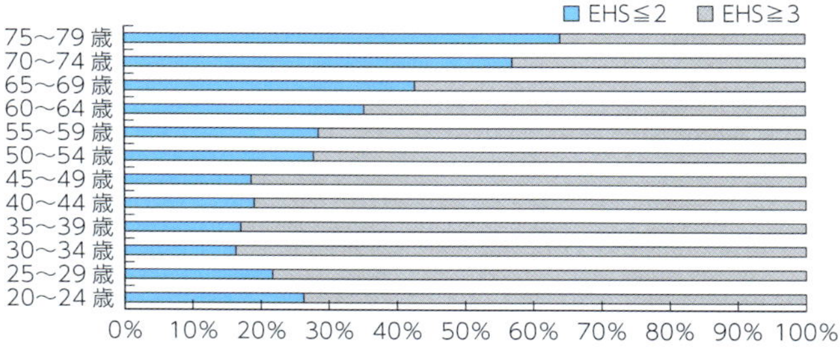

図 1 勃起の硬さスケール（EHS）による本邦の ED 有病率
(Tsujimura A, et al. World J Mens Health. 2025; 43: 239-48 より改変)

精神的因子，薬物，睡眠時無呼吸症候群の計 12 の因子があげられている．
- 肥満・運動不足，喫煙は自助努力で改善する可能性がある．

5 診断のアルゴリズム（非専門医の行う範囲）

- 図 2 に沿って，病歴〔SHIM（Sexual Health Inventory for Men）によるスコア評価を含む〕，身体所見（陰茎，前立腺，性機能低下症の徴候，心血管系，神経系のチェック），臨床検査〔血糖値，総テストステロン値（午前中）〕を行う．

6 基本評価

1）診察室の環境など

- 外部に音の漏れない診察室で，十分な時間をかけて，くつろいだ雰囲気での診察が望ましい．パートナーを評価・治療方針の決定に関与させることが望ましい．

2）病歴

- 過去と現在の性的関係，現在の感情，発生と経過，治療歴を聴取する．勃起の状態，性欲，射精，オーガズムについても記載する．

3）勃起機能問診票

- 問診の際には SHIM スコア 表 1 の使用が有用であるが，治療効果判定には IIEF の EF ドメイン（IIEF-6，表 2）を使用することが望ましい．より

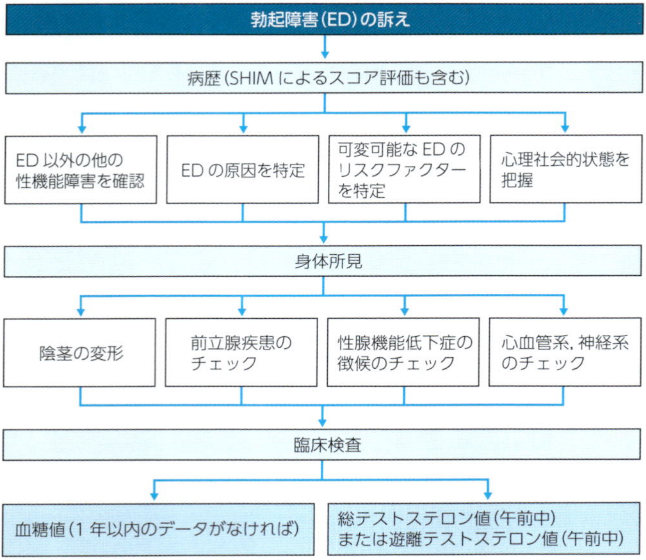

図 2 ED 診療のアルゴリズム（日本性機能学会，日本泌尿器科学会，編．ED 診療ガイドライン 第 3 版．リッチヒルメディカル; 2018. p.28 ©日本泌尿器科学会より改変）

簡便な Erection Hardness Score (EHS) **表 3** を用いてもよい．SHIM や IIEF-6 との相違点は「性交を試みなかった」の選択肢があるかないかである．使い分けとしては，IIEF-6 は治療評価目的使用するのがよいと考えられる．また評価期間は SHIM が 6 カ月，IIEF-6 が 4 週間を想定している．

4) 合併症

- 前述のリスクファクター以外にも，前立腺全摘などの骨盤内手術や後腹膜・脊椎・脊髄の手術，骨盤や後腹膜の放射線療法，中枢・末梢神経系疾患などをチェックする．

5) 薬物・嗜好品

- 前述のリスクファクター以外にも，薬剤性 ED の可能性はあること，PDE (ホスホジエステラーゼ) 5 阻害薬の禁忌薬剤もチェックしておく．

6) 運動

- 運動の種類，その時間と頻度を聴取する．

7) 身体所見

- BMI，心血管系・神経学的チェック，二次性徴・外陰部のチェック．50 歳以上なら直腸診で前立腺の評価を行うことが望ましい．

8) 臨床検査

- 性腺機能低下を疑わせる所見がある場合にのみ，ホルモン検査を行う．

表 1 SHIM (Sexual Health Inventory for Men)

この 6 カ月に

1. 勃起してそれを維持する自信はどの程度ありましたか
   - 1 非常に低い
   - 2 低い
   - 3 中くらい
   - 4 高い
   - 5 非常に高い
2. 性的刺激によって勃起した時，どれくらいの頻度で挿入可能な硬さになりましたか
   - 0 性的刺激はなかった
   - 1 ほとんど，又は全くならなかった
   - 2 たまになった (半分よりかなり低い頻度)
   - 3 時々なった (ほぼ半分の頻度)
   - 4 しばしばなった (半分よりかなり高い頻度)
   - 5 ほぼいつも，又はいつもなった
3. 性交の際，挿入後にどれくらいの頻度で勃起を維持できましたか
   - 0 性交を試みなかった
   - 1 ほとんど，又は全く維持できなかった
   - 2 たまに維持できた (半分よりかなり低い頻度)
   - 3 時々維持できた (ほぼ半分の頻度)
   - 4 しばしば維持できた (半分よりかなり高い頻度)
   - 5 ほぼいつも，又はいつも維持できた
4. 性交の際，性交を終了するまで勃起を維持するのはどれくらい困難でしたか
   - 0 性交を試みなかった
   - 1 極めて困難だった
   - 2 とても困難だった
   - 3 困難だった
   - 4 やや困難だった
   - 5 困難でなかった
5. 性交を試みた時，どれくらいの頻度で性交に満足できましたか
   - 0 性交を試みなかった
   - 1 ほとんど，又は全く満足できなかった
   - 2 たまに満足できた (半分よりかなり低い頻度)
   - 3 時々満足できた (ほぼ半分の頻度)
   - 4 しばしば満足できた (半分よりかなり高い頻度)
   - 5 ほぼいつも，又はいつも満足できた

(木元康介，他．日性機能会誌．2009; 24: 295-308; Rosen RC, et al. Int J Impot Res. 1999; 11: 319-26)

表 2 IIEF-EF ドメイン（IIEF-6）

1. この 4 週間，性的行為の際，どれくらいの頻度で勃起しましたか
   0 性的行為はなかった
   1 ほとんど，又は全く勃起しなかった
   2 たまに勃起した（半分よりかなり低い頻度）
   3 時々勃起した（ほぼ半分の頻度）
   4 しばしば勃起した（半分よりかなり高い頻度）
   5 ほぼいつも，又はいつも勃起した
2. この 4 週間，性的刺激によって勃起した時，どれくらいの頻度で挿入可能な硬さになりましたか
   0 性的刺激はなかった
   1 ほとんど，又は全くならなかった
   2 たまになった（半分よりかなり低い頻度）
   3 時々なった（ほぼ半分の頻度）
   4 しばしばなった（半分よりかなり高い頻度）
   5 ほぼいつも，又はいつもなった
3. この 4 週間，性交を試みた時，どれくらいの頻度で挿入できましたか
   0 性交を試みなかった
   1 ほとんど，又は全くできなかった
   2 たまにできた（半分よりかなり低い頻度）
   3 時々できた（ほぼ半分の頻度）
   4 しばしばできた（半分よりかなり高い頻度）
   5 ほぼいつも，又はいつもできた
4. この 4 週間，性交の際，挿入後にどれくらいの頻度で勃起を維持できましたか
   0 性交を試みなかった
   1 ほとんど，または全く維持できなかった
   2 たまに維持できた（半分よりかなり低い頻度）
   3 時々維持できた（ほぼ半分の頻度）
   4 しばしば維持できた（半分よりかなり高い頻度）
   5 ほぼいつも，又はいつも維持できた
5. この 4 週間，性交の際，性交を終了するまで勃起を維持するのはどれくらい困難でしたか
   0 性交を試みなかった
   1 極めて困難だった
   2 とても困難だった
   3 困難だった
   4 やや困難だった
   5 困難でなかった
6. この 4 週間，勃起してそれを維持する自信はどの程度ありましたか
   1 非常に低い
   2 低い
   3 中くらい
   4 高い
   5 非常に高い

（日本性機能学会，日本泌尿器科学会，編．ED 診療ガイドライン 第 3 版．リッチヒルメディカル; 2018. p.40 ©日本泌尿器科学会）

表 3 勃起の硬さスケール（日本語版 EHS）

あなたは自分の勃起硬度をどのように評価しますか？
グレード 1　陰茎は大きくなるが，硬くはない．
グレード 2　陰茎は硬いが，挿入に十分なほどではない．
グレード 3　陰茎は挿入には十分硬いが，完全に硬くはない．
グレード 4　陰茎は完全に硬く，硬直している．

EHS: Election Hardness Score
（永尾光一．日性機能会誌．2009; 24: 1-3）

7 特殊診断検査

1）夜間勃起現象（nocturnal penile tumescence: NPT）の評価

- 自動計測計リジスキャンプラスや簡易型の NPT 測定器具であるエレクトメーターやジェクスメーターを用いて 3 晩連続で測定する．

2）PGE_1 の陰茎海綿体注射（intracavernous injection test: ICI）

- プロスタグランジン E_1（PGE_1）20 μg を生理食塩水 1mL に溶解して，ツベルクリン針で左右いずれかの陰茎海綿体に注入する．この際，陰茎背面の神経血管束と尿道を避けるように穿刺する．勃起反応はレスポンススコアで 5 段階に分類する **表 4**．

表 4 ISSM（International Society for Sexual Medicine）レスポンススコア

Response 0：	反応なし
Response Ⅰ：	腫脹はするが硬度，持続ともに不十分
Response Ⅱ：	硬度は十分であるが，持続しない
Response Ⅲ：	硬度・持続ともに十分
Response Ⅳ：	勃起が遷延する（持続勃起）

（日本性機能学会，日本泌尿器科学会，編．ED 診療ガイドライン 第 3 版．リッチヒルメディカル；2018．p.32 ©日本泌尿器科学会）

3）カラードプラ検査（color Doppler ultrasound：CDU）

- PGE_1 を海綿体に注射し，10 分後までの収縮期最大血流速度が 30cm/sec 以上で抵抗係数が 0.8 以上の場合に正常と判断する．

4）造影 CT，血管撮影，海綿体造影

- 血行再建術を考慮している患者に行う．

5）精神医学的評価

- 精神疾患を有する疑いのある患者は，精神科医に紹介すべきである．

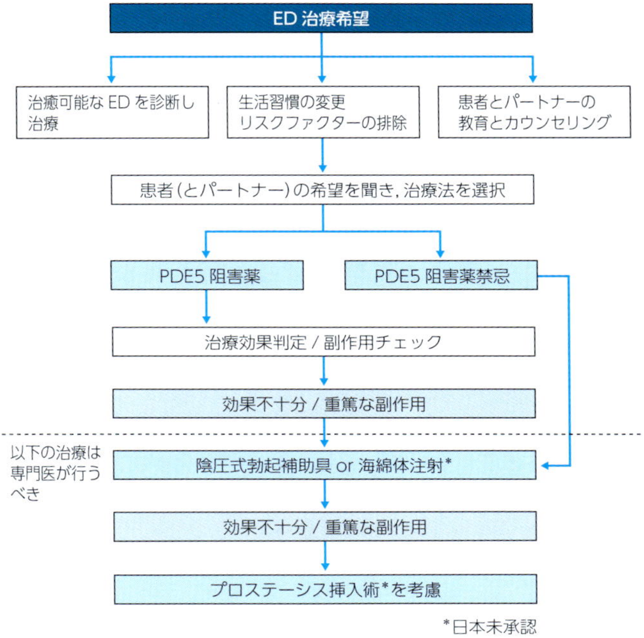

図 3 ED 治療のアルゴリズム（日本性機能学会，日本泌尿器科学会，編．ED 診療ガイドライン 第 3 版．リッチヒルメディカル；2018．p.44 ©日本泌尿器科学会より改変）

8 治療

- ED 治療のアルゴリズム 図 3 に沿って治療を行う．現実的には治療の初手は PDE5 阻害薬の服用であり，器質性・心因性を問わず試みられる初手なので，PDE5 阻害薬の服薬禁忌の有無を確認するだけでよい．

1）薬物療法

- PDE5 阻害薬
  - ・PDE5 は一酸化窒素（nitric oxide: NO）の細胞内セカンドメッセンジャーである cyclic GMP（cGMP）を分解する酵素であり，陰茎海綿体に豊富に存在する．

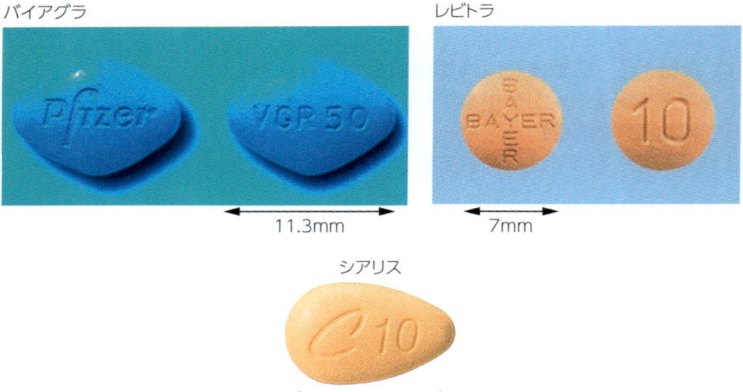

図 4 PDE5 inhibitors

表 5 PDE5 阻害薬の薬物動態パラメータの比較

	シルデナフィル 50mg *1	バルデナフィル 20mg *2	タダラフィル 20mg *3
パラメータ Cmax（μg/L） Tmax（h） T1/2（h）	 192 0.9 3.35	 18.35 0.75 3.98	 292 3 13.6
内服時間	性行為 1 時間前	性行為 1 時間前	いつでも良い
効果発現	30～60 分	30 分	30 分
効果持続	4 時間	4 時間	36 時間
食事の影響	吸収 / 効果発現遅延	なし （高脂肪食は影響＋）	なし
コメント	アルコールで拡張期血圧低下 オミオダロン禁忌	クラス IA, III 抗不整脈薬，アミオダロン禁忌	特徴的な有害事象：背部痛（5%）

すべて健康な日本人成人の空腹時単回投与データ
*1 バイアグラ・インタビューフォーム．2017 年 6 月改訂第 15 版
*2 レビトラ・インタビューフォーム．2016 年 10 月改訂第 14 版
*3 シアリス・インタビューフォーム．2017 年 5 月改訂第 7 版

JCOPY 498-06431

・PDE5 阻害薬は，PDE5 の作用を競合的に阻害し，陰茎海綿体平滑筋細胞内の cGMP 濃度を高めることで，陰茎海綿体平滑筋の弛緩をもたらし，その結果勃起を促進する．

・現在，わが国では，シルデナフィル，バルデナフィル，タダラフィルの 3 薬剤が処方可能である **図 4** **表 5**．先発品で処方可能なのはシルデナフィル（バイアグラ®）とタダラフィル（シアリス®）だけになる．禁忌薬剤として硝酸薬，可溶性グアニル酸シクラーゼ刺激薬（リオシグアト）など．

2）専門医が行うべき特殊治療

▪ 陰圧式勃起補助具または PGE_1 陰茎海綿体注射

・久しく厚労省による管理医療機器の認可を受けた製品がなかったが，2020 年以降は株式会社 A&HB がビガー 2020 を上市して使用できるようになった．

▪ プロステーシス挿入術

・2025 年夏頃から，インフレータブルタイププロステーシスの使用が可能になる予定．

Suggested Readings

①**日本性機能学会，日本泌尿器科学会，編．ED 診療ガイドライン 第 3 版．リッチヒルメディカル; 2018.**
2025 年に改訂が予定されている．

〈中島耕一〉

6 男性機能障害

④包茎（思春期以降）(phimosis)

Point

- ► 真性包茎は包皮翻転ができない.
- ► 嵌頓包茎はすぐに用手的な整復を試みるべきである.
- ► 仮性包茎は治療の必要がない.

1 疫学

- 包皮が翻転できないのは，思春期以降では約 1%未満である.

2 症状・徴候

- 陰茎全体が皮膚に包まれた状態で，包皮を翻転して亀頭を露出することができないことを指す.
- この亀頭の露出が不可能の場合を真性包茎という.
- 包皮輪が狭いのに無理な力で包皮を翻転し，元に戻れない状態を嵌頓包茎という.
- なお，勃起状態で包皮が余っており亀頭が露出しない状態を仮性包茎というが，治療は不要である.

3 診断に必要な検査

- 真性包茎：触診にて，容易に包皮を翻転できるかどうか行ってみる．真性包茎では包皮翻転ができない.
- 嵌頓包茎：視診にて容易に判断できる．翻転した包皮が著明な浮腫をきたしている.

4 治療

- 嵌頓包茎：著明な浮腫をきたしている包皮を用手的に戻す．発症してすぐであれば整復は可能である.
- 真性包茎：ステロイド軟膏の塗布により，包皮の狭い部分を軟らかくし，包皮を翻転できるようにする．効果がみられない場合，背面切開術または，環状切開術を施行する.
  ①ステロイド軟膏塗布：包皮の先に処方された軟膏を塗布する.
  ②背面切開術：包皮口の背側に縦切開を加える．切開にて包皮口を拡げ，亀頭を露出させる．横方向に吸収糸で縫合する.
  ③環状切開術：包皮の切除量は，陰茎が勃起した時につっぱらないように陰茎をひっぱった状態で決める．切開は，背側では亀頭に近い所で行い，腹側では包皮小帯を残すようにする．縫合方法は，吸収糸にて結節縫合または，垂直マットレス縫合がある.

5 経過観察

- ステロイド軟膏塗布による包茎治療の場合，1カ月程度で効果が現れ，半年程度で包皮が翻転できる．
- 術後1週間後に創部確認を行う．包皮口が狭いのが解除され容易に亀頭が露出できるか確認をする．

6 その他

- 仮性包茎に関しては，医学的に治療の必要はない．美容目的にて環状切開術を施行することがあるが，包皮を過剰に切除すると勃起したときにつっぱる状態となり痛みを訴えるため注意が必要である．

Suggested Readings

①泌尿器科外来ベスト NAVI．臨泌．2022; 76(4 増刊)．
泌尿器科疾患の診断から治療までを，専門的に幅広く読める．

②上村修一，中島耕一，永尾光一，他．包茎術後に性機能障害を訴えた 15 例の検討．日性会誌．2010; 25: 46-9.
包茎術後の合併症の参考として一読を勧める．

〈小林秀行〉

6 男性機能障害

⑤ペロニー病 (Peyronie's disease)

Point

- 中高年に発症し，陰茎海綿体白膜に線維性硬結が形成される原因不明の良性の疾患．
- 勃起時疼痛，硬結の触知，陰茎弯曲，勃起不全などになり性交障害の原因となる．
- 保存的治療や経過観察を6カ月以上行い，変形が強ければ手術を行う．
- 手術には，plication法と移植法がある．

1 疫学

- ペロニー病は，中高年に発症し，有病率は2〜8.9%（平均5%）．
- 陰茎海綿体白膜に線維性硬結が形成される原因不明の良性の疾患であり，勃起時疼痛，硬結の触知，陰茎弯曲，勃起障害（ED）などになり性交障害の原因となる．

2 症状・徴候

- 初期は勃起時陰茎痛があることが多い．陰茎触診で陰茎海綿体白膜の硬結を触知，圧痛も伴うことが多い．勃起時陰茎弯曲や陰茎短縮などの変形がある．

〈診察のポイント〉

- 右利きの場合，左第1指と第2・3指で亀頭をつまみ陰茎を十分牽引し，右指で陰茎海綿体を基部から先端まで触診する．
- 硬結を触知したら硬結の部位とサイズを図を描いて記載する．また，陰茎を牽引して，恥骨から亀頭先端までの長さを測定する．
- 陰茎牽引長は，11cm以上が正常範囲と考えられる．
- 陰茎の変形を確認するため，患者自身で完全勃起時の写真（2方向）を撮影して持参してもらう．

3 診断に必要な検査

- 完全勃起時の写真（2方向）：上からと横から．
- 陰茎牽引長測定：恥骨から亀頭先端まで．
- 白膜石灰化像：非常に硬い硬結を触知した場合は，硬結の石灰化が考えられるので表在用プローブを用いたエコー検査で石灰化を確認する．

4 病型

- 疼痛の有無．
- 陰茎海綿体白膜石灰化の有無．
- 勃起障害の有無と程度．

JCOPY 498-06431

- 陰茎変形の種類と程度（弯曲，砂時計変形，蝶番効果）．

5 治療

1）保存的治療

- 治療の第一選択は保存的治療であり，肥厚性瘢痕の治療薬（保険適用）であるトラニラストの処方を行っている．作用機序は transforming growth factor β（TGF β）を抑制して線維化を改善させる．用法用量：1 日 300mg 分 3，代表的な有害事象と対策：膀胱炎を起こすことがあるので，血尿などの膀胱炎症状があったら中止する．
- 副作用があった場合はビタミン E に変更している．
- 本邦では保険適用でない海外の標準的治療：海外ではコラゲナーゼの局所注射と用手矯正の併用が有効とされているが， 本邦では認可されていない．

2）手術

①手術適応

- 活動期（発症初期で疼痛，硬結，弯曲が増大している時期）が終了し症状が固定してから 6 カ月以上あまり改善がみられず，強い疼痛，弯曲による性交障害，器質的勃起障害などがある場合．

②麻酔

- 全身麻酔で行うことが多いが，plication 法やノンインフレータブルの陰茎プロステーシス手術は局所麻酔（ペニールブロック）でも可能である．

③手術法

（1）Plication 法

- 弯曲の改善のみを目的とした方法であり，硬結部の切除に比べ侵襲が少なく手技的にも簡単である．手術方法は先天性陰茎弯曲症の方法と同じであるが，欠点として硬結や疼痛の改善は期待できないことと先天性陰茎弯曲症に比べ陰茎の患側が硬結により短縮している症例もあり術後に陰茎の短縮が問題となる．

（2）硬結の切開・切除および移植法（大伏在静脈や側腹部真皮）

- 硬結や疼痛の改善がない，陰茎の患側の短縮が強い，変形が強い（砂時計状変形や陰茎が折れ曲がるなど），弯曲が強い（60 度以上）などが対象となる．
- 硬結切除部の白膜欠損部の再建法は，静脈移植が最もよいが **図 1** ～ **図 3**，白膜欠損が大きくなったら真皮移植を行っている．

（3）陰茎プロステーシス手術

- 重症の勃起障害がある症例に対しては陰茎プロステーシス手術がある．

④術後管理

- Plication 法と硬結の切開・切除および移植法（静脈または真皮）では，3 週まで終日，陰茎の弾性包帯固定，3 週間から 2 カ月まで就眠時のみ弾性包帯固定を行い性交は術後 2 カ月後に許可する．
- 真皮移植の場合は組織の生着をよくするため低用量 PDE（ホスホジエステラーゼ）5 阻害薬の連日投与を 2 週間以上続ける．
- 陰茎プロステーシス手術では浮腫がなくなるまで約 1～2 週間包帯をして

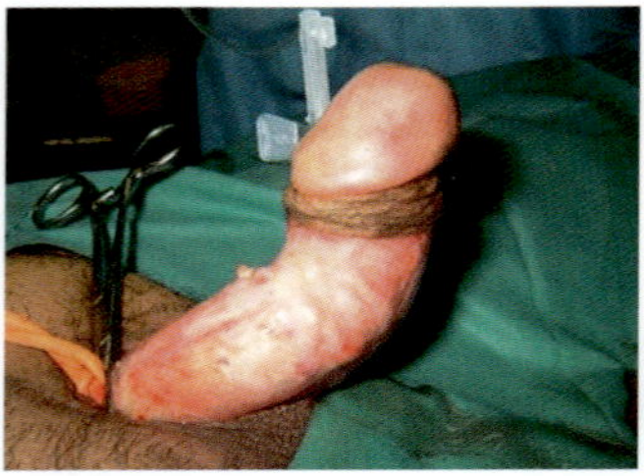

図1 静脈移植前（上方弯曲）

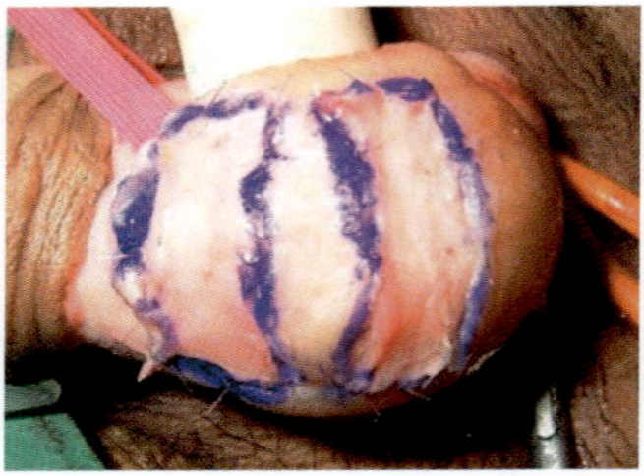

図2 硬結切開し大伏在静脈移植

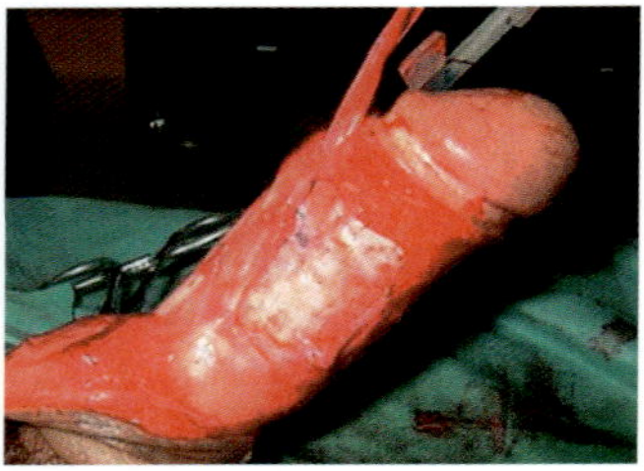

図3 静脈移植後に生理的食塩水を注入して人工勃起（ほぼ真っすぐになった）

排尿時以外は陰茎亀頭部を挙上しておき，性交は術後2カ月後に許可する．

⑤成績

- われわれは707例のペロニー病患者を診察し，肥厚性瘢痕治療薬のトラニラストなどの内服治療が363例（51%），内服中断が68例，plication法が81例（11%），大伏在静脈移植が134例（19%），自己真皮移植が21例（3%）であった．
  - ・われわれは81例にplicationを行い弯曲に関しては90%以上の満足度は得られた．
  - ・われわれは移植法を155例で行い，弯曲の正常化143例（92.3%），軽度弯曲の残存10例（6.5%），合併症は2例で真皮移植の拘縮1例で重度EDに対して陰茎プロステーシス挿入術を施行した．
  - ・また，リハビリ目的にPDE5阻害薬を48例（31%）で使用した．
  - ・われわれは2例のペロニー患者（うち1例静脈移植後）に陰茎プロステーシス手術を施行し100%性交可能となった．しかし，ペロニーによる陰茎短縮が患者満足度を低下させる．

Suggested Readings

①日本性機能学会，日本泌尿器科学会，編．ED診療ガイドライン 第3版．CQ16 ペロニー病に対して，内服治療，局所注射，手術のうちどれが最も有用か？ リッチヒルメディカル; 2018.
海外の論文を中心に作成したガイドライン．変形の強いものには手術療法が推奨される．

〈永尾光一〉

6 男性機能障害

⑥加齢男性性腺機能低下症候群 (partial androgen deficiency of aging male)

Point

- 15 年ぶりに改訂されたガイドライン（2022 年発刊）で診断基準が，血清（総）テストステロン値が 250ng/dL 以下または血清フリーテストステロン値が 7.5pg/mL と定められた．
- 質問紙の使用は，テストステロン補充療法の臨床効果測定には有用であるが，スクリーニング目的には推奨されない．
- テストステロン補充療法の適応は，必ずしも総テストステロン値および遊離テストステロン値によらない．

1 定義

- 加齢男性性腺機能低下症候群（late onset hypogonadism：LOH）とは，性腺機能低下症のうち，加齢あるいはストレスに伴うテストステロン値の低下による症候群と定義される．

2 症状

- テストステロン低下の症状は一般的に性的，身体的，精神的の 3 つに大別される．
  - 性的症状：性欲低下，勃起障害，射精障害，オーガズム障害
  - 身体的症状：関節・筋肉症状，発汗，ほてり，睡眠障害，記憶・集中力低下，肉体的消耗感
  - 精神的症状：落胆，抑うつ，苛立ち，不安，神経過敏，意気消沈，疲労感

3 診断

- 上記で述べたテストステロン低下により生じうるすべての症状の 1 つでも該当すれば LOH 症候群を疑う．
- 診断は臨床所見と検査所見を総合的に勘案してなされるが，テストステロン値が重要となる．
- 診断基準値は総テストステロン値 250ng/dL 以下あるいは遊離テストステロン値 7.5pg/mL を推奨する．また採血は午前 8〜11 時の間で空腹時に実施するのが望ましい．
- 質問紙としては Aging males symptoms（AMS）rating scale 質問紙 **表 1**，Androgen Defidiency in Aging Males（ADAM）質問紙 **表 2**，Japanese Aging Male Questionnaire（JAMQ）**表 3** などが存在する．いずれもスクリーニングとしての使用は推奨されない．感度は高いが特異度が低いためである．しかし治療の臨床効果や治療前の症状の有無あるいは重症度を判定するためには有用である．つまり質問紙の利点・欠点を十

表1 Aging males symptoms (AMS) rating scale

1. 総合的に調子が思わしくない（健康状態，本人自身の感じ方）					
2. 関節や筋肉の痛み（腰痛，関節痛，手足の痛み，背中の痛み）					
3. ひどい発汗（思いがけず突然汗が出る．緊張や運動とは関係なくほてる）					
4. 睡眠の悩み（寝つきが悪い，ぐっすり眠れない，寝起きが早く疲れがとれない，浅い睡眠，眠れない）					
5. よく眠くなる，しばしば疲れを感じる					
6. いらいらする（当たり散らす，些細なことにすぐ腹を立てる，不きげんになる）					
7. 神経質になった（緊張しやすい，精神的に落ち着かない，じっとしていられない）					
8. 不安感（パニック状態になる）					
9. 身体の疲労や行動力の減退（全般的な行動力の低下，活動の減少，余暇活動に興味がない，達成感がない，自分をせかさないと何もしない）					
10. 筋力の低下					
11. 憂うつな気分（落ち込み，悲しみ，涙もろい，意欲がわかない，気分のむら，無用感）					
12. “人生の山は通りすぎた”と感じる					
13. 力尽きた，どん底にいると感じる					
14. ひげの伸びが遅くなった					
15. 性的能力の衰え					
16. 早朝勃起（朝立ち）の回数の減少					
17. 性欲の低下（セックスが楽しくない，性交の欲求が起こらない）					
症状	なし	軽い	中等度	重い	非常に重い
点数＝	1	2	3	4	5
心理的因子（6〜8,11,13），身体的因子（1〜5,9,10），性機能因子（12,14〜17）					
訴えの程度　17〜26点：なし，27〜36点：軽度，37〜49点：中等度，50点以上：重度					

(Heinemann LAJ, et al. Aging Male. 1999; 2: 105-14)

表2 Androgen Deficiency in Aging Males (ADAM)

1. 性欲（セックスをしたいという気持ち）の低下がありますか
2. 元気がなくなってきましたか
3. 体力あるいは持続力の低下がありますか
4. 身長が低くなりましたか
5. 「日々の愉しみ」が少なくなったと感じていますか
6. 物悲しい気分・怒りっぽいですか
7. 持続力は弱くなりましたか
8. 最近，運動をする能力が低下したと感じますか
9. 夕食後うたた寝をすることがありましたか
10. 最近，仕事の能力が低下したと感じていますか

(Morley JE, et al. Metabolism. 2000; 49: 1239-42)

分理解して使用することが重要である． その他，心理テストとして，うつ状態の診断に self-rating depression scale (SDS), Beck depression inventory などを用いるとよい．

- 低テストストロン血症の原因として障害部位（原発性か続発性か）の鑑別には黄体形成ホルモン（LH）の測定が有用で，器質的か機能的かを鑑別するには総テストステロン（TT），遊離テストステロン（FT），LHを総合的に勘案することで判断する **図1**．

表 3 健康調査質問紙（Japanese Aging Male Questionnaire: JAMQ）

		None	Moderate	Severe	Very severe
1	Feel generally ill and tend to be in a bad mood	1	2	3	4
2	Have difficulty sleeping	1	2	3	4
3	Feel anxious/lonely	1	2	3	4
4	Tend to be more nervous and feel depressed	1	2	3	4
5	Experience hot flushes and excessive sweating	1	2	3	4
6	Experience palpitations, shortness of breath, and sometimes have difficulty breathing	1	2	3	4
7	Experience dizziness and nausea	1	2	3	4
8	Get tired easily	1	2	3	4
9	Have pain in my lower back and in the joints of my hands and feet	1	2	3	4
10	Have headaches, feel heavy-headed, and have stiff shoulders	1	2	3	4
11	Feel stiffness in my arms and legs	1	2	3	4
12	Feel numbness or tingling in my arms or feet	1	2	3	4
13	Find it hard to urinate or it takes a long time to finish urinating	1	2	3	4
14	Frequently feel the urge to urinate during the night	1	2	3	4
15	Have difficulty controlling my bladder and sometimes experience incontinence	1	2	3	4
16	Feel that my libido has decreased	1	2	3	4
17	Have diminished erectile strength	1	2	3	4
18	Frequency of sex	>1, 2 times in 2 weeks	1, 2 times/month	<once/month	None

(Horie S, et al. Aging Male. 2014; 17: 35-41)

6 男性機能障害

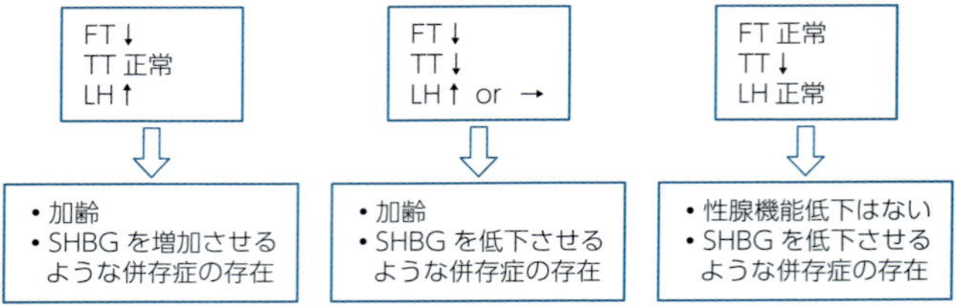

図 1 低テストステロン血症の原因の鑑別

・SHBG を増加させうる要因：加齢，肝硬変・肝炎，甲状腺機能亢進症，エストロゲン，抗痙攣薬など
・SHBG を低下させうる要因：肥満，糖尿病，ネフローゼ症候群，甲状腺機能低下症，グルココルチコイドなど
SHBG：性ホルモン結合グロブリン

表 4 実虚問診票

1. 病人として元気のない方である	病人として元気のある方である
2. 虚弱体質または貧血	筋肉質または堅太りぎみの体質
3. 話声に力と張りがない	話声に力と張りがある
4. 疲れやすい方である	疲れることはない
5. 人より汗のかきやすい方である	人より汗のかかない方である
6. 食欲不振，動悸する	食欲旺盛，動悸なし
7. 下痢ぎみ，大便量多い	便秘ぎみ，大便量少ない
8. 飲食すると時々下痢する	飲み過ぎても下痢しない
9. 尿量・尿回数が多い	尿量・尿回数が少ない
10. 咳をするとき弱々しい	咳をするとき力強く激しい

（各項目に 0〜10 の目盛り：0　5　10）

（風間泰蔵，他．日不妊会誌．1996; 41: 151-8 より改変）

4 治療

- カウンセリング
- 男性ホルモン補充療法（前立腺癌を除外した上で）
  - ・テストステロンエナント酸エステル 125〜250mg/dL 2週または4週毎 筋注
  - ・グローミンクリーム（OTC）
  - ・妊孕性温存を希望している場合：hCG製剤 1,000〜5,000単位/回 週2〜3回 筋注（ただし保険適応外）
- 抗うつ薬の併用は心療内科に依頼する．
- 漢方薬も症状に応じて（証を判定して）使用することで有用なことが示されている．
  - ・虚証では八味地黄丸，補中益気湯，中間証では抑肝散，柴胡加竜骨牡蠣湯，実証では桂枝茯苓丸などがよく使用される．いずれも7.5g 分3 食前ないし食間．
  - ・証の検証には実虚問診票 **表4** が参考になる．
- 副作用（テストステロン投与において）：多血症，肝機能障害，睡眠時無呼吸症，造精機能障害（10回投与毎にHb，ALT/AST，PSAはモニタリングする）

Suggested Readings

①日本泌尿器科学会，他編．LOH症候群（加齢男性・性腺機能低下症）診療の手引き．医学図書出版; 2022.
15年ぶりに改訂され，すべての年齢層を対象とした男性の性腺機能低下症の診療ガイドラインといえる．漢方薬の選択の場合も参考にしていただきたい

〈中島耕一〉

6 男性機能障害

⑦血精液症 (hematospermia or hemospermia)

Point

- 原因不明のことも多く，自然寛解率も高いとされている.
- 40 歳以上で特に血精液症が持続あるいは反復する患者では，前立腺癌の鑑別が必要である.
- 40 歳以下では感染や炎症による場合が多いと考えられている.
- 出血量が多い場合には，血管病変の鑑別を考慮する必要がある.

1 疫学

- 血精液症の有病率（泌尿器科紹介患者の 1～1.5% との報告あり）やその原因疾患の頻度は確立していない.
- 最近の 20 文献が組み入れられた系統的レビュー（Am J Clin Exp Urol. 2021; 9: 1-17）によると，平均年齢は 46.2 歳，原因不明：51.8%，尿路性器感染症：20.1%（細菌，ウレアプラズマ，クラミジア，ヘルペスやジカウイルス，ビルハルツ住血吸虫など），尿路性器結核：5.5%，培養陰性の炎症：20.2%，結石（前立腺，精囊，尿道）：9.5%，悪性腫瘍：5.4%，高血圧：7.7% とされている．他のレビュー（Sex Med Rev. 2022; 10: 669-80）では，悪性腫瘍以外の原因が 81.0～96.8%，前立腺癌が 1.9～13.7%，精巣腫瘍が 0.9～2.4%，その他の泌尿器癌が 0.4～2.9% とされている.
- 悪性腫瘍は 90.5% が前立腺癌で，稀に精囊腫瘍や精巣腫瘍が報告されている.
- 稀であるが後部尿道の血管腫などの血管病変の報告もある.
- 医原性のものとして前立腺針生検，前立腺癌に対する放射線治療などがある.
- 歴史的には，射精頻度の過多，過少，射精の我慢に関係するとされてきたが明確な根拠は不明.

2 症状・徴候

- 99.5% が精液への血液混入のみであるとされる一方，排尿痛（16.4%），下部尿路症状（13.6%），血尿（11.5%），精巣痛（10.7%）を伴う場合があるとされる.

3 診断のための検査

- どこまでの検査を行うべきか，診断アルゴリズムは確立していないので，状況に応じて取捨選択して検査を実施する.
  - ・精査を実施する場合，異常所見が見つかったとしてもそれが血精液症の原因とは言い切れない場合もあることを予め説明しておいた方がよい.

- 40 歳未満で単回の血精液症であれば感染・炎症の鑑別が主体.
  - ・40 歳未満でも，持続する血精液症を認める場合，あるいは精巣痛や陰嚢の異常所見を認める場合には，稀に精巣腫瘍が原因の場合がありうることに留意が必要.
- 40 歳以上で特に血精液症が持続あるいは反復する患者では，前立腺癌の鑑別は必要と考えられており，直腸診，前立腺特異抗原（PSA）検査に加え，経直腸超音波検査あるいは前立腺 MRI 検査を状況に応じて行う.
- パートナーとの性交渉時のみに血精液症を認める場合，パートナー側からの出血が原因のこともあるので注意が必要 → コンドーム・テスト：コンドームに射出させて本当に血精液症があるか確認する方法なども報告されている.
- 外陰部（陰茎，陰嚢，振子部尿道）の視・触診を行い精液への血液混入の原因となりうる病変がないかチェックする.
- 尿検査，精液あるいは前立腺マッサージ後の分泌物検査（赤血球や白血球の有無）や必要であれば尿あるいは精液・分泌物の培養検査.
  - ・問診や身体所見から性感染症の存在が疑われる場合には，性感染症の検査も実施.
  - ・ビルハルツ住血吸虫症が原因となる場合もあるとされ，中近東やアフリカへの渡航歴のある場合には一応注意が必要.
- 前立腺，陰嚢の超音波検査
  - ・前立腺癌，前立腺肥大症，精巣腫瘍の有無などの評価．40 歳未満でも射精管閉塞を疑わせる嚢胞性病変の鑑別目的に実施する意義がある.
- 前立腺 MRI 検査
  - ・上記の通り，40 歳以上の患者では実施を考慮する.

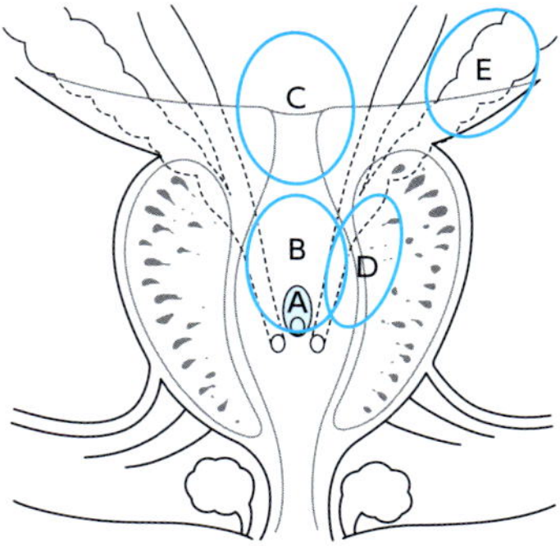

図 1 血精液症に関連する嚢胞性病変
A: prostatic utricle, B: prostatic utricular cyst (26.5%), C: Müllerian duct cyst (3.9%), D: Wolffian duct (ejaculatory duct) cyst (4.9%), E: seminal vesicle cyst (1.0%).
(Li BJ, et al. Andrology. 2013; 1: 948-56)

・40 歳未満でも血精液症が持続あるいは反復する患者では，以下の嚢胞性病変の診断目的に考慮してもよい．
▹ MRI 検査上，精嚢の幅が>1.7cm あるいは精嚢内の管状構造の径が>5mm は精嚢の嚢胞状拡張があると診断され，射精管閉塞を疑う所見とされる．
▹ 図 1 に示す嚢胞性病変も射精管閉塞に関連する場合がある（原因 or 結果として）．

- 膀胱尿道鏡は血尿合併例では考慮すべきである．
- 未治療あるいはコントロール不良の高血圧の鑑別目的の血圧測定．
- 抗血栓療法の有無の確認．
- コアグラタンポナーデの原因となるような多量の出血を認めた場合には，血管病変の鑑別目的に膀膀胱尿道鏡，造影 CT や MRI を考慮する．
  ・近年，尿管鏡の細径化により，これを用いた seminal vesiculoscopy の報告（大部分が中国からのもの）もあるが確立した手技とは言えない．

4 病型分類

- 表 1 のような分類が提唱されている

5 治療

- 原因不明のことも多く，その場合には一般的には悪性疾患による可能性は低いことを伝え，経過観察（88.9% が自然寛解するとの報告もある）．
  ・あるいは，経験的に慢性細菌性前立腺炎，慢性前立腺炎に準じた治療

表 1 血精液症の病型分類

Category	Causes
Congenital	SV or ejaculatory duct cysts
Inflammatory	Urethritis, prostatitis, epididymitis, tuberculosis, CMV, HIV, Schistosomiasis, hydatid, condyloma of urethra and meatus, urinary tract infections
Obstruction	Prostatic, SV and ejaculatory duct calculi, post inflammatory, seminal vesicle diverticula/cyst, urethral stricture, utricle cyst, BPH
Tumours	Prostate, bladder, SV, urethra, testis, epididymis, melanoma
Vascular	Prostatic varices, prostatic telangiectasia, haemangioma, posterior urethral veins, excessive sex or masturbation
Trauma/iatrogenic	Perineum, testicle, instrumentation, post haemorrhoid injection, prostate biopsy, vaso-venous fistula
Systemic	Hypertension, haemophilia, purpura, scurvy, bleeding disorders, chronic liver disease, renovascular disease, leukaemia, lymphoma, cirrhosis, amyloidosis
Idiopathic	−

SV: seminal vesicle, BPH: benign prostatic hyperplasia
(Salonia A, et al. Eur Urol. 2021; 80: 333-57 の Supplementary Table 5 を引用)

を行う（V-3-③慢性前立腺炎の項を参照）.

- 原因が明確な場合には，そちらの治療をすると 74.9〜90% で血精液症が改善するとの報告もある.
  - ・明らかな尿路性器感染症が認められた場合には当該感染症に対する適切な治療を実施.
  - ・精査の結果，ミュラー管嚢胞を含む前立腺，精嚢，射精管の嚢胞性病変が診断され，血精液症の原因と考えられればそちらの治療（成書参照）.

Suggested Readings

①Madhushankha M, et al. Clinical characteristics, etiology, management and outcome of hematospermia: a systematic review. Am J Clin Exp Urol. 2021; 9: 1-17.
系統的レビューで一読の価値がある.

②Drury RH, et al. Hematospermia etiology, diagnosis, treatment, and sexual ramifications: a narrative review. Sex Med Rev. 2022; 10: 669-80.
診断，治療，性機能への影響に関して詳細に記載されている.

③Fuse H, et al. Hematospermia: etiology, diagnosis, and treatment. Reprod Med Biol. 2011; 10: 153-9.
原因や診療のアルゴリズムが提示されている.

④Salonia A, et al. European Association of Urology Guidelines on Sexual and Reproductive Health-2021 Update: Male Sexual Dysfunction. Eur Urol. 2021; 80: 333-57.
EAU のガイドラインであり 3.3.3. に hematospermia に関する記載がある.

〈関戸哲利〉

7 尿路性器外傷・救急疾患

①腎外傷 (renal trauma)

Point

- 保存療法でよいのか，開放手術に踏み切るかを見極めることが最重要な点である．
- 開放手術になった際に腎が温存できるかあるいは摘出となるかの判断の目安は裂傷か断裂かの鑑別による．
- CT は可能な限り造影でかつ delayed study（排泄相）も撮像する．
- CT で中心性の異常（腎茎に近い部分での所見：中心性血腫や尿漏）を認めたり腎が造影されない症例は重度損傷を疑う．
- 血尿の程度と損傷の程度は相関しない．
- 腎外傷の 30～40%で骨，肝，脾などの他臓器合併損傷を認める．

1 腎外傷の分類

- 図 1 を参照．
- 損傷部位の表記：右は r，左は l．また上部は U，中部は M，下部は L と表記する．例えば左の中部は lM，右の下部は rL という具合である．

2 処置

- バイタルサインが安定しない場合は，3 時間毎に単純 CT を撮像して，血腫や尿漏の範囲を確認する．採血も同間隔で施行する．
- 手術や塞栓術を検討する基準

<絶対的適応>

- 急速輸液や輸血にかかわらず血圧不安定．
- 他臓器の重篤な合併損傷で開腹術を要する．
- 増大あるいは拍動性の腎周囲血腫．
- 日本外傷学会分類Ⅲb 型のうち，粉砕腎または腎茎部血管損傷がある．

<相対的適応>

- 腎盂の大きな裂傷．
- ドレナージで改善しない尿漏の存在．
- 遷延する発熱．
- 塞栓術でも血管損傷がコントロールできない．

<保存的治療の適応>

- 血圧が安定した腎単独損傷．
- 塞栓術で出血のコントロールが可能．
- ドレナージにて尿漏や感染のコントロールが可能．
- 日本外傷学会分類Ⅰ型～Ⅲa 型で，循環動態が安定し，血腫や貧血の進行がない．

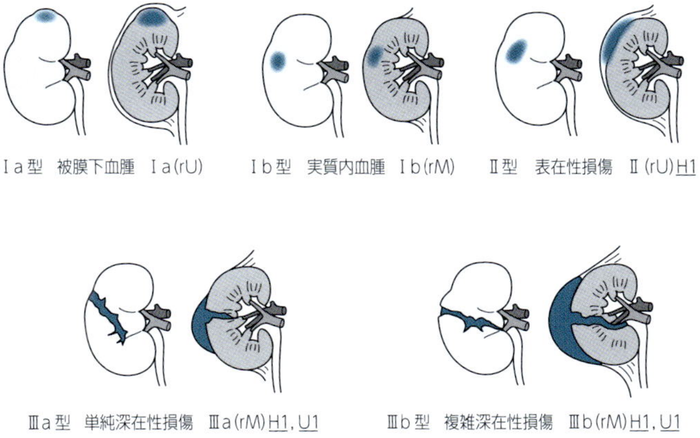

Ⅰ型　被膜下損傷（subcapsular injury）
　a 被膜下血腫（subcapsular hematoma）
　b 実質内血腫（intraparenchymal hematoma）
Ⅱ型　表在性損傷（superficial injury）
Ⅲ型　深在性損傷（deep injury）
　a 単純深在性損傷（simple deep injury）
　b 複雑深在性損傷（complex deep injury）

Appendix
PV　腎茎部血管損傷
H 因子　腎周囲への血腫の広がり
　H1　血腫が Gerota 筋膜内に留まる
　H2　血腫が Gerota 筋膜を超える
U 因子　腎周囲への尿漏の広がり
　U1　尿漏が Gerota 筋膜内に留まる
　U2　尿漏が Gerota 筋膜を超える

図 1　腎外傷の分類〔日本外傷学会臓器損傷分類委員会. 腎損傷分類 2008（日本外傷学会）. 日外傷会誌. 2008; 22: 266〕

<保存的治療の実際>

・Ⅰ〜Ⅱ型：Ⅰ型は運動を控えるなどの対処で対応可能．Ⅱ型は 3〜4 日間床上安静として観察する．目安は肉眼的血尿の消失である．3〜4 日毎程度で CT を撮像して血腫や尿漏の増大のないことを確認する．採血はバイタルサインや疼痛の具合などを勘案するが，初日は数時間ごとに確認することを勧める．貧血の進行がなければ間隔の延長を考慮する．変化があるようなら画像検索を躊躇なく施行する．
・Ⅲ型：床上安静を 1 週間とする．以後は状態を勘案しながら日常生活動作（ADL）をあげていく．画像検索や採血はⅡ型に準じて施行する．

Suggested Readings

①日本泌尿器科学会，編．泌尿器外傷診療ガイドライン 2022 年版．医学図書出版; 2022.

〈中島耕一〉

7 尿路性器外傷・救急疾患

②尿管損傷 (ureteral injury)

Point

- 医原性損傷が大半である.
- 外的損傷は刺傷や銃撃による鋭的損傷もありうるが本邦では少ない.本邦では鈍的外傷によることが多く,小児の腎盂尿管移行部に多い.
- 治療は尿管吻合が必要である.

1 症状・徴候

- 医原性損傷は,上部尿管は尿管鏡など泌尿器科手術,中部尿管は外科手術,下部尿管は婦人科の手術において起こりやすい.これらの術後に微熱が継続したり,患側の下腹部痛を訴えた際には尿管損傷を疑う.またドレーンから尿が検出されれば確定的である.
- 外的損傷のうちの鈍的外傷は必ずしも打撲を患者が自覚していないこともある.症状は医原性損傷に類似している.

2 検査

- 患側の腰背部痛や下腹部痛の患者に対してはまず超音波を施行すると思われる.所見としては水腎症を呈していることが多い.
- 次に排泄性腎盂造影や CT urography あるいは逆行性腎盂造影で損傷部位の確定を行う.前記のように術後のドレーン排液量が減らない時は,排液を生化学検査に提出する.クレアチニン値が高ければ尿の可能性が高い.
- 造影検査では損傷長の正確な把握が必要である.排泄性腎盂造影で損傷部より近位が描出されれば,逆行性腎盂造影(あるいは尿管カテーテル挿入による)を同時に施行して損傷長を確定する.
- 損傷部より近位が描出されなければ,順行性腎盂造影を併用する.

3 処置

- 完全断裂ではなく逆行性腎盂造影でガイドワイヤーが損傷部を通過するようなら,double-J- 尿管 stent を留置する.4 週間後に抜去を試みる.これで改善することもあるが,概してその後尿管狭窄をきたすこともあるので,抜去後 1,3,6 カ月は経過観察が必要である.
- 医原性損傷は術中に気がつけばその場で尿管吻合を行う.
- 問題は術後に発見された場合である.他科術後の場合はコンサルトを受けた時点ですでに数日ないし 1 週間は経過していることが多い.術後 2~3 日までであれば再建手術に踏み切るのがよいが,術後 1~2 週間であるとかなり強固な癒着が生じていることが多い.そのため 3~4 カ月待機したのちに再建術とする.また炎症所見を認める場合は,待機期間とは別に十分改善させてから手術を検討する.待機期間中は当然尿管ステントや腎瘻などで尿路確保をしておく．完全閉塞のまま 1 カ月以上放置すると非可逆的な腎機能障害が発生する．泌尿器外傷診療ガイドライン 2022 年版では，尿管の修復の成績そのものは手術が早期でも待機でも変わらないとされている．

- 尿管長が短ければ Boari 手術や Psoas Hitch が必要となる．

Suggested Readings

①Spies JW, Johnson WE, Wilson CS. Reconstruction of ureter by means of bladder flaps. Proc Soc Biol Med. 1932; 30: 425.

②Warwick RT, Worth PH. The psoas bladder-hitch procedure for the replacement of the lower third of the ureter. Br J Urol. 1969; 41: 701-9.

①と②は名称が初めて記載された文献と思われ，原典として紹介する．

③Zimmerman IJ, Precourt WE, Thompson CC. Direct uretero-cysto-neostomy with the short ureter in the cure of ureterovaginal fistula. J Urol. 1960; 83: 113-5.

Psoas hitch の参考文献として紹介する．

④日本泌尿器科学会，編．泌尿器外傷診療ガイドライン 2022 年版．医学図書出版; 2022.

〈中島耕一〉

7 尿路性器外傷・救急疾患

③膀胱損傷 (bladder injury)

Point

- 腹膜内損傷か腹膜外損傷かの鑑別が重要である.
- 腹膜内損傷は原則緊急手術で対応する.

1 症状・徴候

- 特徴的な症状はない. ただし肉眼的血尿はほとんどの症例で認める.
- 問診が重要である. 膀胱充満時の下腹部打撲により生じる.「お酒飲んで小便に行きたいのを我慢していたら転んでしまった. 痛かったけれど尿意はなくなりました.」このような経過で肉眼的血尿を認めたら, 膀胱破裂を疑う. 膀胱が空虚な時には破裂はきたさない.
- 「小便を我慢していた」と「(受傷後) 楽になった」は問診上のキーワードである.

2 検査

- 膀胱造影を行う. 造影剤は濃いめのほうが診断しやすい (60%ウログラフ

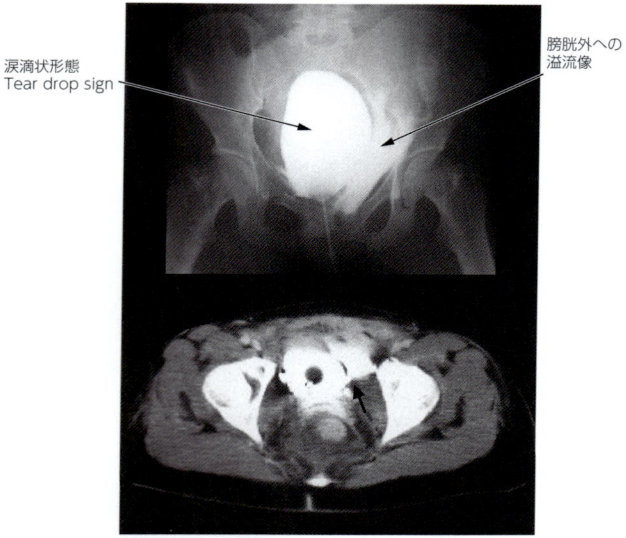

図1 腹膜外損傷の典型像

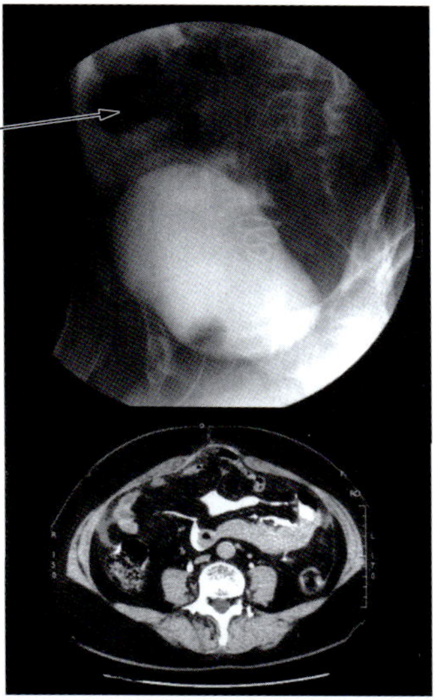

図2 腹膜内損傷の典型像

ィンと生理食塩水を 1：1 に混ぜる，200〜300ccは注入する）.

- 膀胱造影は正面と斜位の 2 方向を撮影するべきである．Post-drainage film が有用なこともある．
- CT が容易に撮影できるならば，膀胱に造影剤を注入した時点で CT を撮影するのも一手である．膀胱造影より明瞭に造影剤の漏出が確認できるのと，腹膜内外の判断が付きやすい．
- 造影所見の特徴 図1 図2
  - 腹腔外損傷の場合：溢流した尿や血腫により膀胱が圧迫され紡錘状に伸びた像を呈する（tear drop sign）.
  - 腹腔内損傷の場合：小腸ループの間隙に造影剤が漏れることで火炎状の像を呈する（flare sign あるいは dog's ear sign）.

3 処置

- 腹膜外損傷：尿道カテーテル留置．経尿道的手術（TUR）の合併症の場合や漏出量が多めと思われる症例では恥骨上よりペンローズドレーンの留置を追加するのも一手である．腟や直腸損傷の合併例や膀胱頸部の損傷，あるいは骨盤骨折で内固定を要する症例では手術の適応である．
- 腹膜内損傷：原則手術（緊急）の適応である．
  - 膀胱瘻を留置する必要は通常ない．ただし損傷が複雑な場合は留置を検討することがある．その場合は縫合縁とは別の部位に膀胱瘻をおく．

4 術後の対応

- 7〜10 日目に膀胱造影を行い，カテーテルを抜去する．この時点で漏出を認めるようなら，さらに 1 週間ほどカテーテル留置として再度膀胱造影を試みる．

Suggested Readings

①日本泌尿器科学会，編．泌尿器外傷診療ガイドライン 2022 年版．医学図書出版; 2022.

〈中島耕一〉

7 尿路性器外傷・救急疾患

④尿道損傷 (urethral injury)

Point

- 球部尿道損傷の受傷機転は騎乗位墜落 (straddle type injury), つまり会陰部を打撲するような受傷が基本である.
- 膜様部尿道損傷の受傷機転は骨盤骨折を伴うような外傷が基本である.
- 逆行性尿道造影による受傷部位の確認が必須である.
- 不完全断裂の場合は, 尿道カテーテルが挿入できれば当面は問題ないが, スムーズに挿入できない時は尿道カテーテル留置 (特に盲目的な操作) を無理して行わない. かつては盲目的操作として糸状ブジー (見たこともない読者もいるだろう) なども利用したが, 今日においては軟性鏡を有効利用すべき時代であると思われる
- 受傷直後の尿道鏡での観察は否定しないが, 軟性鏡でないと疼痛のため困難なことが多い. また受傷部位は血腫で観察困難な場合が多いので洗浄で血腫除去ができなければ, これも無理しない.

1 症状

- 外尿道口からの血液の滴下, 肉眼的血尿, 排尿困難, 骨盤骨折の併存 (血尿が確認できれば不完全でも尿道の疎通性が保たれている可能性がある).

2 診断

1. 問診で受傷状況が会陰部や陰部の打撲のみで, 前部尿道損傷を疑う場合
   - 逆行性尿道造影: 濃いめの造影剤のほうが好ましい (ウログラフィン60%:生理食塩水=1:1).
   - 尿道鏡での観察は尿道造影ののちに行う.
2. 骨盤骨折を伴うような重篤な外傷で尿道損傷を疑う場合.
   - 意識のない場合などは腹部 CT を撮像した結果, 尿道損傷も疑われたりするわけで, その確認はあくまでも前部と同じ尿道造影による. 重要な観察点は前立腺が頭側に変位しているか. 膀胱頚部の裂傷を疑うかである.
3. 皮下血腫から見る受傷範囲
   - 陰茎部分だけの皮下血腫なら Buck 筋膜は破綻していない. 会陰部の蝶形の血腫を見た際は Buck 筋膜が破綻している 図1 図2.

3 処置

- 不完全断裂の診断であれば尿道カテーテルの留置を試みる. 盲目操作がスムーズでなければ, 内視鏡下でガイドワイヤー越しに先穴の開いたカテーテルを挿入する.
- 完全断裂, あるいは後部尿道損傷の場合は膀胱瘻を造設する.

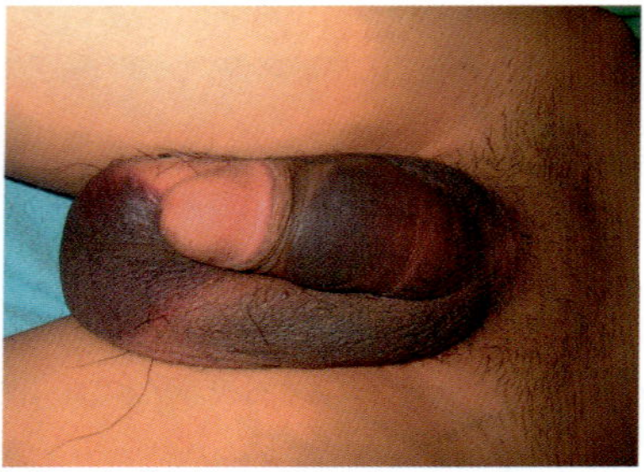

図 1 Buck 筋膜の破綻のない皮下血腫

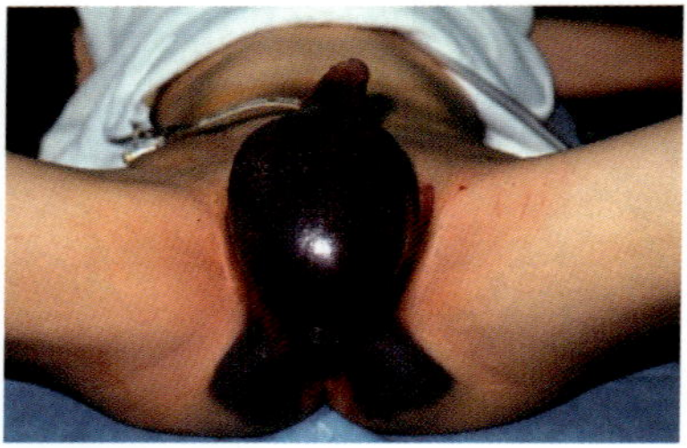

図 2 陰嚢内血腫と会陰部蝶形皮下出血斑

4 根治治療のタイミング

- 尿道カテーテル留置が可能であった場合．2 週間後くらいを目途に抜去を試みる．
- その後尿道再狭窄がくるかを確認する必要がある．本人の自覚をもとに受診してもらってよい．
- 尿道カテーテル留置が不可能であった場合．最低 3 カ月は待機して開放手術（尿道形成術）を検討する．
    - 経尿道的治療（尿道拡張と内尿道切開）は根治性が乏しい上に再発がほぼ必発と考えられ，尿道形成術を希望しない，あるいは併存疾患などから尿道形成術を施行できない場合で，非外傷性かつ前治療歴のない短い（1cm 以下）の単発球部尿道狭窄に限り，実施を検討する．つまり原則は尿道形成術である．
    - ただ，やむを得ない状況での，完全断裂症例に対して内視鏡治療で尿道の疎通性を確保する手段としては，膀胱瘻からと外尿道からの内視鏡挿入により受傷部の両端を直視下におき，穿刺針等で断裂部位を通過させ，外尿道口–膀胱–膀胱瘻でワイヤーループを形成し尿道内腔を疎通させる方法も知っておいてもよいと思われる（Int J Urol. 2001; 8: 202-4）．
- 前部・後部尿道損傷を問わず，治療後難治性の尿道狭窄を再燃する可能性と，特に後部尿道狭窄においては勃起障害や尿失禁の可能性については説

明をしておく

Suggested Readings

①日本泌尿器科学会, 編. 尿道狭窄ガイドライン 2024 年版. 医学図書出版; 2024.
②日本泌尿器科学会, 編. 泌尿器外傷診療ガイドライン 2022 年版. 医学図書出版; 2022.
③Gomez RG, Scarberry K. Anatomy and techniques in posterior urethroplasty. Transl Androl Urol. 2018; 7: 567-79.
開放手術のための解剖を理解するのに一読を勧める。

〈中島耕一〉

7 尿路性器外傷・救急疾患
⑤陰茎

Point

- 虚血性持続勃起症は緊急処置が必要であるが，非虚血性持続勃起症は自然治癒率が高いので，経過観察が有用.
- 虚血性持続勃起症の原因が，白血病細胞による閉塞であることがあるので，血液像検査も必要である.
- 嵌頓包茎はほとんどの場合，圧迫後の用手整復が可能なので，むやみに穿刺排液を行わないことが肝要である.
- 陰茎折症は夜中の救急受診が多い.

⑤-1. 持続勃起症（priapism）

1）定義

- 米国泌尿器科学会（AUA）の定義:「性的刺激．性的興奮と無関係である勃起が 4 時間を超えて持続している状態」
- 4 時間を超える場合は何らかの処置が必要 図 1.

2）分類

①虚血性持続勃起症
・陰茎海綿体からの血液流出が障害されるために組織の低酸素，アシドーシスに陥った状態.

②非虚血性持続勃起症
・陰茎海綿体に過剰な動脈血が流入している状態．会陰部の打撲の既往を聴取する.

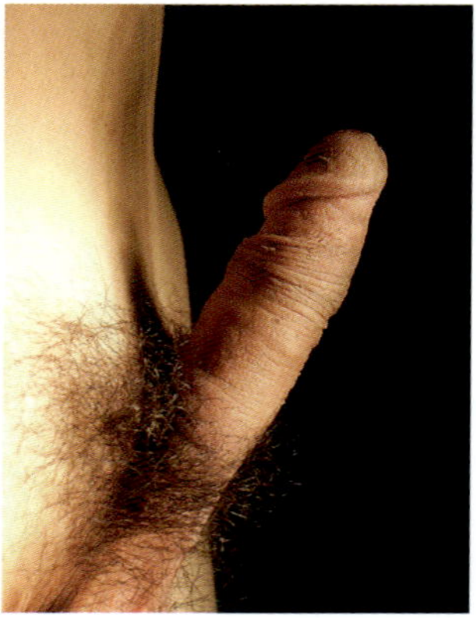

図 1 陰茎の硬直状態

表1 虚血性持続勃起症と非虚血性持続勃起症の鑑別

	虚血性持続勃起症	非虚血性持続勃起症
勃起状態	完全勃起	不完全勃起
疼痛	あり	なし
虚血状態	あり	なし
緊急処置	必要	必ずしも必要でない
先行する会陰部打撲	なし	あることが多い
海綿体血液ガス分析	静脈血	動脈血
血液学的異常	あることが多い	ないことが多い
カラードプラ US	乱流なし	乱流あり
海綿体内（自己）注射	時々あり	時々あり

(Bivalacqua T, et al. J Urol. 2022; 208: 43-52)

③ stuttering（吃音の意）priapism

・疼痛を伴う不随意に繰り返される持続勃起．やがて虚血性持続勃起に移行．

3）疫学

- 海外では 95%以上が虚血性（その多くは鎌状赤血球症）．
- 本邦では虚血性：非虚血性＝2：3 で虚血性の方が少ない．

4）鑑別

- **表1** を参照．

5）原因

①血栓塞栓因子

・鎌状赤血球症，白血病，悪性リンパ腫．若年者の持続勃起症例では特に注意が必要．

・抗凝固療法，腫瘍の海綿体転移，外傷，炎症など．

②神経因子

・中枢・末梢神経系疾患，糖尿病，過度の性交・自慰など．

③薬物性・化学物質性因子

・Trazodone, chlorpromazine などの向精神薬．

・過量の PDE（ホスホジエステラーゼ）5 阻害薬，アルコールなど．

④医原性因子

・Papaverine, phenoxybenzamine, phentoramine, PGE_1 などの血管拡張物質の海綿体内注入．

6）補助診断

- 虚血性持続勃起症
  - ・pH<7.25，PO_2<30cmH_2O，PCO_2>60cmH_2O
- 非虚血性持続勃起症
  - ・Compression sign：会陰部（陰茎海綿体脚部）を圧迫することにより勃起が消退する．

7）治療

- 治療手順

診察・海綿体内血液ガス分析・カラードプラ検査 図2・CT-angiography

↓（左）非虚血性持続勃起症 → 経過観察 → 海綿体動脈撮影・塞栓術

↓（右）虚血性持続勃起症 → 脱血・海綿体洗浄 → 交感神経刺激薬 → 遠位シャント術 → 近位シャント術

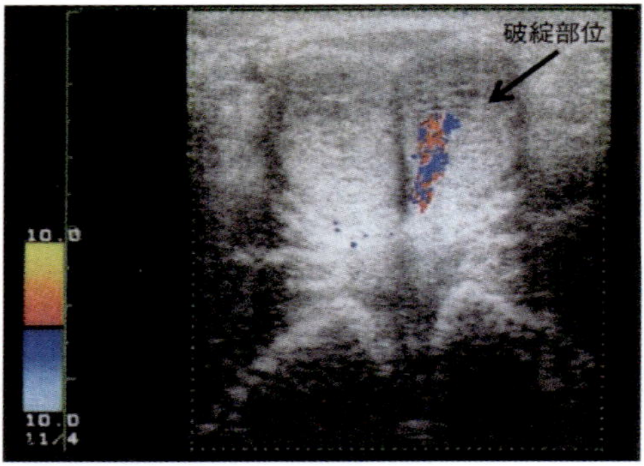

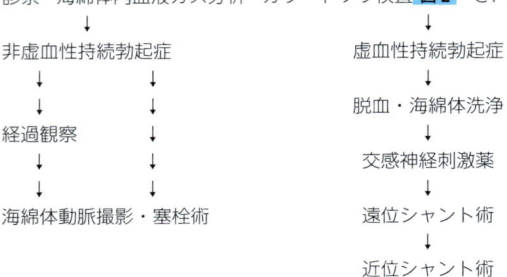

図2 陰茎のカラードプラ像
（海綿体動脈に乱流が認められる）

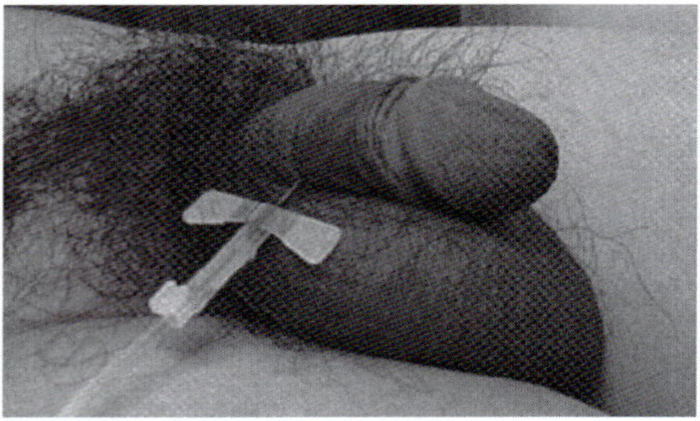

図3 処置後に勃起が解消した状態
陰茎背側の神経血管束や尿道海綿体に穿刺しないように，2時〜3時，9時〜10時の位置に翼状針を穿刺する．3〜4号ネラトンで根部を拘扼し，交感神経刺激薬を注入する．

- 虚血性持続勃起症の治療
  ①脱血・海綿体洗浄・交感神経刺激薬であるフェニレフリン 1mg を 10mL の生食で希釈し，2mL ずつ注入してみる **図 3**.
  ②経皮的遠位シャント術 **図 4**
  - 経皮的遠位シャント術は局所麻酔でも施行可能なので，ぜひトライしてみてもらいたい．この際の局所麻酔は 1% キシロカインで陰茎根部麻酔である．4 方向に 2mL ずつ注入する．計 8mL．この際は単に皮下に注入するのではなく<u>海綿体白膜直上</u>に薬液を注入するように意識する．経皮的遠位シャント術の首尾がよくなかった際の次の手として，開放遠位シャント術や開放近位シャント術があるが，これらは経験豊富な施設に依頼してもよいかもしれない（成書参照）.
- 非虚血性持続勃起症の治療
  ①経過観察
  ②選択的動脈塞栓術
  - 永久的塞栓：コイル，エタノールなど
  - 一時的塞栓：自己血餅，スポンゼルなど
  - 有効率 90%前後（1 回での治癒は 60～70%程度）
  - 塞栓術後の勃起障害（ED）発症率は海外では 15～20%，わが国の過去 10 年間の報告では 3.8%で大半は 3 カ月以内に回復していた.

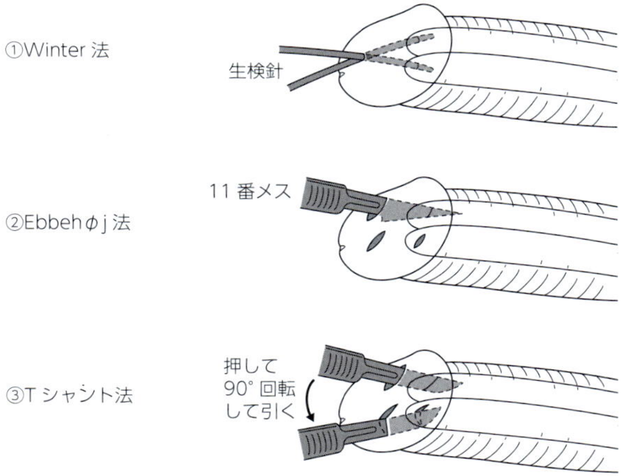

図 4 **まず試すべき経皮的遠位シャント術**（日本性機能学会，日本泌尿器科学会，編．ED 診療ガイドライン 第 3 版．リッチヒルメディカル; 2018 ©日本泌尿器科学会）

⑤-2. 嵌頓包茎（paraphimosis）

1）原因

- **図 5** **図 6** のように，包皮口の狭い包茎の場合に，無理に包皮を翻転して

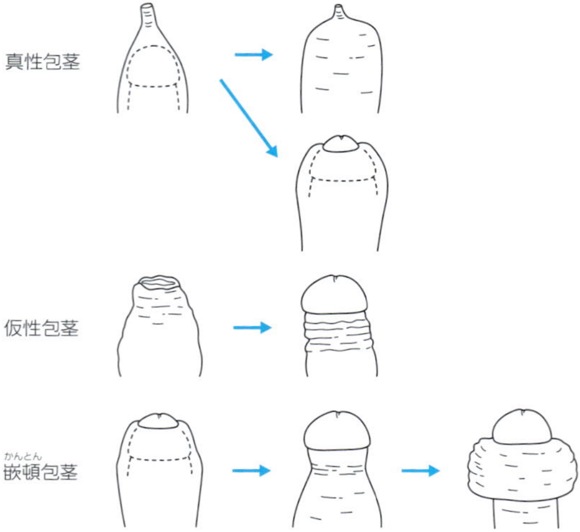

図 5 包茎の種類

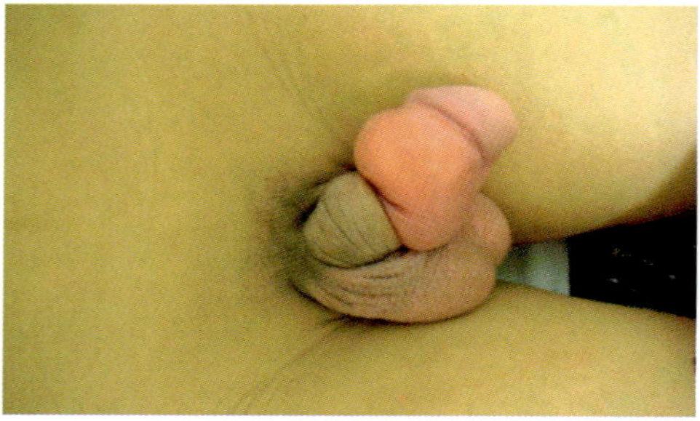

図 6 嵌頓包茎

亀頭を露出したままにしておくと，狭い包皮口によって冠状溝部が絞扼されて血管やリンパ管の血流障害をきたし，冠状溝直下の包皮が浮腫状に腫脹し，亀頭は赤紫色に腫大し，包皮内に環納できなくなる状態.

- 放置しておくと絞扼部で皮膚が炎症を起こして亀裂を生じ，腫脹が増大して激しい痛みを伴うことがあり，最悪の場合壊死に至る.

2）予防法

- 亀頭を露出したら，洗ってすぐ環納する習慣を身に付ける.

3）治療法

- 浮腫状の包皮を手掌でしばらく強く握って浮腫を軽減させ，亀頭を包皮の中に押し込むようにすると亀頭を包皮内に環納できる．その後は自然に腫れが引いていく.
- 用手的な整復ができない場合には，陰茎背側で包皮口を縦切開し，血流障害を解除することで，包皮の整復が可能となる（背面切開術）.
- 緊急手術が不要な場合でも，根本的な治療として，時期を改めて環状切除術が検討される.

⑤-3. 陰茎折症（penile fracture）

- 勃起した陰茎に過度の力が加わったことによって，浅陰茎背静脈などの血管の破綻による内出血や陰茎海綿体白膜などの組織が断裂して，陰茎が著しく変形したり腫大する外傷.
- 白膜のみにとどまらず，陰茎海綿体自体に裂傷を生じる場合がある.
- ほとんどは勃起時に発症するため，比較的勃起の多い 20～30 代によく見られる疾患である.
- 発症時にはポキッっと折れた感じがして，血腫を生じ腫大することが多い. なお，損傷は陰茎海綿体に起こる場合が多いが，稀に尿道海綿体が損傷する場合もある **図7**.

1）原因

- 可及的にマスターベーションで勃起した陰茎を不自然な方向に無理に屈曲させたり，性交時に陰茎に過度な外力の掛かる体位で行った場合に起こる.

2）治療

- 可及的に緊急手術を行う. 陰茎根部の陰茎海綿体白膜の裂傷が多いので，損傷部位の包皮を環状切開して，陰茎海綿体白膜を縫合閉鎖する.
- 諸事情により緊急対応できないこともある. その場合受傷部白膜の線維化などにより勃起力が減弱する可能性があることは説明する.

3）予後

- 術直後の勃起予防としての抗男性ホルモン投与は全く必要ない.
- 適切な白膜の修復がなされれば機能は維持されることが大半だが，勃起時の痛みを訴える症例が散見される.

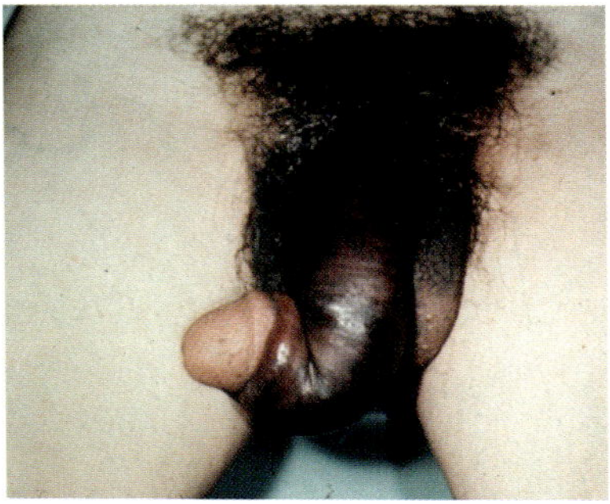

図7 陰茎折症

Suggested Readings

①泌尿器科検査パーフェクトガイド．臨泌．2017；71(4)．
②泌尿器 Care & Cure Uro-Lo．特集：まるごとウロエマージェンシー．2017；22(3)．
③日本性機能学会，日本泌尿器科学会，編．ED 診療ガイドライン 第 3 版．リッチヒルメディカル；2018．

〈中島耕一〉

7 尿路性器外傷・救急疾患
⑥精巣

Point

- 精巣外傷は，精巣白膜が断裂しているかどうかで緊急手術を決定する．
- 精索捻転症は，突然に発症した精巣を含む陰嚢部の痛みである．
- 精索捻転症を疑う場合は，緊急手術が必要である．

⑥-1．精巣外傷（testicular injury）

1 疫学

- 精巣外傷は，陰部を強打した場合に起こる．挫創と破裂がある．ケースは様々であるが，ボールによる陰部打撲，自転車事故，オートバイ事故などである．
- 稀に交通外傷の際に，陰嚢内から精巣が逸脱してしまうことがある（精巣脱出症）．鼠径管を経て腹腔内や大腿部あるいは鼠径管内に逸脱する．用手的にせよ観血的にせよ修復を要する．陰嚢の視触診および陰嚢超音波検査による確認が重要である．

2 症状・徴候

- 精巣外傷は，陰嚢の皮下出血，陰嚢部の痛み，腫脹である．

3 診断に必要な検査

- 7.5MHz などの高周波探触子（表在型プローブ）を用いる．精巣外傷を疑う場合は，精巣白膜の断裂がないかどうかを確認する．

4 治療

- 精巣外傷の場合は，精巣白膜が断裂していれば，緊急手術にて白膜の修復および脱出した精巣組織を戻す．しかし，精巣外傷がひどい場合は，精索および精管を結紮し，精巣摘出を行う．
- 精巣挫創で陰嚢内血腫をきたした場合，疼痛の程度や血腫の量，感染の状況によっては血腫除去術を行う．ただし，大抵の血腫は 1 カ月程度で消失することが多い．

5 経過観察

- 精巣外傷（挫創）で手術をせずに経過を見たときは，陰嚢部の痛みや腫脹がひどくならないかどうか，自己観察を行ってもらい，何かあればすぐに受診してもらう．

⑥-2. 精索捻転症 (torsion of spermatic cord)

1 疫学

- 精索捻転症は，精索が捻転し，精巣への血流が途絶することによって起こる．多くは，12～20 歳台に起こる．

2 症状・徴候

- 精索捻転症は，陰嚢部の痛み，腫脹である．痛みは下腹部まで及ぶこともある．

3 診断に必要な検査

- 7.5MHz 表在型プローブを用いる．精索捻転症を疑う場合は，精巣のカラードプラ法を行う．カラードプラでは，本来，精巣への血流が確認できるのに対して，精巣への減弱した血流や血流が全くみられない精巣が確認できる．

4 治療

- 精索捻転症は発症して 6 時間以内に治療を行うことが原則である．まずは用手的整復を試みる．
  - ・徒手整復の方法：一般的に陰嚢を足側から見上げた際に左右とも外側に回転させてみる（左精巣は時計回り，右精巣は反時計回り）ことが言われている．あるいは回した側で痛みが増強するとその反対側に回すのが正解とも言われている．

  ＜捻転が改善した場合＞
  - ・それまで痛がっていた様子は全くなくなり平常心を取り戻す．

  ＜整復してもうまくいかない場合＞
  - ・外科的手術を行う．
  - ・捻転の解除を行い，患側および対側の精巣固定術を行う．
  - ・長時間が経過しており，捻転を解除しても精巣への血流が確認できない場合は精巣摘出を行う．

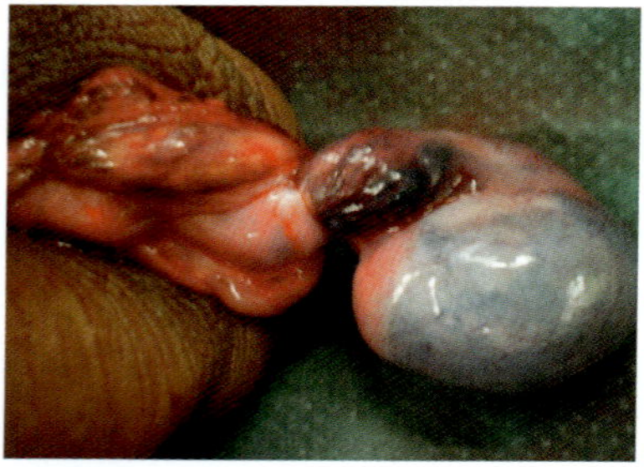

図 1 精索捻転症の術中写真

- **図 1** は精索捻転症における術中写真である．精索が捻じれているのがわかる．

5 経過観察

- 精索捻転症で徒手整復にて捻転が改善した場合は，後日に両側精巣固定術を行う．

6 その他

- 精索捻転症が最後まで否定できないときは，ためらわずに手術に踏み切る．

Suggested Readings

①泌尿器科診療ベスト NAVI．臨泌．2022; 76(4 増刊)．
泌尿器科疾患の診断から治療まで専門的に幅広く読める．
②迫田晃子，長　雄一，右田美里，他．精巣，陰嚢，鼠径領域の異常．小児科診療．2017; 67. 595-601.
小児領域であるが，精巣・鼠径部の異常に関して比較的まとまって記述されている．

〈小林秀行〉

8 尿道狭窄症

Point

- ► 尿道ブジーや内視鏡的尿道切開術は，狭窄 1cm 未満の球部尿道狭窄の根治目的に 1 回まで.
- ► 尿道形成術は，狭窄 1cm 以上，多発狭窄，振子部尿道狭窄，閉塞など.
- ► 尿道端々吻合は，2.5cm 未満の近位球部尿道狭窄.
- ► 口腔粘膜移植や包皮島状皮弁は，振子部尿道狭窄，2.5cm 以上の近位球部尿道狭窄，遠位球部尿道狭窄.
- ► 尿道下裂など血流の不良な陰茎には，包皮島状皮弁.
- ► 尿道下裂術後尿道内発毛に対しては，顕微鏡下毛根摘除術.

[尿道狭窄症の英語表記に関して]

- Urethral stricture：海綿体の線維化に伴い尿道内腔が狭窄あるいは閉塞するという病態 → 尿道海綿体が存在する前部尿道の狭窄においてのみ使用.
- Urethral stenosis, urethral obstruction：尿道海綿体に覆われていない後部尿道の狭窄に使用.

1 疫学

- 尿道狭窄症の発生率は，高齢者男性の約 1%である.
- 内視鏡的尿道切開術やブジーなどによる尿道拡張術は，効果の持続は短く，長期的には 100%近くが再発する.
- 尿道形成術は，尿道狭窄症のゴールドスタンダード治療である．長期的な再発率は，尿道吻合術で 1.2%から 14%，口腔粘膜移植では最大で 58%で，尿道吻合のほうがよい．また，喫煙歴，長い狭窄長，振子部尿道，尿道形成術後再手術例で再発率が高くなる.

2 症状・徴候

- 尿道外傷・経尿道的手術既往・尿道カテーテル留置既往・尿道下裂手術既往，苔癬硬化症既往などがあり，尿の勢いの低下，排尿時間の延長，排尿痛，残尿感，排尿困難，尿閉などの症状を呈する.

3 診断に必要な検査

- 尿流量測定，超音波検査（前立腺サイズ，残尿量），尿道造影検査，内視鏡検査
- 典型的な検査所見を以下に示す **図 1** ～ **図 5**.

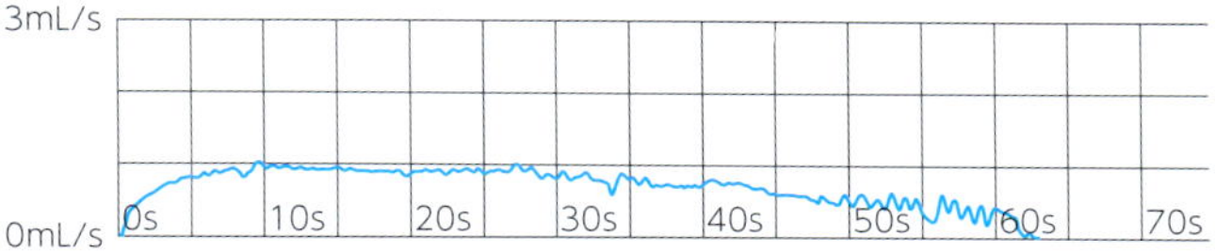

図 1 術前の尿流測定

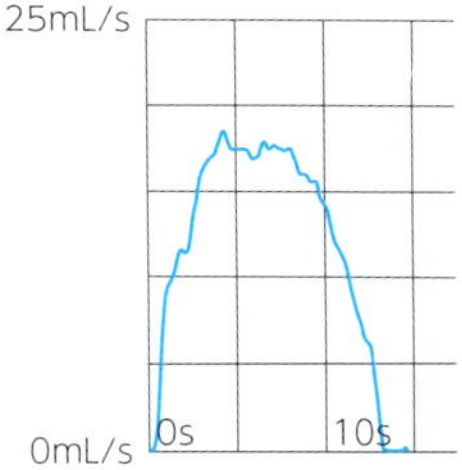

図 2 術後の尿流測定

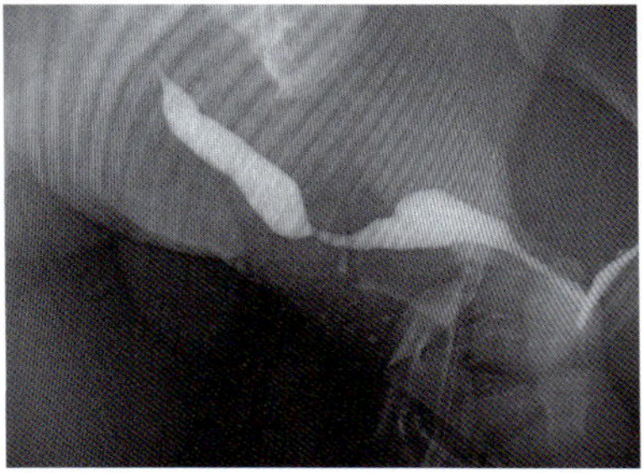

図 3 逆行性尿道造影検査

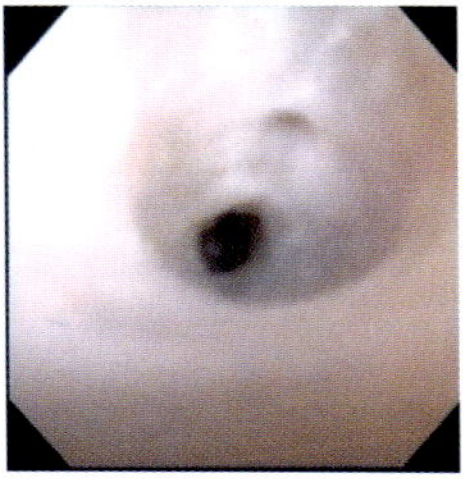

図 4 尿道狭窄部の内視鏡所見

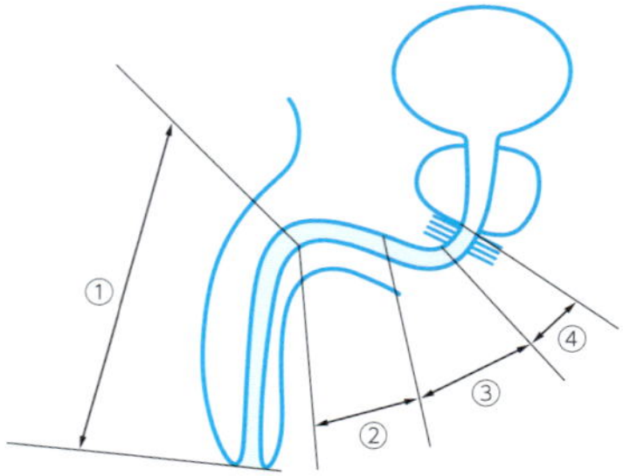

図5 尿道部位の名称
①〜③が前部尿道，④および前立腺部尿道，膀胱頚部が後部尿道．

4 治療

1）尿道ブジーや内視鏡的尿道切開術

- 狭窄の長さが 1cm 未満の球部尿道狭窄に試みてもよい．ただし，根治目的は 1 回までである．尿道ブジーや内視鏡的尿道切開術を頻回行うと，狭窄や周囲の瘢痕化が悪化することがある．

2）尿道形成術

- 狭窄の長さが 1cm 以上，多発狭窄，振子部尿道狭窄，閉塞などに推奨される．術式には，狭窄部を切除して尿道を端々吻合する方法，口腔粘膜移植法，包皮島状皮弁法がある．

a）尿道端々吻合

・狭窄の長さが 2.5cm 未満の近位球部狭窄が対象である．狭窄が 2.5cm 以上や遠位の狭窄では，再狭窄や陰茎弯曲の可能性が生じる．

b）口腔粘膜移植法や包皮島状皮弁法 **図6**

・振子部尿道狭窄，2.5cm 以上の近位球部尿道狭窄，遠位球部尿道狭窄が対象である．

・口腔粘膜移植は，血流のない組織なので，血流が豊富な移植床に口腔粘膜を 1 週間ぴったりと圧迫固定する必要がある **図7**．

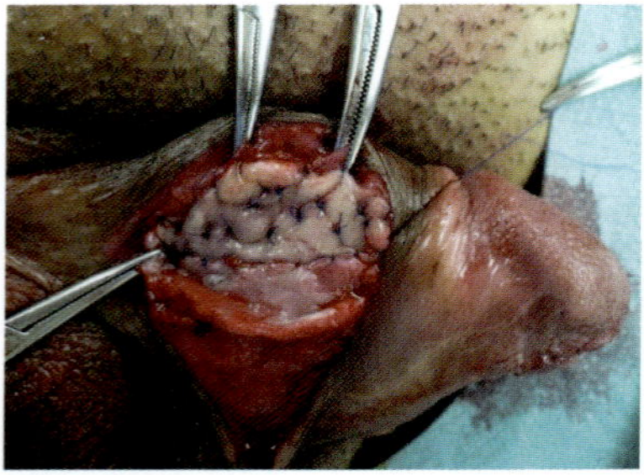

図6 口腔粘膜移植をしたところ

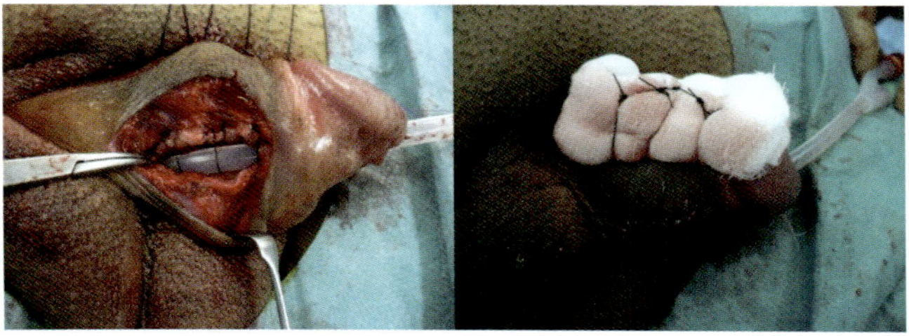

図 7 移植した口腔粘膜の圧迫固定（カテーテルを逆タイオーバー法で固定）

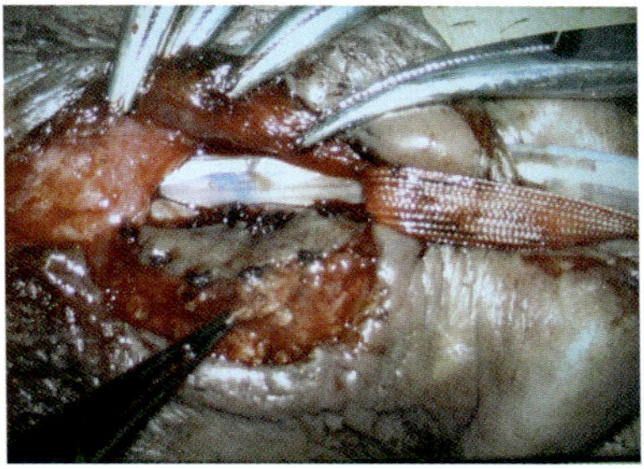

図 8 包皮島状皮弁を作成したところ
血流を温存するため皮下組織と皮膚をバイクリルで固定

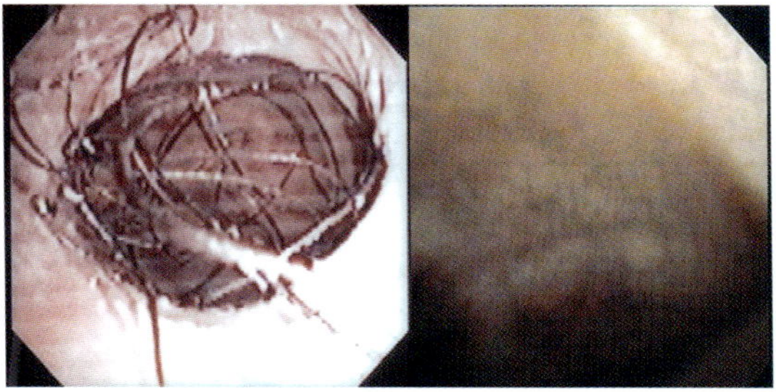

図 9 顕微鏡下毛根摘除術前（左）後（右）

- 圧迫固定をしっかり行うために二期的に行う場合もあるが，我々は尿道カテーテルによる逆タイオーバー法を考案して，一期的に手術を行っている．
- 包皮島状皮弁を作成する上で重要なのが，毛のない部位の皮弁，島状皮弁にするため血流を阻害しないよう顕微鏡下に丁寧に作成することである **図 8**．
- 尿道下裂など血流の不良な陰茎には，包皮島状皮弁が推奨される．

3）顕微鏡下毛根摘除術 図 9

- 尿道下裂術後尿道内発毛に対して，皮弁により作成された有毛尿道を全て置き換える場合，再狭窄などのリスクが伴う．そこで我々は顕微鏡下毛根摘除術を考案して，良好な結果を得ている．

5 経過観察

1）尿道カテーテル留置

- 尿道カテーテルは，1～2 週間留置，入院が 1 週間の場合は尿道カテーテルを留置したまま退院となる．

2）感染対策

- 尿道狭窄症例は，尿路感染を合併したり，耐性菌が存在したりするので，手術前に尿培養を行い，有効な抗菌薬を特定しておくとよい．

3）勃起対策

- 皮弁を使用する場合，手術中に人工勃起させまたは勃起を想定した皮弁デザインを行う．手術後も弾性包帯を巻いて，夜間勃起現象に備える．勃起対策も 2 週間行う．

4）経過観察

- 経過観察は，尿流測定を 1 カ月目，2 カ月目，3 カ月目，6 カ月目と行う．尿道狭窄の最初の再発リスクは 2 カ月目に起こるので，これで問題なければ良好な経過をたどることが多い．しかし，長期的には再発リスクはある．

Suggested Readings

①Wessells H, Angermeier KW, Elliott S, et al. Male Urethral Stricture: AUA Guideline. J Urol. 2016; 197: 182.
内尿道切開や尿道ブジーの適応や回数についての推奨が記載されている．

〈永尾光一〉

9 腎囊胞

Point

- 腎囊胞は単純性と複雑性に分類される．両側多発性の場合は遺伝性疾患を疑う．
- 両側多発性囊胞腎の場合は腎臓内科医にコンサルトする．その他は，Bosniak 分類に基づいて治療方針を決定する．
- 単純性腎囊胞は通常，無症状だが，有症状の場合は硬化療法，開窓術が選択される．
- 複雑性腎囊胞の Bosniak 分類カテゴリーⅡF は悪性化する可能性がある．

⑨-1. 単純性腎囊胞（simple renal cyst）

1 疫学

- 50 歳以上に高頻度に発生し，男性に多い．

2 症状・徴候

- 通常は無症状，出血，血尿，痛み，腹部腫瘤，囊胞感染，高血圧を伴うことは稀である．

3 診断に必要な検査

- 超音波：囊胞は丸く，滑らかな壁ではっきりとした境界がある．囊胞内は無エコー（無響音）で，後方増強エコーを示す．
- CT：囊胞は周囲の実質との境界が明瞭で，壁は滑らかで薄い．囊胞内の液体は均一で，水と類似の密度を示す．
- MRI：囊胞は T1 強調画像で低信号，T2 強調画像で高信号を示す．

4 病型・リスク分類

- Bosniak 分類（巻末資料 19 を参照）
  - カテゴリーⅠ：良性の単純性腎囊胞または複数の腎囊胞で，壁が薄く（2mm 以下），隔壁，石灰化，固体成分がない 図 1a．
  - 孤立性あるいは，多発性で両側性の場合がある．

5 治療

- 有症状の場合は硬化療法，開窓術が選択される．

6 経過観察

- 基本的に経過観察の必要なし，

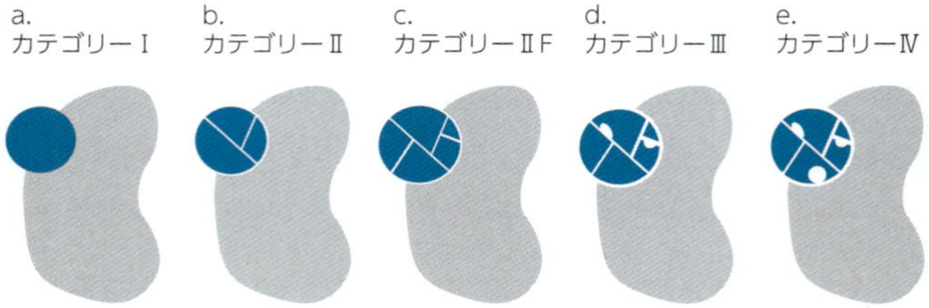

図1 Bosniak 分類

⑨-2. 複雑性腎囊胞（complicated renal cyst）

1 疫学

- 複雑性腎囊胞の発生頻度や有病率に関する正確なデータはない.

2 症状・徴候

- 通常は無症状だが，出血，感染を伴うことがある.

3 診断に必要な検査

- 超音波：腎囊胞の内部に，隔壁や結節性病変を認める.
- CT：囊胞内部に隔壁や結節性病変を認め，造影早期に濃染の有無を確認することが重要.
- MRI：CT 結果に補足的に行う場合は造影 MRI を行う.

4 病型・リスク分類

- Bosniak 分類（CT による，2019 年の proposed update）（巻末資料 19 を参照）
  - ・カテゴリーⅠ：境界明瞭，薄い（≦ 2mm）平滑な囊胞壁；均一な単純性の内容（－9～20HU）；隔壁や石灰化なし；囊胞壁は増強効果を示す場合がある.
  - ・カテゴリーⅡ：6 つのタイプがあり，いずれも境界明瞭で薄い（≦ 2mm）平滑な囊胞壁；
    1. 薄い（≦ 2mm），少数（1～3）の隔壁を有する囊胞性腫瘤；隔壁と囊胞壁は増強効果を示す場合があり，また，下記の石灰化を伴うことがある.
    2. 単純 CT で均一な高吸収域（≧ 70HU）の腫瘤.
    3. 腎腫瘤性病変用の造影プロトコールで均一かつ造影効果のなしの＞20HU の腫瘤で下記の石灰化を伴う場合がある.
    4. 単純 CT で－9～20HU の均一な腫瘤.
    5. 門脈相の CT で 21～30HU の均一な腫瘤.
    6. 腫瘍の特徴を明記するのには小さすぎる均一な低吸収域な腫瘤

    腎癌：＜1％

・カテゴリーⅡF：平滑で最小限の肥厚（3mm）と増強効果を有する囊胞壁，あるいは 1 つ以上の増強効果を有する隔壁の平滑な最小限の肥厚（3mm），あるいは多数の（≥ 4）平滑な薄い（≤ 2mm）の増強効果を有する隔壁を有する囊胞性腫瘤.
腎癌：0%～38%
・カテゴリーⅢ：1 つ以上の増強効果を有する肥厚した（≥ 4mm 幅）または増強効果を有する不整な〔≤ 3mm の立ち上がりが鈍角（obtuse margin）で凸型に突出〕囊胞壁あるいは隔壁を有する腫瘤.
腎癌：25%～100%（約 50%）
・カテゴリーⅣ：1 つ以上の増強効果を有する結節〔≥ 4mm の鈍角な立ち上がりを有する（obtuse margin）凸型の突出，あるいは鋭角な立ち上がり（acute margin）を有する孤立性の凸型の突出（大きさは問わない）〕.
腎癌：56%～100%（約 90%）
・CT で厚い石灰化または結節状の石灰化が豊富；高吸収，均一，造影効果がなく 3cm を超える腫瘤；または〔多数の（4 個以上の）非強調性隔壁または 3mm 以上の造影されない隔壁または囊胞壁を含む

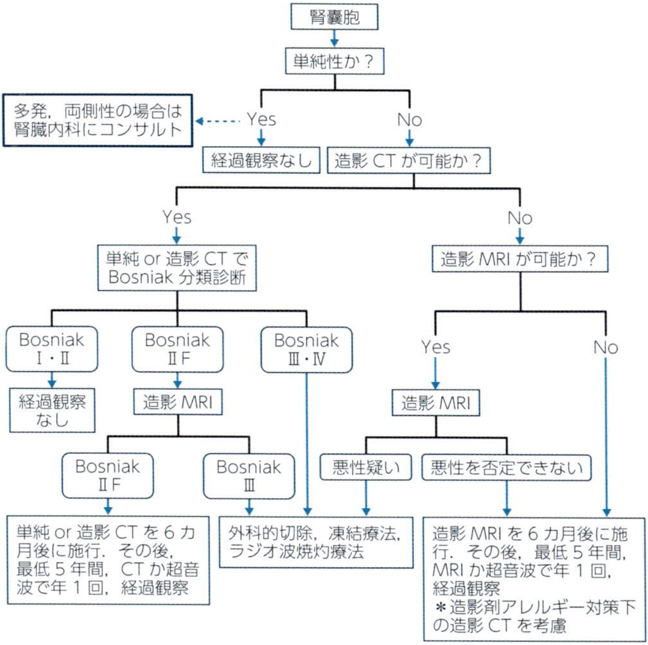

図 2 Bosniak 分類に沿ったアルゴリズム

が，これらに限定されない〕の腎腫瘤で，Bosniak 分類に影響を与える可能性のある潜在性の造影部分の有無を同定するために，Bosniak 分類を決定する前に MRI で描出するのが最善な可能性がある．

5 治療

- ①アクティブサーベイランスあるいは，画像検査で悪性所見を疑う場合は外科的切除．
  *腎機能障害，単腎，高齢者等の患者背景により，凍結療法やラジオ波焼灼療法（高周波アブレーション）が治療方針の選択肢になり得る．
- ②アクティブサーベイランスあるいは，画像検査で悪性所見を疑う場合は外科的切除．

6 経過観察

- Bosniak 分類に沿ったアルゴリズムを 図2 に示す．
  - カテゴリーⅡ：6～12 カ月おきに画像検査（超音波）．
  - カテゴリーⅡF～Ⅳ：最初の 1 年間は 6 カ月おき，その後，最低 5 年間は 12 カ月おきに画像検査（CT，MRI，超音波）．

⑨-3. 多発性嚢胞腎（polycystic kidney）

- 常染色体優性多発性嚢胞腎（autosomal dominant polycystic kidney disease：ADPKD）と常染色体劣性多発性嚢胞腎（autosomal recessive polycystic kidney disease：ARPKD）に大別される．

1 疫学

- ADPKD はおおよそ 4,000 人に 1 人，ARPKD は 10,000～40,000 人に 1 人の有病率である

2 症状・徴候

- ADPKD は 30～40 歳台まで無症状であることが多く，初発症状として腹痛・腰背部痛，肉眼的血尿，腹部膨満感などがある．急性疼痛は嚢胞出血，感染，尿路結石であることが多い
- ARPKD は胎児期より超音波検査にて診断されることもあり，出生後早期に末期腎不全に至ることもある．また乳児期以降，腹部膨満，肝脾腫にて診断される場合もある．

3 診断に必要な検査

- 診断基準を 表1 表2 に示す．
- 病歴：家族歴（腎疾患，頭蓋内出血など），既往歴
- 自覚症状：血尿，腹部膨満，疼痛など
- 身体所見：血圧，腹囲，心音，腹部所見，浮腫
- 尿検査：尿一般検査，尿沈渣，尿蛋白
- 腎機能：血清クレアチニン，eGFR（推算糸球体濾過量）

JCOPY 498-06431

表1 ADPKD 診断基準

1. 家族内発生が確認されている場合 1）超音波断層像で両腎に嚢胞が各々 3 個以上確認されているもの 2）CT, MRI では両腎に嚢胞が各々 5 個以上確認されているもの 2. 家族内発生が確認されていない場合 1）15 歳以下では CT, MRI または超音波断層像で両腎に各々 3 個以上嚢胞が確認され，以下の疾患が除外される場合 2）16 歳以上では CT, MRI または超音波断層像で両腎に各々 5 個以上嚢胞が確認され，以下の疾患が除外される場合
除外するべき疾患 多発性単純性腎嚢胞 尿細管性アシドーシス 多嚢胞腎（多嚢胞性異形成腎） 多房性腎嚢胞 髄質嚢胞性疾患（若年性ネフロン癆） 多嚢胞化萎縮腎（後天性嚢胞性腎疾患） 常染色体劣性多発性嚢胞腎

（厚生労働省進行性腎障害調査研究班「常染色体優性多発性嚢胞腎診療ガイドライン（第 2 版）」）

表2 ARPKD 診断基準

1. に加えて 2. の 1 項目以上を認める場合に ARPKD と診断する．
1. 皮髄境界が不明瞭で腫大し高輝度を示す典型的超音波画像診断 2. a）両親に腎嚢胞を認めない．特に 30 歳以上の場合 b）臨床所見，生化学検査，画像所見などにより確認される肝線維症 c）ductal plate の異常を示す肝臓病理所見 d）病理学的に ARPKD と確認された同胞の存在 e）両親の近親婚

（Sweeney WE, et al. Childhood Polycystic kidney disease. In: Avner ED, et al, editors. Pediatric Nephrology. 7th ed. Springer; 2016. p.1103-53）

- 画像検査：腎嚢胞の程度やサイズのみならず，合併症の検索も行う．
- その他：腹部超音波検査，CT（肝，膵，脾，卵巣の嚢胞，胆管系拡張の有無），頭部 MRA（脳動脈瘤の合併），心エコー（心臓弁逆流の有無）

4 病型・リスク分類

- ADPKD の原因遺伝子
  - 80%：*PKD1* 遺伝子（16 番染色体 16p13.3 に位置）
  - 15%：*PKD2* 遺伝子（4 番染色体 4q21 に位置）
  - 5%：上記遺伝子変異を検出できない，または，その他の遺伝子変異
- ARPKD の原因遺伝子
  - *PKHD1* 遺伝子（6 番染色体 6p12.3-p12.2 に位置）

5 治療

- ADPKD
  - 根治療法がなく，以下の治療で進行を抑制し，合併症を管理することが重要．
  - 進行抑制治療
    - ▷ 降圧療法：血圧を適正に保つことが腎機能悪化を抑制するために重

要．レニン・アンジオテンシン系阻害薬が第一選択薬．
▹ 飲水：1日2.5〜4L．バソプレシンの分泌を抑制する効果が期待される．
▹ 食事管理：塩分制限，適正なカロリー摂取．腎機能に応じて蛋白質制限．
▹ 薬物療法：バソプレシンV2受容体拮抗薬の進行抑制効果が期待される．
✓経口薬：トルバプタン
✓点滴静注製剤：トルバプタンリン酸エステルナトリウム
・合併症治療
▹ 脳動脈瘤：スクリーニングと外科的治療
▹ 嚢胞感染：ニューキノロン系抗菌薬（乱用を避ける）とドレナージ
▹ 嚢胞出血：トラネキサム酸．輸血が必要になる場合は腎動脈塞栓療法や外科的手術を考慮．
▹ 腎臓痛：アセトアミノフェン，無効時非ステロイド抗炎症薬（NSAIDs）（腎機能低下をきたしている患者に対してはNSAIDsの使用は控える）
▹ 尿路結石：一般的な尿路結石と同様，代謝障害に基づく再発予防法が提案される．
・進行して末期腎不全に至った場合は，腎代替療法（透析・腎移植）が必要．

▪ ARPKD
・胎児超音波検査でARPKDが疑われた場合，出生後の集中治療（人工換気を含む）に備える必要がある．
・肝線維症と腎機能障害に対する対症療法で，肝不全には肝移植，末期腎不全に対しては透析療法や腎移植が必要になる．

Suggested Readings

①**Silverman SG, Pedrosa I, Ellis JH, et al. Bosniak Classification of Cystic Renal Masses, Version 2019: An Update Proposal and Needs Assessment. Radiology. 2019; 292: 475-88.**
Bosniak分類が2019バージョンに改訂された．かつてCT所見での分類であったが，MRI所見も加えられた．各カテゴリーについて解説されている．
②**成田一衛，厚生労働科学研究費補助金難治性疾患等政策研究事業（難治性疾患政策研究事業）難治性腎障害に関する調査研究班（2020），エビデンスに基づく多発性嚢胞腎（PKD）診療ガイドライン2020.**
一般事項から専門的診断・治療を網羅している．

〈板橋淑裕〉

10 腎不全外科

Point

- 腎不全に対する治療として血液透析，腹膜透析，腎移植があげられ，脈管・腹部・尿路についての外科的手技が求められる．
- 上記の腎不全治療に関連する主な外科手技として，①バスキュラーアクセス，②腹膜透析用カテーテル，③腎移植があげられる．

1 疫学

- 現在，本邦には34万人以上の透析患者（血液透析・腹膜透析）がおり，血液透析が95%以上を占めている．
- 腎移植（生体腎・献腎）は年間約2,000例行われており，生体腎移植が約90%近くを占めている．

2 バスキュラーアクセス

1）術前評価

- 触診や超音波によって両側の前腕および上腕の表層静脈において，血管の太さや硬さ，拡張などの状態を確認する．
- 動脈については拍動の有無（石灰化よる拍動の減少や消失を確認）や血管径，位置，深さを確認する．
- 心機能についてはシャントによる前負荷が生じるため，術前に評価を要する．
- 上記，総合的な評価によって，バスキュラーアクセスの方法を検討する．

2）手術手技

- 現在，血液透析に際してのバスキュラーアクセス（VA）の主な方法として①AVF：arteriovenous fistula（自己血管），②AVG：arteriovenous graft（人工血管），③動脈表在化，④短期用（カフなし）・長期用（カフあり）VAカテーテル留置がある 図1．
- AVFは左（もしくは右）前腕において橈側皮静脈と橈骨動脈の端側もしくは側々吻合を6-0ないし7-0血管縫合糸を用いて行う．閉塞した場合は，一般的に対側もしくは中枢側へAVFの再建を行う．
- AVGはAVF造設のための表在血管が乏しい場合に選択が考慮され，前腕もしく上腕に動脈から静脈へ人工血管をループ状に設置する．
- AVFおよびAVGでは術中・術後にシャント音を聴診し，血流の状態を確認することが重要である．
- シャントによる心負荷が予想される場合や，心機能低下例などには動脈表在化やVAカテーテル留置が推奨される．

3）合併症

- 主な合併症としてシャント閉塞・狭窄，シャント瘤，シャント感染，シャント過血流，スティール症候群などがあげられる．

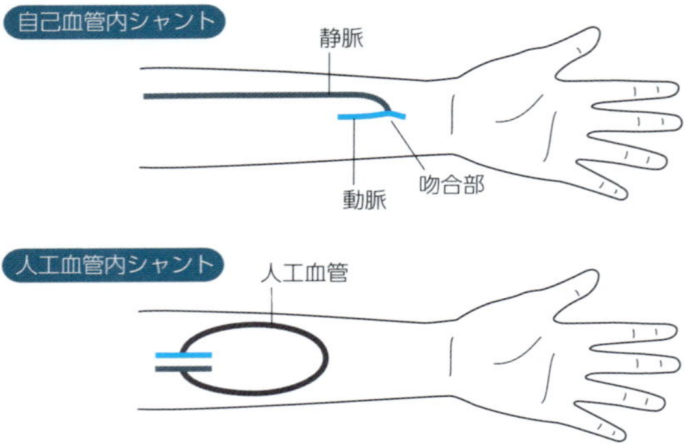

図1 AVF と AVG

- 現在，シャント閉塞・狭窄に対する治療は経皮的血管形成術（PTA：percutaneous transluminal angioplasty）が第一選択である．造影下もしくはエコー下に血管狭窄部の拡張および血栓除去を行う．特にシャント感染（シャント感染瘤）は，緊急性が高く早急な対応が求められる．

3 腹膜透析用カテーテル留置

1）術前評価

- 腹膜透析では腹膜透析液を腹腔内に注液・排液するため，腹膜透析用カテーテルの留置を行う．このため手術に際して，腹腔内臓器の疾患，腹腔内手術の既往についての確認が必須である．
- 腹腔内に高度な癒着が予想される場合は，有効な腹膜透析が施行できないため腹膜透析の回避を考慮する．

2）手術手技

- カテーテルの形状は多種多様あるが，多くは 2 つのカフ（インナーカフ，アウターカフ）がカテーテルに接着されている．
- 一般的には，臍部の右もしくは左側よりカテーテルを腹腔内へ挿入し，インナーカフを腹膜・後鞘と固定する．この際，注排液の確認を行い，注排液不良の場合はカテーテルの位置や腹腔内組織の迷入を想定して再度，腹腔内へのカテーテル挿入を行う．腹直筋前鞘閉鎖後にカテーテルを外側に向かって体外へ誘導し，アウターカフは皮下に留める．アウターカフから皮膚出口部までは，感染防止のため最低約 2～3cm の距離が必要である．

3）合併症

- カテーテル位置異常，大網巻絡，腹腔内組織のカテーテル内迷入などによって注排液不良が生じる．
- 体外と腹腔がカテーテルによって交通しており，皮下トンネル感染や腹膜炎のリスクがある．皮下トンネル感染や腹膜炎が発症した際には速やかな抗菌薬の投与が望まれるが，改善を示さない場合にはカテーテル抜去を検討する必要がある．

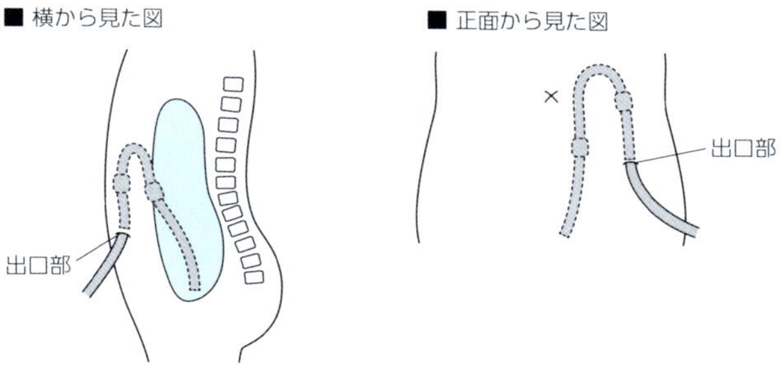

図 2 腹膜透析カテーテル留置

- 被囊性腹膜硬化症（EPS: encapsulating peritoneal sclerosis）は腹膜透析の継続によって硬化性腹膜炎が生じる，重篤な合併症の一つである．
- 炎症性被膜の形成によりイレウスなどの腸症状を呈する．

4 腎移植

ドナー手術（生体）およびレシピエント手術について概説する．

1）術前評価

- ドナーは超音波・CT・レノグラムにより腎形態・脈管・分腎機能を評価し，提供する腎の左右を決定する．
- レシピエントは超音波・CT・尿路造影によって脈管や尿路の状態を確認し，移植床の左右を決定する．
- ドナー・レシピエント共に感染症の有無・悪性疾患の検索を行う．

2）手術手技

- 現在，ドナー（生体腎）の単純腎摘出術は開腹術から腹腔鏡下へ移行し，到達法は経腹的もしくは経後腹膜的アプローチが選択される．

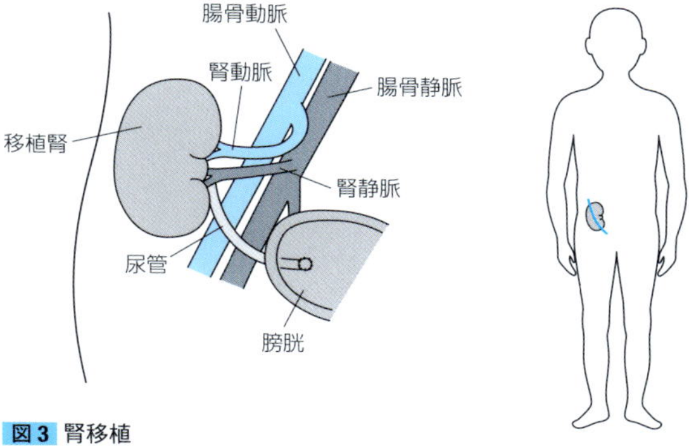

図 3 腎移植

- レシピエント手術は生体腎移植と献腎移植に関わらず，基本的な手術手技は同じである．右（もしくは左）下腹部弓状切開により腸骨窩に移植床を作成し，腸骨動静脈および膀胱前側面を展開する．
- 移植腎動脈は外（もしくは総）腸骨動脈に端側吻合か，内腸骨動脈に端々吻合であり，尿管吻合は膀胱外式あるいは内式が用いられる **図3**．

3）合併症

- 早期外科的合併症として，血管吻合部出血，動脈・静脈血栓症，移植腎血栓症，尿漏があげられる．
- そのほかの合併症として，動脈吻合部狭窄，リンパ瘤，尿管狭窄，膀胱尿管逆流（移植尿管への）などに注意する必要がある．

Suggested Readings

①**大平整爾，編．バスキュラーアクセス実践ガイド．診断と治療社；2007.**
詳細なオペ法（写真を含め）が記載されている．

②**細谷龍男，監．腹膜透析療法マニュアル．東京医学社；2011.**
ポケットマニュアルであるが，理解しやすい内容である．

③**高橋公太，編．腎移植のすべて．メジカルビュー社；2009.**
現行の腎移植治療について網羅しており，把握しやすい．

〈村松真樹〉

11 腎血管性疾患

①腎動脈狭窄症 (renal artery stenosis)

Point

- ► 腎動脈狭窄症の全てが治療対象ではない．血行動態的に有意な狭窄か否かを判断する必要がある．
- ► 腎動脈狭窄症の症状としては高血圧だけでなく，心機能障害，腎機能障害もある．

1 疫学

- 腎動脈狭窄による腎血管性高血圧は高血圧患者の 1%程度とされているが，無症候性の腎動脈狭窄も多く，非高血圧症スクリーニングの約 7%でみられるという報告がある．

2 症状・徴候

- 30 歳未満の若年性高血圧．
- 55 歳以降に急激に発症した治療抵抗性の高血圧．
- 3 剤以上の降圧薬でも治療抵抗性の高血圧．
- 心機能障害，腎機能障害を有する高血圧．

3 診断に必要な検査

1）**病歴聴取**

2）CT angiography

- まずは考慮すべき検査であるが，腎機能障害時の実施には注意を要する．

3）MRI

- 造影 CT の実施が困難な場合にのみ検討する．

4）**ドップラー超音波**

- 確定診断，および治療適応を決める上で最も有用な検査である．

5）**カプトリルテスト・カプトリルシンチグラフィー**

- 以前は第一選択の検査とされてきたが，偽陰性，偽陽性率が 30%以上にも上るとされ，現在はエビデンスレベルの低い検査とされている．

6）**レニン活性測定**

- 同様に偽陽性率が高い（本態性高血圧でも上昇）ので参考程度である．

4 病型・リスク分類

- 分類は **表 1** を参照．
- 有意狭窄の判断
  - ① 70%以上の狭窄もしくは 50〜70%の狭窄かつ狭窄部前後の動脈圧較差が 10mmHg 以上のもの（日本循環器ガイドラインより）．
  - ②ドップラー超音波で最大収縮期血流速度（peak systolic velocity:

表1 腎動脈狭窄症の分類

分類	特徴
A 動脈硬化症型	加齢，糖尿病，高血圧，喫煙，高脂血症，家族歴などが原因． 冠動脈，脳動脈，四肢動脈などにも同時に病変を有する場合が多い．
B fibromuscular dysplasia（FMD）型	若年女性（50歳未満）に多い． 造影検査で腎動脈の数珠状変性が特徴である． 腎動脈瘤の形態をとることがある．
C 血管炎型	全身性血管炎疾患だけでなく放射線性動脈炎の病態もあるので病歴を十分に聴取する必要がある．

PSV）と PSV- 大動脈血流速度比（renal-aortic ratio：RAR）を測定する．

PSV＞200cm/s または RAR＞3.5 であれば有意狭窄ありと診断する．

③ Resistive Index＜0.8，尿蛋白＜1g/day の場合には腎実質障害は軽い．

5 治療

- 治療適応は**表2** **表3**を参照（ACC/AHA ガイドラインより）．
- 腎機能障害が進んでいる症例では治療効果はあまり期待できない．

1）降圧薬

- 降圧薬が 1 剤のみしか処方されていない場合は，他系統の降圧薬併用を検討する．

2）経皮的血管形成術（percutaneous transluminal renal angioplasty：PTRA）

- 複数の randomized trial（STAR 試験，ASTRAL 試験，CORAL 試験）では降圧療法との比較で有用性が証明されなかったが，これらの試験では有意狭窄を有していない患者が多く含まれており患者選定に問題がある．
- バルーン拡張術よりステント留置術の方が成功率が高く，再狭窄率が低い

表2 ACCF/AHA 2005 peripheral arterial disease guideline（腎動脈狭窄治療適応）

項目	推奨のクラス分類	適応（エビデンスレベル）
心機能障害の誘発	Class Ⅰ	繰り返す原因不明の心不全や突然の肺水腫（B）
	Class Ⅱa	不安定狭心症（B）
高血圧	Class Ⅱa	治療抵抗性高血圧，悪性高血圧，原因不明の片側腎萎縮を伴う（B） 降圧薬内服不可能で血行動態的に有意な狭窄あり（B）
腎機能障害	Class Ⅱa	両側もしくは，片腎しか残されていない患者の狭窄で進行性の腎機能障害を伴う（B）
	Class Ⅱb	片側の腎動脈狭窄を有する慢性腎機能障害患者（C）
無症候性狭窄	Class Ⅱb	血行動態的に有意な狭窄で，片腎しか残されていない患者の腎動脈狭窄，または両側の狭窄（C）
	Class Ⅱb	血行動態的に有意な片腎に対する腎動脈狭窄（C）

ACCF/AHA：米国心臓学会財団 / 米国心臓協会
（Hirsch AT, et al. J Am Coll Cardiol. 2006; 47: 1239-12）

表3 ACCF/AHA 2005 guideline（治療別適応）

項目	クラス分類	適応（エビデンス）
血管内治療	Class Ⅰ	（ステント留置）治療適応のある動脈硬化性腎動脈狭窄（B）
	Class Ⅰ	（バルン拡張）治療適応のあるFMD型腎動脈狭窄（B）
手術	Class Ⅰ	腎動脈分枝に発生したり，動脈瘤を合併しているFMD（B）
	Class Ⅰ	動脈硬化型で複数の小動脈分枝を有す，もしくは早期に分岐する第一分枝がある（B）
	Class Ⅰ	動脈硬化型で同時に大血管の血管治療を要するもの（B）

（Hirsch AT, et al. J Am Coll Cardiol. 2006; 47: 1239-12）

とされている．

3）観血的血管形成術

- 手術の適応は非常に限定的である．
- 大動脈病変を合併する症例，PTRA不成功例，高度FMD病変，機能的単腎の場合が適応となりうる．

6 経過観察

- 治療後は狭窄度の評価，臓器障害が軽減されたか，降圧が成功したかなどを中心に経過観察を行う．

Suggested Readings

①Hirsch AT, Haskal ZJ, Hertzer NR, et al. ACC/AHA 2005 guidelines for the management of patients with peripheral arterial disease (lower extremity, renal, mesenteric, and abdominal aortic). J Am Coll Cardiol. 2006; 47: 1239-312.
腎動脈狭窄の治療に関する代表的ガイドラインである．

②CORAL試験. Cooper CJ, et al. Stenting snd medical therapy for atherosclerotic renal-artery stenosis. N Engl J Med. 2014; 370: 13-22.
患者選定の基準，治療介入の適応について注意して読む必要がある．

〈村松真樹〉

11 腎血管性疾患

②腎動脈瘤 (renal artery aneurysm)

Point

- 破裂のリスクがある形態を理解する.
- 動脈瘤の形態に合わせて治療を計画する.
- 小径でも妊娠・出産を予定している患者は治療適応となる.

1 疫学

- 健常人の 0.09～0.3%程度に発生するとされる.

2 症状・徴候

- 無症状のことが多い.
- 症状の有無は治療適応の判断にならない

3 診断に必要な検査

1) 病歴聴取

2) 造影 CT

- ダイナミック撮影とその 3D 再構築画像を依頼すると以後の治療計画に有用である.

3) MRI

- 造影 CT が実施できない場合に考慮する.

4 病型・リスク分類

- 病型は 表1 参照.

表1 腎動脈瘤の分類

分類	好発部位
嚢状動脈瘤 (saccular aneurysm)	全体の約 75%. 腎動脈第一分枝部
紡錘状動脈瘤 (fusiform aneurysm)	腎動脈本幹
解離性動脈瘤 (dissecting aneurysm)	腎動脈起始部
腎内動脈瘤	腎動脈分枝

5 治療

- 治療適応: 2cm 以上で瘤壁が不完全石灰化, 腎血流障害を伴う, 痛みや血尿を伴う, 将来妊娠・出産を予定している.

1) コイル塞栓

- 第一選択の治療.

2）手術

- コイル塞栓が難しい裾野の広い動脈瘤，複雑な腎動脈分枝を有する場合，紡錘状動脈瘤，機能的片腎に発生したものなどが適応となる．

Suggested Readings

①吉田　修，監修．ベッドサイド泌尿器科学 改訂第 4 版．南江堂；2013.
②Wein AJ, Kavoussi LR, Partin AW, et al, editors. Campbell-Walsh Urology. 11th ed. in 4 vols. Elsevier; 2016.

両者とも和書・洋書の中でバイブル的な存在である．一読でなく精読をお勧めする．

〈村松真樹〉

11 腎血管性疾患

③腎梗塞 (renal infarction)

Point

- ► 発症から診断までの時間により予後が大きく変わる.
- ► 類似症状を呈する鑑別疾患があるので注意する.

1 疫学

- 発生頻度不明.

2 症状・兆候

- 側腹部疝痛，嘔気，嘔吐，発熱，血尿などがある.
- 尿路結石，腎盂腎炎，胆石症，心筋梗塞などとの鑑別を要する．特に尿路結石と症状が酷似しているので注意が必要である.

3 診断に必要な検査

1）病歴聴取

- 心房細動，冠動脈疾患，感染性心内膜炎，弁膜症などの基礎疾患に由来するものが多いので詳細な病歴聴取が重要である.

2）造影 CT

- 疑った場合は躊躇せずに造影 CT を行う.

3）ドップラー超音波

- 虚血部位のドップラー波形の消失を認めるが，検出力は施行者の技量に左右される.

4）腎皮質シンチ〔^{99m}Tc-DMSA（dimercaptosuccinic acid）など〕

- 感度は高いが迅速検査には適していないので実施されないことが多い.

5）血液検査

- 白血球数，LDH，AST，Cr，CRP の増加を認めることが多いが発症直後は正常範囲内であることもある.

4 病型・リスク分類

- 特になし.

5 治療

- 発症後 1～2 時間が血栓溶解療法のゴールデンタイムでそれを過ぎると不可逆性障害として残る可能性が高くなる.

1）血栓溶解療法

- 施行前に血栓溶解療法の禁忌疾患がないか確認する.
- 末梢血管からでなく，血管造影用カテーテルで腎動脈閉塞部の近傍に血栓溶解薬（ウロキナーゼ）を直接注入するのが有効である．その後，維持療法として全身投与を考慮する.

- ウロキナーゼ注（ウロキナーゼ）を生理食塩水またはブドウ糖に希釈して 6,000 単位 /mL に調整する．総投与量を 6 万〜24 万単位として 30 分〜1 時間かけて投与する.
- 組織プラスミノーゲンアクチベータ製剤（t-PA 製剤）を考慮する場合は保険適応外使用となることに注意する．添付文書を注意深く参照する.

Suggested Readings

①吉田　修，監修．ベッドサイド泌尿器科学 改訂第 4 版．南江堂；2013.

②Wein AJ, Kavoussi LR, Partin AW, et al, editors. Campbell-Walsh Urology. 11th ed. in 4 vols. Elsevier; 2016.

両者とも和書・洋書の中でバイブル的な存在である．一読でなく精読をお勧めする.

〈村松真樹〉

11 腎血管性疾患

12 小児泌尿器科

①小児患者の診療上の注意点

Point

- 小児は単なる成人のミニチュアと考えてはいけない.
- 小児は成長発達の過程にあり，患児の年齢や成長発達段階に即した治療方針を立てる必要がある.
- 対象となる疾患の多くは先天性疾患であり，成人とは検査，治療方法も異なる.
- 疾患によっては，腎機能予後について成人までの経過観察を必要とするものがある.
- 小児では，検査や治療などによる本人の不安や恐怖心を最小限にするため，事前にプレパレーションを行うなど，配慮した対応が必要とされる.
- 治療方針については，十分な説明によって親権者からの納得と理解を得られることが重要である.

1）小児では，体格が小さいというだけではなく，小児特有の生理状態や未熟な臓器機能を考慮した治療が必要となる.

2）小児は成長発達の過程にあり，治療の行われる時期のみならず，患児の成長発達とともに将来を見据えた治療が必要とされる．治療の時期に関しても，小児の疾患では，放置すれば，年齢とともに増悪するもの，早急に治療を必要とするものもあるが，逆に成長発達ともに自然に軽快する病気も存在する．したがって，治療に関して専門的判断が必要になる．さらに，身体的発育だけではなく精神的・心理的にも発育の途上であり，この点も十分に考慮する必要がある.

3）小児泌尿器科疾患では，手術治療後も成長にしたがって経過観察を必要とするものが多い．特に慢性疾患に関しては，生理機能が大きく変化する思春期を越えて状態の悪化がないかを経過観察する.

4）年少児では，検査などで本人の協力を得られず，鎮静や麻酔を必要とする場合も多い．患児の負担を少しでも軽減するよう，事前にプレパレーションを行うなど計画的に検査計画を立てる．また膀胱尿管逆流（VUR）のフォローにおける排尿時膀胱尿管造影検査（VCUG）などのように，将来同じ検査を繰り返す必要がある場合，検査に恐怖を覚えさせないことは肝要である.

5）小児医療では対象者が未成年であるため，健康に関する自己決定権を親権者に委ねなければならない．したがって，十分な説明によって親権者からの納得と理解を得られることが重要である.

〈青木裕次郎〉

12 小児泌尿器科

②水腎症

Point

- 小児の水腎症は，先天性腎尿路異常（CAKUT：congenital anomalies of the kidney and urinary tract）の一症状として認められる．
- 小児の水腎症のうち最も多い疾患は，腎盂尿管移行部通過障害（先天性水腎症）であるが，巨大尿管，膀胱尿管逆流との鑑別も重要である．
- 小児水腎症の分類としては SFU（Society for Pediatric Urology）分類が広く使用されるが，胎児・新生児期には腎盂の APD（anterior posterior diameter：腎盂前後径）が出生後の治療方針決定に用いられることが多い．
- 小児の腎盂尿管移行部通過障害の成因は内因性狭窄が最も多く，自然軽快も期待できる．改善不良時に手術的治療が選択される．
- 高度水腎症では自然改善率は不良であり，経過観察中の急激な腎機能悪化をきたす可能性があるため，注意深い定期的評価を要する．

1 疫学

- 全出生児の 1,000～2,000 人に 1 人の頻度で認められ，そのうち 35～60%が腎盂尿管移行部通過障害である．男児が女児の 2 倍以上，左が全体の 2/3 と多く，10～40%が両側例とされる．
- 以下の項目では原則的に腎盂尿管移行部通過障害（ureteropelvic junction obstruction）に関して述べる．

2 病態・症状

- 腎盂尿管移行部の器質的・機能的通過障害のため水腎症を呈する病態である．
- 内因性の病因としては，尿管の平滑筋形成不全および尿管の蠕動運動異常，尿管ポリープなど，外因性の病因として異常血管などによる圧排がある．
- 新生児期の多くは無症候である．尿路感染・血尿・繰り返す嘔吐・ミルク摂取不良・高血圧を呈することもある．経過中に症候性に悪化する症例もある．

3 診断に必要な検査

- ポイント：腎盂のみの拡張か尿管も拡張しているのかの確認が最も重要である．

  ①超音波検査

  - 胎児期より施行可能．①腎のサイズ，②腎盂・腎杯の拡張の程度，③腎盂と連続する尿管拡張が存在するかを確認し，SFU 分類による水腎症の程度を評価する 図1．

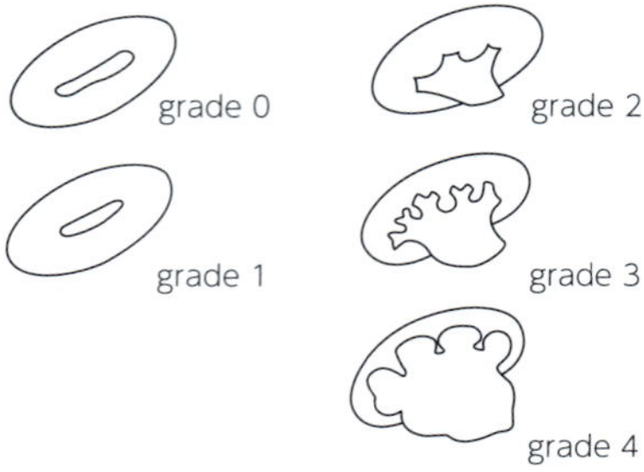

図1 SFU 分類

②（利尿）レノグラム
・分腎機能 40～45%以下の場合，腎機能低下をきたしていると判断される．胎生期に水腎症による影響で低異形成をきたしている場合は腎サイズと合わせて判断する．利尿レノグラムでは通過状態を評価するが，閉塞・非閉塞に関する明確な指標はない．

③排尿時膀胱尿道造影（VCUG）
・水腎症が膀胱尿管逆流（VUR）に起因する可能性を除外するとともに，高度水腎症に VUR が合併している尿路感染のリスクの高い症例を除外するために考慮される．

④経静脈的腎盂造影（IVU），MR urography，逆行性腎盂造影（RP）
・膀胱尿管移行部通過障害の合併，重複腎盂尿管などの他の合併異常，尿管ポリープの有無の評価に必要である．特に手術が考慮される症例では必須である．

⑤検尿・血液検査
・血尿を呈している場合，水腎症が発作的に悪化している可能性がある．総腎機能が低下している場合，対側腎も含め低異形成腎であることが示唆され，早期手術も考慮される．

4 分類とリスク

- SFU (Society for Fetal Urology) 分類 (1993) が用いられる **表1** **図1**．胎児・新生児期には腎盂前後径（APD）での重症度評価も用いられている．
- ①画像上の grade 上昇・腎菲薄化の悪化，②分腎機能の 5～10%以上の（経時的）悪化，を悪化したと評価する．

表1 水腎症の重症度分類（SFU 分類）

Grade	SFU 分類
0	水腎症なし
1	腎盂の拡張のみ
2	腎盂の拡張と一部腎杯拡張
3	腎盂拡張とすべての腎杯拡張
4	grade3 に加え腎実質の菲薄化を伴う

- 悪化のリスクとしては以下の項目があげられる.
  - ・腎盂前後径 15mm 以上がハイリスク. 40〜50mm は早期手術考慮.
  - ・SFU grade 3〜4 は悪化して手術になる可能性が 25〜60%程度.

5 治療

- 治療としては, 経過観察による自然改善を期待する待機治療と, 手術治療がある. 待機治療の場合, 悪化の徴候がみられたときは手術治療を行うべきである.

①待機治療

- ・新生児・幼児期には, 無症候性で分腎機能低下がない場合, 待機的治療が考慮される.
- ・片側 SFU grade 1,2 ではほぼ自然改善すると報告されている. 片側 grade 3,4 の高度水腎症では悪化が 25〜60%が認められるため, 超音波検査・レノグラム検査による 3〜6 カ月ごとの定期的評価を要する.
- ・腎結石, 血尿・腹痛など症候性に転化した場合は手術治療を速やかに施行する.

②手術治療

- ・開放手術: 後腹膜的に腎盂尿管移行部狭窄部を切除, もしくは開放する手術方法.
  小児では Anderson-Hynes (A-H) 法 **図 2**, Y-V 形成術 **図 3** が用いられる. 手術成功率 95〜100%.
- ・腹腔鏡下手術: 経腹的・後腹膜的に A-H 法を施行する方法. 体格が小さい小児では難易度が上がるため, 5 歳以上が推奨されている. 手術成功率 88〜100%.

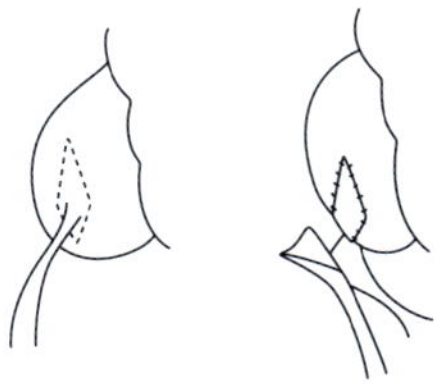

図 2 Anderson-Hynes 法

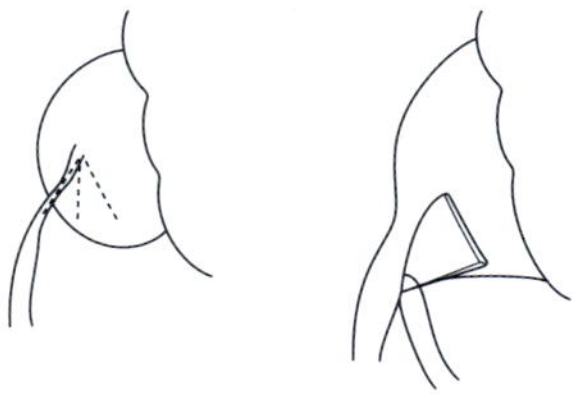

図 3 Y-V 形成術

・内視鏡下手術: 内視鏡的に狭窄部をバルンで拡張・レーザーなどで切開する方法であるが，小児では適切なデバイスがなく，手術成績も不良であり推奨されない.

6 合併症・経過観察

- 待機治療では，腎結石・血尿・腹痛発作などの症候性への転化の可能性がある.
- 手術治療では，吻合部再狭窄の可能性が 2〜4%に認められ，手術しても腎盂形態が改善しない例が 10〜20%認められる．また手術しても腎機能が悪化する例も 9〜28%に認められる.
- 長期的に高血圧が 12%，蛋白尿が 18%に認められたとの報告があり，長期的に腎機能などの評価が必要である.

Suggested Readings

①小児先天性水腎症（腎盂尿管移行部通過障害）診療手引き 2016．日本小児泌尿器科学会雑誌．2016; 25: 1-76.
日本小児泌尿器科学会により作製された先天性水腎症に対する診療指針.

〈佐藤裕之〉

12 小児泌尿器科

③膀胱尿管逆流，巨大尿管

Point

► 膀胱尿管逆流（vesicoureteral reflux：VUR）
- ・VUR とは解剖学的または機能的な異常が原因で，尿管膀胱移行部の逆流防止機構が未熟あるいは破綻した結果，膀胱内の尿が尿管から腎盂腎杯あるいは腎内へ逆流する現象である．
- ・小児の有熱性尿路感染症（febrile urinary tract infection：fUTI）を契機に VUR と診断されることが多い．また，胎児超音波検査による腎盂尿管の拡張の 10～20%には VUR が関与している．
- ・小児 VUR と下部尿路機能障害および機能性排尿排便障害（bladder and bowel dysfunction：BBD）は関連性が指摘されており，診察時の下部尿路症状と排便状況の問診は重要である．
- ・VUR の治療目的は，尿路感染症の発症と腎瘢痕の形成を防ぎ，逆流性腎症の進展と高血圧や腎機能障害を防止することである．

► 巨大尿管（megaureter）
- ・巨大尿管とは一般に尿管径が 7mm 以上のものとされる．
- ・巨大尿管はいくつかに分類されるが，単に巨大尿管といえば原発性閉塞性巨大尿管（primary obstructive megaureter：POM）を意味する．
- ・多くは胎児期あるいは新生児期の超音波スクリーニング検査で発見されるため，無症候性に発見される割合が増加している．
- ・POM の約 70%が自然軽快するため，経過観察が基本である．

③-1 膀胱尿管逆流（vesicoureteral reflux：VUR）

1 疫学

- VUR は小児の約 1%（0.4～1.8%）に発生すると推定されているが，無症候性も多く正確な頻度は不明である．
- 男女比については発見される年齢層や契機により一定の傾向が認められ，新生児期や乳児期に尿路感染症（urinary tract infection：UTI）や胎児診断で発見される場合は男児に多く，年長児になり発見される症例ほど女児の割合は高くなる．
- VUR は家系内に多く発見されることが知られており，同胞には 27.4%（3～51%），親子間には 35.7%（21.2～61.4%）と高率に認める．

2 症状・徴候

- 臨床症状として最も多いのは尿路感染の所見であり，尿路感染を発症する小児の 36～56%に VUR が発見される．

- 新生児期や乳児期の UTI は非特異的な症状を示すことがあり，発熱のほかには嘔吐や下痢などの消化器症状や哺乳不良や体重増加不良などを示すため発見が遅れることがある．
- VUR に関連する下部尿路機能障害には，排尿筋低活動や排尿筋過活動などの機能的な障害と，後部尿道弁などの器質的な障害がある．
- 新生児期や乳児期の VUR では，下部尿路機能の未熟性が逆流に関与している．また排尿が確立される年齢の小児においては，dysfunctional voiding（機能障害的排尿）や排尿筋過活動に代表される下部尿路機能障害と VUR の発生には関連を認めている．
- 機能性排尿排便障害（BBD）は機能的排尿障害と排便障害を合併する病態で，VUR との関連が示されている．臨床症状としては，頻尿，尿意切迫感，昼間尿失禁，排尿痛，排尿遅延，便秘や便失禁があげられる．

3 診断に必要な検査

1）病歴

- 家族歴，既往歴，下部尿路症状や便秘の有無について聴取する．

2）身体所見

- 腹部の診察のみならず，必ず患児のオムツやパンツをはずして外陰部や腰仙部の視診と触診を行う．
- 男児では包皮を軽く翻転して外尿道口や包皮輪狭窄の有無を確認し，女児では外尿道口と腟口を確認する．

3）尿検査

- 尿意を訴えられれば中間尿により採尿するが，乳幼児の場合は清浄採尿法によるバッグ尿により採取する．
- 膿尿があれば尿培養も確認する．

4）超音波検査

- 腎尿路全体の形態評価が可能であり，それにより水腎症，低形成腎，重複腎盂尿管，尿管瘤などの尿路奇形の診断ができる．
- 超音波検査による腎盂尿管の拡張所見は高度の VUR が存在する可能性を示唆し，また膀胱壁の肥厚や形態異常は VUR に関連した下部尿路機能の異常を示唆する．

5）排尿時膀胱尿道造影（voiding cystourethrography：VCUG）

- VCUG は VUR 診断の標準的な検査方法で，VUR の有無と国際分類による grade の評価が可能である．
- VUR の診断のみで施行するのではなく，下部尿路評価のためにも必要である．

6）腎シンチグラフィ

- ^{99m}Tc-DMSA（dimercaptosuccinic acid）腎シンチグラフィは腎実質障害評価のための標準的な診断法であり，分腎機能や腎瘢痕の評価に適している．
- 腎瘢痕の評価には，UTI の急性期には一過性の集積不良が認められるため，発症から 6 カ月以上あけて行うことが望ましい．

7）尿流動態検査

- 昼間尿失禁，腰仙部 skin-dimple や仙椎骨欠損像，VCUG による膀胱壁の肉柱形成や Hutch 憩室などが認められる場合は，下部尿路機能障害を疑い検査を行う必要がある．

4 病型・分類

- 先天的な解剖学的および機能的異常により逆流防止機構が未熟あるいは不全なために発生する場合は原発性 VUR とよばれ，下部尿路の器質的閉塞や神経学的な機能異常が存在し，逆流防止機構が破綻した結果により発生する場合には続発性（二次性）VUR とされる．

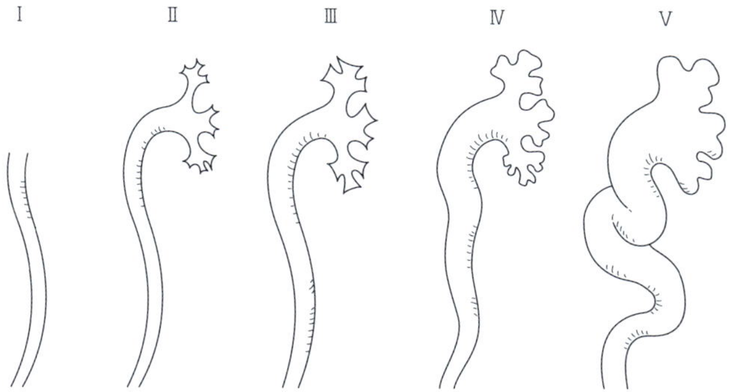

図 1 VUR の国際分類
grade Ⅰ： 逆流は尿管内に限局する．
grade Ⅱ： 腎盂・腎杯まで逆流するが，拡張はなく腎杯の形は正常である．
grade Ⅲ： 尿管，腎盂・腎杯が軽度～中等度に拡張し，腎杯は軽度の鈍化を認める．
grade Ⅳ： 尿管，腎盂・腎杯が中等度に拡張し，尿管は中等度の蛇行を認める．
grade Ⅴ： 尿管，腎盂・腎杯は高度に拡張し，尿管は高度の蛇行・屈曲を認める．

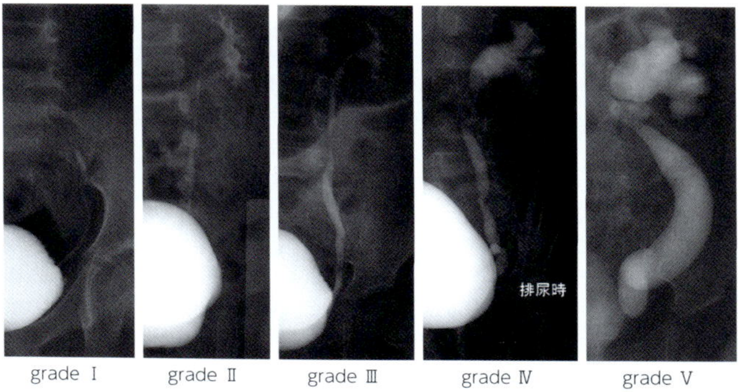

図 2 VUR の国際分類（VCUG 画像）
VUR の国際分類から，それぞれの grade に相当する典型例の VCUG 画像を示す．

- VCUG で描出された VUR は，国際分類により grade Ⅰ～Ⅴに分けられる．
  - ・VUR の国際分類を，図 **図 1** と VCUG 画像 **図 2** で示す．

5 治療

1）内科的・保存的治療

- 小児 VUR の自然経過については，乳児例の自然消失率は高く，また低 grade の VUR ほど自然に消失または改善することが知られている．
- VUR の grade 別にみた自然消失率は概ね，grade Ⅰ～Ⅱ：60～90%，Ⅲ：40～60%，Ⅳ：10～30%，Ⅴ：10～15%である．
- 保存的治療は UTI の予防が主な目的あり，これには予防的抗菌薬投与（continuous antibiotic prophylaxis：CAP，Ⅴ-12-⑤小児尿路感染症の項を参照），下部尿路機能障害に対する治療，便秘予防や包茎治療などがあげられる．
- スルファメトキサゾール・トリメトプリム（ST 合剤）による CAP は，fUTI の再発を回避し，結果的に腎瘢痕の新生を回避しうる治療法として行われる．CAP の選択については年齢，fUTI の有無，下部尿路機能障害や便秘の有無などの患者背景を考慮して判断する．

2）外科的治療

- VUR における手術治療は，内科的な UTI 管理下において腎障害の進展を防げない状態が想起される場合に考慮される．
- そのため現時点では，① breakthrough UTI（UTI コントロール不良例），②高度 VUR 症例，③腎瘢痕および腎機能障害を認める症例，④ CAP 対象年齢以降の年長児の反復性 UTI，⑤下部尿路機能障害を伴う高度 VUR 症例が手術適応と考えられる．
- 開放手術：基本的な原理は，粘膜下トンネルを尿管径の 5 倍以上にすることで良好な逆流防止機構が得られる．また，手術を膀胱内操作で行うか，膀胱外操作で行うかで大きく 2 つに分類される．膀胱内手術法としては Politano-Leadbetter 法，Cohen 法が主な手術法であり，膀胱外手術法としては Lich-Gregoir 法である．原発性 VUR に対する開放手術の治療有効性は高く，逆流の程度にかかわらず 95～99%の改善率を認める．
- 内視鏡的注入療法：VUR grade Ⅱ～Ⅳに対する低侵襲な外科的治療法である．膀胱鏡を用いて，尿管口の粘膜下にヒアルロン酸ナトリウム / デキストラノマー（Deflux®）を注入する．VUR 消失率は初回治療で 60～70%であり，VUR の grade 別では，grade Ⅱ 79%，grade Ⅲ 72%，grade Ⅳ 63%である．
- 腹腔鏡手術：経膀胱的腹腔鏡下逆流防止術では膀胱内手術のみが保険収載されている．治療成績は開放手術と遜色なく 91～96%の改善率を認める．しかし小児においては技術的に難度が高く，開放手術か腹腔鏡手術のいずれを選択するかは，術者の技量と経験による判断に委ねられる．

6 経過観察

- CAP 症例では，低 grade な VUR 症例では 1～2 年毎に VCUG を行い，

JCOPY 498-06431

高 grade な VUR 症例では 6〜12 カ月毎に VCUG を行う.
- 先天性腎尿路疾患に合併した VUR 症例や逆流性腎症の症例においては, 定期的に超音波検査, 腎機能検査, 腎シンチグラフィを行う.

③-2 巨大尿管 (megaureter)

1 疫学

- 出生前後の超音波スクリーニング検査の普及により, 胎児水腎症の約 25%が本症と報告されている.
- 男女比は 4：1 で男子に多く, 両側性は 25%, 左側にみられることが多い.

2 症状・徴候

- 巨大尿管の明確な定義はないが, 一般に尿管径が 7mm 以上のものとされる.
- 巨大尿管に特有の症状はなく, 発熱や腹痛, 嘔吐, 血尿, 尿路感染などの臨床症状を認めるが, 精査の際に発見されることが多い.

3 診断に必要な検査

1) 病歴, 2) 身体所見, 3) 尿検査
- VUR に準ずる.

4) 超音波検査
- 水腎症と尿管拡張の有無を確認し, 膀胱内病変の有無を評価する.
- 尿管拡張は, 膀胱背側に拡張した腔として描出され, 尿管の蠕動が確認される.

5) 排尿時膀胱尿道造影 (VCUG)
- VUR の合併と下部尿路の異常を評価するのには有用である.

6) MRI 図 3
- 解剖学的診断には適しており, また尿管全体の情報を得るのには有用であ

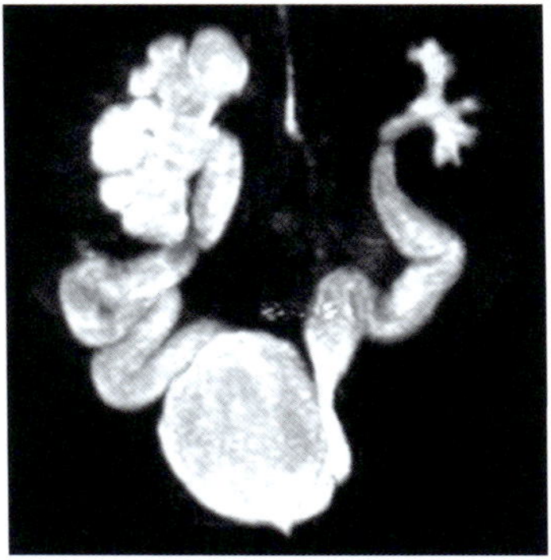

図 3 巨大尿管の MRI 画像
胎児超音波検査で水腎症を指摘された症例の生後 3 カ月時の MRI 画像.

12 小児泌尿器科

るが，小児では検査の際に鎮静が必要になる．

7）腎シンチグラフィ

- 腎杯拡張を伴う巨大尿管は利尿レノグラムにより分腎機能評価の適応となる．

8）静脈性腎盂造影（intravenous pyelography：IVP）

4 病型・分類

- 巨大尿管は 図4 のように分類される．それぞれ原発性と続発性に分けられるが，原発性閉塞性巨大尿管（POM）がいわゆる狭義での巨大尿管である．

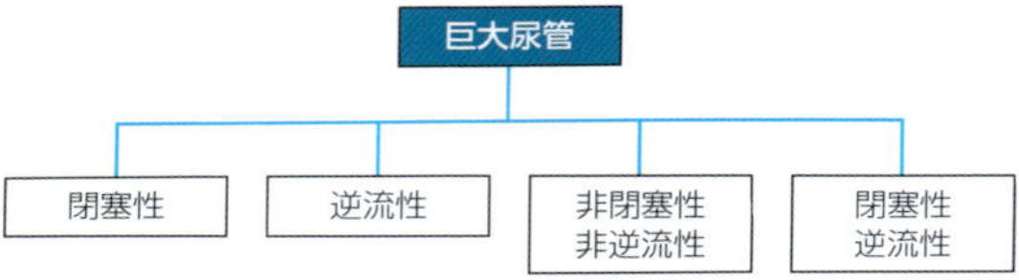

図4 巨大尿管の分類
それぞれが原発性と続発性に細分化されている．

5 治療

1）内科的・保存的治療

- POMの約70％は自然軽快するため，経過観察が基本である．
- UTIを起こしやすいため，新生児期や乳児期は予防的抗菌薬投与が勧められる．

2）外科的治療

- 手術適応としては，breakthrough UTI，巨大な尿管拡張による他臓器圧迫症状や患側腎機能低下を認める症例である．
- 膀胱容量が不十分な1歳未満では，尿路変向術が選択されることがあり，その方法としては尿管皮膚瘻造設術が行われる．
- 根治術では尿管下端部のnarrow segmentの切除と，拡張尿管の縫縮，そして粘膜下トンネルを用いた尿管膀胱新吻合術を組み合わせで行う．
- 重要な点は，拡張尿管を縫縮する際に狭くしすぎず，十分な粘膜下トンネルを作成することで，その際に必要であればPsoas hitch法などを用いることも考慮する．

6 経過観察

1）無症候性症例の管理

- 超音波検査は1歳まで3～4カ月毎，3歳までは6カ月毎，以降は1年毎に検査を行う．
- 観察中に腎盂拡張が増悪する場合は，利尿レノグラムを行い分腎機能の評価を行う．

2）症候性症例の管理

- 腹痛の頻度と程度，尿路感染症の頻度などから総合的に判断して検査を行う．

Suggested Readings

①小児膀胱尿管逆流（VUR）診療手引き 2016. 日本小児泌尿器科学会雑誌. 2016; 25: 122-70.
日本小児泌尿器科学会により作成された VUR に関する診療指針であり，診断と治療に関して up-to-date な内容が記載されている．

②Peters CA, Skoog SJ, Arant BS, Jr, et al. Summary of the AUA guideline on management of primary vesicoureteral reflux in children. J Urol 2010; 184: 1134-44.
原発性小児 VUR に対するアメリカ泌尿器科学会からのガイドラインで，診断と治療に関する内容が記載されている．

〈青木裕次郎〉

12 小児泌尿器科

④尿管異所開口，尿管瘤

Point

- 尿管異所開口（ectopic ureter）とは，尿管が本来の膀胱内ではなく膀胱頚部や膀胱外に開口するもの．膀胱頚部や尿道のほか，ウォルフ管由来の器官・遺残臓器，ガルトナー管，稀に直腸に開口する．
- 尿路感染や，女児では持続性尿失禁で発見され，手術的治療を必要とする場合が多い．
- 尿管瘤（ureterocele）は，尿管下端が嚢状に拡張して膀胱内に突出する先天異常である．尿管瘤下端が膀胱内にとどまるものを膀胱内尿管瘤，尿管瘤下端が膀胱頚部を越えて尿道へ伸びるものを異所性尿管瘤という．
- 完全重複腎盂尿管を合併する上腎所属尿管瘤は異所性尿管瘤が多く，多くは手術が必要．単一尿管の尿管瘤は膀胱内のものが多く，小さな尿管瘤では無症状のことも多いが，尿管瘤内に結石を生じるリスクがある．

1 疫学

- 尿管異所開口は女児に多い（男児の 6 倍）．欧米では 80%以上が完全重複腎盂尿管に合併するが，日本では単一尿管の異所性尿管も少なくない．
- 小児では上半腎尿管瘤が 80%，異所性が 60%を占め，成人では単一尿管の膀胱内尿管瘤が多い．女性に多く（男児の 5～7 倍），両側例を 10%に認める．

2 臨床症状

- 近年では，胎児超音波検査で発見される症例も増えている．
- 尿路感染や，女児では持続性尿失禁で発見される．学童女子で「まとまった排尿はできるのに，常にパンツが湿っている」と訴えて来院した場合には，尿管異所（腟）開口を疑う．
- 下腹部の圧迫などにより外陰部の開口部や腟から尿流出を認めることがある．
- 女児の尿管瘤では，尿道口から尿管瘤が脱出することがある．また膀胱頚部の発育が悪く難治性尿失禁をきたすこともある．

3 検査

1）超音波検査

- 多くの症例で水腎水尿管を認める．膀胱内に風船状の瘤を認めれば尿管瘤と診断できる．

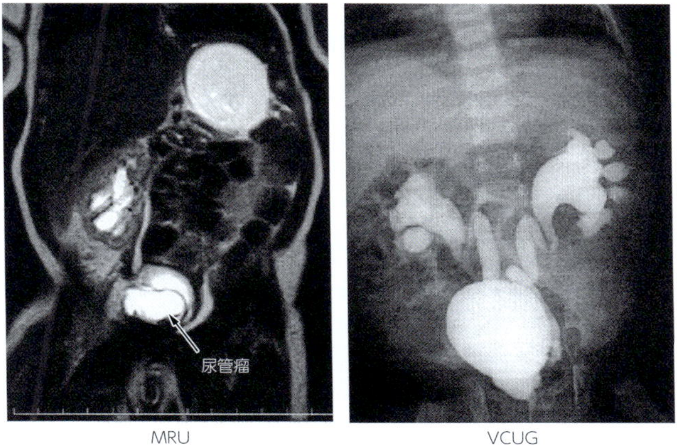

図1 右重複腎盂尿管＋異所性尿管瘤（生後 1 月，女児）

2）MR urography（MRU），CT

- 必須ではないが，尿路の全体像を明らかにするのに有用 図1左.

3）排尿時膀胱尿道造影（VCUG）

- 尿管瘤は造影初期に陰影欠損として認められる. 図1右 では下半腎所属尿管，対側腎尿管への膀胱尿管逆流（VUR）が認められる.

4）核医学〔DMSA（dimercaptosuccinic acid）腎シンチグラフィ〕

- 所属腎機能（重複腎盂尿管を合併する場合は，上半腎の腎機能）の評価に必要.

5）内視鏡検査（＋腟造影）

- 膀胱鏡は，尿管瘤や異所性尿管の開口を直接観察することができるが，小児では全身麻酔下で行う必要がある. 女児腟開口尿管では，腟造影で約80％に腟からの逆流を認める.

4 治療

1）尿管異所開口

- 尿路感染や持続的尿失禁がみられる場合，所属腎が無機能であれば腎尿管摘出.
- 腎機能の温存が必要な場合には，膀胱尿管新吻合術の適応.

2）尿管瘤

- 乳幼児の尿管瘤症例では内視鏡下で尿管瘤を切開し虚脱させる方法が負担も少なく，重症尿路感染や尿管瘤脱出の際の緊急処置としても有効.
- 瘤遠位端が尿道内に及び尿道弁様に排尿障害を起こすと考えられる場合（cecoureterocele）には，瘤前壁を尿道まで unroofing する. ただし異所性尿管瘤の場合，尿管瘤所属尿管への逆流を高率に認め，年長児になってからの根治手術を追加する必要がある.

- 重複腎盂尿管を合併する場合は，上腎腎盂尿管と下腎腎盂の吻合や，無機能の場合は上半腎の切除により下部拡張尿管や尿管瘤を虚脱させる方法もある.
- 小さな膀胱内尿管瘤や所属腎機能がなく尿路拡張がない症例では，経過観察も可.

Suggested Readings

①**島田憲次，編．小児泌尿器疾患診療ガイドブック．診断と治療社；2015.**
最近の小児泌尿器科疾患の診断・治療についてよくまとめられている.

〈青木裕次郎〉

12 小児泌尿器科

⑤小児尿路感染症

Point

- 上部尿路感染症（上部 urinary tract infection：UTI，主に腎盂腎炎）と下部 UTI（主に膀胱炎）に分けられる．前者は発熱，後者は膀胱刺激症状が主な症状であるが，尿検査を行わないと見逃されがちである．
- 小児救急外来受診者の 5～14% を占めるとされる common disease である．
- 治療の遅れや UTI の反復は不可逆性の腎瘢痕形成による腎機能低下につながる．
- 膀胱尿管逆流症（vesicoureteral reflux：VUR），後部尿道弁などの先天性腎尿路異常（congenital anomalies of the kidney and urinary tract：CAKUT）の発見契機となりうる．

1 疫学

1）頻度

- 有病率：7 歳までに女児の約 8%，男児の約 2% が罹患．

2）原因菌

- 起因菌の 70～80%は大腸菌であり，次に頻度が高いのは腸球菌．その他，*Klebsiella*，*Proteus*，緑膿菌が重要．
- 大腸菌以外の検出や複数菌種の検出は，CAKUT の存在を疑う徴候となる．

2 症状・徴候

- 随伴症状の乏しい発熱は上部 UTI を疑う所見である．年長児では腹痛，背部痛，消化器症状などを伴うこともある．
- 下部 UTI では，膀胱刺激症状のみのことが多い．

3 診断に必要な検査

1）尿検査

- UTI 診断の基本であり，培養検査と一般検査（定性，沈渣）を行う．
- 診察に協力を得難い小児では臨床症状のみに基づいて UTI の有無を判断することはしばしば困難である．
- UTI が否定しきれない場合は迷わず尿検査を実施する．

  ＜採取方法＞

  以下に準じて清潔に尿検体を採取することが重要．

  - ・自排尿確立前の年少児ーカテーテル採尿
  - ・自排尿確立後の年長児ークリーンキャッチ尿
  - ・バッグ採尿は，尿培養検査における偽陽性率が高く，UTI 診断には不適切．

<培養検査>

・培養陽性とする菌量の目安は以下の通り

・カテーテル採尿: 10^4 CFU/mL 以上

・クリーンキャッチ尿: 10^5 CFU/mL 以上

上記が判明するまでの間は臨床症状，尿のグラム染色および一般検査をもとに暫定診断および empiric therapy を行うのが現実的である.

<一般検査（定性，沈渣）>

・尿沈査における白血球尿の有無は重要な診断根拠.

・当直帯などで尿沈査が確認できない場合は尿定性の尿白血球反応と亜硝酸塩反応が参考になる.

2）血液検査

- 白血球数増多，CRP 上昇などの非特異的な炎症反応のみに留まることが多い.
- 上部 UTI では特に低年齢児で高率に菌血症を合併するため，血液培養検体の採取が重要.

3）超音波検査

- CAKUT や膿瘍形成の有無確認を主な目的として実施.

4 病型・リスク分類

- 上部 UTI において治療抵抗性の場合は，以下の病型を疑う.

・腎膿瘍

・急性巣状細菌性腎炎（acute focal bacterial nephritis: AFBN）

AFBN は液状化を伴わない腎の腫瘤性病変を形成する腎実質の細菌感染症である．急性腎盂腎炎と腎膿瘍の中間的な位置づけとされ，超音波検査や造影 CT において腎実質に腫瘤状の血流不良域を呈する.

5 治療

1）上部 UTI

急性期治療

- 治療の遅れによる全身状態の悪化，腎瘢痕形成を防ぐため，尿培養検体を適切に採取後，ただちに適切な抗菌薬による治療を開始する.
- 入院で経静脈的に抗菌薬治療を開始し 3～4 日間の経静脈的投与の後，臨床症状の改善が認められれば経口抗菌薬への変更を考慮する.
- 年長児で全身状態良好な場合は最初から経口抗菌薬を用いてもよい（全身状態の評価に迷う場合は入院加療が無難）.
- 抗菌薬投与期間の目安（経静脈的投与＋経口投与期間の合計）

・急性腎盂腎炎　7～14 日間

・AFBN　3 週間

・腎膿瘍　膿瘍消失まで

- 抗菌薬の選択: 頻度の高い原因菌である大腸菌を想定して以下から選択

<経静脈投与>

・セフォタキシム　100～150mg/kg/ 日・分 3～4

・セフトリアキソン　60～120mg/kg/ 日・分 1～2

・セフメタゾール　100～150mg/kg/日・分3～4

<経口投与>

・セファクロル　20～40mg/kg/日・分3
・セファレキシン　45～90mg/kg/日・分3[注1)]
・アモキシシリン　20～40mg/kg/日・分3
・ST合剤　0.1g/kg/日・分2（生後2カ月未満は禁忌）

注1）尿検体のグラム染色でグラム陽性球菌が確認された場合には，腸球菌をターゲットとして以下を選択．

・アンピシリン 100～200mg/kg/日・分3～4

- CAKUTやUTIの既往のある症例，基礎疾患のある患者においては，大腸菌以外の原因菌（腸球菌，緑膿菌など）や，薬剤耐性菌の割合が高くなることを念頭に置く．

2）下部UTI

- 主な原因菌である大腸菌をターゲットに治療を行う．
  ・セファクロル　20～40mg/kg/日・分3　5日間
  ・セファレキシン　45～90mg/kg/日・分3[注2)]　5日間
  ・ST合剤　0.1g/kg/日・分2　5日間（生後2カ月未満は禁忌）

注2）セファレキシンは添付文書上，1日4回投与となっているが，JAID/JSC感染症治療ガイド2023（Suggested Readings ①）などでは1日3回投与となっている．3回投与でも十分な効果が得られるとの海外の報告もあり，本稿では1日3回投与を選択した．

6 経過観察

- 上部UTI症例では，下記A～Cの評価に基づき，予防的抗菌薬投与（continuous antibiotic prophylaxis：CAP）の要否を含めた経過観察方針を検討する．
  ・A）排尿時膀胱尿道造影（voiding cystourethrography：VCUG）
    ▹ 目的：VURならびに後部尿道弁などの下部尿路の形態学的または機能的異常の検出（特に小児の初回上部UTI患者のVUR合併率は約30%）
    ▹ 実施タイミング：上部UTI急性期以降，尿路の無菌化確認後
    ▹ 適応
      ✓腎尿路の超音波検査で異常がある
      ✓反復性UTI
      ✓VURの家族歴がある
      ✓非典型例：治療開始後48時間以内に解熱しない，原因菌が大腸菌以外，菌血症合併，腎機能低下など
  ・B）DMSAシンチグラフィ
    ▹ 目的：上部UTI発症による腎瘢痕形成の有無を確認
    ▹ 実施タイミング：上部UTI発症の3～6カ月後
    ▹ 適応：反復性UTI，VUR合併症例，腎機能低下例など
  ・C）機能性排尿排便障害（bladder and bowel dysfunction：BBD）
    ▹ BBDはUTI発症の危険因子であるため，その有無の確認および適

切な管理を要する.

▹ BBD を示唆する症状として頻尿，尿意切迫，排尿回数が少ない，日中尿失禁，排尿を我慢する，便秘，便失禁が挙げられる.

・上記検査結果を踏まえた上部 UTI 後の経過観察方針

① VUR なしまたは VCUG 非適応例：経過観察終了，UTI 再発時に方針再検討

② VUR あり（トイレトレーニング終了前）：CAP を推奨（特に VUR grade Ⅲ以上）

③ VUR あり（トイレトレーニング終了後）

・BBD なし：grade Ⅲ以上の VUR で，CAP を推奨

・BBD あり：BBD 治療＋CAP

- VUR に対する外科的治療の適応は，V－12－③膀胱尿管逆流，巨大尿管の項を参照．CAP 継続中の上部 UTI 再発例などは VUR に対する外科的治療が考慮される.
- CAP 継続群では，1 年後の VCUG で VUR を再評価して CAP 継続の要否を検討.
- CAP 終了時期は VUR の軽快，トイレトレーニング完了などの臨床経過を踏まえて検討.
- CAKUT 合併症例，DMSA（dimercaptosuccinic acid）シンチグラフィで瘢痕を認めた症例：VUR の有無に関わらず CKD への進展がないか定期的な経過観察を継続する.
- 男児の包茎に対しては，翻転法〔V－12－⑦包茎（小児包茎）の項を参照〕で改善を促し，尿道口周囲の清潔維持に努める.
- 終診時には，患児の保護者に「随伴症状が乏しい発熱」など UTI を疑うサインがあれば医療機関を受診するように説明しておく.
- 予防的抗菌薬投与（CAP）に使用する抗菌薬に関しては以下のいずれかを選択する.

・セファクロル	10mg/kg/日・分 1・眠前
・セファレキシン	10mg/kg/日・分 1・眠前
・アモキシシリン	10mg/kg/日・分 1・眠前
・ST 合剤	0.0125～0.025g/kg/日・分 1・眠前（生後 2 カ月未満は禁忌）

- 下部 UTI 後の経過観察

・CAKUT や BBD の合併がなければ原則として症状消失とともに終診を検討する.

7 その他

- 各種画像検査および CAP の適応などは議論の続いている点であるため，今後の研究報告を踏まえて各施設の実情に即した方針を検討することが望ましい.

Suggested Readings

①JAID/JSC 感染症治療ガイド・ガイドライン作成委員会, 編. JAID/JSC 感染症治療ガイド 2023. 1 版. 杏林舎; 2023. p.299-304.
小児 UTI の治療に関する実践的な記載がある.

②Miyakita H, Hayashi Y, Mitsui T, et al. Guidelines for the medical management of pediatric vesicoureteral reflux. Int J Urol. 2020; 27: 480-90.
上部 UTI 罹患後の画像検査や CAP の方針についてまとめられている.

③Tullus K, Shaikh N. Urinary tract infections in children. Lancet. 2020; 395: 1659-68.
小児 UTI についての優れた総説.

〈橋本淳也〉

12 小児泌尿器科
⑥小児尿失禁，夜尿症

Point

- ► 日本の小中学生における夜尿症（nocturnal enuresis）の罹患率は6.4%と推察されており，アレルギー疾患に次いで頻度の多い慢性疾患である.
- ► 夜尿症の診断には問診がきわめて重要であり，排尿日誌による家庭での飲水・排尿状況の確認や，小児用日本語版 DVSS（Dysfunctional Voiding Symptom Score）によるスコアリングが有用である.
- ► 夜尿症の治療には，生活指導・行動療法・アラーム療法・薬物療法があり，患者や患者家族の意欲，生活環境などを踏まえて治療選択する.

1 疫学

- 小児尿失禁の頻度ははっきりしないが，5 歳以上の尿失禁は病的である.
- 夜尿症に関しては就学直前（5～6 歳）で約 20%，小学校低学年で 10% 前後，小学校高学年で 5%，中学生になると 1～2%まで減少する.

2 症状・徴候

- 2014 年，国際小児尿禁制学会（International Children' s Continence Society：ICCS）が，5 歳以上の小児の就寝中の間欠的尿失禁で，1 カ月に 1 回以上の夜尿が 3 カ月以上続くものを夜尿症と定義し，昼間尿失禁や他の下部尿路症状合併の有無は問わないとしている.

3 診断に必要な検査

1）問診

- 排尿・排便状況の確認：排尿状況の確認は小児用日本語版 DVSS（Dysfunctional Voiding Symptom Score，**表 1**），排便状況の確認は Rome Ⅳ Criteria が有用.
- 排尿日誌：最低 48 時間の飲水と排尿の記録（排尿時間・1 回排尿量）.

2）身体所見

- 成長障害・高血圧の有無，扁桃肥大の有無，腹部触診（便塊の有無），仙尾部の観察，外性器異常の有無.

3）尿検査

- 尿比重・尿浸透圧・尿糖.

4）腎機能評価

- 血清クレアチニン，シスタチン C.

5）超音波検査

- 膀胱壁肥厚の有無，残尿測定.

表1 日本語版小児 DVSS（Dysfunctional Voiding Symptom Score）

1. 日中，服や下着がおしっこでぬれていることがあった
2. （日中に）おもらしするときは下着がぐっしょりと大量にぬれる
3. 大便が出ない日がある
4. 強くいきんで大便を出す
5. 1，2回しかトイレに行かない日があった
6. 足を交差させたり，しゃがんだり，股間をおさえたりしておしっこを我慢することがあった
7. おしっこしたくなると，もう我慢できない
8. おなかに力をいれないとおしっこができない
9. おしっこをするときに痛みを感じる
10. 父・母へ
    下記のようなストレスをうけることがお子さんにありましたか？
    弟や妹がうまれた，引っ越し，転校・進学など，学校での問題，虐待（性的なもの・身体的なものなど），家庭内での問題（離別・死別など），特別なイベント（特別な日など），事故や大きなけが

ほとんどない…0，半分より少ない…1，ほぼ半分…2，ほとんど常に…3，わからない…X
10はあれば3，なしは0
（今村正明，他．日泌会誌．2014; 105: 112-21）

6）腹部単純X線検査

- 便塊貯留の程度．

7）脊髄MRI検査

- 二分脊椎など脊髄病変が疑われる場合に有用．

8）排尿時膀胱尿道造影

- 尿路感染の既往や重症の昼間尿失禁がある場合に施行する．

9）膀胱尿道鏡検査

- 尿失禁の原因として器質的な異常（異所開口尿管など）が疑われる場合に施行する．

4 病型・リスク分類

1）ICCSの分類

①一次性夜尿症・二次性夜尿症

- 夜尿が消失していた時期が6カ月未満のものを一次性，夜尿が6カ月以上消失していた時期があるものを二次性とする

②単一症候性夜尿症（monosymptomatic nocturnal enuresis：MNE）・非単一症候性夜尿症（non-monosymptomatic nocturnal enuresis：NMNE）

- 下部尿路症状（lower urinary tract symptom：LUTS）を合併するものをNMNE，合併しないものをMNEとする．

2）日本の夜尿症診療における病型分類

- 帆足や赤司らの病型分類 **表2**，膀胱内圧と脳波を同時に測定しそれに基づき病型分類する渡辺らの分類がある．

表 2 帆足や赤司らの病型分類

		多尿型（多量遺尿型）		膀胱型（膀胱機能未熟型）		混合型		正常型
		低浸透圧型	正常浸透圧型	I 型	II 型（解離型）	低浸透圧型	正常浸透圧型	
夜間尿量（mL）	6〜9 歳	≧200（0.9mL/kg/時）		≦200（0.9mL/kg/時）		≧200（0.9mL/kg/時）		≦200（0.9mL/kg/時）
	10 歳以上	≧250（0.9mL/kg/時）		≦250（0.9mL/kg/時）		≧250（0.9mL/kg/時）		≦250（0.9mL/kg/時）
尿浸透圧（mOsm/L）		≦800	≧801	≧801		≦800	≧801	≧801
尿比重		≦1.022	≧1.023	≧1.023		≦1.022	≧1.023	≧1.023
機能的最大膀胱容量	6〜9 歳	≧200（5mL/kg）		≦200（5mL/kg）	昼間≧200（5mL/kg）、夜間≦200（5mL/kg）	≦200（5mL/kg）		≧200（5mL/kg）
	10 歳以上	≧250（5mL/kg）		≦250（5mL/kg）	昼間≧250（5mL/kg）、夜間≦250（5mL/kg）	≦250（5mL/kg）		≧250（5mL/kg）
昼間尿失禁		なし		時にあり	なし	時にあり		なし

（日本夜尿症学会, 編. 夜尿症診療ガイドライン 2021. 診断と治療社: 2021）

5 治療

1）生活指導

- 定時排尿, 排便管理, 夜間の水分摂取制限, 就寝前の排尿など.

2）行動療法

- 夜尿がなかった日にご褒美, 水分摂取制限, 膀胱訓練, 夜間に起こす.

3）アラーム療法

- 就寝中の排尿を気づかせ, 覚醒してトイレに行くか, 我慢できるようにする.

4）デスモプレシン治療（ミニリンメルト® OD 錠 120μg 1 日 1 回, 効果不十分の場合 240μg まで増量可能）

- 夜間の尿量を減らす.

5）その他の薬剤

- 抗コリン薬（塩酸プロピベリン 体重 30kg 以下 1 日 10mg, 体重 30kg 以上 1 日 20mg など), 三環系抗うつ薬（イミプラミン 1 日 1 回 25mg）など.

6 経過観察

- 治療の効果判定

1）初期効果

- 治療開始後, 夜尿回数が 0〜49%減少を無効, 50〜99%減少を有効, 100%減少または 1 カ月で 1 回未満に減少したものを著効とする.

2）長期効果

- 治療中止後，1 カ月で 1 回以上の夜尿が再出現したものを再発，治療中止後 6 カ月再発ないものを寛解維持，治療中止後 2 年間再発ないものを完治とする．

Suggested Readings

①日本夜尿症学会, 編. 夜尿症診療ガイドライン 2021. 診断と治療社; 2021.
夜尿症に関する疫学・診断・治療が体系的にまとまっている．

〈髙橋雄介〉

12 小児泌尿器科

⑦包茎（小児包茎）

Point

- ► 乳幼児において包茎（phimosis）であること自体の問題はないため，治療せずに経過観察でよい症例がほとんどである．新生児期に亀頭が露出しているときは尿道下裂を疑う．
- ► 包茎に伴う合併症を認めるときに治療を考慮する．
- ► 乳幼児においてはステロイド併用での翻転療法の効果が高いため安易に手術を選択しない．

1 疫学

- 小児包茎において包皮が翻転できない割合は報告により様々であるが，乳幼児で 60.0～80%，11～15 歳で 6.3～37.1%と成長に従って減少することが知られている．
- 宗教上の理由で割礼が行われることがあるが，本来は，外見上包皮がかぶっていること自体は問題にならない．
- 小児外来では親が最初から手術治療を希望して受診することもあるが，治療せずに経過観察でよい症例がほとんどであり，包皮は感覚の一部を担っているため手術適応は慎重に選ぶ必要がある．本項では，経過観察する症例と手術を選択すべき症例を判断できるよう記載する．

2 包茎に伴う合併症

- 亀頭包皮炎
- 排尿（尿排出）障害，尿路感染
  - 排尿（尿排出）障害は包皮口の狭小による閉塞機転に起因する．包皮の膨隆（ballooning），尿線の細小化を認める．
- 嵌頓包茎
  - 包皮を無理に翻転させると包皮輪（包皮口の狭小部）で絞扼されるため，急速に循環障害をきたし浮腫が出現する．放置すれば，包皮の壊死を起こす場合もある．

3 診断・治療

- 小児包茎は生理的なもので成長により自然に剥けるようになるので基本は経過観察でよい．
- 治療適応：①亀頭包皮炎を繰り返すもの，②排尿障害をみとめるもの，③嵌頓包茎．
- 埋没陰茎は通常の環状切開と治療が異なるため小児泌尿器専門医にゆだねる．

JCOPY 498-06431

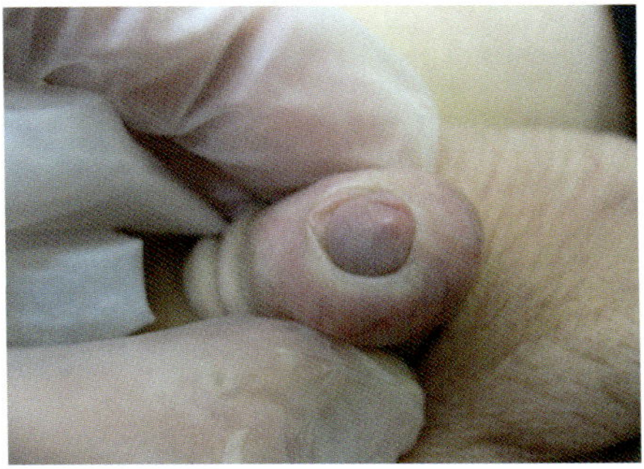

図 1 BXO 外観

1）翻転法

- 入浴後などの清潔な環境で 1 日 1 回から 2 回包皮輪にステロイド（リンデロン®軟膏など）を塗布し，包皮輪に緊張がかかる程度に陰茎根部方向に 10 回程度包皮を優しく牽引する．これを数日〜数週間繰り返すことで亀頭部先端，尿道口が徐々に露出する．
- 1〜3 カ月間のステロイドを用いた翻転方法で 8 割以上の治療効果があるとされる．
- 包皮を翻転させた後は必ず元に戻し，嵌頓包茎となるリスクを説明する．
- 嵌頓包茎では，浮腫をきたしている包皮を強く手指で圧迫して浮腫を軽減させることで整復できる場合が多いが，用手的整復が難しい場合には手術治療の適応となる．

2）手術治療

<手術適応>

- ステロイド翻転法に治療的抵抗性な症例
- 嵌頓包茎（用手的整復が難しい場合）
- 閉塞性乾燥性亀頭炎（balanitis xerotica obliterans：BXO）
  - ・亀頭や包皮に萎縮瘢痕性狭窄をきたす疾患であり，小児での発症がほとんどであるが高齢者での発症の報告もある **図 1**．
  - ・環状切開，尿道下裂などの手術侵襲，遺伝素因，感染などが原因とされ，保存的治療に抵抗性であることが多い．

<手術術式>

- 環状切除（詳細な術式については手術書に譲る）
- 小児は全身麻酔で行う．
- 術後は癒着防止のためにステロイド剤を塗布する．

〈櫻林　啓〉

12 小児泌尿器科

⑧尿道下裂 (hypospadias)

Point

- ► 初回手術時期は，おむつがとれる前，およそ 1 歳前後に行う.
- ► 陰茎の長さに配慮した手術.
- ► 顕微鏡下手術.
- ► 成人の尿道下裂手術では，勃起状態で手術のデザインを行う.

1 疫学

- 尿道下裂は，陰茎の先天性疾患で，外尿道口が陰茎の腹側の途中にある．そのため立位排尿が困難となる.
- 外尿道口が先にあるものを遠位型といい，基部に近いものを近位型という．近位型では，陰茎勃起時の陰茎下方弯曲や陰茎短縮がある.
- 尿道下裂の発生は 250 人に 1 人．尿道下裂の遺伝は不明.
- 尿道下裂の合併症には，鼠径ヘルニア，二分陰嚢や陰茎前陰嚢などがある.

2 症状・徴候，診察のポイント

- 外尿道口が陰茎腹側～陰嚢にある．亀頭が露出している．包皮が陰茎背側で多く腹側で少ない．亀頭が左右に分離.
- 勃起時陰茎下方弯曲．高度尿道下裂では，二分陰嚢や陰茎前陰嚢.

3 診断に必要な検査

- 上記外観により診断する．また，おむつをしていて排尿状態を外来でみることができないので，両親にどこから排尿しているかの観察を依頼する.
- 尿道下裂の詳細な分類には，軽症から索による拘縮（下方弯曲）のみ，亀頭型，冠状溝型，陰茎遠位型，陰茎中間位型，陰茎近位型，陰茎陰嚢型，陰嚢型，会陰型などがある.
- 大人の尿道下裂手術では，勃起により陰茎組織が大きく動くため手術デザインを行うときにプロスタグランジン E_1 陰茎海綿体注射で人工勃起させて手術デザインを行う.

4 治療

- 初回手術時期は，おむつがとれる前，およそ 1 歳前後に行う．おむつがとれてからだと手術後の痛みから排尿を我慢し排尿困難になる場合があり，心理的にもよくない.

1）手術時の基本的 3 つの方針

①陰茎の長さに配慮した手術

- 患者本人が陰茎の形を医師に相談するのは成人になってからである.
- 成人になってからの修正手術で，陰茎延長術（陰茎海綿体に静脈移植）

や尿道延長術（尿道を作りなおす）を希望する患者もいるが難しい手術である．われわれはこのような経験を生かし初期治療から陰茎の長さや形に配慮した手術法を行っている．プリケーション法という陰茎背側を縫い縮めて陰茎彎曲を治す手術があるが陰茎短縮を起こす．われわれは延長できるものを十分延長した後にわずかな彎曲の修正にプリケーション法を使用する．

②顕微鏡下手術

・尿道の縫合は非常に細かい作業だが，瘻孔を防ぐためには，より正確に縫合する必要がある．そこでわれわれは尿道の縫合に顕微鏡を使用している．

③勃起状態での陰茎の形や無理のない縫合の確認

・大人の尿道下裂手術では，勃起により陰茎組織が大きく動くため勃起状態で手術のデザインを行う．人工勃起にはプロスタグランジン E_1 20μg 陰茎海綿体注射を行い，手術が終了したらフェニレフリン 0.2mg を陰茎海綿体注射して勃起を収める．

2）手術方法

- 亀頭部型や冠状溝型には，尿道板に縦切開を加える tubularized incised plate（TIP）法や外尿道口形成術＋亀頭形成術〔meatal advancement and glanduloplasty（MAGPI）法〕を行う．
- 陰茎型から会陰型までは，1）陰茎腹側を可及的に伸ばす，2）血流のある組織（グラフトではなく皮弁）で尿道を再建する，3）横方向の尿道吻合を避ける．などの目的で，尿道作成には，皮弁の血流が遠位と近位両側から得られる Yoke 法を採用し，表面は Byars 皮弁で覆う **図 1**．

5 経過観察

1）尿道カテーテルの大きさと固定方法

- 初回手術では，尿道カテーテルは，8Fr アトムチューブまたは 10Fr 経鼻栄養チューブを 2 週間留置する．カテーテルの固定は外尿道口のところで

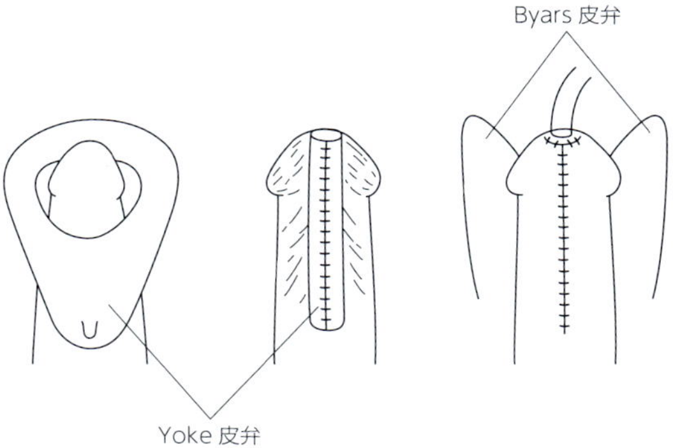

図 1 尿道下裂一期的手術（Yoke 法）

吸収糸（4-0 バイクリル）で固定する．オムツを 2 枚はかせて，カテーテルの排出部を 2 枚のおむつの間にテープで固定する．

2）入院期間

- 尿道カテーテルを 2 週間留置するが，1 週間程度で親が尿道カテーテル管理に慣れてくるので，1 週間目に退院することが多い．

3）退院後の注意と通院

- 尿道カテーテルをつけたまま帰宅された患者さんの親にはカテーテルからの排尿があるかを確認してもらう．水分を十分とっているのに排尿がない場合は病院に連絡してもらう．通院は約 1 週間から 10 日後に 1 回，次が 2 週間後，1 カ月後，3 カ月後，半年後，1 年後と間隔をあけていく．

4）尿道下裂手術の合併症対策

- 瘻孔，尿道狭窄，尿道憩室，陰茎弯曲，陰茎短縮，陰茎矮小，陰嚢の変形などがある．合併症に対しては適宜，修正手術を行う．小さな瘻孔閉鎖手術は，高校生以上であれば局所麻酔で日帰り手術も可能である．
- 最終的な目標は，正常な排尿はもちろんのこと，性器に関するコンプレックスをできるだけ解消していくことにある．

〈永尾光一〉

JCOPY 498-06431

12 小児泌尿器科

⑨停留精巣，陰囊水腫

⑨-1. 停留精巣（cryptorchism, undescended testis）

Point

- 片側例と両側例，触知精巣と非触知精巣に分けて考える.
- 両側の非触知精巣，陰茎，陰囊の高度の形成・形態異常を伴う場合，性分化異常の可能性があり，速やかに専門施設へ紹介する.
- 半数は出生後 3 カ月ごろまでに自然下降．6 カ月以降に自然下降する可能性は少ない.
- 1 歳前後（出生後 6 カ月以降）から 2 歳ごろまでの早期手術が推奨されている.
- 主な手術目的は妊孕性と悪性化・精索捻転への対策などだが，必ずしも手術で妊孕性は保証されず悪性化も防げない.
- 腫瘍化や妊孕性は成人後の問題であり，両親（本人）への十分な教育が必要.

1 疫学

- 月齢と共に頻度は低下する（新生児期 4.1～6.9%，1 歳時 1.0～1.7%）.
- 自然下降は出生後 3 カ月までにみられることが多く，6 カ月以降に下降する可能性は低い.
- 低出生体重児・早期産に多い.
- 精巣腫瘍発生は，陰囊内精巣に比べ精巣腫瘍の発生が 3～4 倍.
- 早期精巣固定術後でも停留精巣でない男児に比べ相対危険度 2.23.

2 診断に必要な検査

1）問診

- 停留精巣・染色体異常・遺伝性疾患の家族歴を確認する.
- 妊娠経過，在胎週数と出生体重は必ず確認する.
- 入浴時に陰囊内に精巣を触れる場合，移動性精巣（retractile testis）の可能性がある.

2）理学所見

- 顔貌，体格，全身的な所見などから合併する症候群を見逃さないこと.
- 陰茎・陰囊の発育，陰囊の左右差，尿道下裂などの下部尿路異常も確認する.

3）精巣の触診

- 母親と協力し患児をリラックスさせ，検者の手を温めて診察する.
- 精巣を触知したら位置や大きさを確認する.
- 対側精巣の診察も重要である

- 対側の代償性肥大（1.8～2.2cm 以上）は，患側の消失精巣（vanishing testis）を疑う．
- 非触知精巣は腹腔内か，下降後の捻転などの血流障害による消失を考える．
- 無発生はきわめて稀である．

4）画像診断

- エコーは診断に有用な場合が多い．
- MRI は小児では鎮静が必要なことも多いが，症例によっては有用である．

5）内分泌学的検査

- 両側例，下部尿路発生異常の合併例では，性分化異常を念頭に内分泌学的評価が必要であり，早期に専門家への相談を検討する．

6）観血的検査

- 鼠径部（陰嚢）切開，腹腔鏡などが必要になりうる（治療の項参照）．
- 症例によっては腹腔鏡検査を積極的に検討する．

3 症状・徴候・病型分類

- 病型によって症状・徴候は異なるため，どの分類に当たるか考えて診療にあたる．

精巣位置による分類 図1

1）腹腔内精巣（intra-abdominal testis）

- 精巣の下降経路である腎下極から内鼠径輪まで（peeping testis：内鼠径輪や鼠径管内を行き来する）

2）鼠径部精巣（inguinal testis）

①鼠径管内精巣（intracanalicular testis）：内鼠径輪から外鼠径輪まで
②鼠径管外精巣（extracanalicular testis）：外鼠径輪から陰囊直上まで

3）遊走精巣（retractile testis）（≒遊走精巣 / 移動精巣 / 移動性精巣）

- 刺激や環境によって，陰囊内から鼠径部に移動．

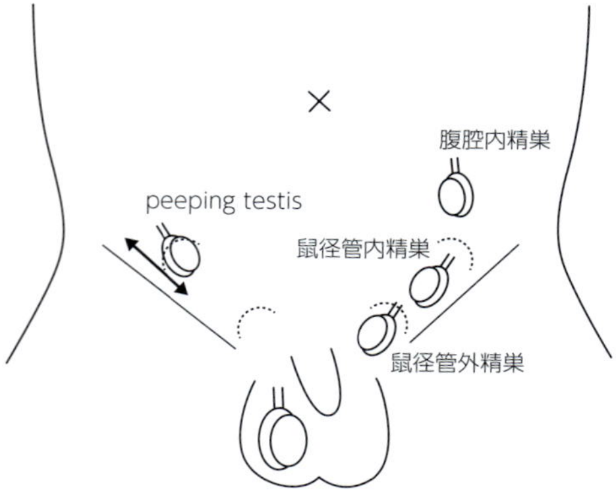

図1 停留精巣の位置による分類
〔日本小児泌尿器学会学術委員会，編．停留精巣診療ガイドライン第 2 版（2024）．日本小児泌尿器科学会雑誌．2024; 33 臨時増刊©日本小児泌尿器科学会〕

- 精巣を陰嚢内まで無痛で牽引可能.
- 手を離してもしばらくは陰嚢内に留まる.

4）異所性精巣（ectopic testis）

- 精巣下降経路から外れて陰嚢外に存在.
- 腹直筋の前方（superficial inguinal pouch），会陰部に位置することが多い.

■ **触診所見による分類**

1）触知精巣（palpable testis）：停留精巣の 80%

- 下降経路から外れて触知されれば異所性精巣.

2）非触知精巣（non-palpable testis）

- 腹腔内精巣（intra-abdominal testis）や peeping testis が多い.
  - ①消失精巣（vanishing testis）（≒消退精巣）：15〜40%
    - ・形成され発達していたが，退縮または縮小.
  - ②精巣無形成（testicular aplasia）/ 精巣無発生（testicular agenesis）
    - ・形成されず完全欠如．ごく稀.

■ **原因と経過による分類**（複雑な分類であり，詳細はガイドライン参照）

1）先天性停留精巣（congenital cryptorchidism）

2）後天性停留精巣（acquired cryptorchidism）

①上昇精巣（ascended testis/ascending testis）

②再上昇精巣（reascended testis）

③続発性停留精巣（secondary cryptorchidism）

4 治療 図 2

- ガイドラインでは 1 歳前後（出生後 6 カ月以降）から 2 歳ごろまでの早期の手術が推奨されている.
- 定型手術は開放手術または腹腔鏡による精巣固定術，Fowler-Stephens 法（一期的・二期的）などであるが，症例により様々な選択肢があるため成書を参照のこと.
- 高位の腹腔内精巣では二期的 Fowler-Stephens 法の適応を考える.
- Vanishing testis の精巣遺残物は摘出されることが多い.
- 診療のアルゴリズムを示す．詳細は診療ガイドライン第 2 版を参照すること.

5 経過観察

- 生後 6 カ月以降に自然下降する可能性は低く，乳幼児健診において停留精巣が疑われた場合，経過観察せず，適切なタイミングで専門医へ紹介する.
- 遊走精巣は経過観察が基本だが，陰嚢内に下降しなくなる上昇精巣（ascending testis）になることがあり，注意する.
- 精巣固定術後も精巣の再上昇，妊孕性の低下，精巣腫瘍の発生などの問題から長期経過観察が推奨されている.
- 手術例・非手術例にかかわらず，長期経過観察の必要性を両親・成長後は患者本人にも，十分説明しておく.

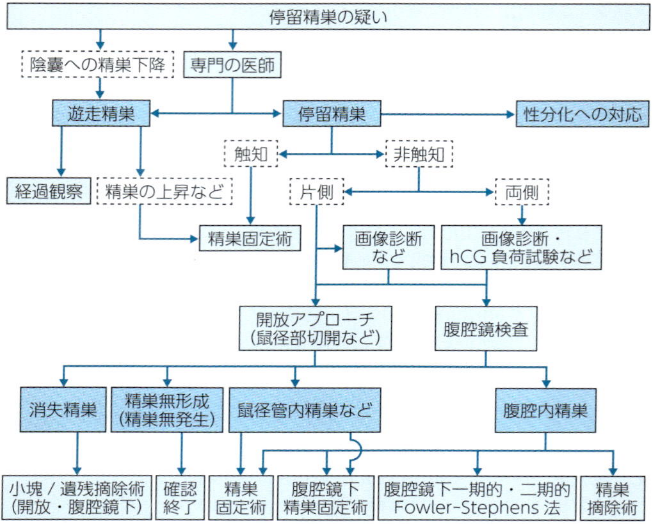

図 2 停留精巣の診療アルゴリズム
〔日本小児泌尿器科学会学術委員会, 編. 停留精巣診療ガイドライン第 2 版（2024). 日本小児泌尿器科学会雑誌. 2024; 33 臨時増刊©日本小児泌尿器科学会〕

⑨-2. 陰嚢水腫 (hydrocele testis)

Point

- 小児では多くが自然消退する.
- 穿刺はしない.
- 精巣腫瘍・鼠径ヘルニアを見逃さない.
- 2 歳以降では手術も考慮するが, いつ行うのかエビデンスやコンセンサスは乏しい.

1 疫学

- 小児のほとんどは腹膜鞘状突起の閉鎖不全である.
- 新生児期には 80～94%と高率に見られるが, 新生児期で 83～100%, 学童期でも 46%は自然消失する.

2 症状・徴候

- 陰嚢の腫脹.

3 診断に必要な検査

- 触診で比較的軟らかく透光性があれば陰嚢水腫を, 硬くて透光性がなければ腫瘍を考える.

- エコーで腫瘍や鼠径ヘルニアとの鑑別が必要である.

4 病型・リスク分類

- 精索にあれば精索水腫，陰嚢にあれば陰嚢水腫，大きさに変化があれば交通性の水腫を考える 図3.
- 停留精巣や鼠経ヘルニアの合併も多く，診察時に確認する.

5 治療と経過観察

- 自然消退があるので小児期は原則2歳程度までは経過観察する.
- ヘルニアを合併していれば，経過観察せず手術を検討.
- 2歳以降は手術も考慮するが，適応や時期に関するエビデンスやコンセンサスは乏しい.
- 小児の多くは交通性陰嚢水腫であり穿刺はしない.
- 根治術は，鼠径部切開で鞘状突起を離断・結紮することで腹腔内との交通を遮断する.
- 近年，腹腔鏡下に内鼠径輪での鞘状突起の結紮・閉鎖も行われている.

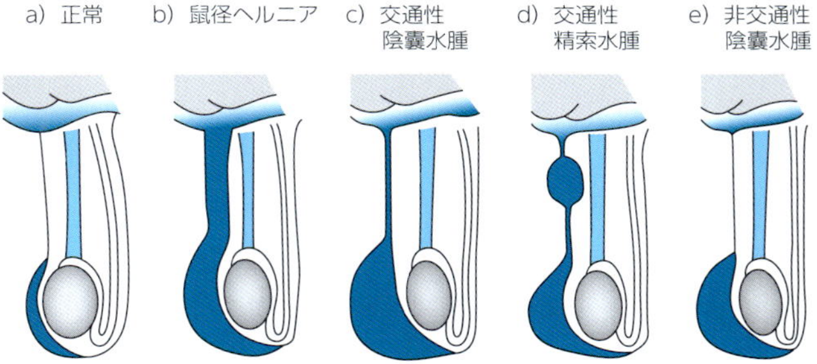

図3 陰嚢水腫・精索水腫の種類

(日本小児泌尿器科学会ホームページ. https://jspu.jp/ippan_019.html)

・鞘状突起が大きく開存していれば，鼠経ヘルニアになる（b).

・鞘状突起が小さく開存していれば，交通性の陰嚢水腫や精索水腫（c, d）（小児の陰嚢水腫や精索水腫は，多くがこのタイプ).

・鞘状突起が完全に閉鎖していれば，非交通性の陰嚢水腫や精索水腫（e).

Suggested Readings

①日本泌尿器科学会学術委員会，編. 停留精巣診療ガイドライン第2版. 日本小児泌尿器科学会雑誌. 2024; 33 臨時増刊.

日本の最新のガイドラインであり，停留精巣の診療では必読である.

②Evaluation and treatment of cryptorchidism: AUA guideline.

2014年編纂だが，日本と異なる視点も得られる.

〈河村　毅〉

12 小児泌尿器科

VI

臨床研究

1 臨床研究と倫理

Point

- 臨床研究を行うことは医療の進歩による将来的な患者利益となるのみならず，医師の能力向上にも大切である.
- 臨床研究には介入や侵襲を伴う研究といずれも伴わない分析疫学的研究（観察研究）があり，後者は前向き観察・後ろ向き観察，横断観察・経時的観察，さらには群間比較ではコホート研究（曝露で群を決定）・症例対照研究（アウトカムで群を決定，必然的に後ろ向きのみ）に分けられる.
- 臨床研究の開始前には倫理委員会での審査が必要で，科学的合理性を高め，研究対象者の人権保護のために研究デザインや説明文書が十分に検討されているかが主に審査される.
- 研究倫理に違反すると研究者自身も大きな代償を払うことになりかねないため，「人を対象とする医学系研究に関する倫理指針」に習熟しなければならない.

1 臨床研究の意義

- 医療の進歩には基礎研究，臨床研究，そして両者の橋渡し（translational）研究が欠かせない.
- 直接診療できる患者は限られているが，臨床研究により時空を超えて多くの患者の診療に貢献できる.
- 臨床研究を行うことで丁寧な臨床，科学的・合理的な考え方が自然と身につき，日々の臨床への活力ともなる.

2 臨床研究デザインの種類と研究の質（エビデンスレベル；表1）

- 解決したい臨床上の疑問（clinical question：CQ）を見つけることが第一歩であり，その CQ に回答を出すためにどのようなアプローチがあるかを検討する.
- 臨床研究デザインの種類により研究の質（エビデンスレベル）は大きく異なる.
- 比較を行わない症例集積研究（所属施設における特定の疾患患者の集積や特定の治療の成績などの報告が該当）から明確な結論を導くことはできない.
- 分析疫学的研究（侵襲や介入のない研究で，観察研究と同義）には，観察が一時点（危険因子への曝露とアウトカム「疾病の発生や疾病の寛解などの転帰」を同時に観察）である横断（cross-sectional）研究と経時的な観察を後ろ向きに行う後ろ向きコホート（retrospective cohort）研究（曝露で群を決定）と症例対照研究（アウトカムで群を決定），および経時的な観察を前向きに行う前向きコホート（prospective cohort）研究（曝

JCOPY 498-06431

表 1 治療に関する臨床研究論文のエビデンスレベル

Ⅰ	システマティックレビュー/RCT のメタアナリシス
Ⅱ	1 つ以上の RCT
Ⅲ	非ランダム化比較試験
Ⅳa	分析疫学的研究（コホート研究）
Ⅳb	分析疫学的研究（症例対照研究や横断研究）
Ⅴ	記述研究（症例報告や症例集積研究）
Ⅵ	患者データに基づかない専門委員会や専門家個人の意見

露で群を決定）がある（Ⅵ- 3 医療統計の基本の項も参照）.

- 曝露の割り付けに代表される介入を伴う前向き比較試験のうち，最も良質な研究は無作為に割り付けたランダム化比較試験（randomized controlled trial：RCT）であり，さらなるバイアス（bias：偏見）排除のために盲検化，特に二重盲検化が行われる.
- 非ランダム化比較試験や症例対照研究では群間のバイアスが生じるため，プロペンシティマッチング（propensity matching：傾向スコアを算出して群間で揃える）により，選択バイアスを制御して解析することが最近では頻繁に行われている.
- 近年多くのガイドラインでは CQ 毎に臨床研究から得られたエビデンスレベル **表 1** に基づいて推奨文を記載する方式が採用されている.

3 臨床研究の基本的な留意事項

- 臨床研究を開始する前に倫理委員会に申請して審査を受け最終的に研究機関の長（通常病院長）の許可を得ることが必要である.
- 倫理委員会において臨床研究の（品）質は科学的合理性と倫理性で評価される.
- 臨床研究を開始した時点で成否の半分以上は決定しているため，開始前に研究デザインを多角的に吟味することが最重要である.
- 臨床と同様にリスク・ベネフィット・コストの勘案が不可欠で，研究対象者（参加患者）と研究者（医療者）のリスク・ベネフィット・コストバランスをいずれも最適化するような研究デザインが求められる **表 2**.
- 研究行為には誠実，正確，効率，客観性が求められ，バイアスを可能な限り排除するために，研究デザインの工夫とともに利益相反（conflict of interest：COI）の開示を行う．COI には個人的 COI と組織的 COI があり，それぞれにおいて経済的 COI に加えてキャリア形成や競争に伴うアカデミック COI も存在する.
- 臨床研究に代表・分担を問わず研究者として参加する場合には，「人を対象

表 2 研究対象者と研究者のリスク，ベネフィット，およびコスト

	リスク	ベネフィット	コスト
研究対象者	侵襲や介入，個人情報漏洩	研究成果の還元，通常の診療を超える医療の享受	検査や通院などの労力と時間
研究者	（社会的）制裁	成果に伴う（社会的）評価や診療の向上	研究の労力と時間，研究の経費

とする医学系研究に関する倫理指針」に習熟する必要がある.

- 平成29年4月に公布された臨床研究法では,「医薬品等を人に対して用いることにより,当該医薬品等の有効性又は安全性を明らかにする研究」のみを法律の対象である「臨床研究」と規定し,その中で薬機法における未承認,適応外の医薬品等の臨床研究,製薬企業等から資金提供を受けて実施される当該製薬企業等の医薬品等の臨床研究は「特定臨床研究」に該当し,厚生労働大臣の認定を受けた認定臨床研究審査委員会の意見聴取を経て厚生労働大臣に届け出を行う義務がある.

4 理解しておくべき基本用語

- 侵襲と介入の定義,インフォームド・コンセントとインフォームド・アセントの違い,有害事象と副作用の違い,モニタリングと監査の違いなどを正しく理解する必要がある **表3**.

5 研究対象者を守るためにすべき配慮

- 侵襲や介入が最小限となるように研究デザインを工夫する.
- 同意説明において,研究参加の任意性,同意撤回の自由などを十分に理解してもらう.
- 個人情報の保護に努め,個人情報を含んだファイル(当該研究用の符号との対照表など)はファイル自体とPCの二重のパスワードにより特に厳重に管理する.

表3 臨床研究において間違いやすい重要用語

侵襲	研究目的で行われる,研究対象者の身体又は精神に障害又は負担が生じること
介入	研究目的で,人の健康に関する様々な事象に影響を与える要因の有無又は程度を制御する行為(通常の診療を超える医療行為を含む)
インフォームド・コンセント	研究対象者又はその代諾者等が,実施又は継続されようとする研究に関して,当該研究の目的及び意義並びに方法,研究対象者に生じる負担,予測される結果等について十分な説明を受け,それらを理解した上で自由意志に基づいて研究者等又は既存試料・情報の提供を行う者に対して与える,当該研究を実施又は継続されることに関する同意
インフォームド・アセント	インフォームド・コンセントを与える能力を欠くと客観的に判断される研究対象者が,実施又は継続されようとする研究に関して,その理解力に応じたわかりやすい言葉で説明を受け,当該研究を実施又は継続されることを理解して,賛意を表すること
有害事象	実施された研究との因果関係の有無を問わず,研究対象者に生じた全ての好ましくない又は意図しない傷病若しくはその徴候
副作用	実施された研究との因果関係が疑われる有害事象
モニタリング	研究が適正に行われているかを確保するため,研究がどの程度進捗しているか並びに倫理指針及び研究計画書に従って行われているかについて行う調査(主に研究実施期間中に行う品質管理で,全ての施設,研究対象者のデータやプロセスが対象)
監査	研究結果の信頼性を確保するため,研究が倫理指針および研究計画書に従って行われたかについて行う調査(主に研究終了後に行う品質保証で,施設や研究対象者を選定して実施,モニタリングの適正さも監査対象)

6 未来の患者や医療を守るためにすべき配慮

- 臨床研究には社会的責任を伴うことを自覚し，どのような状況にあっても研究不正（捏造，改竄，盗用など）は行わない．
- 研究成果はネガティブな結果であっても論文として公表し，同様の研究が無駄に繰り返されることのないように配慮する．

7 研究者自身のために守るべきこと

- COI を積極的に開示し，研究不正が少しでも疑われる行為は慎むように心がける．
- 企業との共同研究においては研究成果の公表や知的財産権について事前に十分な協議を行う．

〈亀田秀人〉

2 文献検索

Point

- ► 主な文献データベースには PubMed, The Cochrane Library, 医中誌 Web などがある.
- ► 主な診療ガイドラインのデータベースには Minds ガイドラインライブラリ, 東邦大学・医中誌の診療ガイドライン情報データベースなどがある.
- ► 文献検索の基本はキーワード検索である.
- ► フィルター機能, 論理検索式, シソーラスで検索結果を調整できる.
- ► メタアナリシスとは, 複数の研究結果を定量的に統合する統計手法である.

1 文献検索のための代表的なデータベース 表1

- 医学分野の主な文献データベースに PubMed, The Cochrane Library, 医中誌 Web などがある.
- 他に看護学分野の CINAHL, 薬剤分野に強い EMBASE, 分野を問わない Google Scholar などがある.
- 単一のデータベースではすべての文献をカバーできないため, 網羅的な検索には複数のデータベースの利用が望ましい.

表1 医学文献の代表的なデータベース

データベース名	URL	解説
PubMed	https://pubmed.ncbi.nlm.nih.gov/	米国国立医学図書館による, MEDLINE を含む医学関連分野の代表的なデータベース.
The Cochrane Library	https://www.cochranelibrary.com/	コクラン共同計画が発行. Cochrane Database of Systematic Reviews (CDSR), Cochrane Central Register of Controlled Trials (CENTRAL) などからなる.
医中誌 Web	https://www.jamas.or.jp/	医学中央雑誌刊行会の日本語の文献データベース. 要契約. 法人向けと個人向けがある.

2 診療ガイドラインのデータベース 表2

- 診療ガイドラインとは, 重要度の高い医療行為について系統的レビューを行い, 最良と考えられる検査や治療法などを提示する文書である.
- 最新の知見を集約し, 引用文献から関連領域の文献を効率的に調べられる.
- ガイドラインに記載された文献検索式を利用した, 網羅的な文献検索も可能である.

表 2 診療ガイドラインの代表的なデータベース

データベース名	URL	解説
Minds ガイドラインライブラリ	https://minds.jcqhc.or.jp/	日本医療機能評価機構による．科学的根拠に基づいて作成され，評価・選定を経たガイドラインを掲載．
東邦大学・医中誌 診療ガイドライン情報データベース	http://guideline.jamas.or.jp/	東邦大学医学メディアセンターと医学中央雑誌刊行会が共同で主宰．主に日本の学会などの機関で作成，翻訳され公表された診療ガイドラインの情報を掲載．
日本泌尿器科学会 ガイドライン・取扱い規約・指針・見解書	https://www.urol.or.jp/other/guideline/	各情報が一覧でまとめられ，すぐにアクセスできるようになっている．
がん診療ガイドライン	http://www.jsco-cpg.jp/	日本癌治療学会による．各専門学会・研究会と協力して作成．

3 文献データベース検索の基本

- 検索の基本は，単語，著者名，雑誌名などのキーワードによる．
- 大文字と小文字は区別されない（例：AIDS と aids）．
- フレーズ検索は，文字を”（ダブルクォーテーション）で囲む（例："urinary tract"）．
- 前方一致検索には，*（アスタリスク）を用いる．たとえばランダム化を「random*」とすると，random, randomized, randomly などの random から始まる単語をまとめて検索できる．
- 主要なデータベースは，フィルター機能で検索結果を絞り込める．

4 論理演算子

- 論理演算子の AND，OR，NOT を用いた論理演算が可能である **図 1**．
  ①「A AND B」は A と B の両方を含む文献が検索される．
  ②「A OR B」は，A か B のいずれかを含む文献が検索される．
  ③「A NOT B」は A を含むが B を含まない文献が検索される．
- 括弧を使うと，論理演算の優先順位が変更でき，複雑に検索できる．
  ①「A AND B OR C」は，A と B の両方を含むか，C を含む文献が検索される．
  ②「A AND（B OR C）」は，B か C のいずれかを含み，かつ A を含む文献が検索される．

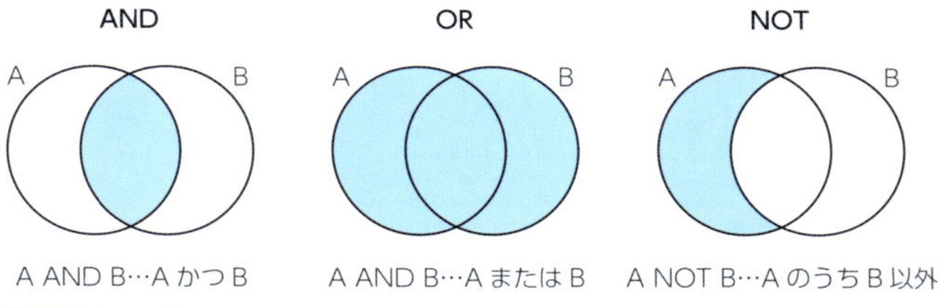

図 1 論理演算子の定義

- システマティック・レビューの検索では一般に，まず研究テーマのクリニカルクエスチョンから PICO または PECO（P は患者，I は介入 /E は曝露，C は比較対照，O はアウトカム）を設定する．次に「P AND I AND O AND 試験デザイン」のように条件を組み合わせて検索する．

5 シソーラス（統制語）

- 網羅的な検索には，シソーラス（統制語）を用いる．シソーラスとは同義語の代表となっている用語のことで，階層構造を持ち，上位語と下位語が紐づけられている．たとえば PubMed では MeSH（Medical Subject Headings），医中誌 Web では医学用語シソーラスが使用されている．
- 主要なデータベースはマッピング機能によって，入力したキーワードに対応するシソーラスがあれば，そのシソーラスによる検索も自動で行われる．
- 検索式の詳細は，各データベースで確認できる．PubMed の場合，まず検索後に検索ボックス下に記載された「Advanced」より，「PubMed Advanced Search Builder」に移動する．ページの下部にある「History and Search Details」より，各履歴の「Details」を開くとマッピングされた MeSH を含む，検索の詳細が表示される 図 2．

6 PubMed による文献検索の実例

- PubMed は，MEDLINE が主な構成要素となっている，医学分野のデータベースである．

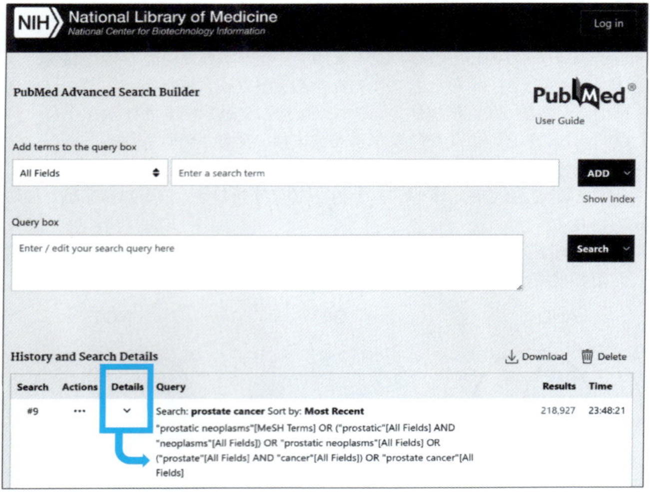

図 2 PubMed における検索式の確認方法
(https://pubmed.ncbi.nlm.nih.gov/advanced/)

- ストップワードとして，冠詞や前置詞などは検索キーワードから除外される仕様がある（例：a, before, can）.
- PubMed での文献検索例として，『前立腺がんの化学予防として薬剤（スタチン，アスピリン，メトホルミン）は有用かどうか』に関する論文を探す場合の例を以下に示す.
- 検索の条件として，以下の基準を満たす文献に絞る.
  - ・システマティック・レビュー論文
  - ・最近 10 年以内の論文

1）キーワードの入力と検索結果

- prostate cancer というキーワードのみを検索ボックスに入力して検索すると，218,927 件ヒットする（※ 2024 年 8 月 17 日時点の検索結果）.

2）論理演算子を用いたキーワード検索

- prostate cancer AND prevention AND (statins OR aspirin OR metformin) を検索式として検索すると，517 件ヒットする.

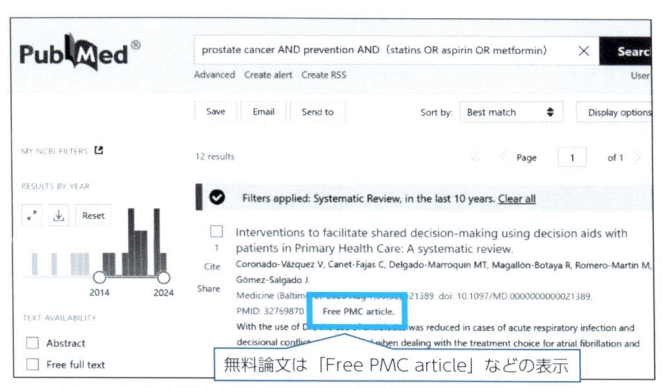

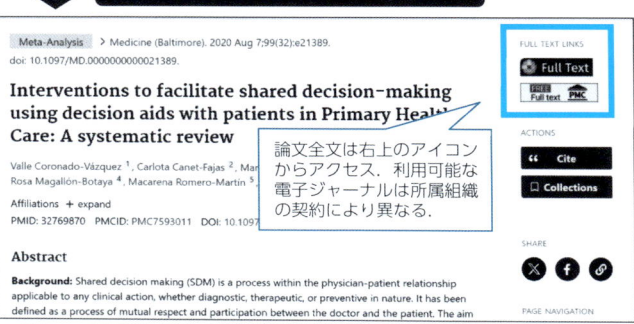

図 3 抄録とジャーナルリンクの確認の例

3）フィルター機能による検索結果の絞り込み 図3

- 検索結果の左側にサイドバーが表示されているので，フィルターで絞り込みを行う.
- 「Article type」を「Systematic Review」のみ，「Publication date」を「10 years」と絞り込むと，ヒット数が12件になる.

4）アブストラクトの確認と電子ジャーナルへのリンク

- 論文のタイトルをクリックすると，アブストラクトの確認や，ページ右上にあるジャーナルリンクより論文へアクセスできる 図3.

7 メタアナリシス

- システマティック・レビューとは，特定のリサーチクエスチョンに対し，全てのエビデンスについて，事前に定めた基準で網羅的に収集し，評価・統合する方法である.
- メタアナリシス（メタ分析）とは，複数の研究結果を，統計学の手法を用いて定量的に統合する手法を指す 図4.
- 研究結果の統合により，個々の研究結果では明瞭な結論が出ないテーマでも，全体としての結論を導ける.
- フォレストプロットとは，図5 のようにメタ分析の結果を示したものである.

①胃食道逆流に伴う慢性咳嗽への介入に関する試験のメタ分析である.
②3編の研究結果と，統合した結果が視覚的に並べられている.
③1編目のOurs（1999）の研究結果が一行でまとめられている.
  - ▷ グラフの中央の■の位置はオッズ比を示し，サンプルサイズが大きいほど■が大きくなる. また横棒で95%信頼区間の長さが示されている.
  - ▷ プロトンポンプ阻害薬（PPI）群の8例中7例は咳嗽が治癒せず，プラセボ群では9例中9例は治癒しなかった.

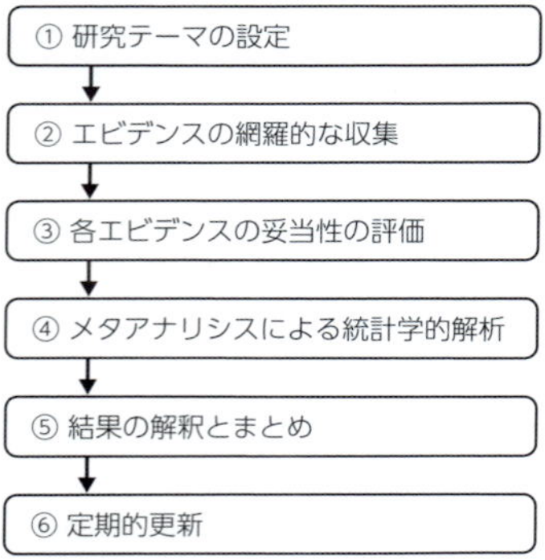

図4 システマティックレビューの流れとメタアナリシスの位置づけ

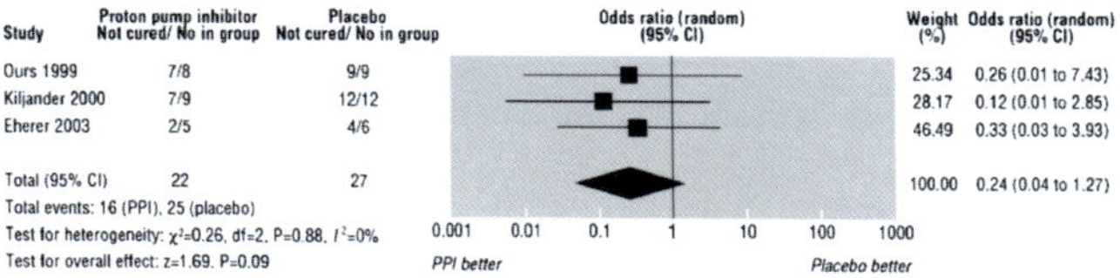

図 5 フォレストプロットの例
(Chang AB, et al. BMJ. 2006; 332: 11-7 より)

- ▷ オッズ比は 0.26 で，信頼区間が 0.01 から 7.43 と記載されている．これは「オッズ比が 1 未満であり，PPI 群がプラセボ群よりも効果のある可能性があるものの，95% 信頼区間が非常に広く 1.0 を含むために統計的に有意差はない」と解釈される．
- ▷ メタ解析で統合値を求める際に用いる各研究の重みは，サンプルサイズや推定精度などから求められる．この例では 25.34% である．

④ Total は，統合された効果を示す．

- ▷ グラフの◆は統合効果の 95% 信頼区間を示す．オッズ比は 0.24，信頼区間は 0.04 から 1.27 と個々の研究結果より狭くなっている．3 編の研究結果が全てオッズ比が 1 以下であったことも考慮すると，「PPI はプラセボより効果がある傾向が示されつつも，統計的な有意差は見られない」と解釈される．

⑤異質性（Heterogeneity）とは，メタアナリシスに含まれる研究間の結論のばらつきを示す指標である．この例ではカイ二乗検定の結果が P＝0.88 となり，有意な異質性は見られなかった．また I^2 統計量でも異質性は 0% と判定され，一般に異質性がかなり高いと判断される 50% を下回っている．したがって「3 編の研究結果は結論が一致している」と解釈できる．

⑥最下段で，総合評価（Test for overall effect）が P＝0.09 と有意差が認められず，本研究の仮説「PPI 治療は，胃食道逆流に伴う慢性咳嗽を改善する」という仮説が棄却できないことが示された．

〈筒井杏奈，村上義孝〉

3 医療統計の基本

Point

- 臨床研究の多くはコホート研究，発生率・割合を比や差で比較.
- エンドポイントの変数型がはっきりすると統計手法は一つに決まる.
- P 値は「データが帰無仮説からどのくらい離れているか？」を示す指標.
- P が 0.05 より小のとき「差がない」仮説を放棄（棄却）し，「差がある」仮説を選択.
- 検査性能は感度と特異度で決まる，ROC（receiver operating characteristic）曲線で総合的に評価.

1 研究デザイン

- 臨床研究では「喫煙が膀胱がんを増加させるか？」や「新治療法は従来の治療に比べて生存期間を延長するか？」などのリサーチクエスチョンを立て，その解決のために研究計画が立てられる.
- 研究の進め方としてコホート研究と症例対照研究という 2 つの方法（研究デザイン）がある **図1**.

①コホート研究とは対象集団を設定し，要因あり群と要因なし群を長期間追跡し，イベント（死亡，疾患発生，疾患再発）の頻度を比較する研究手法である.

・コホート研究では要因あり群と要因なし群の間で，イベントを発生した率（incidence rate：罹患率）もしくは割合（cumulative Incidence；累積罹患率，リスク）を比較する.

②症例対照研究とはイベント発生例（症例群（ケース））とイベント発生のない対照群（コントロール）との間で要因の頻度を比較し，要因・結果の関連を検討する研究手法である.

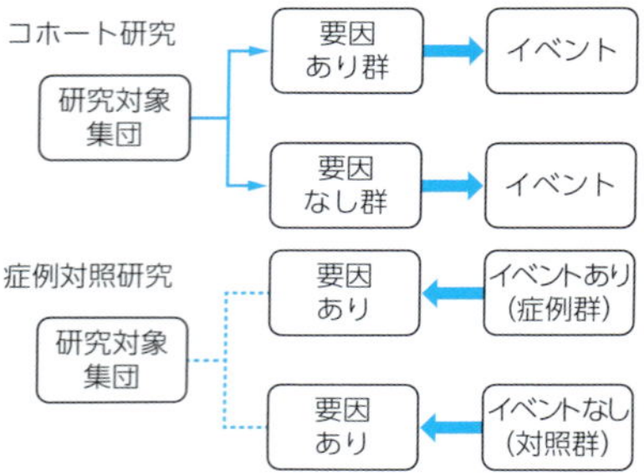

図1 コホート研究と症例対照研究

コホート研究

	疾患		
	あり	なし	合計
新	80	120	200
旧	100	100	200

新治療の累積罹患率（リスク）：40%
従来治療の累積罹患率（リスク）：50%
リスク比＝40/50＝0.8
リスク差＝40%－50%＝－10%
リスク差の 95%信頼区間（－20%から 0%）

症例対照研究

	要因		
	あり	なし	合計
症例群	20	10	30
対照群	50	100	150

オッズ比：$\frac{20/10}{50/100}=\frac{20\times100}{50\times10}=4.0$

図 2 コホート研究と症例対照研究の計算例

- 研究者が研究で最も重視すべきと考えるイベントは一次評価項目（primary endpoints：プライマリエンドポイント）とよばれ，ほかに検討したい項目である副次評価項目（secondary endpoints：セカンダリエンドポイント）とは区別して解析される．
- **図 2** にコホート研究と症例対照研究の例を示した．

①コホート研究で新治療群（以下，新法），従来治療群（以下，旧法）200 人を 5 年間追跡した結果，新法で 80 人，旧法で 100 人疾患を発生したという例で，このときの累積罹患率（リスク）は新法 40%，旧法 50% となる．

・両群で累積罹患率（リスク）に差があるか？　を検討する際，2 群の比を比較するリスク比（risk ratio）と差を比較するリスク差（risk difference）が利用される．

・この例ではリスク比は 0.8 であり「新法の方が旧法に比べ，疾患発生が 0.8 倍になる」と解釈される．

・またリスク差は 10%であり「新法の方が旧法に比べ 10%疾患が減少している」と解釈される．

・なおリスク差の逆数は NNT（number needed to treat）とよばれ，「何人に新治療を実施すると 1 人疾患にならない人が増えるか？」ということを示しており，今回は 10 人に新治療をすると 1 人助かる人が増える，と解釈される．

②ランダム化比較試験（randomized controlled trial：RCT）とは，薬剤や治療法などの要因を人為的にランダムに割り付けるコホート研究である．

・RCT の解析法として，割り付けた群を尊重して解析する ITT 解析（intent to treat analysis）と，（割り付けでなく）実際の治療群で解析する PP 解析（per protocol analysis）の 2 つがある．

③症例対照研究では累積罹患率（リスク）が計算できないので代わりにオッズ比が使用される．

・**図 2** に症例群 30 人と対照群 150 人を比較した症例対照研究を示す．オッズ比の計算は **図 2** に示すように 4.0 となり，「要因によって疾患発生が 4.0 倍に増加する」と解釈される．

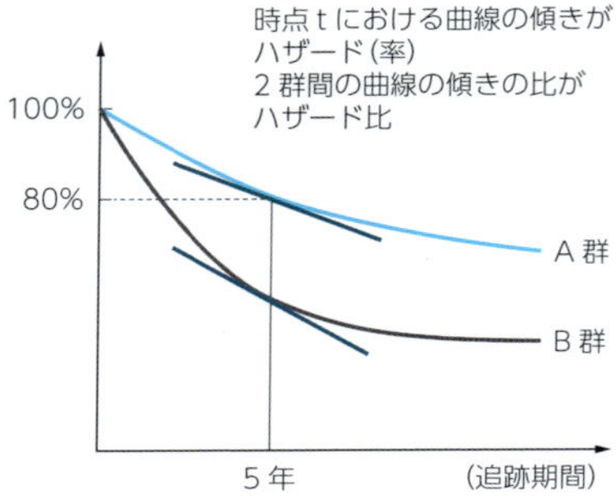

図 3 生存曲線とハザード比

④近年のコホート研究では累積罹患率（リスク）に代わって，生存時間に着目した研究が実施され，生存率やハザード比（Hazard ratio：HR）が使用されている．

・**図 3** に 2 群の生存曲線とハザードを示した．
・生存曲線とは集団の生存者数を時間軸にまとめたもので，スタート時点（時間 0）は 100%を示し，時間の経過とともに減少する曲線として表現される．
・**図 3** では A 群で 5 年目に 80%であり，追跡開始時点いた対象者が 5 年目に 80%が生存していることがわかる（5 年生存率）．
・なお **図 3** の生存曲線に対する接線はこの時点の死亡速度，つまり死亡率を示している．
　▹ この死亡率はハザードとよばれ，ある時点の 2 群のハザードの比をハザード比とよび，臨床研究で幅広く活用されている．

2 データの記述と統計手法の使い分け

- 臨床研究ではデータ収集後，入力ミスや欠損値処理等のデータクリーニングの終了後，データの記述（集計）を行い，推定・検定を用いて 2 群間の比較など実施する．
- 統計的に 2 群を比較する場合，エンドポイントの変数型を意識することで，使用する統計手法がはっきりする．
- **表 1** にエンドポイントの変数の型と統計手法との関係をまとめた．

①エンドポイントが二値（疾患あり・なし）のとき，2 群の比較では割合が用いられ，データは 2×2 分割表により記述される **図 4**．

②エンドポイントが連続量（検査値など）のとき，2 群間の比較では平均値や中央値が用いられ，データはドットプロット **図 4** もしくは箱ひげ図 **図 5** で記述される．

・なお箱ひげ図とは 25%点と 75%点を示す「はこ」と，箱の幅（ヒンジ）の 1.5 倍以内のデータ範囲を示す「ひげ」で構成される．
・ひげから外れたデータは外れ値となる．

表 1 エンドポイントの変数型

	カテゴリ(あり / なし)	連続量	生存時間
比較の指標	割合 (%)	平均値 中央値	中央値 生存率
記述 (図表)	2×2 分割表	箱ひげ図	KM 曲線
検定	カイ二乗	t 検定 ウィルコクソン	ログランク
統計モデル	ロジスティック回帰	重回帰 分散分析	Cox 回帰

二値 (あり / なし)

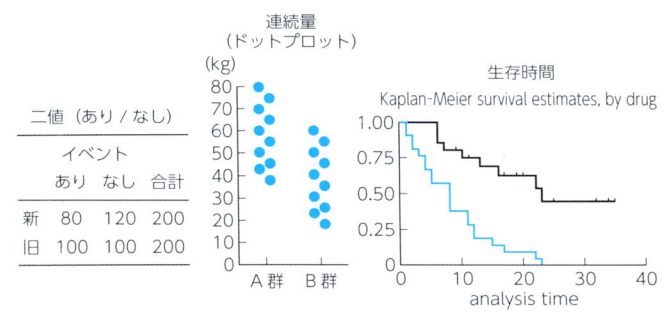

	イベント あり	なし	合計
新	80	120	200
旧	100	100	200

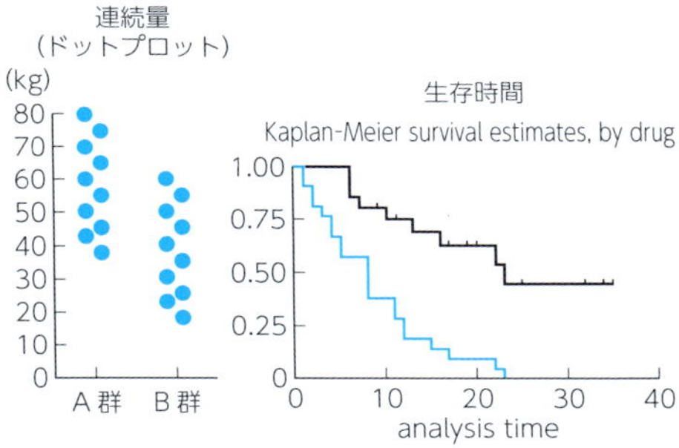

図 4 エンドポイントのまとめ方

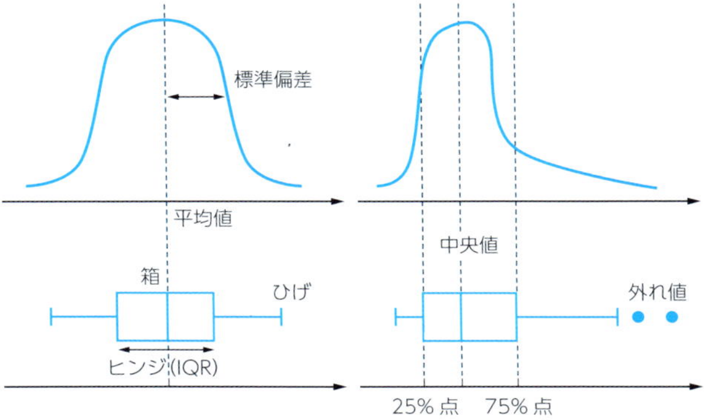

図 5 連続量の分布と箱ひげ図

③エンドポイントが生存時間のとき，2群間の比較は生存期間中央値や5年生存率が用いられ，カプランマイヤー曲線で記述される **図4**.

- エンドポイントの変数型は検定手法とも密接な関係がある.
  ① **表1** に示すように，エンドポイントが，二値変数の場合カイ二乗検定，連続量の場合，分布が左右対称な分布なら t 検定，非対称な分布であればウィルコクソン検定を使用する.
  ・なお t 検定のように分布を仮定した検定をパラメトリック検定，ウィルコクソン検定に代表される分布を仮定しない検定手法をノンパラメトリック検定とよぶ.
  ②エンドポイントが生存時間の場合ログランク検定を使用する **表1**.
  ③なお後述する統計モデルによる解析でも同様で，エンドポイントが二値変数の場合ロジスティック回帰，連続量では重回帰や分散分析，生存時間では Cox 回帰を使用する **表1**.
- 臨床研究では， **図6** のように2つの連続量の関連（例：BMI と血圧）を検討する場合がある.
  ①このとき，データの記述法として散布図が使用される **図6**.
  ② 2変数の相関関係（Correlation）は相関係数で表現される.
  ・相関係数は2変数の直線関係を測る指標であり右上がりの直線では1，右下がりの直線では−1，無相関では0をとる **図6**.
  ▹ 相関係数の注意点として，相関係数では2変数間に順序がなく，「BMI が増えると血圧が増加する」といった要因・結果の関連を示す指標ではない.
  ③要因・結果間の関連は回帰（regression）という方法で検討される.
  ・最も単純な単回帰では，要因を示す X と結果を示す Y の間の関連は $Y = a + bX$ という関数であらわされ，定数 a, b は最小二乗法という方法によって推定される **図6**.
  ・一般にこの単回帰を多変量に拡張したものには重回帰，分散分析，ロジスティック回帰，Cox 回帰が含まれ，医学分野で広く使用されている.

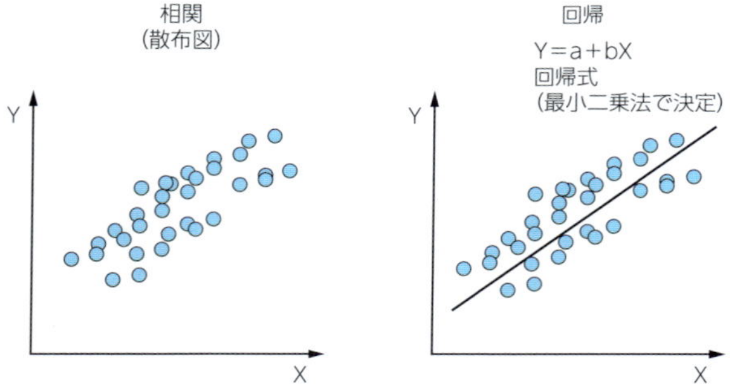

図6 相関と回帰

④多変量解析

・近年の傾向として，アウトカムが 1 つで説明変数が多数ある統計モデルの解析を multivariable analysis と呼び，アウトカム，説明変数がともに多数ある解析（例：因子分析）の multivariate analysis と区別する．臨床研究のほとんどの統計モデルではアウトカムは 1 つなので，英語表記する際は multivariable logistic regression, multivariable Cox regression と記載するのが望ましい．

・多くの臨床研究で統計モデルが使われている理由として，交絡因子の影響が統計モデルで調整できる点がある．通常は交絡因子を x（説明変数）に加えて調整を行う．また曝露する確率を共変量により推定した傾向スコア（propensity score）を利用して，交絡因子を調整する方法もある．

⑤データサイエンス・AI（人工知能）

・近年のデータサイエンス・AI の隆盛により，新しいデータ解析手法が臨床研究で応用されている．

・機械学習（machine learning）は多変量解析を発展させた概念で，教師あり学習（supervised learning），教師なし学習（unsupervised learning），強化学習（reinforcement learning）に大別される．「教師」とは見本となるデータのことで回帰分析における Y（アウトカム）がその代表である．教師あり学習には重回帰，ロジスティック回帰，Cox 回帰などが含まれる．一方，教師なし学習の代表例にはクラスタ分析があり，グループ分けなどに用いられる．強化学習は前記した 2 つが合わさった解析手法である．

3 推定・検定

- 「2. データの記述と統計手法の使い分け」では，主に 2 群間比較における統計手法の使い分けについて述べた．
- 2 つの群間で「平均値や割合に差があるか？」という問いに関しては，検定（statistical test）や推定（estimation）といった推測統計の考え方が用いられるが，**表 2** に検定の説明をまとめた．

①帰無仮説（null hypothesis）とは「両群の間に差がない」という仮説であり，検定とはこの帰無仮説をデータを用いて否定することで，「両群の

表 2 検定の手順

手順 1.	帰無仮説と有意水準を設定する． 両側・片側検定のいずれを用いるか選択する． （多くの場合，有意水準は 5%，両側検定を選択）
手順 2.	エンドポイントの変数型から，検定手法を選択する． （例：エンドポイントが 2 値→カイ二乗検定を選択）
手順 3.	検定統計量を計算し，P 値を求める．
手順 4.	有意水準にもとづき，P 値から有意かどうかを判断， 有意の場合，帰無仮説を棄却する． （例：P 値が 4%未満なので帰無仮説を棄却）

間に差がある」(対立仮説) ことを証明する科学的プロセスである.

② P 値とは,「手持ちのデータが帰無仮説からどのくらい離れているか?」を示した指標であり, 値が小さいこと=大きく離れていることを示す.

・この P 値を有意水準という基準 (通常 5%) と比較することで, 帰無仮説を受け入れるか否定するかを判断する.

・P 値が 5%より小さい場合, 初めの仮説そのものに無理があるという判断がされ,「両群の間に差がない」という帰無仮説は放棄され (棄却 (reject)),「両群の間に差がある」という対立仮説を選ぶ.

▪ 医学分野の推測統計では, 検定のほか区間推定という方法がよく用いられ, 95%信頼区間による表記は欧米学術雑誌で広く採用されている.

① **図 4** で紹介したリスク差 (−0.1) では 95%信頼区間は−0.2 から−0.002 となる. このデータのリスク差は−10%であるが, 低く見積もると−20%で, 高く見積もった場合はほぼ 0%という解釈ができる.

② 95%信頼区間はデータの平均値や割合といった点推定値とその標準誤差によって構成され, サンプルサイズが大きい場合, 点推定値±1.96×標準誤差と表現される.

4 診断のための統計学

▪ 検査の性能の良さを示す指標として感度と特異度がある.

①感度とは「病気の人が検査で陽性と判定される」割合であり, 特異度とは「病気でない人が検査で陰性と判定される」割合である **図 7**.

・両者とも 0%から 100%までの範囲をとり, 値が高いことは検査性能が高いことを示している.

②感度と特異度は各々, 検査性能を別側面から評価した指標であるが, この検査性能を総合的に評価する手法として ROC 曲線 **図 8** がある.

・ROC 曲線は横軸に 1−特異度, 縦軸に感度を示しており, 各点は検査の陽性・陰性を分ける基準 (カットオフポイント) を変化させたときの値である.

・左上の点は感度, 特異度ともに 100%を示す点であり (1−特異度は 0%), 検査の理想的な状態を示しており, この点に最も近いものは感

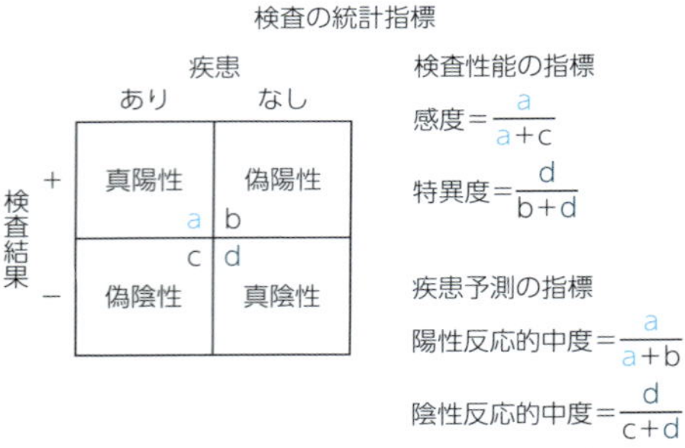
検査の統計指標
疾患
あり
なし
検査結果
+
−
真陽性
偽陽性
a
b
c
d
偽陰性
真陰性
検査性能の指標
感度 = a / (a+c)
特異度 = d / (b+d)
疾患予測の指標
陽性反応的中度 = a / (a+b)
陰性反応的中度 = d / (c+d)

図 7 検査の統計指標

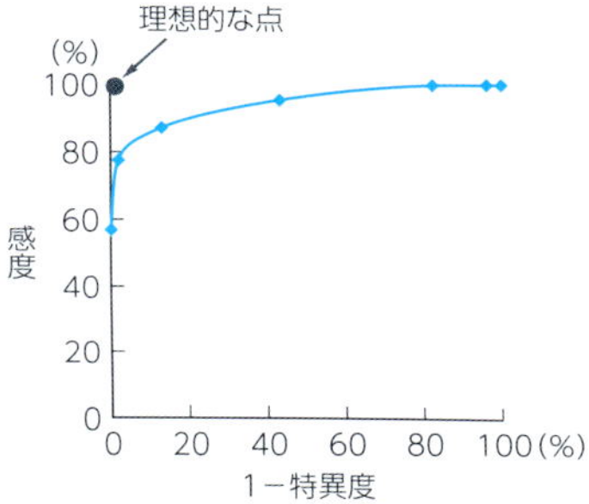

図 8 ROC 曲線

度・特異度がともに高いカットオフポイントを示している.

③検査の統計では陽性反応的中度（positive predictive value：PPV）という指標にも注目する.

・陽性反応的中度とは「検査で陽性と判定された人が本当に病気である」確率を示した指標である.

・「陽性という判定結果＝その人は100%病気」と思いがちであるが，検査結果には偽陽性が含まれており，陽性反応的中度は100%にはならない.

④なお陰性反応的中度（negative predictive value：NPV）とは「検査で陰性と判定された人が本当に病気でない」確率を示した指標である.

〈村上義孝〉

巻末資料

[資料 1] 過活動膀胱症状スコア（OABSS）

(日本排尿機能学会 過活動膀胱診療ガイドライン作成委員会, 編. 過活動膀胱診療ガイドライン[第 2 版]. リッチヒルメディカル; 2015. p.105 ©日本排尿機能学会)

以下の症状がどれくらいの頻度でありましたか. この 1 週間のあなたの状態に最も近いものを, ひとつだけ選んで, 点数の数字を○で囲んで下さい.

質問	症状	点数	頻度
1	朝起きた時から夜寝る時までに, 何回くらい尿をしましたか	0	7 回以下
		1	8～14 回
		2	15 回以上
2	夜寝てから朝起きるまでに, 何回くらい尿をするために起きましたか	0	0 回
		1	1 回
		2	2 回
		3	3 回以上
3	急に尿がしたくなり, 我慢が難しいことがありましたか	0	なし
		1	週に 1 回より少ない
		2	週に 1 回以上
		3	1 日に 1 回くらい
		4	1 日 2～4 回
		5	1 日 5 回以上
4	急に尿がしたくなり, 我慢できずに尿をもらすことがありましたか	0	なし
		1	週に 1 回より少ない
		2	週に 1 回以上
		3	1 日に 1 回くらい
		4	1 日 2～4 回
		5	1 日 5 回以上
合計点数			点

過活動膀胱の診断基準　尿意切迫感スコア（質問 3）が 2 点以上かつ OABSS 合計スコアが 3 点以上

過活動膀胱の重症度判定　OABSS 合計スコア
- 軽症:　5 点以下
- 中等症: 6～11 点
- 重症:　12 点以上

JCOPY 498-06431

[資料 2] 国際前立腺症状スコア（IPSS）と QOL スコア
（本間之夫, 他. 日泌尿会誌. 2002; 93: 669-80 © 日本泌尿器科学会）

どれくらいの割合で次のような症状がありましたか	全くない	5 回に 1 回の割合より少ない	2 回に 1 回の割合より少ない	2 回に 1 回の割合くらい	2 回に 1 回の割合より多い	ほとんどいつも
この 1 か月の間に，尿をしたあとにまだ尿が残っている感じがありましたか	0	1	2	3	4	5
この 1 か月の間に，尿をしてから 2 時間以内にもう一度しなくてはならないことがありましたか	0	1	2	3	4	5
この 1 か月の間に，尿をしている間に尿が何度もとぎれることがありましたか	0	1	2	3	4	5
この 1 か月の間に，尿を我慢するのが難しいことがありましたか	0	1	2	3	4	5
この 1 か月の間に，尿の勢いが弱いことがありましたか	0	1	2	3	4	5
この 1 か月の間に，尿をし始めるためにお腹に力を入れることがありましたか	0	1	2	3	4	5

	0 回	1 回	2 回	3 回	4 回	5 回以上
この 1 か月の間に，夜寝てから朝起きるまでに，ふつう何回尿をするために起きましたか	0	1	2	3	4	5

国際前立腺症状スコア＿＿＿＿＿＿＿点　軽症（0～7 点）
中等症（8～19 点）
重症（20 点以上）

	とても満足	満足	ほぼ満足	なんともいえない	やや不満	いやだ	とてもいやだ
現在の尿の状態がこのまま変わらずに続くとしたら，どう思いますか	0	1	2	3	4	5	6

QOL スコア＿＿＿＿＿＿＿点　軽症（0～1 点）
中等症（2～4 点）
重症（5～6 点）

[資料 3] 前立腺肥大症影響スコア（BII）

（本間之夫, 他. 日泌尿会誌. 2002; 93: 669-80 © 日本泌尿器科学会）

	ない	少し	多少	とても
この 1 か月の間に，尿の問題のために，どれくらい体に不快感がありましたか	0	1	2	3
この 1 か月の間に，尿の問題のために，どれくらい健康について心配しましたか	0	1	2	3
この 1 か月の間に，尿の問題のために，どれくらいわずらわしいと思いましたか	0	1	2	3

	ない	たまに	時々	しばしば	いつも
この 1 か月の間に，尿の問題のために，したいと思ったことができないことがありましたか	0	1	2	3	4

前立腺肥大症影響スコア＿＿＿＿＿＿＿＿点

[資料 4] 国際失禁会議質問票短縮版（ICIQ-SF）

〔後藤百万, 他. 尿失禁の症状・QOL 質問票: スコア化 ICIQ-SF（International Consultation on Incontinence-Questionnaire: Short Form）. 日神因性膀胱会誌. 2001; 12: 227-31 © 日本排尿機能学会〕

1. どれくらいの頻度で尿がもれますか（ひとつの□をチェック）

なし	□=0
おおよそ 1 週間に 1 回，あるいはそれ以下	□=1
1 週間に 2～3 回	□=2
おおよそ 1 日に 1 回	□=3
1 日に数回	□=4
常に	□=5

2. あなたはどれくらいの量の尿もれがあると思いますか？
(あてものを使う使わないにかかわらず，通常はどれくらいの尿もれがありますか？)

なし	□=0
少量	□=2
中等量	□=4
多量	□=6

3. 全体として，あなたの毎日の生活は尿もれのためにどれくらいそこなわれていますか？
0（まったくない）から 10（非常に）までの間の数字を選んで○をつけて下さい.

0	1	2	3	4	5	6	7	8	9	10
まったくない										非常に

4 どんな時に尿がもれますか？（あなたにあてはまるものすべてをチェックして下さい）

なし－尿もれはない	□
トイレにたどりつく前にもれる	□
せきやくしゃみをした時にもれる	□
眠っている間にもれる	□
体を動かしている時や運動している時にもれる	□
排尿を終えて服を着た時にもれる	□
理由がわからずにもれる	□
常にもれている	□

JCOPY 498-06431

[資料 5] 主要下部尿路症状スコア（CLSS）

(日本排尿機能学会 男性下部尿路症状診療ガイドライン作成委員会，編．男性下部尿路症状診療ガイドライン．ブラックウェルパブリッシング; 2008. p.94 ©日本排尿機能学会)

●この 1 週間の状態にあてはまる回答を **1 つだけ**選んで，数字に○をつけて下さい．

何回くらい，尿をしましたか					
1	朝起きてから寝るまで	0	1	2	3
		7 回以下	8～9 回	10～14 回	15 回以上
2	夜寝ている間	0	1	2	3
		0 回	1 回	2～3 回	4 回以上

以下の症状が，どれくらいの頻度でありましたか					
		なし	たまに	時々	いつも
3	我慢できないくらい，尿がしたくなる	0	1	2	3
4	我慢できずに，尿がもれる	0	1	2	3
5	セキ・クシャミ・運動の時に，尿がもれる	0	1	2	3
6	尿の勢いが弱い	0	1	2	3
7	尿をするときに，お腹に力を入れる	0	1	2	3
8	尿をした後に，まだ残っている感じがする	0	1	2	3
9	膀胱（下腹部）に痛みがある	0	1	2	3
10	尿道に痛みがある	0	1	2	3

● 1 から 10 の症状のうち，困る症状を **3 つ以内**で選んで番号に○をつけてください．

1	2	3	4	5	6	7	8	9	10	0 該当なし

●上で選んだ症状のうち，**もっとも困る**症状の番号に○をつけてください（**1 つだけ**）．

1	2	3	4	5	6	7	8	9	10	0 該当なし

●現在の排尿の状態がこのまま変わらずに続くとしたら，どう思いますか？

0	1	2	3	4	5	6
とても満足	満足	やや満足	どちらでもない	気が重い	いやだ	とてもいやだ

[資料 6] キング健康調査票（KHQ）

(本間之夫, 後藤百万, 安藤高志, 福原俊一. 尿失禁 QOL 質問票の日本語版の作成. 日神因性膀胱会誌. 1999; 10: 225-36 © 日本排尿機能学会)

これらの質問に答える際は，この 2 週間のあなたの状態を思い起こしてください.

あなたの今の全般的な健康状態はいかがですか？	1 つだけ選んでください
とても良い	○
良い	○
良くも悪くもない	○
悪い	○
とても悪い	○
排尿の問題のために，生活にどのくらい影響がありますか？	**1 つだけ選んでください**
全くない	○
少しある	○
ある（中ぐらい）	○
とてもある	○

以下にあげてあるのは，日常の活動のうち排尿の問題から影響を受けやすいものです.
排尿の問題のために，日常生活にどのくらい影響がありますか.
全ての質問に答えてください．この 2 週間の状態についてお答えください.
あなたにあてはまる答えを選んでください.

仕事・家事の制限	全くない	少し	中くらい	とても
排尿の問題のために，家庭の仕事（掃除，買物，電球の交換のようなちょっとした修繕など）をするのに影響がありますか？	○	○	○	○
排尿の問題のために，仕事や自宅外での日常的な活動に影響がありますか？	○	○	○	○
身体的・社会的活動の制限	**全くない**	**少し**	**中くらい**	**とても**
排尿の問題のために，散歩・走る・スポーツ・体操などのからだを動かしてすることに影響がありますか？	○	○	○	○
排尿の問題のために，バス，車，電車，飛行機などを利用するのに影響がありますか？	○	○	○	○
排尿の問題のために，世間的なつき合いに影響がありますか？	○	○	○	○
排尿の問題のために，友人に会ったり，訪ねたりするのに影響がありますか？	○	○	○	○

個人的な人間関係		全くない	少し	中くらい	とても
排尿の問題のために，伴侶・パートナーとの関係に影響がありますか？	伴侶・パートナーがいないため，答えられない ○	○	○	○	○
排尿の問題のために，性生活に影響がありますか？	性生活がないため，答えられない ○	○	○	○	○
排尿の問題のために，家族との生活に影響がありますか？	家族がいないため，答えられない ○	○	○	○	○

心の問題	全くない	少し	中くらい	とても
排尿の問題のために，気分が落ち込むことがありますか？	○	○	○	○
排尿の問題のために，不安を感じたり，神経質になることがありますか？	○	○	○	○
排尿の問題のために，情けなくなることがありますか？	○	○	○	○

睡眠・活力（エネルギー）	全くない	時々ある	よくある	いつもある
排尿の問題のために，睡眠に影響がありますか？	○	○	○	○
排尿の問題のために，疲れを感じることがありますか？	○	○	○	○

以下のようなことがありますか？	全くない	時々ある	よくある	いつもある
尿パッドを使いますか？	○	○	○	○
水分をどのくらいとるか注意しますか？	○	○	○	○
下着がぬれたので取り替えなければならないですか？	○	○	○	○
臭いがしたらどうしようかと心配ですか？	○	○	○	○
排尿の問題のために，恥ずかしい思いをしますか？	○	○	○	○

ご協力ありがとうございました．すべての質問に答えたかどうか見直してください．

[資料 7] 尿失禁の影響に関する質問票（IIQ）

(本間之夫，後藤百万，安藤高志，福原俊一．尿失禁 QOL 質問票の日本語版の作成．日神因性膀胱会誌．1999; 10: 225-36 © 日本排尿機能学会)

尿もれのために，行動や人間関係や気分が影響を受ける可能性があります．以下の質問は，そのような可能性に関するものです．各々の質問について，尿もれのためにあなたが受けた影響の程度として最もよく当てはまるものをひとつ選んで，○をつけて下さい．

	影響の程度			
	全くない	少し	中くらい	とても
1. 家事（料理，掃除，洗濯など）をする	0	1	2	3
2. 家の中や外回りでの日常作業や修繕作業をする	0	1	2	3
3. 買物をする	0	1	2	3
4. 趣味・気晴らしに何かをする	0	1	2	3
5. 歩く・泳ぐ・スポーツでからだを動かす	0	1	2	3
6. 娯楽（映画・コンサートなど）を楽しむ	0	1	2	3
7. 車やバスで家から 30 分以内の場所へ外出する	0	1	2	3
8. 車やバスで家から 30 分以上の場所へ外出する	0	1	2	3
9. はじめての場所へ行く	0	1	2	3
10. 休暇で旅行に行く	0	1	2	3
11. 地域の集会に行く	0	1	2	3
12. ボランティア活動をする	0	1	2	3
13. 自宅外で仕事をする	0	1	2	3
14. 自宅に友人を招く	0	1	2	3
15. 自宅外で社交的な活動をする	0	1	2	3
16. 友人との関係	0	1	2	3
17. 家族との関係	0	1	2	3
18. 性的な関係をもつ	0	1	2	3
19. どんな服装をするか	0	1	2	3
20. 心の健康の状態	0	1	2	3
21. からだの健康の状態	0	1	2	3
22. 睡眠をとる	0	1	2	3
23. 臭わないかという心配のため活動が制限される	0	1	2	3
24. 恥ずかしい思いをしないかという心配のため活動が制限される	0	1	2	3

尿もれのために，以下のような気分を経験しましたか？

	影響の程度			
	全くない	少し	中くらい	とても
25. 神経質・不安	0	1	2	3
26. 心配	0	1	2	3
27. 欲求不満	0	1	2	3
28. 腹立ち	0	1	2	3
29. 落ち込み	0	1	2	3
30. 恥ずかしい思い	0	1	2	3

JCOPY 498-06431

[資料 8] 尿失禁 QOL 質問票 (I-QOL)

(本間之夫, 後藤百万, 安藤高志, 福原俊一. 尿失禁 QOL 質問票の日本語版の作成. 日神因性膀胱会誌. 1999; 10: 225-36 © 日本排尿機能学会)

以下に尿もれ (尿をもらしたくないのにもらしてしまうこと) に関して作成された文があります. 各々の文について, いまのあなたに最もよく当てはまるものひとつを選び, その番号に○をつけてください. どのように質問に答えてよいかわからない時でも, もっとも近い答えを選んでください. 回答には正しい答えあるいは間違った答えといったものはありません.

尿もれについてあなたが感じていること					
	当てはまる回答の番号にまるをつけてください				
	きわめてそうである	かなりそうである	そうである(中くらい)	すこしそうである	まったくそうでない
1. トイレに間に合わないのではないかと心配である.	1	2	3	4	5
2. 尿もれのため, 気をつけて咳やくしゃみをするようにしなければならない.	1	2	3	4	5
3. 座っていた後に立ち上がる時には, 尿がもれないように注意しなければならない.	1	2	3	4	5
4. はじめての場所ではトイレがどこにあるか心配である.	1	2	3	4	5
5. 尿もれのため, 気分が落ち込む.	1	2	3	4	5
6. 尿もれのため, 長い時間自由に家を離れることができない.	1	2	3	4	5
7. 尿もれのため, 自分がやりたいことができなくて欲求不満を感じる.	1	2	3	4	5
8. 周りの人に自分の尿が臭うのではないかと心配である.	1	2	3	4	5
9. 尿もれのことがいつも気になる.	1	2	3	4	5
10. はやめはやめにトイレに行っておかなければならない.	1	2	3	4	5
11. 尿もれのため, あらかじめ事細かい準備をしておかなければならない.	1	2	3	4	5
12. 年を取るにつれ尿もれが悪くなるのではないかと心配である.	1	2	3	4	5
13. 尿もれのため, 夜よく眠れない.	1	2	3	4	5
14. 尿もれのため, 決まりが悪かったり恥ずかしい思いをしたりするのではないかと心配である.	1	2	3	4	5

(次頁につづく)

[資料 8] つづき

	当てはまる回答の番号にまるをつけてください				
	きわめてそうである	かなりそうである	そうである(中くらい)	すこしそうである	まったくそうでない
15. 尿もれのため，自分が健康な人ではないように感じる.	1	2	3	4	5
16. 尿もれのため，自分ではどうしようもないと感じる.	1	2	3	4	5
17. 尿もれのため，人生の楽しみが減った.	1	2	3	4	5
18. 尿をもらして衣類をぬらすのではないかと心配である.	1	2	3	4	5
19. 尿を我慢できない気がする.	1	2	3	4	5
20. 尿もれのため，飲み物や飲む量に気をつけなければならない.	1	2	3	4	5
21. 尿もれのため，服を自由に選べない.	1	2	3	4	5
22. 尿もれのため，性交渉を持つのが心配である.	1	2	3	4	5

[資料 9] OAB-q 日本語版 (Japanese version of the OAB-q)

(本間之夫, 後藤百万. 日排尿会誌. 2006; 17: 241-249 © 日本排尿機能学会)

この質問票はこの 4 週間に，以下にあげられた膀胱の症状であなたがどの程度困っていたかをお尋ねするものです．この 4 週間に，それぞれの症状であなたが困った程度に最もよくあてはまる□に✓をつけてください．回答には正しい答えあるいは間違った答えといったものはありません．全ての質問にお答えください．

この 4 週間に，あなたは以下の症状でどの程度困りましたか	まったく困らなかった	ほんの少し困った	多少困った	かなり困った	とても困った	非常に困った
1. 日中何度も尿をすること	□ 1	□ 2	□ 3	□ 4	□ 5	□ 6
2. 尿がしたくて不快であること	□ 1	□ 2	□ 3	□ 4	□ 5	□ 6
3. 前触れもなく急に尿がしたくなること	□ 1	□ 2	□ 3	□ 4	□ 5	□ 6
4. 思わず少しの尿がもれること	□ 1	□ 2	□ 3	□ 4	□ 5	□ 6
5. 夜寝ている間に起きて尿をすること	□ 1	□ 2	□ 3	□ 4	□ 5	□ 6
6. 夜寝ている間に尿がしたくて目が覚めること	□ 1	□ 2	□ 3	□ 4	□ 5	□ 6
7. 我慢できないくらい尿がしたくなること	□ 1	□ 2	□ 3	□ 4	□ 5	□ 6
8. 我慢できなくて尿がもれること	□ 1	□ 2	□ 3	□ 4	□ 5	□ 6

以上の質問では，それぞれの膀胱の症状についてあなたがどのように感じているかをお尋ねしました．

次の質問では，この 4 週間のあなたの膀胱の症状全般を思い出して，あなたの生活にどのように影響したかをお考えください．

どれくらいの頻度でそのように感じたかをよく考え，それぞれの質問に最もよくあてはまる□に✓をつけてください．

この 4 週間に，あなたの膀胱の症状によって，以下のことがどれくらいの頻度でありましたか	まったくなかった	まれにあった	ときどきあった	しばしばあった	ほとんどいつもあった	いつもあった
9. 日常的な外出の時にあらかじめ入念に考えた	□ 1	□ 2	□ 3	□ 4	□ 5	□ 6
10. 日中，眠気を感じた	□ 1	□ 2	□ 3	□ 4	□ 5	□ 6
11. 公共の場でトイレに行きやすい場所にいるように心がけた	□ 1	□ 2	□ 3	□ 4	□ 5	□ 6
12. 苦痛だと感じた	□ 1	□ 2	□ 3	□ 4	□ 5	□ 6
13. イライラした	□ 1	□ 2	□ 3	□ 4	□ 5	□ 6

(次頁につづく)

［資料 9］つづき

この 4 週間に，あなたの膀胱の症状によって，以下のことがどれくらいの頻度でありましたか	まったくなかった	まれにあった	ときどきあった	しばしばあった	ほとんどいつもあった	いつもあった
14. どこか体の具合が悪いのではないかと思った	□ 1	□ 2	□ 3	□ 4	□ 5	□ 6
15. 夜ぐっすり眠れなかった	□ 1	□ 2	□ 3	□ 4	□ 5	□ 6
16. 体を動かしてすること（スポーツなど）が減った	□ 1	□ 2	□ 3	□ 4	□ 5	□ 6
17. 朝起きたとき，疲れがとれていないと感じた	□ 1	□ 2	□ 3	□ 4	□ 5	□ 6
18. あなたの家族や友人をイライラさせた	□ 1	□ 2	□ 3	□ 4	□ 5	□ 6
19. 不安になったり，心配したりした	□ 1	□ 2	□ 3	□ 4	□ 5	□ 6
20. 外出したくても家にいることが多くなった	□ 1	□ 2	□ 3	□ 4	□ 5	□ 6
21. 外出の時はいつもトイレの近くにいられるようにした	□ 1	□ 2	□ 3	□ 4	□ 5	□ 6
22. 近くにトイレがないような活動（散歩，ジョギング，ハイキングなど）を避けた	□ 1	□ 2	□ 3	□ 4	□ 5	□ 6
23. トイレに行く回数が多くてイライラした	□ 1	□ 2	□ 3	□ 4	□ 5	□ 6
24. 寝ている間に目が覚めた	□ 1	□ 2	□ 3	□ 4	□ 5	□ 6
25. 臭いや不潔でないかを心配した	□ 1	□ 2	□ 3	□ 4	□ 5	□ 6
26. 他の人と外出中に，トイレに立ち寄る必要があるため，申し訳ない思いをした	□ 1	□ 2	□ 3	□ 4	□ 5	□ 6
27. 家族や友人との関係に影響があった	□ 1	□ 2	□ 3	□ 4	□ 5	□ 6
28. 集まりに参加したり，家族，友人を訪ねたりすることが減った	□ 1	□ 2	□ 3	□ 4	□ 5	□ 6
29. はずかしい思いをした	□ 1	□ 2	□ 3	□ 4	□ 5	□ 6
30. 必要な睡眠時間がとれなかった	□ 1	□ 2	□ 3	□ 4	□ 5	□ 6
31. パートナーや伴侶との間に問題が起こった	□ 1	□ 2	□ 3	□ 4	□ 5	□ 6
32. より入念に行動の予定を立てた	□ 1	□ 2	□ 3	□ 4	□ 5	□ 6
33. 初めて行った所では，着いたらすぐに，一番近いトイレの場所を確認した	□ 1	□ 2	□ 3	□ 4	□ 5	□ 6

[資料 10] N-QOL 日本語版

〔吉田正貴, 他. Nocturia Quality of Life Questionnaire (N-QOL) の日本語版の作成と言語的妥当性の検討. 日排尿会誌. 2009; 20: 317-324 ©日本排尿機能学会〕

この質問票は,『夜間, 排尿のために起きなければならないこと』が, あなたにどのように影響を及ぼしているかをお尋ねするものです.

この4週間に, 夜間, 尿をするために起きなければならなかったことによって, 以下のことがどの程度ありましたか?

1. 翌日, ものごとに集中することが難しかった

毎日 □ 4
ほぼ毎日 □ 3
ときどき □ 2
まれに □ 1
全くなかった □ 0

2. 翌日, 全般的に活力の低下を感じた

毎日 □ 4
ほぼ毎日 □ 3
ときどき □ 2
まれに □ 1
全くなかった □ 0

3. 日中, 昼寝が必要であった

毎日 □ 4
ほぼ毎日 □ 3
ときどき □ 2
まれに □ 1
全くなかった □ 0

4. 翌日, ものごとがはかどらなかった

毎日 □ 4
ほぼ毎日 □ 3
ときどき □ 2
まれに □ 1
全くなかった □ 0

5. 楽しい活動 (余暇活動など) に参加することが減った

非常に □ 4
かなり □ 3
中くらい □ 2
少し □ 1
全くなかった □ 0

6. 水分をいつ, どれくらい飲むかについて気を使わなければならなくなった

非常に □ 4
ほぼ常に □ 3
ときどき □ 2
まれに □ 1
全くなかった □ 0

(次頁につづく)

[資料 10] つづき

7. 夜，十分な睡眠をとることが難しかった

毎晩	□	4
ほぼ毎晩	□	3
ときどき	□	2
まれに	□	1
全くなかった	□	0

この4週間に，以下のことがどの程度ありましたか？

8. 夜間，尿をするために起きなければならないので，
家族や同居者に迷惑をかけているのではないかと気になった

非常に	□	4
かなり	□	3
中くらい	□	2
少し	□	1
全くなかった	□	0
家族や同居者はいない	□	9

9. 夜間，尿をするために起きなければならないことで，頭がいっぱいになった

常に	□	4
ほぼ常に	□	3
ときどき	□	2
まれに	□	1
全くなかった	□	0

10. 今後，この状態がさらに悪くなることが心配だった

非常に	□	4
かなり	□	3
中くらい	□	2
少し	□	1
全くなかった	□	0

11. この状態（夜間，尿をするために起きなければならないこと）に対する
有効な治療法がないことが心配だった

非常に	□	4
かなり	□	3
中くらい	□	2
少し	□	1
全くなかった	□	0

12. 全体として，この4週間に，夜間，尿をするために起きなければならないことは，
どれくらい煩わしかったですか

非常に	□	4
かなり	□	3
中くらい	□	2
少し	□	1
全くなかった	□	0

13. 全体として，夜間，尿をするために起きなければならないことは，
どれくらい日常生活を妨げていますか
0（全くない）から10（非常にある）までの間の数字に○をつけて下さい

1　2　3　4　5　6　7　8　9　10

全くない　　　　　　　　　　　　非常にある

[資料 11] 骨盤臓器脱疾患特異的 QOL 質問票 (P-QOL)

〔竹山政美, 他. 骨盤臓器脱疾患特異的 QOL 質問票 (P-QOL) 日本語版の作成と言語的妥当性の検討. 日排尿会誌. 2014; 25: 327-336 ©日本排尿機能学会〕

骨盤臓器脱とは腟に下がってくる不快感をおこす膨らみのことです.
以下の質問に骨盤臓器脱の症状がなくても答えてください.

あなたの今の全般的な健康状態はいかがですか?	1 つだけ選んでください
とても良い	○
良い	○
良くも悪くもない	○
悪い	○
とても悪い	○

骨盤臓器脱の問題のために, 生活にどのくらい影響がありますか?	1 つだけ選んでください
全くない	○
少しある	○
ある (中ぐらい)	○
とてもある	○

以下の症状のためにどれくらい影響を受けているか, 印をつけてください.

	症状がないため答えられない	無い	少し	中くらい	とても
排尿のためにトイレに頻繁に行くこと	○	○	○	○	○
尿意切迫感; 我慢ができない程の強い尿意	○	○	○	○	○
切迫性尿失禁; 我慢ができない程の強い尿意をともなう尿漏れ	○	○	○	○	○
腹圧性尿失禁; 咳, 笑うこと, くしゃみなどにともなう尿漏れ	○	○	○	○	○
腟の中や外に膨らみもしくはかたまりを感じること	○	○	○	○	○
1 日のうちで腟や下腹部に重い感じや引っ張られる感じがあること	○	○	○	○	○
腟にある膨らみで便がすっきりと出ない感じがあること	○	○	○	○	○
立つとひどくなり, 横になると軽くなる腟の不快感	○	○	○	○	○
尿の勢いが弱いこと	○	○	○	○	○
尿を出し切るのに力むこと	○	○	○	○	○
排尿した後に尿がぽたぽた垂れること	○	○	○	○	○
排便後にすっきりしない	○	○	○	○	○
便秘; 便を出し切るのが難しいこと	○	○	○	○	○
排便するのに力むこと	○	○	○	○	○
腟の膨らみが性行為の邪魔になること	○	○	○	○	○

(次頁につづく)

[資料 11] つづき

	症状がないため答えられない	無い	少し	中くらい	とても
腟の不快感とともに腰の痛みが増す	○	○	○	○	○
便を出すのに指を使う	○	○	○	○	○
排便の回数をお答えください	1日2回以上 ○	1日1回 ○	2日に一度 ○	3日に一度 ○	週1回以下 ○

以下にあげてあるのは，日常の活動のうち骨盤臓器脱の問題により影響を受けやすいものです．
骨盤臓器脱の問題のために，日常生活にどのくらい影響がありますか？
全ての質問に答えてください．
あなたにあてはまる答えを選んでください．

仕事・家事の制限	全くない	少し	中くらい	とても
骨盤臓器脱のために家庭の仕事（掃除，買い物など）をするのに影響がありますか	○	○	○	○
骨盤臓器脱のために仕事や自宅外での日常的な活動に影響がありますか？	○	○	○	○
身体的・社会的活動の制限	**全くない**	**少し**	**中くらい**	**とても**
骨盤臓器脱のために散歩・走る・スポーツ・体操などのからだを動かしてすることに影響がありますか	○	○	○	○
骨盤臓器脱のためにあなた自身が旅行をするのに影響がありますか？	○	○	○	○
骨盤臓器脱のために社会的生活（世間的な付き合いなど）に影響がありますか？	○	○	○	○
骨盤臓器脱のために友人に会ったり訪ねたりするのに影響がありますか？	○	○	○	○

個人的な人間関係		全くない	少し	中くらい	とても
骨盤臓器脱のために伴侶・パートナーとの関係に影響がありますか？	伴侶・パートナーがいないため答えられない ○	○	○	○	○
骨盤臓器脱のために性生活に影響がありますか？	性生活がないため答えられない ○	○	○	○	○
骨盤臓器脱のため家族との生活に影響がありますか？	家族がいないため答えられない ○	○	○	○	○

（次頁につづく）

心の問題	全くない	少し	中くらい	とても
骨盤臓器脱のために，気分が落ち込むことがありますか？	○	○	○	○
骨盤臓器脱のために，不安を感じたり，神経質になることがありますか？	○	○	○	○
骨盤臓器脱のために，情けなくなることがありますか？	○	○	○	○
睡眠・活力（エネルギー）	全くない	時々ある	よくある	いつもある
骨盤臓器脱のために，睡眠に影響がありますか？	○	○	○	○
骨盤臓器脱のために，疲れを感じることがありますか？	○	○	○	○

骨盤臓器脱の問題を解決するために以下のことを行いますか？
骨盤臓器脱で問題を感じていなくても答えてください

	全くない	時々ある	よくある	いつもある
タンポン・パッド・きつい下着を使いますか？	○	○	○	○
骨盤臓器脱を押し戻しますか？	○	○	○	○

	全くない	時々ある	よくある	いつもある
骨盤臓器脱のために痛み，あるいは不快感を感じますか？	○	○	○	○
骨盤臓器脱は立っていることの妨げになりますか？	○	○	○	○

ご協力ありがとうございました．全ての質問に答えたかどうか見直してください．

[資料 12] 骨盤臓器脱，尿失禁，便失禁を伴う女性の性機能（PISQ-IR）

〔巴 ひかる，他．骨盤臓器脱，尿失禁，便失禁を伴う女性の性機能質問票（PISQ-IR）の日本語版作成と言語学的妥当性の検討．日泌尿会誌．2014; 105: 102-11 ©日本泌尿器科学会〕

中心的な質問
・全 1 項目（問 1）

問 1　次のうちあなたに最もあてはまるのはどちらですか？

性的活動は全くない．　1 □→　問 2　性的活動なし　へ進む．
性的活動がある（パートナーの有無は関係ない）．　2 □→　問 7　性的活動あり　へ進む．

パート 1：セックスをしないという決定に影響する要因
・全 12 項目（問 2～問 6）

もしあなたに性的活動があるなら，この□に☑して，パート 2 に進んで下さい．→□

＊性的活動のある，なしは，自分が性的にアクティブであると考えるかどうかの主観的な評価です．
性的活動とは，膣性交，愛撫，前戯，自慰（マスターベーション），性的な空想などが含まれます．

問 2　以下は性的活動がない理由のリストです．各項目があなたに性的活動がない理由として，どれくらい強く同意しますか？
各質問につき最もよくあてはまる□をひとつだけ選び✓をつけて下さい．

	強く同意する	いくらか同意する	あまり同意しない	全く同意しない
a　パートナーがいない	□ 1	□ 2	□ 3	□ 4
b　関心がない	□ 1	□ 2	□ 3	□ 4
c　膀胱や腸の問題（尿または便失禁）または骨盤臓器脱（膣内に膨らみがある，または膨らみを感じる）のため	□ 1	□ 2	□ 3	□ 4
d　私の他の健康上の問題のため	□ 1	□ 2	□ 3	□ 4
e　痛み	□ 1	□ 2	□ 3	□ 4

問 3　尿や便の漏れや，膣内のふくらみ（膀胱または直腸または子宮の脱出）に対する恐れは，どれくらい性的活動を避けたり制限したりする原因になりますか？

1　□　全くない
2　□　少し
3　□　時々
4　□　とても

問 4　以下の各項目において，あなたのセックスライフについてどのように感じているかを，1 から 5 までの中で最も良く表わす数字に○をつけて下さい．

		評価					
a.	満足	1	2	3	4	5	不満足
b.	十分	1	2	3	4	5	不十分

（次頁につづく）

[資料 12] つづき

問 5 以下の各項目に，あなたはどれくらい強く同意しますか？

	強く同意する	いくらか同意する	あまり同意しない	全く同意しない
a 私のセックスライフに欲求不満を感じる	□ 1	□ 2	□ 3	□ 4
b 失禁や骨盤臓器脱のために性的に劣っていると感じる	□ 1	□ 2	□ 3	□ 4
c 失禁や骨盤臓器脱が私のセックスライフに及ぼしている影響のために憤りを感じる	□ 1	□ 2	□ 3	□ 4

問 6 全体として，あなたが性的に活動的でないことは，あなたにとってどれくらい問題になるくらい気になりますか？

1 □ 全くない
2 □ 少し
3 □ 時々
4 □ とても

性的活動なしの人に対しての質問はこれで終了です．
ご協力ありがとうございました．

パート 2：性的活動ありの人
・全 21 項目（問 7～問 20）

この調査の残りの項目は，この手の調査ではあまり質問されない話題に関する項目です．
これに対するあなたの回答は秘密にしますし，あなたの主治医には報告されません．
できるだけ正直にはっきりとお答え下さい．

問 7 あなたはどれくらいの頻度で，性的活動中に性的興奮（身体的興奮または感情的興奮）を感じますか？

1 □ 全くない
2 □ ほとんどない
3 □ 時々
4 □ たいてい
5 □ ほとんどいつも

問 8 性的活動中，あなたはどれくらいの頻度で以下の各項目を感じますか？

	全くない	ほとんどない	時々	たいてい	ほとんどいつも
a. 達成感	□ 1	□ 2	□ 3	□ 4	□ 5
b. 恥ずかしさ	□ 1	□ 2	□ 3	□ 4	□ 5
c. 失禁や骨盤臓器脱のための恐れ	□ 1	□ 2	□ 3	□ 4	□ 5

問 9 あなたはどれくらいの頻度で，あらゆるタイプの性的活動に伴い尿や便を失禁しますか？

1 □ 全くない
2 □ ほとんどない
3 □ 時々
4 □ たいてい
5 □ いつも

（次頁につづく）

[資料 12] つづき

問 10 あなたが過去に経験したオルガズム（性的絶頂感）と比べて，今のあなたのオルガズムはどれくらい強いですか？

1 □ かなり弱い
2 □ 弱い
3 □ 同じ強さ
4 □ 強い
5 □ かなり強い

問 11 あなたはどれくらいの頻度で，性交中に痛みを感じますか？（もしあなたが性交をしていないのであれば，6 の□に✓して次の質問に進んで下さい.）

1 □ 全くない
2 □ ほとんどない
3 □ 時々
4 □ たいてい
5 □ いつも
6 □ 性交はしていない

問 12 あなたにはセックスパートナーがいますか？

1 □ はい　→問 13　へ進む.
2 □ いいえ　→問 15　へ進む.

問 13 あなたのパートナーはどれくらいの頻度で，あなたの性的活動を制限するような問題（性的な興奮，性的欲求，勃起，などの欠如）がありますか？

1 □ いつも
2 □ ほとんどの時
3 □ 時々
4 □ ほとんどない / まれに

問 14 総じて，以下の各項目についてあなたのパートナーはどのような影響を及ぼしていると思いますか？

	非常に良い影響	いくらか良い影響	いくらか悪い影響	非常に悪い影響
a. あなたの性欲	□1	□2	□3	□4
b. あなたの性的活動の頻度	□1	□2	□3	□4

問 15 あなたは性的活動の最中に，どれくらいの頻度でもっと求める気分になりますか？

1 □ 全くない
2 □ ほとんどない
3 □ 時々
4 □ たいてい
5 □ いつも

問 16 あなたはどれくらいの頻度で性欲がありますか？　これはセックスをしたくなる，性的なことを考えたり空想したりする，などを含みます.

1 □ 毎日
2 □ 週 1 回程度
3 □ 月 1 回程度
4 □ 月 1 より少ない
5 □ ない

（次頁につづく）

[資料 12] つづき

問 17 あなたの性欲や関心のレベル（程度）はどれくらいですか？

1 □ 非常に高い
2 □ 高い
3 □ ふつう
4 □ 低い
5 □ 非常に低い，または全くない

問 18 尿や便の漏れや，膣内のふくらみ（脱出）に対する不安は，どれくらいあなたの性的活動を避ける原因になりますか？

1 □ 全くない
2 □ 少し
3 □ 多少
4 □ とても

問 19 以下の各項目において，あなたのセックスライフについてどのように感じているかを，1 から 5 までの中で最も良く表わす数字に○をつけて下さい．

		評価					
a	満足	1	2	3	4	5	不満足
b	十分	1	2	3	4	5	不十分
c	自信がある	1	2	3	4	5	自信がない

問 20 以下の各項目に，あなたはどれくらい強く同意しますか？

	強く同意する	いくらか同意する	あまり同意しない	全く同意しない
a. 私のセックスライフに欲求不満を感じる	□ 1	□ 2	□ 3	□ 4
b. 失禁や骨盤臓器脱のために性的に劣っていると感じる	□ 1	□ 2	□ 3	□ 4
c. 私のセックスライフについて恥ずかしいと感じる	□ 1	□ 2	□ 3	□ 4
d. 失禁や骨盤臓器脱が私のセックスライフに及ぼしている影響のために憤りを感じる	□ 1	□ 2	□ 3	□ 4

性的活動ありの人に対しての質問はこれで終了です．
ご協力ありがとうございました．

[資料 13] 外陰腟症状質問票

(巴 ひかる, 他. 日泌尿会誌. 2021; 112: 173-8 ©日本泌尿器科学会)

以下の質問は女性の皮膚症状を評価するために開発されました．腟の周囲の皮膚を外陰と呼びます．体の他の部分の皮膚と同じように，外陰部は，時々痒くなったり，ヒリヒリしたりします．多くの女性が外陰部の不快感を経験しています．症状は軽度のこともありますが，時には深刻な場合もあります．
以下の質問では，最近 1 週間のあなたの外陰部皮膚症状についてお尋ねします．

最近 1 週間，あなたは次のことで悩まされたことがありますか？

1. 外陰部がかゆいですか？	0 □いいえ	1 □はい
2. 外陰部が焼けるような，刺すような感覚がありますか？	0 □いいえ	1 □はい
3. 外陰部が痛いですか？	0 □いいえ	1 □はい
4. 外陰部がヒリヒリしていますか？	0 □いいえ	1 □はい
5. 外陰部が乾燥していますか？	0 □いいえ	1 □はい
6. 外陰部や腟からオリモノが出ますか？	0 □いいえ	1 □はい
7. 外陰部や腟から不快な臭いがしますか？	0 □いいえ	1 □はい
8. 外陰部の症状が心配ですか？（例えば，広がる，悪化する，傷つくなど）	0 □いいえ	1 □はい
9. 外陰部の外観が気になりますか？	0 □いいえ	1 □はい
10. 外陰部の症状でイライラしますか？	0 □いいえ	1 □はい
11. 外陰部の症状で恥ずかしい思いをしていますか？	0 □いいえ	1 □はい
12. 外陰部の症状が，あなたと他の人との関係に影響を与えますか？	0 □いいえ	1 □はい
13. 外陰部の症状が，人と一緒にいたいというあなたの気持ちに影響を与えますか？	0 □いいえ	1 □はい
14. 外陰部の症状が，愛情を表現することをためらわせますか？	0 □いいえ	1 □はい
15. 外陰部の症状が，あなたの日常の活動に影響を与えますか？	0 □いいえ	1 □はい
16. 外陰部の症状は，だれかと親しくなりたいというあなたの気持ちに影響を与えますか？	0 □いいえ	1 □はい

17. あなたは，現在パートナーと性的活動※を持っていますか？
※性的活動とは，性交（腟内挿入），オーラルセックス，愛撫などを含めた広い性的行為．
□いいえ→　ありがとうございます．今回の質問票はこれで終了です．
□はい→　次の 4 つの質問に進んで下さい．

18. 外陰部の症状が，パートナーとの性的関係に影響を与えますか？	0 □いいえ	1 □はい
19. 性的活動中に痛むことがありますか？	0 □いいえ	1 □はい
20. 性的活動中に乾燥することがありますか？	0 □いいえ	1 □はい
21. 性的活動中に出血することがありますか？	0 □いいえ	1 □はい

JCOPY 498-06431

[資料 14] 間質性膀胱炎の症状と問題に関する質問

(日本間質性膀胱炎研究会・日本泌尿器科学会, 編. 間質性膀胱炎・膀胱痛症候群診療ガイドライン. リッチヒルメディカル; 2019. p.24. ©日本間質性膀胱炎研究会, 日本泌尿器科学会)

下の質問は, あなたが間質性膀胱炎かどうか参考にするためのものです. 最もあてはまる回答の数字に丸を付け, その数字の合計を一番下に書いてください.

間質性膀胱炎　症状スコア	間質性膀胱炎　問題スコア
この 1 カ月の間についてお答え下さい	この 1 カ月の間では, 以下のことでどれくらい困っていますか
質問 1. 急に我慢できなくなって尿をすることが, どれくらいの割合でありましたか 0. 全くない 1. 5 回に 1 回の割合より少ない 2. 2 回に 1 回の割合より少ない 3. 2 回に 1 回の割合くらい 4. 2 回に 1 回の割合より多い 5. ほとんどいつも	質問 1. 起きている間に何度も尿をすること 0. 困っていない 1. ほんの少し困っている 2. 少し困っている 3. 困っている 4. ひどく困っている
質問 2. 尿をしてから 2 時間以内に, もう一度しなくてはならないことがありましたか 0. 全くない 1. 5 回に 1 回の割合より少ない 2. 2 回に 1 回の割合より少ない 3. 2 回に 1 回の割合くらい 4. 2 回に 1 回の割合より多い 5. ほとんどいつも	質問 2. 尿をするために夜起きること 0. 困っていない 1. ほんの少し困っている 2. 少し困っている 3. 困っている 4. ひどく困っている
質問 3. 夜寝てから朝起きるまでに, ふつう何回, 尿をするために起きましたか 0. 0 回 1. 1 回 2. 2 回 3. 3 回 4. 4 回 5. 5 回かそれ以上	質問 3. 急に尿を我慢できなくなること 0. 困っていない 1. ほんの少し困っている 2. 少し困っている 3. 困っている 4. ひどく困っている
質問 4. 膀胱や尿道に痛みや焼けるような感じがありましたか 0. 全くない 1. たまに 2. しばしば 3. だいたいいつも 4. ほとんど常に	質問 4. 膀胱や尿道の焼けるような感じ, 痛み, 不快な感じ, 押される感じ 0. 困っていない 1. ほんの少し困っている 2. 少し困っている 3. 困っている 4. ひどく困っている
○を付けた数字の合計点: ＿＿＿＿＿＿	○を付けた数字の合計点: ＿＿＿＿＿＿

[資料 15] 神経因性膀胱症状スコア

(関戸哲利, 他. 日泌尿会誌. 2023; 114: 35-52 ©日本泌尿器科学会)

- これらの質問は，あなたにあるかもしれない排尿の問題について聞いています.
- 全ての質問に答えて下さい．そして，それぞれの質問について一つだけ回答を選択して下さい.
- この質問票に全て回答するには，5～10 分ほどかかります.
- 質問に回答する際には，あなたの普段の膀胱機能について考えて下さい．最近の尿路感染症のようなあなたの膀胱機能への一時的な変化は含めないで下さい.
- 質問は全て，自分自身で排尿している患者さん，カテーテルを使用している患者さん，膀胱の手術を受けたことがある患者さん，あるいは，集尿器具を用いている患者さんが回答することができます.

1. たいていの時間、私は、以下のように膀胱や尿の機能への対処をしています：

いつも留置カテーテルあるいは尿路ストーマの集尿袋を使用しています	コンドーム型集尿器を使用しています	導尿（間欠導尿のこと）を行なっています	自排尿しています
□ A	□ B	□ C	□ D

2. 日中は、*どれ位の頻度*で尿漏れがありますか（留置カテーテルやストーマ周囲からの漏れも含みます）？

1日に2回以上	1日1回くらい	週に2～3回	めったにありません	0回（尿漏れはありません）
□ 4	□ 3	□ 2	□ 1	□ 0

3. 日中は、尿漏れのためにパッドが何枚必要ですか（留置カテーテルやストーマ周囲からの漏れも含みます）？

パッド3枚以上が必要	パッド2枚が必要	パッド1枚が必要	ごく少量でありパッドは必要ありません	尿漏れはありません
□ 4	□ 3	□ 2	□ 1	□ 0

4. 日中は、*どのくらいの量*の尿漏れがありますか（留置カテーテルやストーマ周囲からの漏れも含みます）？

多量（衣服/パッドがびしょびしょに濡れる）	中等量（衣服/パッドが濡れる）	少量（衣服/パッドが湿る）	ごく少量	尿漏れはありません
□ 4	□ 3	□ 2	□ 1	□ 0

5. 睡眠中は、*どのくらいの量*の尿漏れがありますか（留置カテーテルやストーマ周囲からの漏れも含みます）？

多量（身の回りのもの、例：衣服/パッド/寝具などをびしょびしょに濡らす）	中等量（身の回りのもの、例：衣服/パッド/寝具などを濡らす）	少量（身の回りのもの、例：衣服/パッド/寝具などを湿らす）	ごく少量	尿漏れはありません
□ 4	□ 3	□ 2	□ 1	□ 0

6. 尿漏れにより、あなたが摂る水分の量は変わりましたか？

はい、*いつも*水分摂取量を減らしています	はい、*時々*水分摂取量を減らしています	いいえ、尿漏れのために水分摂取量を変えたことはありません	いいえ、尿漏れはありません
□ 3	□ 2	□ 1	□ 0

[資料 15] つづき

7. 尿漏れにより、肌のトラブルが起こりますか？

はい、肌のトラブルのためにに医者にかかっています	はい、肌のトラブルを自分自身で管理できます	いいえ、尿漏れは肌のトラブルを少しも起こしていません	いいえ、尿漏れはありません
▼	▼	▼	▼
□ 3	□ 2	□ 1	□ 0

8. 尿漏れにより、あなたの楽しめる活動が制限されますか？

はい、尿漏れにより全ての活動が制限されています	はい、尿漏れにより活動がいくらか制限されています	いいえ、尿漏れによって活動は少しも制限されていません	いいえ、尿漏れはありません
▼	▼	▼	▼
□ 3	□ 2	□ 1	□ 0

9. 急に尿がしたくなる（あるいは、膀胱の痙性（意図せず収縮すること）がおこる）ことはありますか？

1日に何回もあります	1日に2〜3回あります	めったにありません	ありません
▼	▼	▼	▼
□ 3	□ 2	□ 1	□ 0

10. 排尿する必要がある時（あるいは導尿をする時）の尿漏れのことをお聞かせ下さい。

すぐにする必要があります、そうでないと尿が漏れるかもしれません	2〜3分だけ遅らせることができますが、それをこえると尿が漏れるかもしれません	尿漏れせずに都合の良い時にできます	留置カテーテルやコンドーム型集尿器、尿路ストーマの集尿袋をつけているので、排尿に関して考えません
▼	▼	▼	▼
□ 3	□ 2	□ 1	□ 0

11. 夜間の睡眠中、通常、排尿する必要が何回ありますか？（導尿する必要が何回ありますか？留置カテーテルや尿路ストーマの集尿袋を固定し直したり調整したりする必要が何回ありますか？）

3回以上	2回	1回	めったにありません	まったくありません
▼	▼	▼	▼	▼
□ 4	□ 3	□ 2	□ 1	□ 0

12. 日中、通常、あなたが、排尿する間隔、導尿する間隔、もしくは集尿バックを空にする間隔で最も長い間隔はどれ位ですか？

1時間未満	約1〜2時間	2時間より長いが3時間未満	3時間より長い
▼	▼	▼	▼
□ 3	□ 2	□ 1	□ 0

[資料 15] つづき

13. 日中、通常、あなたが、尿漏れなしで乾いたままでいられる最も長い時間はどれ位ですか？

1時間未満	約1～2時間	約2～3時間	3時間より長い	これは私にとって問題ではありません。尿漏れはありません
□ 4	□ 3	□ 2	□ 1	□ 0

14. 排尿や導尿により痛みや不快感が起こりますか？

だいたいいつも	時々	めったにありません	まったくありません
□ 3	□ 2	□ 1	□ 0

15. 排尿や導尿をした後に、あなたの膀胱（あるいは代用膀胱）はまだ充満している感じがしますか？

はい、だいたいいつもあります	はい、時々あります	いいえ、排尿後にはありません	膀胱の感覚がないため、あるいは、留置カテーテルや尿路ストーマの集尿袋を使っているため、これは私にとって問題ではありません
□ 3	□ 2	□ 1	□ 0

16. 排尿時の尿の勢いは通常どうですか？

ぽたぽたと出る	弱い勢いで出る	良い勢いで出る	導尿、留置カテーテルあるいは尿路ストーマの集尿袋を使っているため、これは私にとって問題ではありません
□ 3	□ 2	□ 1	□ 0

17. 排尿時に、膀胱あるいは代用膀胱を空にするために力んだりお腹を押したりしなければなりませんか？

はい、だいたいいつもそうしています	はい、時々そうしています	いいえ、排尿時にそのようなことはしません	留置カテーテルあるいは尿路ストーマの集尿袋を使っているため、これは私にとって問題ではありません
□ 3	□ 2	□ 1	□ 0

18. 症状（例：痛み、悪臭のする尿、発熱）を伴う尿路感染症をおこすことはありますか？

月に1回以上	2～3ヵ月に1回	4～6ヵ月に1回	およそ年に1回以下	ありません
□ 4	□ 3	□ 2	□ 1	□ 0

[資料 15] つづき

19. 尿路感染症の治療や対処についてお聞かせ下さい。（2つ以上に当てはまる場合には、当てはまる選択肢の内で最も数字の大きい選択肢にチェックをつけて下さい。）

しばしば入院して治療を受ける必要があります	毎日予防的抗菌薬を服用する必要があります	必要な時に、自宅（あるいは外来通院）で抗菌薬で治療することが可能です	抗菌薬なしで経過観察することが可能です	尿路感染症は生じません
☐ 4	☐ 3	☐ 2	☐ 1	☐ 0

20. 腎結石になったことはありますか？

年に1回*以上*	年に1回*未満*	ずっと前	ありません
☐ 3	☐ 2	☐ 1	☐ 0

21. 膀胱結石になったことはありますか？

年に1回*以上*	年に1回*未満*	ずっと前	ありません
☐ 3	☐ 2	☐ 1	☐ 0

22. 排尿や膀胱のために薬を服用したり注入したりする必要がありますか？

はい、薬を使用する必要があります。しかし私は薬を使用していません	はい、薬を使用しています。薬は私にかなりの副作用を起こします	はい、薬を使用しています。薬は私にほとんどあるいは全く副作用を起こしません	いいえ、私の膀胱のために薬は必要ありません
☐ 3	☐ 2	☐ 1	☐ 0

23. 排尿や膀胱のために服用したり注入したりしている薬の効果をどのように考えていますか？

あまり有効ではありません	ある程度有効です	有効です	膀胱のために薬を使用していません
☐ 3	☐ 2	☐ 1	☐ 0

24. もし、あなたは、残りの人生を今の膀胱（あるいは代用膀胱）の機能の状態で過ごさなければならないとしたら、どのように感じますか？

不満足です	ほぼ不満足です	なんともいえません：満足と不満足が半々です	ほぼ満足です	満足です
☐ 4	☐ 3	☐ 2	☐ 1	☐ 0

[資料 15] つづき

採点のガイド

膀胱の管理

A) 留置カテーテル / 尿路ストーマの集尿袋
B) コンドーム型集尿器
C) 清潔間欠導尿
D) 自排尿

	尿失禁	**蓄尿と尿排出**	**影響**
Q2（昼間排尿回数）	＿＿＿ (0-4)		
Q3（パッドの枚数）	＿＿＿ (0-4)		
Q4（パッドの湿潤）	＿＿＿ (0-4)		
Q5（夜間の尿失禁）	＿＿＿ (0-4)		
Q6（水分制限）	＿＿＿ (0-3)		
Q7（肌のトラブル）	＿＿＿ (0-3)		
Q8（活動の制限）	＿＿＿ (0-3)		
Q9（尿意切迫感の頻度）		＿＿＿ (0-3)	
Q10（尿意切迫感）		＿＿＿ (0-3)	
Q11（夜間頻尿）		＿＿＿ (0-4)	
Q12（最長の排尿間隔）		＿＿＿ (0-3)	
Q13（尿漏れしない間隔）	＿＿＿ (0-4)		
Q14（痛み）			＿＿＿ (0-3)
Q15（排尿後の充満感）		＿＿＿ (0-3)	
Q16（尿勢）		＿＿＿ (0-3)	
Q17（怒責）		＿＿＿ (0-3)	
Q18（尿路感染症の頻度）			＿＿＿ (0-4)
Q19（尿路感染症の重症度）			＿＿＿ (0-4)
Q20（腎臓結石）			＿＿＿ (0-3)
Q21（膀脱結石）			＿＿＿ (0-3)
Q22（膀脱の薬）			＿＿＿ (0-3)
Q23（膀脱の薬の有効性）			＿＿＿ (0-3)
ドメインの合計	＿＿＿ **(0-29)**	＿＿＿ **(0-22)**	＿＿＿ **(0-23)**

生活の質（Q24）: ＿＿＿ (4, 不満足から 0, 満足)

[資料 16] Qualiveen30 の日本語訳

(木元康介, 他. 日排尿会誌. 2014; 25: 290-7 © 日本排尿機能学会)

この質問票の答え方について:
以下の質問は，あなたが直面しているかもしれない膀胱の問題と，それにどのように対処しているかについてのものです．
静かな場所で，できればご自分で記入して下さい．ゆっくり時間をかけて構いません．正しい答えや間違った答えというものはありません．どう回答していいか自信がない時には最も近い回答を選んで下さい．あなたの回答は匿名で保存され，秘密は守られます．
回答される際には，あなたの最近 2 週間の尿の出し方についてお考え下さい．
ご協力に感謝します．

あなたの膀胱の問題と現在どのように尿を出しているか: 何が悩み事か

次の各質問について，あてはまるものの空欄（□）をチェックして下さい．
以下のことに悩まされていますか？＊

	全く悩まされていない	少し悩まされている	中程度悩まされている	かなり悩まされている	非常に悩まされている
1. 日中の尿漏れ	□0	□1	□2	□3	□4
2. 夜間の尿漏れ	□0	□1	□2	□3	□4
3. 尿漏れパッド / 収尿器，尿道留置カテーテル / 膀胱瘻カテーテルを着けなければならないこと	□0	□1	□2	□3	□4
4. 活動中に時間を決めて尿を出す，または導尿をしなければいけないこと	□0	□1	□2	□3	□4
5. 尿を出す，または導尿に費やす時間	□0	□1	□2	□3	□4
6. 夜間の睡眠が妨げられること	□0	□1	□2	□3	□4
7. 外出したり，旅行するとき	□0	□1	□2	□3	□4
8. 外出時の個人的な衛生的な問題	□0	□1	□2	□3	□4
9. 全般的に膀胱の問題は，あなたの生活を困難なものにしていますか？	□0	□1	□2	□3	□4

＊あなたが上記に質問に関して，該当しない場合，「全く悩まされていない」にチェックして下さい．

あなたの膀胱の問題と現在どのように尿を出しているか:
あなたが制限されている又は無理強いされていること

次の各質問について，あてはまるものの空欄（□）をチェックして下さい．

	全くない	めったにない	時々ある	しばしばある	いつもある
10. 前もって何も計画せずに外出できますか？	□4	□3	□2	□1	□0
11. 外出を断念したことがありますか？	□0	□1	□2	□3	□4

(次頁へつづく)

[資料 16] つづき

	全くない	めったにない	時々ある	しばしばある	いつもある
12. 膀胱の問題のためにより多く他人に頼らなければならないことがありますか？	□0	□1	□2	□3	□4
13. 膀胱の問題のために生活が規制されますか？	□0	□1	□2	□3	□4
14. すべてのことに計画を立てなければなりませんか？	□0	□1	□2	□3	□4
15. 下着やパッド / 収尿器の替えを持っていくかどうかを考えなければなりませんか？	□0	□1	□2	□3	□4
16. 用心のために尿漏れパッドや収尿器を着けなければなりませんか？	□0	□1	□2	□3	□4
17. 飲水量に気をつけなければなりませんか？	□0	□1	□2	□3	□4

あなたの膀胱の問題と現在どのように尿を出しているか：心配事について

次の各質問について，あてはまるものの空欄（□）をチェックして下さい．
以下のことを心配していますか？

	全くしていない	少ししている	中程度している	かなりしている	非常にしている	該当せず
18. 尿の臭いがすること	□0	□1	□2	□3	□4	
19. 尿路感染を起こすこと	□0	□1	□2	□3	□4	
20. 膀胱の問題が悪化すること	□0	□1	□2	□3	□4	
21. 夜間パートナーに迷惑をかけること	□0	□1	□2	□3	□4	□0
22. 性交中に尿漏れすること	□0	□1	□2	□3	□4	□0
23. 服用中の薬が副作用を起こすこと	□0	□1	□2	□3	□4	
24. 皮膚の問題が起こること	□0	□1	□2	□3	□4	
25. 膀胱の問題に要する費用のために金銭的問題が起こること	□0	□1	□2	□3	□4	

あなたの膀胱の問題と現在どのように尿を出しているか：感情

次の各質問について，あてはまるものの空欄（□）をチェックして下さい．

	全くない	少しある	中程度ある	かなりある	非常にある
26. 膀胱の問題のために，バツの悪い思いをすること	□0	□1	□2	□3	□4
27. 膀胱の問題のために自尊心を喪失すること	□0	□1	□2	□3	□4
28. 膀胱の問題を隠す必要があること	□0	□1	□2	□3	□4
29. トイレに長い時間入っていた時他人の反応が気になること	□1	□2	□3	□4	□5
30. 膀胱の問題のために不安になること	□1	□2	□3	□4	□5

（次頁につづく）

[資料 16] つづき

あなたはこの質問票をあなたご自身で記入されましたか？
□1　　はい
□2　　いいえ

Qualiveen のスコアの計算表

	Qualiveen ドメイン・スコア							
	制限による悩み		制限の頻度		心配		感情	
	#	答え	#	答え	#	答え	#	答え
	1	__	10	__	18	__	26	__
	2	__	11	__	19	__	27	__
	3	__	12	__	20	__	28	__
	4	__	13	__	21	__	29	__
	5	__	14	__	22	__	30	__
	6	__	15	__	23	__		
	7	__	16	__	24	__		
	8	__	17	__	25	__		
	9	__						
小計	=	__	=	__	=	__	=	__
分母	÷ 9		÷ 8		÷ 8		÷ 5	
スコア	= ____		= ____		= ____		= ____	

Qualiveen 総スコア

		スコア
制限による悩み		__
制限の頻度		__
心配		__
感情		__
スコア計	=	__
分母	÷	4
Qualiveen 総スコア	=	__

#：質問
答え：回答者がチェックした数字

Bonniaud V, Jackowski D, Parratte B, et al. Quality of life in multiple sclerosis patients with urinary disorders: Discriminative validation of the English version of Qualiveen. Qual Life Res. 2005; 14: 425-31.
Qualiveen は Coloplast A/S（DK-3050）の商標です．（登録中）

[資料 17] 日本語版 Intermittent Self-Catheterization Questionnaire (J-ISC-Q)

(Yoshida M, et al. Neurourol Urodyn. 2017; 36: 1356-62)

この質問票では，間欠自己導尿カテーテルのご使用についてお尋ねします．過去 7 日間のカテーテルの使用経験について，それぞれの文の当てはまるところにチェックをしてください．正しい答え，間違っている答えはありません．
あなたにとって現在のカテーテルがどのくらい役立つと思っていらっしゃるか，またあなたががどんな問題を経験していらっしゃるかを理解したいのです．以下のそれぞれの文について，それらの具体的な問題があなたにどのような影響を与えているかについて思い起こしてください．

		全くあてはまらない	やや当てはまらない	どちらともいえない	少し当てはまる	非常に当てはまる
1	導尿が必要な時に，その都度，カテーテルを準備することは簡単である	□0	□1	□2	□3	□4
2	カテーテルの準備で手や服が汚れる	□0	□1	□2	□3	□4
3	カテーテルを挿入することは簡単である	□0	□1	□2	□3	□4
4	カテーテルを挿入することを不快に感じることが時々ある	□0	□1	□2	□3	□4
5	カテーテルは挿入しやすい形状をしていると思う	□0	□1	□2	□3	□4
6	使用しているカテーテルは使いにくい	□0	□1	□2	□3	□4
7	カテーテルについた潤滑剤のせいで使いにくい	□0	□1	□2	□3	□4
8	カテーテルを使って導尿することに自信がある	□0	□1	□2	□3	□4
9	カテーテルを自宅に保管しておくことを不便に感じる	□0	□1	□2	□3	□4
10	週末に出かける際，必要な本数のカテーテルを持っていくことは面倒だ	□0	□1	□2	□3	□4
11	2 週間の休暇に，必要な本数のカテーテルを持っていくことは面倒だ	□0	□1	□2	□3	□4
12	外出先でカテーテルを捨てることに不便を感じる	□0	□1	□2	□3	□4
13	その日の予定に合わせて必要な本数のカテーテルを持ち歩くことは簡単である	□0	□1	□2	□3	□4
14	外出先でカテーテルを捨てることは気にならない	□0	□1	□2	□3	□4
15	私のカテーテルは目立たず，他人に気づかれにくい	□0	□1	□2	□3	□4
16	外出先で，人に気づかれず導尿できる	□0	□1	□2	□3	□4

(次頁につづく)

[資料 17] つづき

		全くあてはまらない	やや当てはまらない	どちらともいえない	少し当てはまる	非常に当てはまる
17	他人に気づかれることなくカテーテルを捨てることができる	□0	□1	□2	□3	□4
18	私のカテーテルがあれば，外出時の導尿も安心だ	□0	□1	□2	□3	□4
19	自分が自己導尿しなければならないことを他人に知られたくない	□0	□1	□2	□3	□4
20	他人にパッケージの中身がカテーテルだと知られるのは恥ずかしい	□0	□1	□2	□3	□4
21	導尿しなければならないことに，恥ずかしさを時々感じる	□0	□1	□2	□3	□4
22	導尿してもまだ残尿があるのではないか，と不安になる	□0	□1	□2	□3	□4
23	導尿をしなければならないために，思うように友人や家族に会いに行けない	□0	□1	□2	□3	□4
24	導尿することによる長期的な問題が心配である	□0	□1	□2	□3	□4

下位尺度：①使いやすさ（問 1～8），②利便性（問 9～12），③目立ちにくさ（問 13～18），
④心理的ウェルビーイング（問 19～24）
逆転項目：問 2, 4, 6, 7, 9, 10, 11, 12, 19, 20, 21, 22, 23, 24

【得点の算出方法】
各項目は 0（全くあてはまらない）～4（非常に当てはまる）の 5 段階で答える．しかし，うち 14 項目は逆転項目であり，4（全くあてはまらない）～0（非常に当てはまる）に逆転させる．その後，下位尺度ごとに 0～4 点の範囲で平均点を算出する．点数が高いほど下位尺度について，満足度 / 生活の質が高いことを意味する．続いて，4 つの下位尺度の点数の平均を算出し，平均点に 25 を掛け，総合点が 100 点満点になるようにする．
欠落値 ：原則として，ISC-Q の総合点を算出するためには，各下位尺度の回答項目数は半分以上なければいけない．半数以上回答がある場合は，回答がある項目だけで平均を算出し下位尺度の平均点とする．

〈吉田美香子先生ご提供〉

[資料 18] 医療放射線被ばくに対する正当化の説明と同意

- 医療法施行規則の改正により診療用放射線に係る安全管理に関する規定が施行されている.
- CT 検査, 核医学検査, 血管造影検査については, 検査に関するインフォームドコンセントの取得に際して, 各施設の規程などに従い医療放射線被ばくの正当化に関する事項を含める必要がある.
- 以下に放射線医学研究所ホームページに掲載されている放射線被ばく早見図を掲載しておく (https://www.qst.go.jp/uploaded/attachment/22422.pdf).

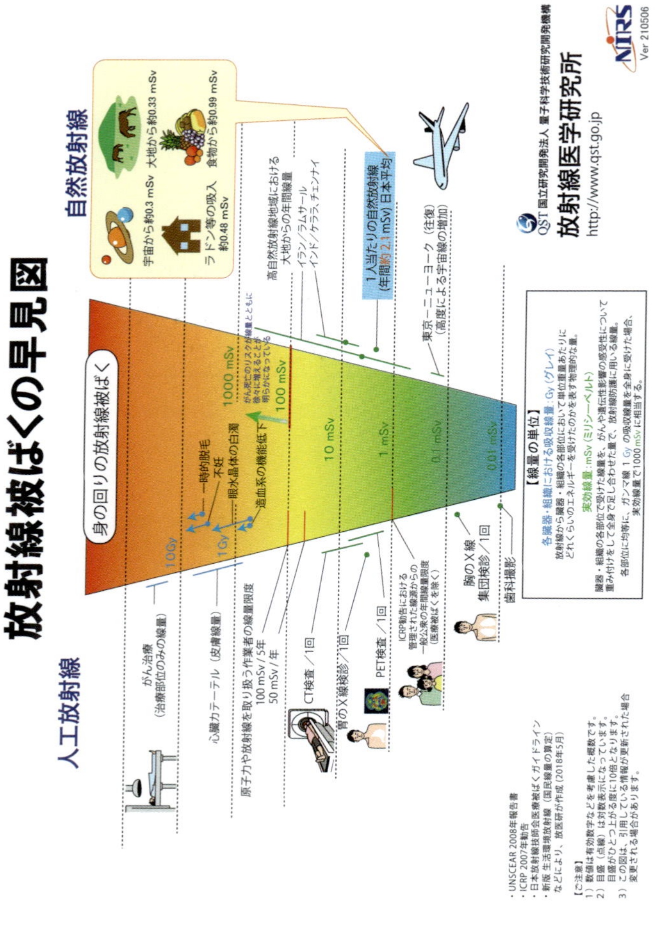

[資料 19] Bosniak 分類（Bosniak Classification）

(Schieda N, et al. Radiographics. 2021; 41: 814-28 および Silverman SG, et al. Radiology. 2019; 292: 475-88)

Class	CT: Proposed Bosniak Classification, Version 2019*	MRI: Proposed Bosniak Classification, Version 2019*
I	Well-defined, *thin (≤2 mm)* smooth wall; homogeneous simple fluid *(−9 to 20 HU)*; no septa or calcifications; *the wall may enhance*	Well-defined, *thin (≤2 mm)* smooth wall; homogeneous simple fluid *(signal intensity similar to CSF)*; no septa or calcifications; *the wall may enhance*
II	Six types, *all well-defined with thin (≤2 mm) smooth walls:* 1. Cystic masses with thin *(≤2 mm)* and few *(one to three)* septa; septa and wall *may* enhance; may have *calcification of any type*† 2. *Homogeneous hyperattenuating (≥70 HU) masses at noncontrast CT* 3. Homogeneous nonenhancing masses >20 HU at renal mass protocol CT, may have *calcification of any type*† 4. *Homogeneous masses −9 to 20 HU at noncontrast CT* 5. *Homogeneous masses 21 to 30 HU at portal venous phase CT* 6. *Homogeneous low-attenuation masses that are too small to characterize*	Three types, *all well-defined with thin (≤2 mm) smooth walls:* 1. Cystic masses with thin *(≤2 mm)* and few *(one to three) enhancing septa; any nonenhancing septa;* may have *calcification of any type*† 2. *Homogeneous masses markedly hyperintense at T2-weighted imaging (similar to CSF) at noncontrast MRI* 3. *Homogeneous masses markedly hyperintense on T1-weighted imaging (approximately ×2.5 normal parenchymal signal intensity) at noncontrast MRI*
IIF	Cystic masses with a smooth minimally thickened *(3 mm)* enhancing wall, or smooth minimal thickening *(3 mm)* of one or more enhancing septa, or *many (≥4)* smooth thin *(≤2 mm) enhancing septa*	Two types: 1. Cystic masses with a smooth minimally thickened *(3 mm)* enhancing wall, or smooth minimal thickening *(3 mm)* of one or more enhancing septa, or *many (≥4)* smooth thin *(≤2 mm) enhancing septa* 2. *Cystic masses that are heterogeneously hyperintense at noncontrast fat saturated T1-weighted imaging*
III	One or more enhancing thick *(≥4 mm width)* or enhancing irregular *(displaying ≤3 mm obtusely margined convex protrusion[s])* walls or septa	One or more enhancing thick *(≥4 mm width)* or enhancing irregular *(displaying ≤3 mm obtusely margined convex protrusion[s])* walls or septa
IV	One or more *enhancing nodule(s) (≥4 mm convex protrusion with obtuse margins, or a convex protrusion of any size that has acute margins)*	*One or more enhancing nodule(s) (≥4 mm convex protrusion with obtuse margins, or a convex protrusion of any size that has acute margins)*

Note.—Italicized elements emphasize changes from the previous Bosniak classification. CSF = cerebrospinal fluid.

*The Bosniak classification is intended for cystic renal masses after infectious, inflammatory, or vascular etiologies, and necrotic solid masses are excluded. If a cystic mass has features described in more than one Bosniak class, the highest Bosniak class is assigned. In rare cases, a mass may have an unusual combination of features (undefined, not fitting a specific Bosniak class) that may warrant inclusion in Bosniak IIF. Other than for the diagnosis of Bosniak I simple cysts, the role of US with or without contrast material in assigning a Bosniak class is uncertain.

†Renal masses that at CT have abundant thick or nodular calcifications; are hyperattenuating, homogeneous, nonenhancing, and larger than 3 cm; or are heterogeneous (including but not limited to many [four or more] nonenhancing septa or 3-mm or larger nonenhancing septa or wall) may be best visualized at MRI before assigning a Bosniak class to determine if there are occult enhancing elements that might affect classification.

[資料 19] つづき

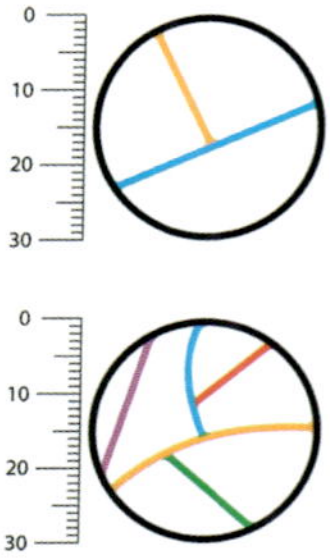

Determination of number of septa with the Bosniak classification of cystic renal masses, version 2019. Example of Bosniak II cyst (top) and IIF cystic mass (bottom) classified on the basis of the number of thin (≤2 mm) septa. A septum is defined as a linear or curvilinear structure that connects two surfaces. Each differently colored line indicates a unique septum (two on top, five on bottom).

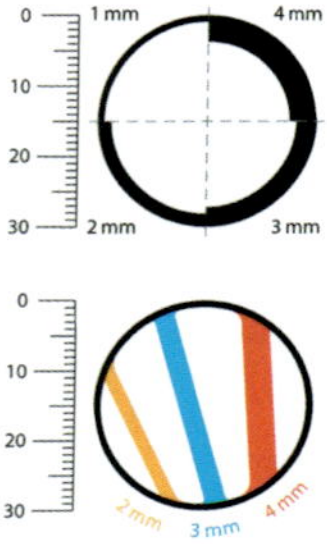

Determination of wall and septa thickness by using the Bosniak classification of cystic renal masses, version 2019. Images show example thicknesses of the walls and septa within 30-mm cystic masses (measurements are to scale). A smooth, thin (≤2-mm) wall is a feature of a Bosniak I cyst, a smooth and thin (≤2-mm) wall and septa are features of a Bosniak II cyst, a smooth and minimally thickened (3-mm) wall or septa is a feature of a Bosniak IIF mass, and a thickened (≥4-mm) enhancing wall or septa is a feature of a Bosniak III mass. The wall in the bottom image is 1 mm thick.

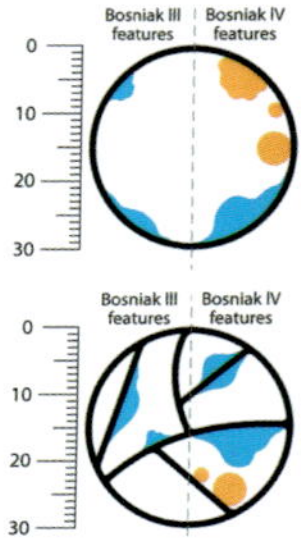

Distinguishing wall and septa irregularity from nodules by using the Bosniak classification of cystic renal masses, version 2019. Images show examples of convex protrusions within 30-mm Bosniak III and Bosniak IV cystic masses (measurements are to scale). Enhancing convex protrusions that arise from a wall or septa are either nodules (any size if they have acute margins with the walls or septa, or ≥ 4 mm if they have obtuse margins with the wall or septa [a feature of Bosniak IV]) or irregular thickening (≤3 mm if they have obtuse margins with wall or septa, a feature of Bosniak III). Size measurements are obtained perpendicular to the wall or septum of origin. If convex protrusion(s) are on both sides of a wall or septum, the cumulative perpendicular distance is used and excludes the thickness of the underlying wall or septum. Orange features have acute margins and blue features have obtuse margins. Bosniak III features are examples of focal irregular thickening. Bosniak IV features are examples of nodules.

[資料 20] VI-RADS（Vesical Imaging-Reporting and Data System）
(Panebianco V, et al. Eur Urol. 2018; 74: 294-306)

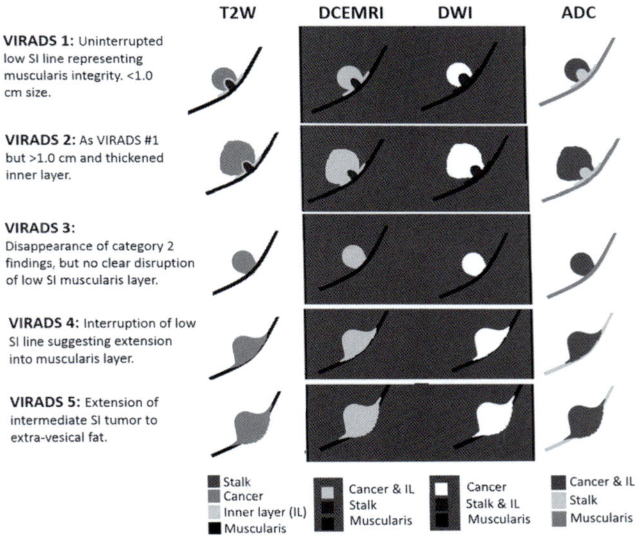

Schematic illustration of mpMRI VI-RADS scores 1-5 using T2, DCE MRI, DWI, and ADC weighted images. ADC: apparent diffusion coefficient, DCE: dynamic contrast enhancement, DWI: diffusion-weighted imaging, MRI: magnetic resonance imaging, mpMRI: multiparametric MRI, SI: signal intensity.

[資料 21] PI-RADS v2.1（Prostate Imaging Reporting and Data System version 2.1）

(American College of Radiology® Committee on PI-RADS®. PI-RADS 2019 v2.1. Available at: https://www.acr.org/-/media/ACR/Files/RADS/PI-RADS/PIRADS-V2-1.pdf. American College of Radiology. Accessed on Jan. 1, 2025)

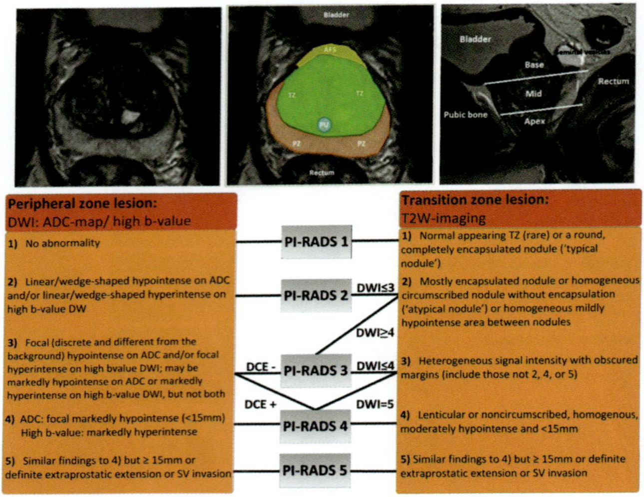

Prostate zonal anatomy and PI-RADS v2.1 assessment. ADC: apparent diffusion coefficient, AFS: anterior fibromuscular stroma, DCE: dynamic contrast enhanced, DWI: diffusion-weighted imaging, PI-RADS: Prostate Imaging Reporting and Data System, SV: seminal vesicle, PU: prostatic urethra, PZ: peripheral zone, T2W: T2 weighted, TZ: transition zone

［資料 21］つづき

PI-RADS assessment for peripheral zone on T2-weighted imaging

1	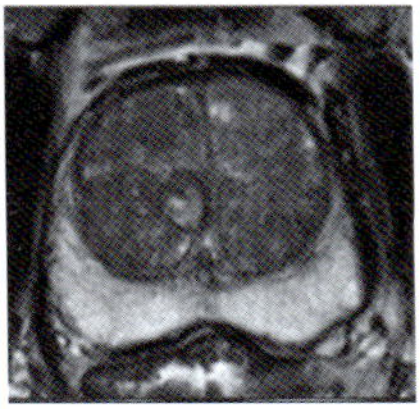	Uniform hyperintense signal intensity (normal).
2	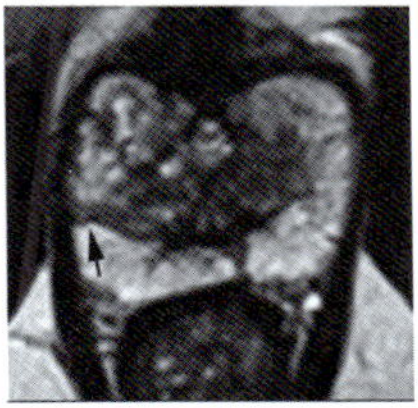	Linear (*arrow*), wedge-shaped, or diffuse mild hypointensity, usually indistinct margin.
3	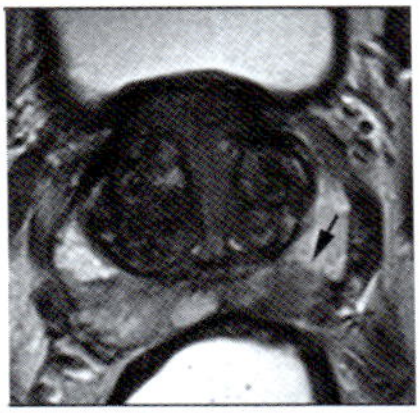	Heterogeneous signal intensity or non-circumscribed, rounded, moderate hypointensity (*arrow*).
4	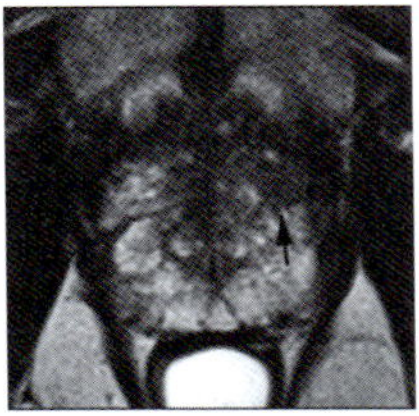	Circumscribed, homogenous moderate hypointense focus/mass confined to prostate and <1.5 cm in greatest dimension (*arrow*).
5	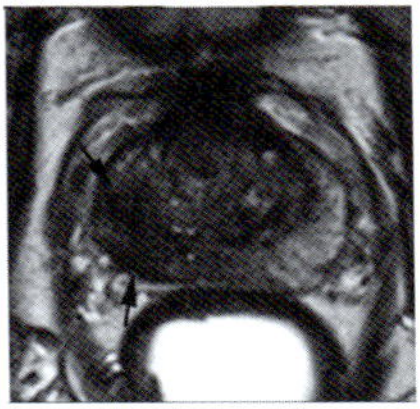	Same as 4 but ≥ 1.5cm in greatest dimension (*arrows*) or definite extraprostatic extension/invasive behavior

(https://edge.sitecorecloud.io/americancoldf5f-acrorgf92a-productioncb02-3650/media/ACR/Files/RADS/PI-RADS/PIRADS-2019.pdf)

[資料 21] つづき

PI-RADS assessment for transition zone on T2-weighted imaging

1	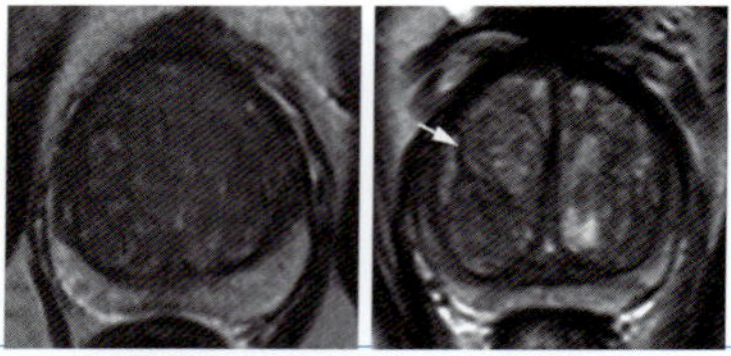	Normal appearing TZ (rare)-homogeneous intermediate signal intensity, OR a round, completely encapsulated (*arrow*) nodule ("typical nodule")
2	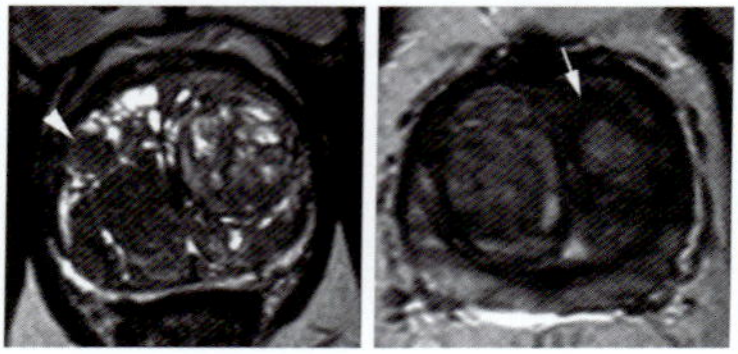	A mostly encapsulated nodule OR a homogeneous circumscribed nodule without encapsulation (*arrowhead*) ("atypical nodule") OR a homogeneous mildly hypointense area between nodules (*arrow*)
3	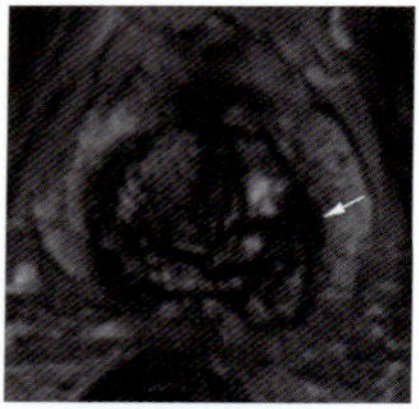	Heterogeneous signal intensity with obscured margins (*arrow*). Includes others that do not qualify as 2, 4, or 5.
4	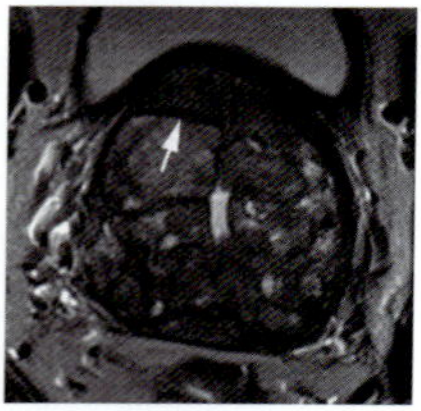	Lenticular (*arrow*) or noncircumscribed, homogeneous, moderately hypointense, and <1.5cm in greatest dimension.
5	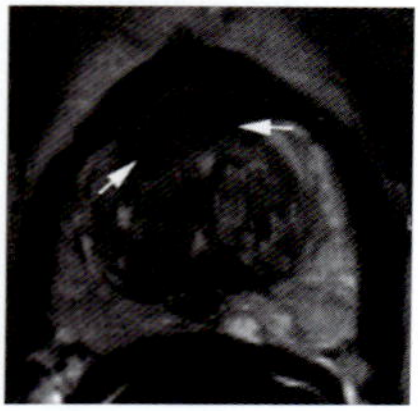	Same as 4, but ≥ 1.5cm in greatest dimension (*arrows*) or definite extraprostatic extension/invasive behavior.

JCOPY 498-06431

［資料 21］ つづき

PI-RADS assessment for peripheral zone on diffusion weighted imaging

	High b-value DWI	ADC map	
1	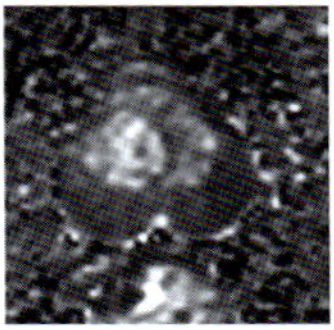	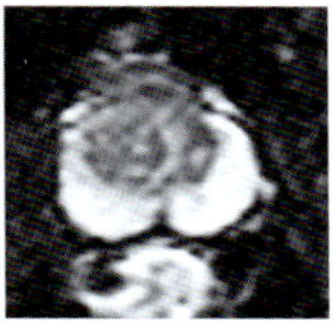	No abnormality (i.e. normal) on ADC and high b-value DWI.
2	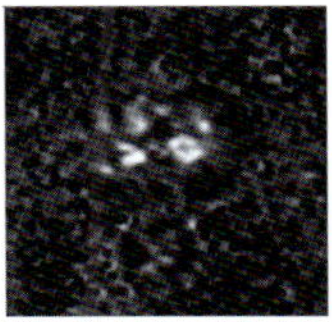	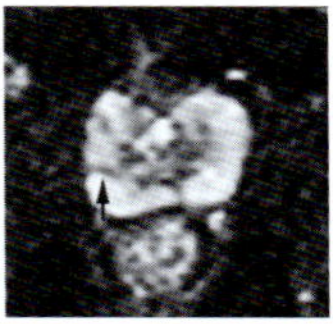	Linear/wedge shaped hypointense on ADC and/or linear/wedge shaped hyperintense on high b-value DWI
3	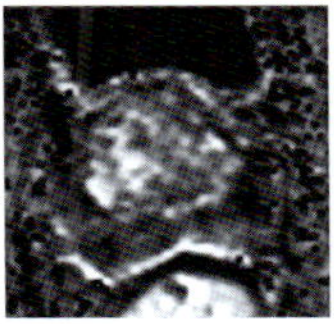	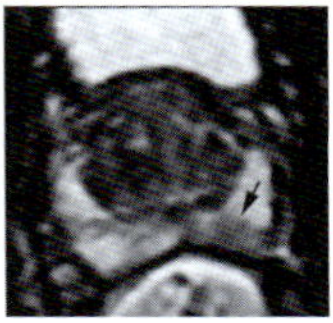	Focal (discrete and different from the background) hypointense on ADC and/or focal hyperintense on high b-value DWI; may be markedly hypointense on ADC or markedly hyperintense on high b-value DWI, but not both.
4	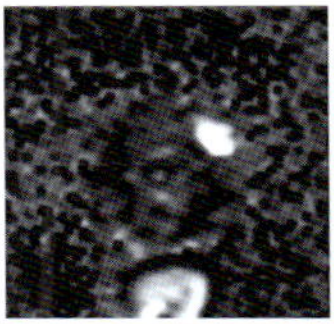	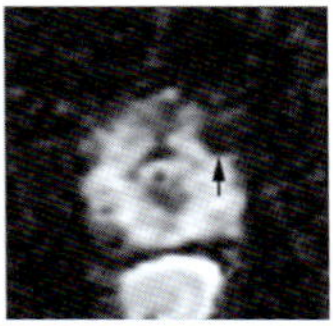	Focal markedly hypointense on ADC and markedly hyperintense on high b-value DWI; <1.5cm in greatest dimension
5	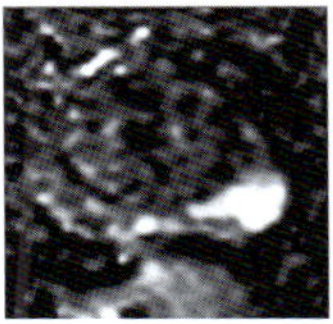	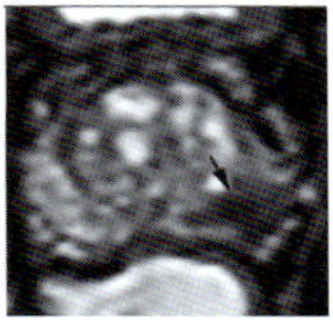	Same as 4 but ≥ 1.5cm in greatest dimension or definite extraprostatic extension / invasive behavior.

［資料 21］ つづき

PI-RADS assessment for transition zone on diffusion weighted imaging

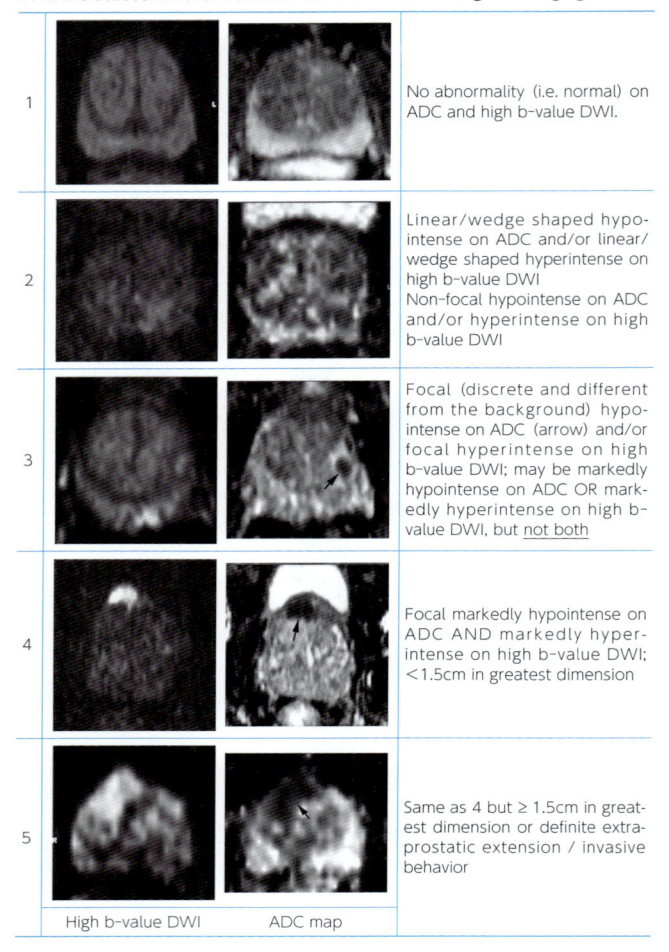

1	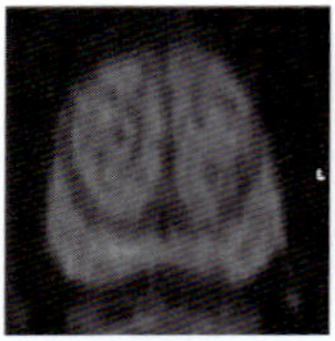	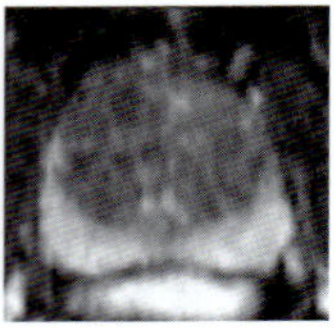	No abnormality (i.e. normal) on ADC and high b-value DWI.
2		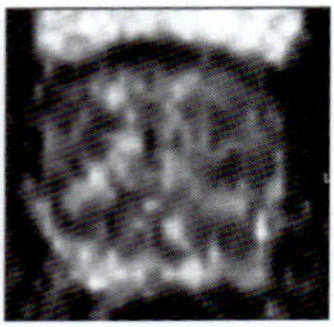	Linear/wedge shaped hypointense on ADC and/or linear/wedge shaped hyperintense on high b-value DWI Non-focal hypointense on ADC and/or hyperintense on high b-value DWI
3	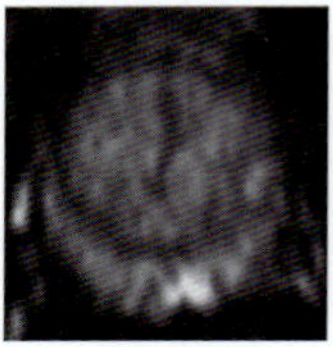	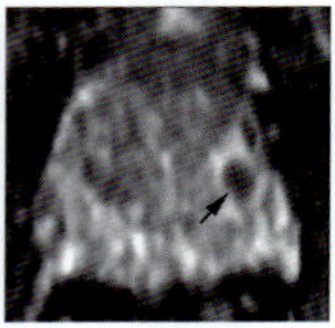	Focal (discrete and different from the background) hypointense on ADC (arrow) and/or focal hyperintense on high b-value DWI; may be markedly hypointense on ADC OR markedly hyperintense on high b-value DWI, but not both
4		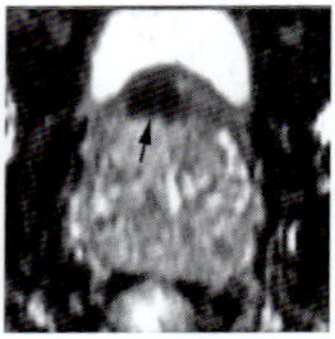	Focal markedly hypointense on ADC AND markedly hyperintense on high b-value DWI; <1.5cm in greatest dimension
5	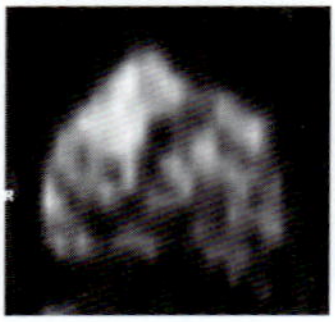	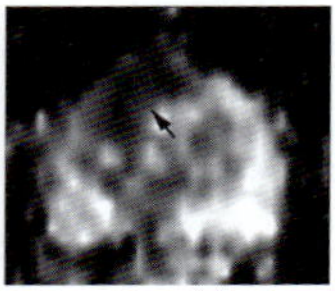	Same as 4 but ≥ 1.5cm in greatest dimension or definite extraprostatic extension / invasive behavior
	High b-value DWI	ADC map	

[資料 21] つづき

PI-RADS assessment for dynamic contrast enhanced MRI

Negative	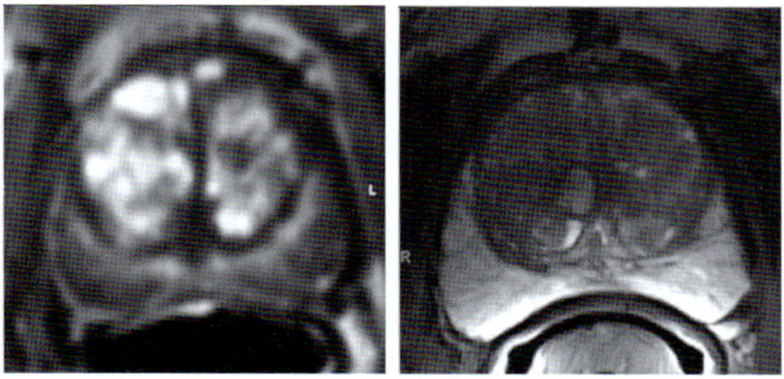 No early or contemporaneous enhancement; or diffuse multifocal enhancement NOT corresponding to a focal finding on T2W and/or DWI or focal enhancement corresponding to a lesion demonstrating features of BPH on T2WI (including features of extruded BPH in the PZ)
Positive Peripheral Zone	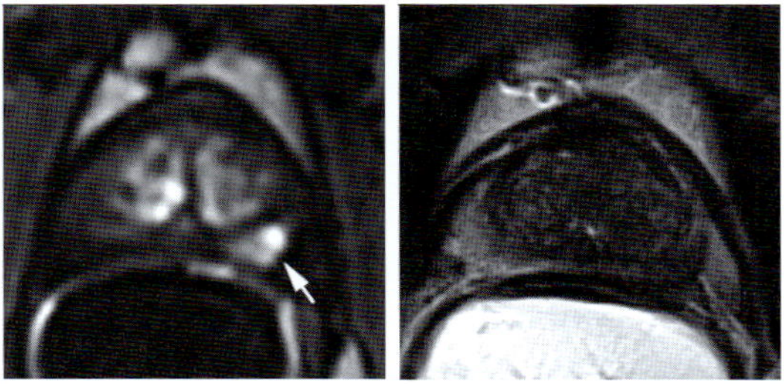
Transition Zone	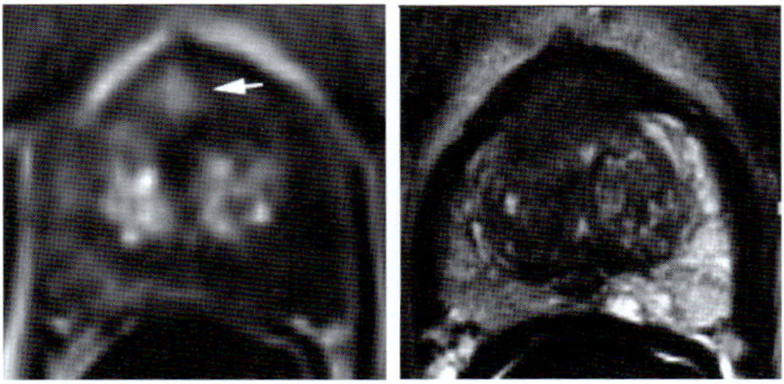 Focal, and; earlier than or contemporaneously with enhancement of adjacent normal prostatic tissues, and; corresponds to suspicious finding on T2W and/or DWI

索引

■か

■き

■ く

■ け

こ

さ

し

す

せ

■ そ

■ た

に

ね

の

■ は

■ ひ

ふ

へ

ほ

■ま

■み

■む

■め

■も

■や

■ゆ

■よ

■ら

B

C

D

E

F

G

H

I

N

O

P

Q

R

S

T

U

V

W

X

Y

泌尿器科グリーンノート ©

発行	2019年4月25日	1版1刷
	2021年3月25日	1版2刷
	2025年4月15日	2版1刷

編集主幹　関戸哲利（せきど のりとし）

編集者　中島耕一（なかじま こういち）
　永尾光一（ながお こういち）
　鈴木啓悦（すずき ひろよし）

発行者　株式会社 中外医学社
代表取締役 青木 滋

〒162-0805 東京都新宿区矢来町62
電話 (03) 3268-2701(代)
振替口座 00190-1-98814番

印刷・製本／三和印刷(株) 〈SK・HU〉
ISBN978-4-498-06431-7 Printed in Japan